高等医药院校课程改革新形态教材

供高等职业教育护理、助产、临床医学、口腔医学、医学检验技术、
医学影像技术等医学相关专业使用

医学免疫学与病原生物学

（第4版）

主　审　潘丽红
主　编　邵启祥　孙运芳
副主编　李　娜　曾凡胜　钟伟华　苏　琰　包丽丽
编　委　（按姓氏笔画排序）
包丽丽（内蒙古医科大学）
刘　莉（成都职业技术学院）
刘　晟（铜陵职业技术学院）
孙运芳（山东医学高等专科学校）
苏　琰（合肥职业技术学院）
李　娜（邢台医学高等专科学校）
李　琛（呼和浩特职业学院）
杨艳霞（锡林郭勒职业学院）
邵启祥（江苏护理职业学院）
胡秀秀（江苏护理职业学院）
钟伟华（镇江市高等专科学校）
盛晓燕（雅安职业技术学院）
曾凡胜（益阳医学高等专科学校）

科学出版社
北　京

内 容 简 介

本书为高等医药院校课程改革新形态教材之一，分为医学免疫学、医学微生物学、人体寄生虫学3篇，共32章。每章在正文之外设有链接、案例、考点、自测题等内容，在课后附自测题选择题参考答案。本书同时建设了数字化课程，包含课件、实训内容，方便学生和教师使用。全书文字流畅，所附彩色图表生动形象，链接、案例纵横拓展，寓教于乐。本书简洁明了的风格有利于提高学生学习兴趣和学习效率。

本书可供高等职业教育护理、助产、临床医学、口腔医学、医学检验技术、医学影像技术等医学相关专业使用。

图书在版编目（CIP）数据

医学免疫学与病原生物学 / 邵启祥，孙运芳主编．—4版．—北京：科学出版社，2024.6

高等医药院校课程改革新形态教材

ISBN 978-7-03-078192-5

Ⅰ.①医… Ⅱ.①邵… ②孙… Ⅲ.①医药－免疫学－医学院校－教材 ②病原微生物－医学院校－教材 Ⅳ.①R392 ②R37

中国国家版本馆CIP数据核字（2024）第051199号

责任编辑：谷雨擎 / 责任校对：郝甜甜

责任印制：霍 兵 / 封面设计：涿州锦晖

科学出版社 出版

北京东黄城根北街16号

邮政编码:100717

http://www.sciencep.com

北京汇瑞嘉合文化发展有限公司印刷

科学出版社发行 各地新华书店经销

*

2010年7月第 一 版 开本：850×1168 1/16

2024年6月第 四 版 印张：18

2025年2月第二十七次印刷 字数：545 000

定价：89.80元

（如有印装质量问题，我社负责调换）

前言

为了全面贯彻党的教育方针，落实立德树人根本任务，培养德智体美劳全面发展的社会主义建设者和接班人；落实党的二十大提出的“统筹职业教育、高等教育、继续教育协同创新，推进职普融通、产教融合、科教融汇，优化职业教育类型定位”和“把保障人民健康放在优先发展的战略位置”等精神，积极推动健康事业发展，培养大批德才兼备的高素质卫生人才；实现党的二十大提出的到 2035 年把我国建成“教育强国”“健康中国”的目标，本次修订加强课程思政在育人中的作用，使学生在接受专业知识的同时，将科学家刻苦钻研、一丝不苟的科学精神融于心；围绕职业岗位需求，对接中学知识体系和高职教学标准，体现实用性。本教材在体例和章节安排上契合我国医学教育的特色和习惯，把本教材分为三篇：医学免疫学、医学微生物学和人体寄生虫学；从知识点方面更新了免疫学的概念，加入了免疫危险信号理论，加强固有免疫应答知识，强化了适应性免疫细胞识别抗原（危险信号）的双信号学说，新增了相应的彩色图片，方便学生学习和记忆；紧密结合临床，如 mRNA 疫苗、PD-1 抗体和 CAR-T 细胞治疗肿瘤等，既让学生了解本学科的最新进展、在临床中的应用，又注意避免知识过于深奥，使学生理解“为什么学”，掌握“怎么做”；满足“互联网 + 职业教育”发展需求，建设数字化课程，全面提升学生素质、知识和能力水平。

总之，本教材继承了上版教材的优点，在参考国内外医学免疫学和病原生物学的经典教材的基础上，融入了最新的、与临床紧密相关的医学免疫学和病原生物学知识，相信对学生学习最新的专业知识大有裨益，同时也有助于教师的专业知识的更新和教学能力的提升。

本教材在编写的过程中，得到了各位编者所在单位的大力支持，在此一并表示感谢。本教材编写过程中经过多次审校，但仍可能存在不足之处，恳请各院校师生批评指正，以便及时修正。

编　者

2023 年 11 月

配 套 资 源

欢迎登录“中科云教育”平台，**免费**数字化课程等你来！

本系列教材配有图片、视频、音频、动画、题库、PPT 课件等数字化资源，持续更新，欢迎选用！

“中科云教育”平台数字化课程登录路径

电脑端

- 第一步：打开网址 http://www.coursegate.cn/short/6XOMM.action
- 第二步：注册、登录
- 第三步：点击上方导航栏“课程”，在右侧搜索栏搜索对应课程，开始学习

手机端

- 第一步：打开微信“扫一扫”，扫描下方二维码

- 第二步：注册、登录
- 第三步：用微信扫描上方二维码，进入课程，开始学习

PPT 课件：请在数字化课程各章节里下载！

目　录

绪论 / 1

第 1 节　医学免疫学和病原生物学概述 / 1

第 2 节　医学免疫学和病原生物学的关系 / 3

第 1 篇　医学免疫学

第 1 章　免疫系统 / 9

第 1 节　免疫器官 / 9

第 2 节　免疫细胞 / 13

第 3 节　免疫分子 / 15

第 2 章　抗原 / 18

第 1 节　抗原的概念、特性和分类 / 18

第 2 节　抗原的免疫原性和影响因素 / 19

第 3 节　医学上重要的抗原 / 21

第 4 节　非特异性的免疫刺激剂 / 23

第 3 章　免疫球蛋白和抗体 / 25

第 1 节　免疫球蛋白分子的多样性及其基本结构 / 25

第 2 节　抗体的生物学作用 / 27

第 3 节　五类免疫球蛋白的特点与功能 / 28

第 4 节　抗体的人工制备概述 / 29

第 4 章　补体 / 31

第 1 节　补体系统的组成及理化特点 / 31

第 2 节　补体的活化与调节 / 32

第 3 节　补体系统生物学活性 / 34

第 4 节　补体与临床疾病 / 35

第 5 章　主要组织相容性复合体及其基因产物 / 37

第 1 节　HLA 基因的结构与多态性 / 37

第 2 节　HLA 分子的基本结构与组织分布 / 38

第 3 节　非经典 HLA 分子 40

第 4 节　HLA 与医学 / 40

第 6 章　固有免疫应答 / 43

第 1 节　固有免疫系统概述 / 43

第 2 节　固有免疫应答作用时相和特点 / 46

第 3 节　抗原的提呈与加工 / 47

第 7 章　适应性免疫应答 / 50

第 1 节　适应性免疫应答概述 / 50

第 2 节　T 细胞介导的适应性免疫应答 / 51

第 3 节　B 细胞介导的适应性免疫应答 / 54

第 4 节　免疫耐受与免疫调节 / 57

第 8 章　临床免疫学 / 62

第 1 节　超敏反应 / 62

第 2 节　其他临床免疫性疾病 / 70

第 9 章　免疫学防治及免疫学诊断 / 76

第 1 节　免疫学防治 / 76

第 2 节　免疫学诊断 / 80

第 2 篇 医学微生物学

第 10 章 细菌的基本形态和结构 / 87

第 1 节 细菌的大小与形态 / 87

第 2 节 细菌的结构 / 88

第 11 章 细菌的增殖、代谢与培养 / 94

第 1 节 细菌的生长繁殖 / 94

第 2 节 细菌的人工培养 / 97

第 12 章 细菌的遗传与变异 / 99

第 1 节 细菌遗传变异的物质基础 / 99

第 2 节 细菌变异的发生机制 / 101

第 3 节 细菌变异现象 / 103

第 4 节 细菌遗传变异在医学上的应用 / 104

第 13 章 消毒与灭菌 / 105

第 1 节 微生物的分布 / 105

第 2 节 消毒与灭菌的概念、方法与职业防护 / 107

第 14 章 细菌的致病性与防治原则 / 112

第 1 节 细菌的致病性 / 112

第 2 节 感染的来源、传播途径和类型 / 114

第 3 节 细菌感染的实验室诊断与防治原则 / 116

第 15 章 生物安全与医院感染 / 120

第 1 节 生物安全 / 120

第 2 节 医院感染 / 124

第 16 章 化脓性球菌 / 131

第 1 节 葡萄球菌属 / 131

第 2 节 链球菌属 / 134

第 3 节 奈瑟菌属 / 137

第 17 章 常见消化道感染细菌 / 141

第 1 节 肠道杆菌 / 141

第 2 节 螺形菌 / 147

第 18 章 分枝杆菌属 / 151

第 1 节 结核分枝杆菌 / 151

第 2 节 其他分枝杆菌 / 155

第 19 章 厌氧菌 / 158

第 1 节 厌氧芽孢梭菌 / 158

第 2 节 无芽孢厌氧菌 / 161

第 20 章 动物源性细菌 / 163

第 1 节 布鲁氏菌 / 163

第 2 节 炭疽芽孢杆菌 / 164

第 3 节 鼠疫耶尔森菌 / 166

第 21 章 其他常见病原菌 / 168

第 1 节 白喉棒状杆菌 / 168

第 2 节 百日咳鲍特菌 / 169

第 3 节 流感嗜血杆菌 / 169

第 4 节 嗜肺军团菌 / 170

第 5 节 铜绿假单胞菌 / 171

第 6 节 鲍曼不动杆菌 / 171

第 22 章 其他原核细胞型微生物 / 173

第 1 节 支原体 / 173

第 2 节 立克次体 / 175

第 3 节 衣原体 / 178

第 4 节 螺旋体 / 180

第 5 节 放线菌 / 183

第 23 章 真菌 / 185

第 1 节 概述 / 185

第 2 节 临床常见的病原性真菌 / 188

第 24 章 病毒概述 / 191

第 1 节 概述 / 191

第 2 节 病毒的致病性 / 194

第 3 节 病毒感染的实验室诊断与防治原则 / 196

第 25 章 呼吸道病毒 / 199

第 1 节 流行性感冒病毒 / 199

第 2 节 麻疹病毒 / 201

第 3 节 腮腺炎病毒 / 202

第 4 节 风疹病毒 / 202

第 5 节　冠状病毒　/ 203
第 6 节　其他呼吸道病毒　/ 204
第 26 章　肠道病毒　/ 206
第 1 节　脊髓灰质炎病毒　/ 206
第 2 节　柯萨奇病毒和埃可病毒　/ 207
第 3 节　新型肠道病毒　/ 208
第 4 节　轮状病毒　/ 209
第 5 节　诺如病毒　/ 209
第 27 章　肝炎病毒　/ 212
第 1 节　甲型肝炎病毒　/ 212
第 2 节　乙型肝炎病毒　/ 214
第 3 节　丙型肝炎病毒　/ 217
第 4 节　丁型肝炎病毒　/ 218
第 5 节　戊型肝炎病毒　/ 219
第 28 章　其他病毒和朊粒　/ 221
第 1 节　人类免疫缺陷病毒　/ 221
第 2 节　虫媒病毒　/ 223
第 3 节　出血热病毒　/ 225
第 4 节　单纯疱疹病毒　/ 227
第 5 节　水痘 - 带状疱疹病毒　/ 228
第 6 节　狂犬病毒　/ 229
第 7 节　人乳头瘤病毒　/ 230
第 8 节　朊粒　/ 231

第 3 篇　人体寄生虫学

第 29 章　人体寄生虫学总论　/ 235
第 1 节　人体寄生虫学及其研究现状　/ 235
第 2 节　寄生虫生物学　/ 235
第 3 节　寄生虫与宿主的相互关系　/ 236
第 4 节　寄生虫病的流行与防治原则　/ 238
第 30 章　医学蠕虫　/ 241
第 1 节　线虫　/ 241
第 2 节　吸虫　/ 249
第 3 节　绦虫　/ 257
第 31 章　医学原虫　/ 262
第 1 节　医学原虫概论　/ 262
第 2 节　溶组织内阿米巴　/ 262
第 3 节　鞭毛虫　/ 264
第 4 节　孢子虫　/ 268
第 32 章　医学节肢动物　/ 273
第 1 节　医学节肢动物的特征与分类　/ 273
第 2 节　医学节肢动物的发育与变态　/ 274
第 3 节　医学节肢动物对人体的危害　/ 274
第 4 节　医学常见的节肢动物　/ 276
自测题选择题参考答案　/ 278

绪　论

学习目标

1. 素质目标　培养尊重科学家的发现和贡献的意识，学习老一辈科学家兢兢业业、无私奉献、善于发现和钻研的精神，珍惜、学好前人的劳动成果。

2. 知识目标　掌握免疫的概念和功能，微生物的概念和分类，病原微生物的概念，熟悉微生物与自然和人类的关系，了解医学免疫学和病原生物学的发展简史，熟悉重要的历史人物和贡献。

3. 能力目标　具有探索和创新的意识及能力。

第1节　医学免疫学和病原生物学概述

一、医学免疫学概述

（一）免疫与医学免疫学的概念

免疫（immunity）是机体识别和清除抗原性异物或危险信号，维持自身生理平衡与稳定的过程。正常时对机体有利，起保护作用，但在某些异常条件下可对机体造成损害，表现为组织损伤和生理功能的紊乱。

医学免疫学（medical immunology）是研究人体免疫系统的结构和免疫应答效应生理功能的科学，重点阐明免疫系统识别抗原和危险信号激发免疫应答的规律，探讨免疫功能异常所致免疫性疾病的发生机制，为疾病的诊断、预防和治疗提供理论基础。

考点：免疫与医学免疫学的概念

（二）免疫的功能

机体的免疫功能主要表现在三个方面（表1-1）。①免疫防御：指机体识别和清除病原体等抗原异物和危险信号的能力。当这种抗感染免疫应答过强时，可引起超敏反应；过低时，可引起免疫缺陷病。②免疫自稳：是指机体识别和清除体内损伤、衰老、死亡的细胞，以维持内环境稳定的功能。该功能失调，可导致自身免疫病。③免疫监视：是指识别和清除体内突变细胞或病毒感染细胞的功能。该功能低下，可导致肿瘤的发生或持续性病毒感染。

表1-1　免疫的功能与表现

免疫功能	正常表现（生理性）	异常表现（病理性）
免疫防御	清除病原体及其他抗原性异物	应答过强——超敏反应 应答过弱——免疫缺陷病
免疫自稳	清除损伤、衰老和死亡细胞	自身免疫病
免疫监视	清除突变细胞或病毒感染细胞	肿瘤或持续性病毒感染

考点：免疫的功能

二、病原生物学概述

病原生物包括病原微生物和寄生虫，为方便描述，这里只介绍病原微生物学相关知识，人体寄生虫学的相关知识将在第29章中介绍。

（一）微生物的概念、分类

微生物（microorganism）是广泛存在于自然界中，一群体形微小、结构简单、肉眼看不见，必须借助光学显微镜或电子显微镜放大几百倍、几千倍，甚至几万倍才能观察到的微小生物。其繁殖迅速、容易变异、适应环境能力强。

微生物种类繁多，有10万种以上。按其结构、分化程度、化学组成和繁殖等特点可分成三大类。

（1）真核细胞型微生物　细胞核的分化程度较高，有核膜、核仁和染色体；胞质内有完善的细胞器如内质网、核糖体及线粒体等，如真菌。

（2）原核细胞型微生物　细胞核的分化程度低，仅有DNA盘绕而成的拟核，没有核膜与核仁；胞质中有核糖体，但细胞器不完善。这类微生物包括细菌、螺旋体、支原体、立克次体、衣原体和放线菌。

（3）非细胞型微生物　最小的一类微生物，没有细胞结构，无产生能量的酶系统，只能在活细胞内生长繁殖，如病毒。

考点：微生物概念、分类及特点

（二）病原生物学、医学微生物学和人体寄生虫学的概念

1. 病原生物学　包含病原微生物学和寄生虫学，是研究病原生物的形态学、生物学组成、致病性与免疫性等生物学规律的科学，主要阐明病原生物与宿主间的相互作用，为传染性和感染性疾病的特异性诊断、预防和治疗提供理论基础。

2. 医学微生物学　是病原微生物学的一个分支，研究与人类疾病有关的致病性微生物的生物学特性、致病性和免疫性等生物学规律的一门科学，重点阐述病原微生物与人体间的相互作用，为人类传染性和感染性疾病的特异性诊断、预防和治疗提供理论基础。医学微生物学是医药卫生类专业的一门重要专业基础课程，其基本理论、基本知识及基本技能不仅是学习其他医学基础课程和临床医学各课程的基础，更重要的是通过学习能够树立无菌观念，会进行正确的无菌操作，从而预防和控制感染性和传染性疾病及与之相关的免疫性疾病的发生，从而保障和提高人类健康水平。

3. 人体寄生虫学　即医学寄生虫学，是寄生虫学的重要组成部分，研究与人类健康、疾病相关的寄生虫科学。

（三）微生物与自然和人类的关系

微生物广泛分布于土壤、水和空气等生态环境中，在人类的体表及其与外界相通的腔道中普遍存在多种微生物。

绝大多数微生物对人类和动物、植物是有益和必需的。微生物对自然界氮、碳等物质循环的正常进行，生态平衡的维持发挥重要作用，没有微生物，人类和动、植物将无法生存。微生物在农业、工业及环境保护方面的应用极为广泛，如肥料、食品、抗生素和维生素的生产；在生命科学中，微生物被作为研究对象和模式生物，有关基因、遗传密码、转录、翻译和基因调控等都是在研究微生物中发现并得到了证实；在基因工程中，微生物提供了工具酶和载体系统，定向培育工程菌，用于生产多种多样、可应用于人类的生物制品。

人体体表及其与外界相通的腔道中的微生物，在正常情况下不仅无害，而且有的还具有拮抗外来菌的侵袭和定居，以及为人类提供必需的营养物质，如维生素和氨基酸等。少数微生物能引起人类和（或）动物疾病，以及植物病害，这些具有致病性的微生物称为病原微生物（pathogenic microorganism)。有些微生物只有在特定条件下才具有致病性，称为条件性病原微生物，又称机会性病原微生物。有的微生物对人和动物都有致病性，称为人兽共患病原微生物，可导致人兽共患病。

考点：病原微生物的概念

第2节 医学免疫学和病原生物学的关系

一、医学免疫学和病原生物学发展简史

医学免疫学和医学微生物学的发展史是一部人类与传染性、感染性疾病的斗争史，两门学科在发展过程中相互交融、相互促进。人类在探讨传染性、感染性疾病的病因、发病机制、流行规律及防治措施的过程中，医学微生物学在人类不断的实践、认识、探索中逐步发展和完善。同时免疫学也在人类研究免疫系统对病原生物或危险信号的识别、应答和清除过程中不断发展，并拓展到超敏反应、自身免疫和肿瘤免疫等相关领域。两门学科发展过程可大致分为三个时期。

（一）经验时期

人类很早将微生物学知识用于工农业生产、日常生活和疾病防治中。夏禹时期就有仪狄酿酒的记载。北魏时期的《齐民要术》一书中详细记载了制醋的方法。长期以来民间常用盐腌、糖渍、烟熏和风干等方法保存食物，正是通过抑制微生物生长繁殖而防止食物的腐烂变质。

人们对传染病的认识始于古希腊，公元前430年至前427年发生在雅典的一场鼠疫大流行，使人们逐渐认识到鼠疫等疾病是可被传播的，并意识到传染病的病因是毒物（poison）。病毒一词的拉丁语virus是“毒物”或“毒液”的意思。免疫（immune）一词来源于拉丁文“immunis”，其意思为“免除税收”，也包含着“免于疫患”之意。

唐朝出现的以接种人痘苗的方法预防天花，是我国人民的一大创举，开创了人工主动免疫的先河。

（二）实验时期

1. 微生物的发现及病原微生物学的建立 1676年，荷兰人列文虎克（Leeuwenhoek，1632—1723）用自磨镜片制造了世界上第一架放大200倍以上的显微镜，并从池塘水等标本中第一次观察和描述了各种形态的微生物，证实了微生物的存在，奠定了微生物形态学研究基础。1857年，巴斯德（Pasteur，1822—1895）证实有机物质的发酵与腐败是由微生物所引起的，开创了微生物生理学研究时代，创立了巴氏消毒法，一直沿用至今。自此人们认识到微生物不仅存在形态学差异，而且在生理学特性上亦有所不同，微生物逐渐成为一门独立学科。微生物学的奠基人德国学者科赫（Koch，1843—1910）创造并应用固体培养基、染色技术和实验动物感染，提出了科赫法则，使病原菌的分离培养和鉴定成为可能。1892年，俄国学者伊凡诺夫斯基（Ivanowski）发现了烟草花叶病毒，随后许多对人类和动植物致病的病毒陆续被发现。我国科学家在微生物学研究中也做出了重要的贡献，黄祯祥于20世纪30年代首创了病毒体外培养技术。

2. 抗感染免疫 18世纪后叶，英国医生詹纳（Jenner）观察到挤奶女工罹患牛痘但不感染天花的现象，通过实验证明了牛痘苗接种可预防天花，提出了接种牛痘苗（vaccination）的概念。抗感染免疫的实验研究始于巴斯德，他在1880～1882年间成功研制出鸡霍乱、炭疽和狂犬病疫苗；1884年，梅契尼可夫（Metchnikoff）观察到海星幼虫体内吞噬细胞包围侵入的异物，并称为吞噬（phagocytosis），基于此他提出了细胞免疫学说，并于1908年获得诺贝尔生理学或医学奖；1891年冯·贝林（von Behring）和北里柴三郎（Kitassato）首次使用抗血清成功治愈白喉患儿（见第3章），从此体液免疫兴起，此后，科学家把血清中特异性反应物质命名为抗体（antibody），而与之发生特异性结合的物质被称为抗原（antigen）。1899年，比利时博尔代（Bordet）发现了补体。在上述研究的基础上催生了许多体外抗原和抗体检测方法的建立。20世纪30年代斯内尔（Snell）发现了主要组织相容性复合体（major histocompatibility complex，MHC），为后期的抗原提呈和移植物排斥反应机制的提出奠定了基础。

3. 化学治疗剂和抗生素的发明 1910年德国化学家埃利希（Ehrlich）首次合成了治疗梅毒的砷剂，开创了化学治疗感染性疾病的新纪元；1929年英国细菌学家弗莱明（Fleming）发现了青霉素，1945年，他和其他两位科学家因发现青霉素而荣获诺贝尔生理学或医学奖，之后链霉素等抗生素不断被发现并广泛应用，为感染性疾病的治疗带来了革命性变革。

（三）现代时期

1953年沃森（Watson）和克里克（Crick）揭示了DNA双螺旋结构，开创了生命科学的新纪元。随着生物化学、遗传学、细胞生物学和分子生物学等学科的发展，以及电子显微镜、流式细胞术、气相色谱、液相色谱、分子生物学、二代测序和各类组学技术的进步，医学微生物学和医学免疫学得到了飞速的发展。军团菌、幽门螺杆菌、人类免疫缺陷病毒、朊粒、严重急性呼吸综合征（SARS）冠状病毒、新型冠状病毒等新的病原微生物不断被发现，我国科学家汤飞凡于20世纪50年代发现了沙眼衣原体，几乎同时，朱既明解析了流感病毒亚单位组成，提出了该病毒的结构图像，为亚单位疫苗的研究奠定了基础。微生物组学研究取得重要进展，完成了众多病原生物的基因组测序，对病原微生物致病性的认识更加深入；免疫标记技术、DNA探针技术、聚合酶链反应（PCR）和质谱分析等微生物学检验技术日趋简便、快速、精准；亚单位疫苗、基因工程疫苗和DNA、mRNA核酸疫苗等新型疫苗研制一次次取得突破；阿尔法折叠（AlphaFold）等人工智能（AI）技术辅助筛选新的抗生素，将更有效控制传染性疾病的流行。

20世纪50年代，法国科学家多赛（Dausset）发现并鉴定了人类白细胞抗原（HLA）。1957年澳大利亚免疫学家伯内特（Burnet）提出克隆选择学说；1957年，布鲁斯·格利克（Bruce Glick）发现了B细胞；1961年，雅克·米勒（Jacques Miller）发现了T细胞；1973年拉尔夫·斯坦曼（Ralph Steinman）发现了树突状细胞。1974年多尔蒂（Doherty）和辛克纳格尔（Zinkernagel）揭示了T细胞识别抗原时伴随主要组织相容性复合体限制性。1975年米尔斯坦（Milstein）和科勒（Kohler）建立了杂交瘤技术，并制备出了单克隆抗体（monoclonal antibody，McAb）。1978年日本学者利根川进（Tonegawa）应用基因重排技术，揭示出免疫球蛋白（immunoglobulin，Ig）基因多样性机制。1984年戴维斯（Davis）和斋藤（Saito）等成功克隆了T细胞抗原识别受体（TCR）基因。1989年詹韦（Janeway）提出了固有免疫的模式识别理论，1994年马特辛格（Matzinger）以模式识别理论为基础提出了“危险模式”理论。进入21世纪之后，固有免疫成为生物医学领域的研究热点。20世纪90年代，艾利森（Allison）等证明了CTLA-4比CD28有更强的B7亲和力，从而竞争并阻断CD28的活化作用，通过抑制白介素-2产生和细胞周期来抑制T细胞的活化。1992年，本庶佑（Honjo）发现并鉴定了另一个免疫检查点分子程序性细胞死亡受体1（PD-1）。1999年，我国科学家陈列平首次发现了B7家族的另一成员B7-H1（PD-1配体，PD-L1）。2000年，本庶佑证明了PD-L1通过结合PD-1，抑制了T细胞增殖和分泌细胞因子等功能。2002年，陈列平发现肿瘤细胞通过PD-L1实现免疫逃逸。随后科学家们研发了PD-1、PD-L1和CTLA-4的抗体，并在肿瘤，特别是淋巴瘤的治疗中取得了突破性进展，2018年阿利森和本庶佑获得了诺贝尔生理学或医学奖。2023年卡里科（Karikó）和韦斯曼（Weissman）因开发出有效的mRNA疫苗获得了诺贝尔生理学或医学奖，使人类战胜传染性疾病又有了新的武器。

二、医学免疫学和病原生物学发展趋势

随着生命科学研究的进一步深入和其他科学的发展，如蛋白晶体生物学、AI的研究和应用不断深入，人类已经可采用AI深度神经网络学习，预测、筛选和优化小分子化合物与生物分子的空间结构的结合，从而筛选出更多的候选药物，精准获得抗生素或肿瘤化疗药物。此外CRISPR/CAS9成功应用于遗传病的诊断和治疗，将极大地推动病原生物学和医学免疫学的基础和临床的发展，并可能会超出人类的预期。

自　测　题

一、单选题

1. 下面哪种是真核细胞型微生物
A. 病毒　B. 立克次体
C. 衣原体　D. 真菌
E. 放线菌

2. 原核细胞型微生物不包括
A. 衣原体　B. 立克次体
C. 病毒　D. 支原体
E. 螺旋体

3. 最小的微生物是
A. 病毒　B. 立克次体
C. 衣原体　D. 真菌
E. 放线菌

4. 发现微生物的科学家是
A. 巴斯德　B. 列文虎克
C. 詹纳　D. 科赫
E. 弗莱明

5. 发明牛痘苗的科学家是
A. 巴斯德　B. 列文虎克
C. 詹纳　D. 科赫
E. 弗莱明

6. 人痘苗起源于哪个国家
A. 美国　B. 英国
C. 印度　D. 中国
E. 希腊

7. 提出克隆选择学说的科学家是
A. 巴斯德　B. 冯・贝林
C. 科赫　D. 伯内特
E. 弗莱明

二、名词解释

1. 微生物
2. 医学微生物学
3. 免疫
4. 免疫防御
5. 免疫自稳
6. 免疫监视

三、简答题

简述微生物的种类及其特点。

（邵启祥）

第 1 篇
医学免疫学

第1章 免疫系统

学习目标

1. 素质目标　建立系统思维和整体性思维意识，避免在医学实践中出现“头疼医头，脚疼医脚”的现象。

2. 知识目标　掌握免疫系统的组成与功能；熟悉各类免疫细胞的作用特点；了解细胞因子的种类与作用。

3. 能力目标　具有运用免疫系统相关知识分析临床疾病的能力。

免疫系统（immune system）是机体发生免疫应答的结构基础，是机体执行免疫功能的一个重要系统，由免疫器官、免疫细胞及免疫分子组成（图1-1）。

- 免疫系统
  - 免疫器官
    - 中枢免疫器官
      - 骨髓、法氏囊（禽类）
      - 胸腺
    - 外周免疫器官
      - 淋巴结
      - 脾
      - 黏膜相关淋巴组织
  - 免疫细胞
    - 造血干细胞
    - 淋巴细胞
      - T细胞
      - B细胞
      - 自然杀伤细胞（NK细胞）
    - 抗原提呈细胞
      - 单核/巨噬细胞
      - 树突状细胞
      - B细胞
    - 其他免疫细胞
      - 中性粒细胞
      - 嗜酸性粒细胞
      - 嗜碱性粒细胞
      - 肥大细胞
      - 红细胞
  - 免疫分子
    - 免疫球蛋白（抗体）
    - 补体
    - 细胞因子、CD分子、黏附分子、MHC分子等

图1-1　免疫系统的组成

第1节　免疫器官

免疫器官由中枢免疫器官和外周免疫器官两部分组成。

一、中枢免疫器官

中枢免疫器官是免疫细胞发生、分化、发育和成熟的主要场所。人和哺乳动物的中枢免疫器官包括骨髓和胸腺。

（一）骨髓

骨髓（bone marrow）是造血器官，是各种血细胞的发源地，也是人和哺乳动物B细胞发育、成熟的器官。骨髓中多能造血干细胞分化为髓样祖细胞和淋巴样祖细胞，髓样祖细胞最终分化成熟为粒细胞、单核细胞、红细胞、血小板；淋巴样祖细胞一部分经血迁入胸腺，分化为成熟T细胞，另一部分继续在骨髓分化为成熟B细胞（图1-2）。

链 接　腔上囊

腔上囊又称法氏囊，是禽类特有的中枢免疫器官，位于泄殖腔后上方。腔上囊是禽类动物B细胞分化、成熟的器官。来自骨髓的淋巴样祖细胞在腔上囊微循环中分化、成熟为具有免疫活性的B细胞。实验证明，在胚胎期用药物破坏禽类腔上囊或切除雏鸡的腔上囊，可引起体液免疫功能缺陷，而细胞免疫功能正常。

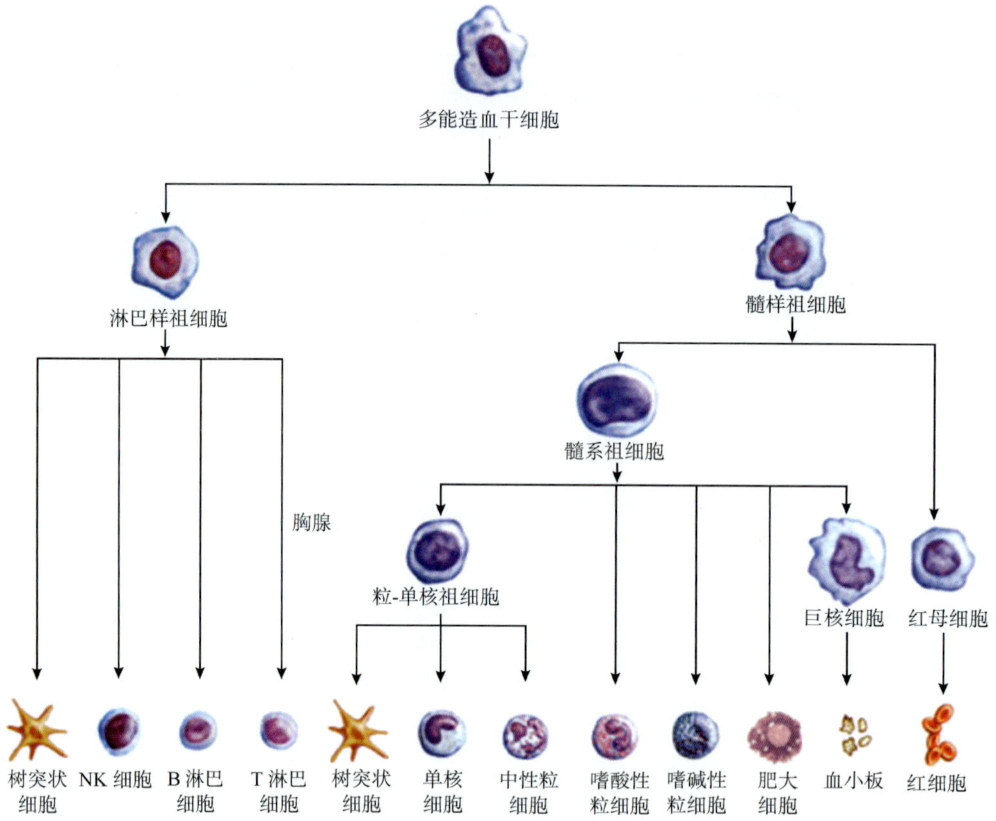

图1-2　造血干细胞的分化过程

（二）胸腺

胸腺（thymus）是T细胞分化、发育、成熟的免疫器官。

胸腺位于胸骨柄后方，上纵隔前部心包前上方，青春期后胸腺随年龄增长而逐渐萎缩退化。胸腺由胸腺细胞和胸腺基质细胞组成。胸腺细胞大多为处于不同发育阶段的未成熟T淋巴细胞（T细胞）。胸腺基质细胞起到网状支架作用，并且，还可分泌多种胸腺激素和细胞因子，构成了T细胞选择性发育的微环境。

来自骨髓的淋巴样祖细胞在胸腺微环境诱导下分化，90%以上胸腺细胞在阳性选择和阴性选择过程中死亡，仅少数胸腺细胞最终能分化成熟为T细胞，并获得自身免疫耐受性和T细胞识别抗原的

MHC限制性（图1-3）。

考点：中枢免疫器官的组成和功能

二、外周免疫器官

外周免疫器官主要包括淋巴结、脾和黏膜相关淋巴组织，是成熟淋巴细胞（T、B淋巴细胞）定居的场所，也是淋巴细胞接受抗原刺激后产生免疫应答的重要场所。

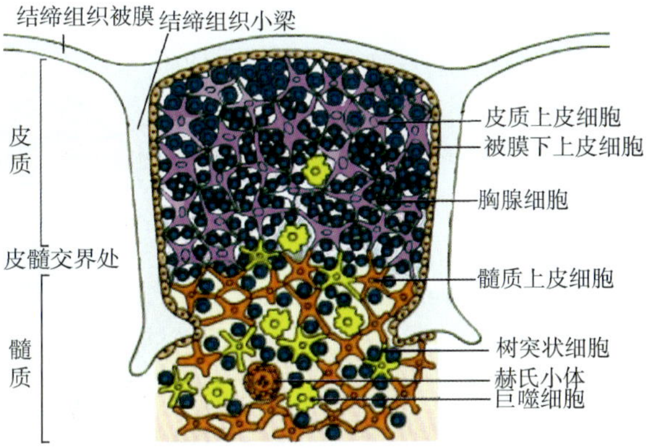

图1-3 胸腺组织结构示意图

结缔组织构成小梁，将胸腺分隔为多个小叶

（一）淋巴结

淋巴结沿淋巴管道遍布全身各处，由被膜和实质构成，实质分为皮质和髓质（图1-4）。皮质分为浅皮质和深皮质两个区域，浅皮质区也称非胸腺依赖区，主要含有B淋巴细胞（B细胞）、树突状细胞等。深皮质区也称为副皮质区，内含T细胞、巨噬细胞和并指状树突状细胞，为胸腺依赖区。髓质内含大量的B细胞、浆细胞、巨噬细胞和T细胞。在淋巴结中，T细胞占75%，B细胞占25%。

淋巴结的功能主要有：①过滤淋巴液。进入淋巴液中的病原生物及其代谢产物和癌细胞等，可被淋巴结内吞噬细胞、B细胞和免疫分子清除，净化淋巴液。②T、B细胞定居，以及产生体液和细胞免疫应答的主要场所。③参与淋巴细胞再循环。血管内的淋巴细胞可穿过毛细血管后高内皮细胞小静脉，进入淋巴结，再经输出淋巴管至上一级淋巴结，最终经胸导管或右淋巴管回到血液循环。

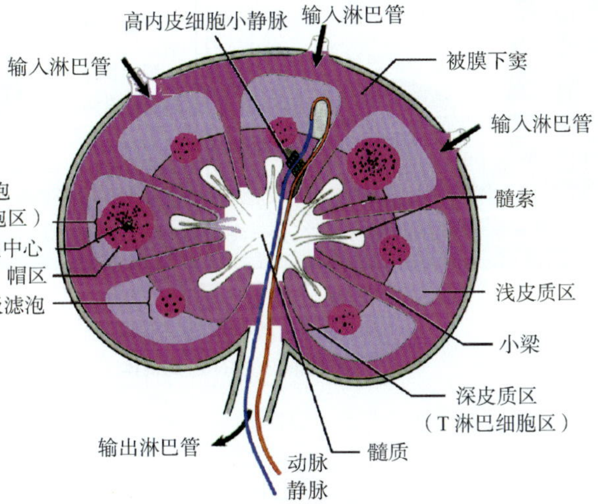

图1-4 淋巴结组织结构

（二）脾

脾（spleen）是人体最大的外周免疫器官，位于左上腹、胃后侧。

脾外层为结缔组织被膜，实质分为红髓和白髓。白髓由动脉周围淋巴鞘、淋巴滤泡和边缘区构成。动脉周围淋巴鞘为胸腺依赖区，即T细胞居留区，鞘内的淋巴滤泡为非胸腺依赖区，即B细胞居留区（图1-5）。边缘区是血液中淋巴细胞进入白髓的通道。红髓由脾索和血窦构成，具有过滤和净化血液的功能。

脾的功能主要有：①T、B细胞居留场所，其中B细胞约占60%，T细胞约占40%。②接受抗原刺激发生免疫应答，是抗体和效应性淋巴细胞产生的重要器官。③储血和清除血液中抗原等净化血液功能。④合成补体、细胞因子、干扰素等免疫效应分子。

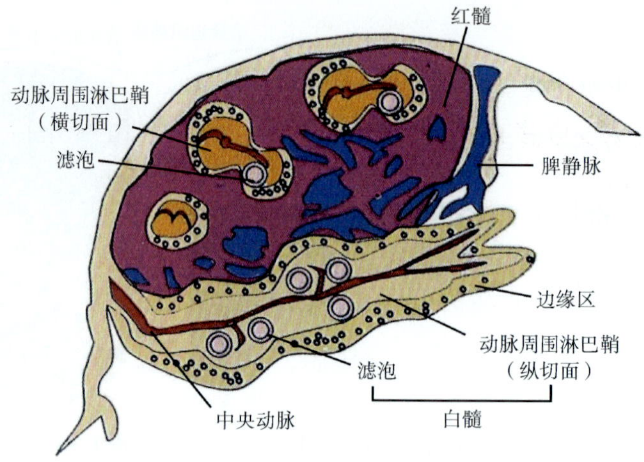

图1-5 脾结构

（三）黏膜相关淋巴组织

黏膜相关淋巴组织（MALT）即黏膜免疫系统，广泛分布于呼吸道、胃肠道及泌尿生殖道黏膜固有层和上皮细胞下散在淋巴组织，以及扁桃体、小肠的派尔集合淋巴结及阑尾等带有生发中心的器官化淋巴组织（图1-6）。

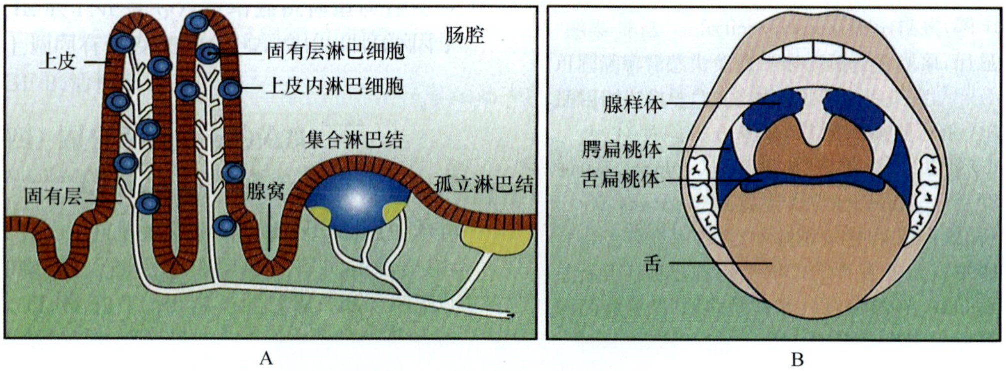

图1-6 黏膜相关淋巴组织

A. 肠壁淋巴组织；B. 扁桃体

考点：外周免疫器官的组成和功能

三、淋巴细胞归巢与再循环

1. 淋巴细胞归巢 是指血液循环中成熟淋巴细胞趋向性迁移并定居于外周免疫器官或组织的特定区域的过程。淋巴细胞表面的归巢受体（homing receptor）与高内皮细胞小静脉表面的地址素（addressin）相互作用决定了淋巴细胞的去向，如T细胞定居于副皮质区，B细胞则定居于浅皮质区；不同功能的淋巴细胞亚群也可选择性迁移至不同的淋巴组织，如产生sIgA的B细胞可定向分布于MALT。

2. 淋巴细胞再循环 淋巴细胞在血液、淋巴液、淋巴器官或组织间反复循环的过程称为淋巴细胞再循环。淋巴细胞再循环有多条通路，通过淋巴细胞再循环，体内淋巴细胞在外周免疫器官和组织的分布更趋合理。淋巴细胞再循环可使免疫细胞快速到达炎症局部，增加了与抗原和抗原提呈细胞（antigen presenting cell，APC）接触的机会，从而产生初次或再次免疫应答；淋巴细胞再循环使所有免疫器官和组织联系为一个有机的整体，使外周免疫器官中的免疫细胞得到更新。

第2节 免疫细胞

凡参与免疫应答或与免疫应答有关的细胞统称为免疫细胞。主要包括造血干细胞、淋巴细胞、APC、粒细胞、红细胞和肥大细胞等。

一、淋巴细胞

（一）T细胞

胸腺依赖性淋巴细胞简称为T淋巴细胞或T细胞，起源于骨髓造血干细胞，在胸腺发育成熟。成熟T细胞离开胸腺迁移到外周免疫器官，在外周血中占淋巴细胞总数的60%～70%，在外周免疫器官分布于T细胞依赖区，并通过淋巴循环进入血液和淋巴液，主要执行特异性细胞免疫功能。

1. T细胞表面分子及其功能

（1）T细胞抗原识别受体（TCR） 所有T细胞表面的特征性标志，也是特异性识别抗原的受体。胞内以非共价键与CD3分子结合，形成TCR-CD3复合物。TCR是由α、β或γ、δ两条肽链借助二硫键组成的TCRαβ或TCRγδ异二聚体。CD3分子主要存在于外周成熟T细胞和部分未成熟T细胞表面，包括γ、δ、ε、ζ及η共5种肽链，三对同源或异源二聚体CD3分子以非共价键与TCR结合形成TCR-CD3复合体，将TCR与抗原结合所产生的活化信号传递到细胞内（图1-7）。

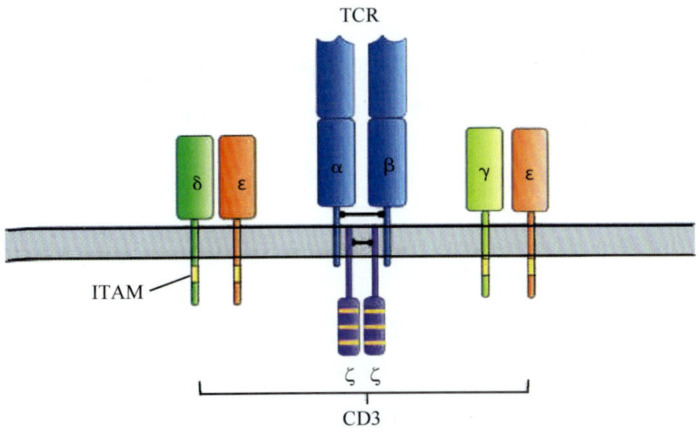

图1-7 TCR-CD3复合物结构示意图

ITAM，免疫受体酪氨酸活化基序

（2）CD4和CD8分子 成熟T细胞一般只表达CD4或CD8分子，即$CD4^+$T细胞或$CD8^+$T细胞。CD4和CD8分子的主要功能是辅助TCR识别抗原和参与T细胞活化信号的转导。CD4分子在细胞膜上以单体形式存在，是识别结合MHC Ⅱ类分子的受体，也是人类免疫缺陷病毒（HIV）壳膜蛋白gp120的受体。CD8分子是识别结合MHC Ⅰ类分子的受体。

（3）共刺激分子（co-stimulatory molecule）

1）CD28和CTLA-4（CD152）：APC表面的B7（CD80/CD86）分子是其配体。CD28与B7分子结合产生T细胞活化所需的第二信号。活化T细胞逐渐高表达CTLA-4，与B7分子结合产生负向调控T细胞活化的信号。

2）CD40L（CD154）：静止T细胞不表达，主要表达在活化T细胞。CD40L与B细胞表面的CD40结合，为B细胞活化提供第二信号。

3）CD2分子也称淋巴细胞功能相关抗原-2（LFA-2）：人类T细胞重要表面标志之一，早年发现其能与绵羊红细胞结合，故又称为绵羊红细胞受体（E受体）。CD2与APC或靶细胞上的CD58结合，介导T细胞与APC或靶细胞间黏附，并为T细胞提供活化信号。

（4）丝裂原受体　T细胞表面有植物血凝素（PHA）、刀豆蛋白A（ConA）和美洲商陆（PWM）等丝裂原受体。人外周血T细胞接受相应丝裂原刺激后，可发生有丝分裂，转化为原淋巴细胞。此方法称为淋巴细胞转化试验，可评估机体T细胞总体免疫功能水平。

此外，T细胞表面还表达各类细胞因子受体、病毒受体等。

2. T细胞亚群及功能　成熟T细胞是高度不均一的细胞群体，根据所处的分化阶段，可分为初始T细胞（Tn）、效应T细胞（Teff）和记忆T细胞（Tm）。根据表达的TCR类型，T细胞可分为αβT细胞和γδT细胞。根据CD4或CD8分子的表达，T细胞可分为$CD4^+$T细胞和$CD8^+$T细胞。

（1）$CD4^+$T细胞　主要为辅助性T细胞（Th），识别抗原肽-MHC Ⅱ类分子复合物。Th细胞与抗原接触后可分化为Th1、Th2和Th17细胞。Th1细胞主要分泌白介素-2（interleukin-2，IL-2）、γ-干扰素（interferon-γ，IFN-γ）、肿瘤坏死因子-β（tumor necrosis factor-β，TNF-β）等因子，主要介导抗肿瘤、抗病毒等细胞免疫应答或Ⅳ型超敏反应；Th2细胞主要分泌IL-4、IL-5、IL-6、IL-10、IL-13，诱导B细胞增殖分化，分泌抗体，介导抗细菌感染等体液免疫应答，B细胞也可产生IgE，介导Ⅰ型超敏反应。Th17细胞主要分泌IL-17A、IL-22，参与免疫炎症和银屑病、系统性红斑狼疮（SLE）、类风湿关节炎等多种自身免疫病。

（2）$CD8^+$T细胞　主要为细胞毒性T细胞（Tc细胞或CTL），识别抗原肽-MHC Ⅰ类分子复合物，通过穿孔素和颗粒酶在靶细胞膜上打孔和诱导细胞凋亡的机制，特异性杀伤肿瘤细胞和病毒感染的细胞。

（二）B细胞

骨髓或囊依赖性淋巴细胞，简称为B淋巴细胞或B细胞，在骨髓或腔上囊发育成熟，迁移到外周血液中。外周血中成熟B细胞占淋巴细胞总数的10%～15%，可移居于外周免疫器官，执行体液免疫功能。

1. B细胞表面分子及其功能

（1）B细胞抗原识别受体（BCR）　表达于B细胞膜表面的免疫球蛋白，是B细胞表面抗原特异性识别受体，也是所有B细胞的特征性表面标志。

（2）CD79　由CD79α和CD79β两条链组成，也称为Igα和Igβ，其胞内区有免疫受体酪氨酸活化基序（ITAM）。与BCR形成复合物，BCR主要识别抗原，而CD79负责向B细胞内传递活化信号。

（3）CD19-CD21-CD81复合物　CD19、CD21是B细胞特异性标志物，CD19、CD21和CD81均为膜分子，三者非共价相连组成CD19-CD21-CD81复合物，是B细胞活化中重要的辅助受体。

（4）共刺激分子　B细胞表达CD40、B7（CD80/CD86）等共刺激分子。CD40的配体为T细胞表面的CD40L，两者结合为B细胞活化提供第二信号。B7的配体为T细胞表面的CD28分子，两者结合为T细胞活化提供第二信号。

此外，B细胞还表达IgGFc受体、补体受体、丝裂原受体、白介素受体（IL-R）等。

2. B细胞亚群及功能　根据CD5分子的表达，可将B细胞分为B1（$CD5^+$）细胞和B2（$CD5^-$）细胞两个亚群。B1细胞主要分布于胸腔、腹腔及肠壁的固有层，具有自我更新能力，属于固有免疫细胞，产生低亲和力抗体（以IgM为主），不形成记忆细胞，其可对某些自身抗原产生免疫应答，故与自身免疫病的发生有关；B2细胞即通常所指的B细胞，抗原刺激后产生高亲和力抗体（以IgG为主），可形成记忆细胞，是体液免疫的重要细胞。

考点：T细胞和B细胞的主要表面分子及其功能

（三）NK细胞

自然杀伤细胞（natural killer cell，NK细胞）来源于骨髓淋巴样祖细胞，主要分布于外周血和脾，在淋巴结和其他组织也有少量存在。NK细胞无须抗原预先致敏，就可通过释放穿孔素、颗粒酶，表达FasL和分泌TNF-α产生细胞毒效应直接杀伤肿瘤和病毒感染的靶细胞。NK细胞表面表达IgGFc受体（FcγRⅢ），非特异定向识别杀伤与IgG抗体特异性结合的靶细胞，此种效应称为依赖抗体的细胞毒性（ADCC）作用（图1-8），在机体抗病毒感染和抗肿瘤免疫过程中起重要作用。此外，NK细胞活化后，还可通过分泌IFN-γ、IL-2和TNF等细胞因子，增强机体抗感染、抗肿瘤效应并参与免疫调节。

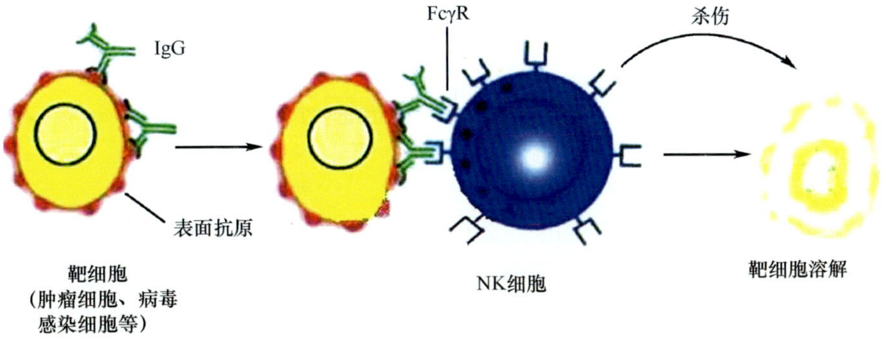

图1-8 ADCC作用示意图

二、抗原提呈细胞

抗原提呈细胞（APC）是指能够摄取、加工、处理抗原，并通过MHC Ⅰ/Ⅱ结合抗原肽，将其提呈给$CD8^+$/$CD4^+$T细胞的一类免疫细胞（详见第6章第3节）。

三、其他免疫细胞

中性粒细胞、嗜酸性粒细胞、嗜碱性粒细胞、肥大细胞、红细胞、血小板等属于固有免疫应答细胞，也参与机体的免疫应答和免疫调节（详见第6章第1节）。

第3节 免疫分子

免疫分子是指参与机体免疫应答的生物活性分子，数量众多，是免疫系统重要组分，迄今仍不断有新的免疫分子被发现和鉴定。主要包括Ig（抗体）、补体、MHC分子、CD分子、黏附分子和细胞因子等，本节重点介绍细胞因子，其他部分内容见相应章节。

一、细胞因子的概念与分类

细胞因子（cytokine，CK）是由免疫细胞或非免疫细胞合成并分泌的可溶性小分子糖蛋白或多肽。具有调节免疫应答，促进造血、创伤修复等功能。细胞因子种类繁多，目前已发现200多种细胞因子。根据其结构和功能，细胞因子主要分为白介素（IL）、干扰素（IFN）、肿瘤坏死因子（TNF）、集落刺激因子（colony-stimulating factor，CSF）、趋化性细胞因子（chemokine）和生长因子（growth factor，GF）6类。

二、细胞因子的共同特性

细胞因子的共性：①多数细胞因子为低分子量（8～30kDa）多肽。②在较低浓度下即可发挥生物学作用。③通过与细胞表面相应细胞因子受体结合而发挥作用。④以自分泌、旁分泌或内分泌方式发挥作用。即细胞因子大多通过自分泌或旁分泌的方式作用于产生细胞因子的自身细胞或邻近的靶细胞，在高浓度时通过循环系统输送，作用于远距离的靶细胞。⑤具有多效性、重叠性、协同性或拮抗性。一种细胞因子可对多种靶细胞作用，产生多种生物学效应，称为细胞因子的多效性；几种不同的细胞因子可对同一种靶细胞作用，产生相同或相似的生物学效应，即具有重叠性；一种细胞因子可增强另外一些细胞因子的功能，表现出协同性；一种细胞因子可抑制另外一些细胞因子的产生或功能，表现出拮抗性。⑥多向性：接受某种抗原或丝裂原刺激后，一种细胞可分泌多种细胞因子；几种不同类型的细胞也可产生一种或几种相同的细胞因子。

体内众多细胞因子可通过合成、分泌的相互调节，受体表达的相互控制，生物学效应的相互影响而组成复杂的细胞因子调节网络。

三、主要的细胞因子

（一）白介素

白介素（IL）最初是指由白细胞产生的，又在白细胞间发挥作用的细胞因子。后来发现IL可由其他细胞产生，也作用于其他靶细胞，现已报道至少有40种。IL主要由T细胞、B细胞、单核细胞、巨噬细胞，其次为NK细胞、骨髓基质细胞、内皮细胞及成纤维细胞产生。IL的主要作用是调节机体免疫应答、介导炎症反应和刺激造血功能。

（二）干扰素

干扰素（IFN）是第一个发现的细胞因子，因其具有干扰病毒复制的功能而得名。根据干扰素的来源和理化性质主要可分为α、β、γ三种类型：其中IFN-α和IFN-β主要由白细胞、成纤维细胞和病毒感染的组织细胞产生，又称Ⅰ型干扰素，以抗病毒、抗肿瘤作用为主，也具有免疫调节作用；IFN-γ主要由活化的T细胞和NK细胞产生，又称Ⅱ型干扰素，以免疫调节作用为主，同时具有抗肿瘤和抗病毒作用。干扰素已被广泛应用于抗肿瘤和抗病毒治疗。

（三）肿瘤坏死因子

肿瘤坏死因子（TNF）是一类能诱导细胞发生坏死的细胞因子。

（四）集落刺激因子

集落刺激因子（CSF）是指能刺激造血干细胞和不同发育阶段的造血细胞增殖分化的细胞因子。包括粒细胞集落刺激因子（granulocyte colony-stimulating factor，G-CSF）、巨噬细胞集落刺激因子（macrophage colony-stimulating factor，M-CSF）、粒细胞-单核细胞集落刺激因子（granulocyte-macrophage colony-stimulating factor，GM-CSF）、红细胞生成素（erythropoietin，EPO）、血小板生成素（thrombopoietin，TPO）等。

（五）趋化性细胞因子

趋化性细胞因子是一类结构相似，分子量为8～10kDa，具有趋化作用的细胞因子。目前已发现的趋化性细胞因子有40多种。

（六）生长因子

生长因子（GF）是具有刺激细胞生长作用的细胞因子。其种类较多，包括转化生长因子（transforming growth factor，TGF）、表皮细胞生长因子（epidermal growth factor，EGF）、血管内皮细胞生长因子（vascular endothelial cell growth factor，VEGF）、成纤维细胞生长因子（fibroblast growth factors，FGF）、神经生长因子（nerve growth factor，NGF）、血小板生长因子（platelet-derived growth factor，PDGF）等。

四、细胞因子的生物学作用

（一）免疫调节作用

免疫细胞间存在着复杂的调节关系，细胞因子是传递调节信号的信息分子。如在免疫应答过程中

T、B细胞的活化、增殖、分化离不开巨噬细胞及Th细胞产生的IL-I、IL-2、IL-4及IL-6的作用。细胞因子可通过细胞因子网络对免疫应答发挥双向调节作用。

（二）调控免疫细胞的发育、分化和功能

调控免疫细胞在中枢免疫器官的发育、分化，如骨髓多能造血干细胞发育分化为不同谱系的免疫细胞的过程受到骨髓基质细胞分泌的多种细胞因子（IL-7）等调控；调控外周免疫器官中免疫细胞的分化、活化和功能，如IL-4、IL-5、IL-6和IL-13等可促进B细胞的活化、增殖和分化为分泌抗体的浆细胞。

（三）促炎、抗感染、抗肿瘤作用

IL-1、IL-12、TNF及IFN等细胞因子具有抗感染、抗肿瘤和促进炎症的作用。既可直接作用于组织或肿瘤细胞产生效应，亦可通过活化效应细胞间接发挥作用。

此外，细胞因子还具有促进造血、组织损伤修复、血管生成、参与中枢神经系统发育和损伤修复，以及调控多种激素分泌等功能。

考点：细胞因子的生物学作用

自 测 题

一、单选题

1. 属于中枢免疫器官的是
   A. 胸腺　　B. 淋巴结
   C. 脾　　D. 扁桃体
   E. 阑尾
2. 属于外周免疫器官的是
   A. 骨髓　　B. 淋巴结
   C. 胸腺　　D. 肾上腺
   E. 肝
3. 人类B细胞分化成熟的中枢免疫器官是
   A. 腔上囊　　B. 淋巴结
   C. 胸腺　　D. 骨髓
   E. 脾
4. 与抗体产生有关的细胞是
   A. 红细胞　　B. 粒细胞
   C. Tc细胞　　D. 巨噬细胞
   E. B细胞
5. 关于T细胞和B细胞描述错误的是
   A. 都具有抗原识别受体
   B. 都能表达CD抗原
   C. 都是免疫细胞
   D. 受抗原刺激都能活化、增殖、分化
   E. 都表达CD4抗原
6. 可用于抗病毒感染治疗的细胞因子是
   A. 干扰素　　B. 白介素
   C. 肿瘤坏死因子　　D. 生长因子
   E. 集落刺激因子

二、名词解释

1. 免疫细胞
2. 抗原提呈细胞
3. 细胞因子

三、简答题

1. 简述中枢免疫器官和外周免疫器官的组成和功能。
2. 细胞因子的主要生物学作用有哪些？

（李　娜）

第2章 抗　原

学习目标

1. 素质目标　培养良好的职业态度和道德素养。

2. 知识目标　掌握抗原、完全抗原、半抗原、抗原决定簇的概念；医学上重要的抗原种类；熟悉抗原的免疫原性、影响抗原免疫原性的因素、共同抗原和交叉反应；了解抗原的分类。

3. 能力目标　能够运用抗原相关知识解释临床相关疾病。

第1节　抗原的概念、特性和分类

一、抗原的概念与特性

（一）抗原的概念

抗原（antigen，Ag）是一类能刺激机体免疫系统产生抗体或致敏淋巴细胞，并能与相应抗体或致敏淋巴细胞发生特异性结合反应的物质。

（二）抗原的特性

抗原有两个特性：免疫原性和免疫反应性。

1. 免疫原性（immunogenicity） 指能够刺激机体免疫系统产生抗体或致敏淋巴细胞的性能。如乙型肝炎病毒侵入人体后，激发免疫系统产生抗乙型肝炎病毒抗体及效应淋巴细胞。

2. 免疫反应性（immunoreactivity） 是指抗原能与相应的抗体或致敏淋巴细胞发生特异性结合反应的性能，也称为抗原性（antigenicity）。

考点：抗原的概念和特性

二、抗原的分类

抗原的分类方法很多，主要有以下几种。

（一）根据抗原的特性分类

1. 完全抗原（complete antigen） 是指既有免疫原性又有免疫反应性的物质，大多数蛋白质、细菌、病毒、细菌外毒素和异种动物血清等都是完全抗原。

2. 半抗原（hapten），又称不完全抗原 是指具有免疫反应性，而无免疫原性的物质。半抗原大多为小分子物质如多糖、类脂、某些药物等。半抗原没有免疫原性，在某些特殊情况下，如果半抗原和大分子载体蛋白质结合形成半抗原-载体复合物时，就获得了免疫原性而变成完全抗原，该种复合物不但可刺激机体产生针对半抗原的抗体，而且可刺激机体产生针对蛋白质载体的抗体（图2-1）。

考点：完全抗原与半抗原的概念

（二）根据抗原的来源分类

1. 外源性抗原 是指APC从细胞外部摄取的抗原，在其胞内加工处理成抗原肽，并通过APC表面的MHC Ⅱ类分子提呈给$CD4^+$T细胞，常见的有细胞、病原体及其产物或外来的蛋白质等抗原物质。

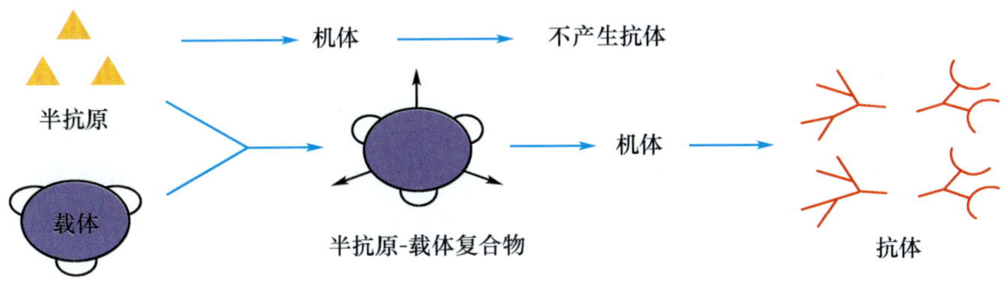

图2-1 半抗原与载体

2. 内源性抗原 是指APC（如病毒感染细胞或肿瘤细胞）内合成的抗原，通过细胞表面的MHC Ⅰ类分子提呈给$CD8^{+}$T细胞。常见的有病毒感染的宿主细胞合成的病毒蛋白，以及肿瘤细胞合成的突变的肿瘤抗原。

（三）根据免疫应答过程中是否需要T细胞的辅助分类

1. 胸腺依赖性抗原（thymus dependent antigen，TD-Ag） 是指刺激B细胞产生抗体时依赖于T细胞协助的抗原，故又称T细胞依赖性抗原。绝大多数蛋白质抗原均属于TD-Ag。该类抗原刺激机体免疫系统既能引起体液免疫，又能引起细胞免疫，主要产生IgG类抗体，并具有免疫记忆。在先天性胸腺缺陷和后天性T细胞功能缺陷的个体，TD-Ag诱导机体产生抗体的能力明显低下。

2. 非胸腺依赖性抗原（thymus independent antigen，TI-Ag） 是指一类与TD-Ag不同，刺激机体产生抗体时不需要T细胞的协助抗原，又称T细胞非依赖性抗原。该类抗原刺激机体主要产生IgM类抗体，不产生记忆细胞，只能引起体液免疫。细菌脂多糖、荚膜多糖和聚合鞭毛素等均属于此类。

（四）根据抗原与机体的亲缘关系分类

根据二者亲缘关系分为异种抗原、同种异型抗原和自身抗原（详见本章第3节）。

此外，还有一些其他分类方法，如根据抗原的化学组成分为蛋白质抗原、脂蛋白抗原、糖蛋白抗原、核蛋白抗原和多糖抗原等；根据抗原的获得方式分为天然抗原和人工抗原。

第2节 抗原的免疫原性和影响因素

一、抗原的异物性

异物性是指机体免疫系统在发育过程中从未接触和识别的抗原物质与自身正常组织成分的差异程度。一般来说，抗原来源的亲缘关系越远，其化学结构差别越大，则免疫原性越强；而亲缘关系越近，免疫原性越弱。例如，马与人的亲缘关系远，所以对于人来说马血清的免疫原性强；而马与驴、骡的亲缘关系近，所以马血清对于驴和骡来说免疫原性相对较弱。器官移植时，异种移植物排斥强烈，就不易存活；同种异体移植物排斥相对较弱，则相对容易存活；而自身移植物不排斥，可长期存活。但个体的某些处于免疫豁免区域的成分，其在胚胎发生和成长期未曾与免疫细胞接触，出生后因外伤或感染等因素导致屏障破坏，隐蔽抗原物质释放进入循环系统，被免疫系统识别，引起免疫应答，可导致自身免疫病。

二、抗原的特异性

（一）特异性

特异性（specificity）是指抗原与抗体或免疫细胞的抗原识别受体间相互结合的专一性。抗原的特异性由抗原物质的特殊化学基团即抗原决定簇（antigenic determinant，即抗原表位，epitope）所决定。抗原通过抗原决定簇与抗体、淋巴细胞的TCR或BCR特异性结合，从而发挥生物学作用。一个抗原表面能够与相应抗体分子结合的功能性表位总数称为抗原结合价（antigenic valence），天然抗原分子结构复杂，存在多个抗原决定簇，称为多价抗原。

与免疫应答有直接关系的抗原决定簇的类型有：①T细胞抗原决定簇与B细胞抗原决定簇。在免疫应答中供TCR识别的决定簇称T细胞抗原决定簇，由APC或靶细胞将抗原分子加工处理为小分子肽段并通过MHC分子提呈才能被T细胞识别。供BCR识别的决定簇称B细胞抗原决定簇。②功能性抗原决定簇与隐蔽性抗原决定簇。功能性决定簇是指位于分子表面的决定簇，易被相应的淋巴细胞识别而启动免疫应答，这类表位可以是B细胞抗原决定簇，也可以是T细胞抗原决定簇。隐蔽性决定簇是指位于抗原分子内部的决定簇，不能直接激发免疫应答，需要通过APC降解后提呈给T细胞，因此属于T细胞抗原决定簇。

考点：抗原决定簇的概念

（二）共同抗原与交叉反应

不同的抗原物质具有不同的抗原决定簇，但也存在不同抗原物质上出现相同的抗原决定簇，称为共同抗原（common antigen）。存在于同一种属或近缘种属中的共同抗原称为类属抗原；而存在于人、动物、植物及微生物等不同种属间的共同抗原称为嗜异性抗原（heterophilic antigen），又称为福斯曼（Forssman）抗原。嗜异性抗原具有重要的临床意义，如乙型溶血性链球菌M蛋白与人肾小球基底膜、心瓣膜和心肌组织有共同抗原，在链球菌感染后，刺激机体产生相应抗体，通过交叉反应引起急性肾小球肾炎、心肌炎或风湿性心脏病等；大肠埃希菌O14的脂多糖与人结肠黏膜之间存在共同抗原，大肠埃希菌O14感染有可能导致溃疡性结肠炎的发生。

交叉反应（cross reaction）是指由共同抗原决定簇刺激机体产生的抗体分别与两种抗原（共同抗原）发生结合反应（图2-2）。交叉反应主要生物学意义：①传染病的诊断与预防，如外斐反应，利用与立克次体有共同菌体抗原的变形杆菌OX19、OX2、OXK作为抗原检测患者血清中的立克次体抗体，以辅助诊断斑疹伤寒；利用人天花病毒与牛痘病毒间的共同抗原，制备和接种牛痘苗预防天花。②诊断的非特异性，由于交叉反应的存在，会影响免疫学检测方法的特异性，可因出现假阳性而导致误诊。③引发自身免疫病。

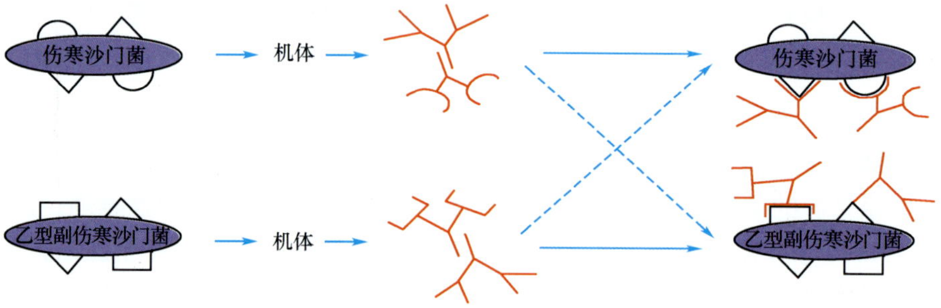

图2-2 共同抗原与交叉反应示意图

考点：嗜异性抗原的概念和应用

三、影响抗原免疫原性的因素

一种物质能否成为抗原，主要由该物质的异物性强弱、分子量大小及化学组成的复杂性和空间结构的可接近性等因素共同决定。

（一）异物性

异物性是构成抗原免疫原性的首要条件。

（二）理化性状

1. 大分子性 凡具有免疫原性的物质多数是大分子物质，分子量常在10kDa以上，而低于4kDa的有机物常不具有免疫原性。在有机物中蛋白质的免疫原性最强。分子量越大，免疫原性越强。其原因有：①分子量越大，其表面有效抗原基团的种类和数量越多。②大分子物质能够较长时间停留在机体内，与免疫细胞接触机会较多，有利于刺激机体产生免疫应答。若大分子胶体物质一旦被水解成为小分子物质后，其免疫原性就会减弱或消失。

2. 化学结构的复杂性和易接近性 抗原必须具备复杂的化学组成。如明胶分子量高达100kDa，但其结构简单，在体内易降解为低分子量物质，所以免疫原性很弱。而胰岛素的分子量仅5.7kDa，但其序列中含芳香族氨基酸，结构复杂，不易降解，故免疫原性强。此外免疫原性还与抗原决定簇是否容易被TCR或BCR结合识别有关。

3. 物理性状 抗原性物质的物理性状也影响着其免疫原性。一般情况下，聚合状态的蛋白质、颗粒性抗原的免疫原性较单体蛋白质或可溶性抗原的免疫原性强，因此，常将许多免疫原性较弱的物质吸附在某些大颗粒（如红细胞）或蛋白载体上，以增强其免疫原性。

（三）其他因素

1. 宿主因素 由于个体遗传因素的差异，不同个体对同一种抗原的免疫应答能力也不同。例如，纯化多糖对人和小鼠具有免疫原性，而对豚鼠则无。同一物种不同品系接受同一抗原刺激时，不同的品系产生的免疫应答存在不同偏向，如BALB/c小鼠易产生体液免疫应答，而C57BL6小鼠易产生细胞免疫应答，这表明机体对抗原的应答能力受遗传基因调控。此外，年龄、性别和健康状态也会影响机体对抗原的应答能力。一般青壮年比儿童和老年人的免疫应答能力强。

2. 抗原免疫方式 抗原进入机体的途径、剂量、次数、间隔时间，以及是否使用免疫佐剂，也影响免疫应答的发生。①免疫途径：可影响免疫应答的强度，由强到弱依次为皮内注射＞皮下注射＞肌内注射＞腹腔注射＞静脉注射。抗原经口服则易被消化、降解失去免疫原性，此外肠道黏膜免疫系统易诱导免疫耐受。②免疫剂量：每种抗原均有其最适剂量。通常过大剂量或过小剂量易使机体产生免疫耐受，而适宜剂量则可诱导免疫应答。大部分抗原需要多次免疫才能产生明显的免疫效果，所以免疫次数和间隔时间也是影响免疫应答的因素之一。③免疫佐剂：与抗原同时或预先注入机体后，可增强该抗原的免疫原性或改变免疫应答类型。

第3节 医学上重要的抗原

案例 2-1

患儿为第一胎足月儿，顺产无窒息，体重3200kg，母乳喂养。第二天出现黄疸，进行性加重，测总胆红素（TB）为18.2μmol/L，患儿精神萎靡，贫血貌。查体：除黄疸外，无其他阳性体征。母亲是Rh阴性血型，胎儿为Rh阳性血型。

问题： 1. 该患儿可能罹患什么疾病？

2. 需要做哪些实验室检查？

一、以种属特异性分类的抗原

（一）异种抗原

异种抗原（xenoantigen）指来自不同物种的抗原物质，具有较强的免疫原性。

1. 病原微生物及其代谢产物 每种病原微生物都是由多种抗原组成的复合体，都是良好的抗原，能诱导机体发生免疫应答。如细菌、病毒等虽然结构简单，但其化学组成相当复杂，对于人有较强的免疫原性。细菌具有菌体（O）抗原、鞭毛（H）抗原、表面（K）抗原等，刺激机体可产生相应抗体，临床上可通过检测抗体来诊断相关病原体感染引起的疾病；亦可将病原微生物制成疫苗预防疾病。

人体寄生虫虫体比微生物要大得多，有的还有生活史，抗原更为复杂和多变。完整的虫体及其分解产物都能成为抗原，刺激机体产生免疫应答。

细菌的代谢产物多为良好的抗原。如细菌分泌的外毒素（exotoxin）蛋白具有较强的毒性和免疫原性，用0.3%～0.4%甲醛处理，可使其失去毒性，但保留免疫原性，成为类毒素（toxoid），如白喉类毒素和破伤风类毒素等，可用于人工主动免疫。

外毒素和类毒素都可刺激机体免疫系统产生中和外毒素的抗体，称为抗毒素（antitoxin）。抗毒素可阻止毒素与易感细胞结合，阻断其毒性作用。如临床上采用白喉抗毒素治疗白喉。

2. 动物免疫血清（immune serum） 是指用抗原免疫动物而获得抗体的血清，在临床上常用于紧急预防或治疗。如用类毒素免疫动物（如马、羊等）后，动物血清中产生大量的抗毒素（抗体）。这些免疫血清对人体有两面性：一方面，含有特异性抗体，可中和相应的外毒素，起到防治疾病作用；另一方面，动物血清对人而言是异种蛋白，具有免疫原性，反复使用可导致超敏反应，如血清病或过敏性休克。

（二）同种异型抗原

同种异型抗原（alloantigen）即来自同一物种不同个体的抗原。

1. 血型抗原

（1）ABO血型抗原　根据人红细胞表面A、B抗原的不同，可分为A、B、AB和O四种血型。血清中含有IgM型天然血型抗体，不同ABO血型个体间输血会引起严重的输血反应，故在输血前必须进行交叉配血试验。ABO抗原不仅存在于人红细胞表面，也广泛存在于除中枢神经系统外的各种组织细胞和体液中。免疫学检测血型抗原方法可用于血型和亲子鉴定。

（2）Rh血型抗原　部分人红细胞与恒河猴（rhesus macaque）红细胞有共同抗原，故称此抗原为Rh抗原。根据红细胞膜上有无Rh抗原将Rh血型分为Rh阳性（Rh^+）和Rh阴性（Rh^-）。人体内不存在抗Rh抗原的天然抗体，Rh^-者在输入Rh^+血液后会刺激机体产生抗Rh的IgG型抗体。该抗体可通过胎盘进入新生儿体内，引起新生儿溶血。

2. 主要组织相容性抗原（major histocompatibility antigen，MHA） 是由主要组织相容性复合体基因编码，存在于白细胞、血小板和所有有核细胞表面的抗原物质，主要起到对内源性抗原和外源性抗原的提呈作用，决定着机体对不同抗原的应答状态。在人类称为人类白细胞抗原（human leucocyte antigen，HLA）。在器官移植时可诱导受者产生免疫应答，引起急性移植物排斥反应，故又称移植抗原。

（三）自身抗原

正常情况下，自身组成物质对机体免疫系统没有免疫原性，但在下列情况下可成为自身抗原，刺激自身的免疫系统发生免疫应答。

1. 修饰的自身抗原 由于病原微生物感染、外伤、药物、电离辐射等作用，自身正常组织、细胞损伤，分子结构发生改变或修饰，形成新的抗原决定簇而成为自身抗原，刺激自身免疫系统引起自身免疫病。典型的代表是类风湿关节炎中出现的环瓜氨酸化蛋白，刺激机体产生抗环瓜氨酸抗体。

2. 隐蔽的自身抗原 是指正常情况下与免疫系统相对隔绝的组织细胞成分，如脑、晶状体蛋白、眼葡萄膜色素蛋白、精子和甲状腺球蛋白等，在胚胎期未与免疫系统接触，未建立先天性自身免疫耐受。因此，一旦由于外伤、手术或感染等原因，这些物质进入血流与免疫系统接触，被机体视为异物时，即引起自身免疫应答。例如，甲状腺球蛋白抗原释放，引起自身免疫性甲状腺炎（即桥本甲状腺炎）；晶状体蛋白和眼葡萄膜色素蛋白，可引起晶状体过敏性眼内炎和交感性眼炎；精子抗原可引起男性不育等。

3. 自身正常物质 当体内淋巴细胞受到某种因素影响而发生异常时，不能识别自我与非我，则可将自身物质当作异物来识别，诱发自身免疫应答，引起自身免疫病。

二、变 应 原

变应原（allergen）是指引起超敏反应（hypersensitivity）（详见第8章第1节）的抗原。常见有可吸入性的花粉、尘螨；食物类的虾、蟹、贝、花生、牛奶、杧果等；一些药物，如青霉素、阿司匹林；改变的自身组织细胞、被抗原或半抗原吸附修饰的自身组织细胞。包括同种异型抗原如ABO血型抗原、Rh血型抗原、组织相容性抗原和变性的自体IgG等；病原微生物、异种血清、寄生虫等。

三、肿瘤抗原

肿瘤抗原（tumor antigen）是指细胞癌变过程中出现的新抗原或高表达抗原物质的总称（详见第8章第2节）。

考点：医学上重要的抗原种类

第4节 非特异性的免疫刺激剂

一、超 抗 原

超抗原（super antigen）是指在极低浓度下即可非特异地刺激某些T或B细胞克隆活化增殖，产生极强免疫应答的物质。

T细胞超抗原较为常见，其一端可直接与TCR的某些片段区结合，以完整蛋白形式活化T细胞；另一端和APC表面的MHC Ⅱ类分子非多态区外侧结合。常见超抗原可分为两类：外源性超抗原以细菌毒素为主，如来源于金黄色葡萄球菌的肠毒素（SE）A～E、表皮剥脱毒素（ET）、毒性休克综合征毒素-1（TSST-1），链球菌致热外毒素和M蛋白等。内源性超抗原以反转录病毒的合成产物为主，如小鼠乳腺瘤病毒（MMTV）产生的蛋白MLs。

二、佐 剂

免疫佐剂（immunoadjuvant）简称佐剂，是指预先或与抗原同时注入，可增强机体对抗原的免疫应答或改变免疫应答类型的非特异性免疫增强性物质。常用佐剂如表2-1所示。

表2-1 常用的佐剂种类

佐剂类型	成分	用途
无机佐剂	氢氧化铝、磷酸钙、磷酸铝、表面活性剂	安全可靠，常用于人类疫苗免疫
有机佐剂	分枝杆菌、百日咳杆菌、短小棒状杆菌、脂多糖、胞壁酰二肽、细胞因子、热休克蛋白等	作为佐剂制备主要活性成分
合成佐剂	双链多聚腺苷酸-尿苷酸（polyA-U）和双链多聚肌苷酸-胞苷酸（polyI-C）	常用于动物试验及疫苗制备
油剂	弗氏佐剂、矿物油、植物油等	皮下注射效果好，用于动物免疫

考点：佐剂的概念

三、丝 裂 原

丝裂原是指能非特异性刺激T细胞和B细胞增殖分化的物质，分为T细胞丝裂原和B细胞丝裂原两类（表2-2）。常见丝裂原包括PHA、ConA、PWM、脂多糖（LPS）和葡萄球菌A蛋白（SPA）等。其中能刺激T细胞增殖的丝裂原有PHA、ConA和PWM（也可刺激B细胞增殖）等。借助丝裂原刺激淋巴细胞增殖的特性建立的淋巴细胞转化实验，可间接反映总T细胞的免疫功能（正常有60%～80%淋巴细胞增殖）。

表2-2 常用活化淋巴细胞的丝裂原

丝裂原		T细胞	B细胞
植物血凝素	PHA	++	−
刀豆蛋白A	ConA	++	−
美洲商陆	PWM	++	+
脂多糖	LPS	−	+（小鼠）
葡萄球菌A蛋白	SPA	−	+

自 测 题

一、单选题

1. 完全抗原的含义是
   A. 异种物质
   B. 化学结构复杂的物质
   C. 分子量在1万以上的物质
   D. 只有免疫反应性的物质
   E. 具有免疫原性和免疫反应性的物质
2. 对半抗原的叙述，错误的是
   A. 只有与载体结合后才能和相应抗体结合
   B. 大多是小分子物质
   C. 只有与载体结合后才具有免疫原性
   D. 能与相应抗体特异性结合
   E. 与载体结合形成完全抗原
3. 免疫原性较强的物质是
   A. 脂多糖　　B. 核酸
   C. 蛋白质　　D. 多肽
   E. 类脂
4. 异物是指
   A. 异种物质
   B. 同种异体的物质
   C. 结构发生改变的自身物质
   D. 胚胎期未与免疫系统充分接触的自身组织
   E. 以上均是
5. 类毒素具有的特征是
   A. 有毒性，具有免疫原性
   B. 有毒性，无免疫原性
   C. 无毒性，具有免疫原性和免疫反应性
   D. 无毒性，无免疫反应性
   E. 无毒性，无免疫原性
6. 免疫马获得的抗毒素血清对人体而言是
   A. 抗体　　B. 抗原
   C. 无毒性　　D. 半抗原
   E. 既是抗体又是抗原
7. 甲胎蛋白对于成人属于
   A. 异种抗原
   B. 同种异型抗原
   C. 肿瘤特异性抗原
   D. 肿瘤相关抗原
   E. 自身抗原
8. 抗原表位
   A. 是抗原免疫原性的本质
   B. 一个抗原分子上仅有一个抗原表位
   C. 只能被B细胞识别
   D. 能与所有TCR结合
   E. 并非所有抗原表位都能激发免疫应答
9. 属于自身抗原的是
   A. ABO血型抗原
   B. 肺炎链球菌荚膜多糖
   C. 类脂
   D. 眼晶体蛋白
   E. Rh血型抗原
10. 接种牛痘疫苗后产生对天花的抵抗性，这反映了
    A. 抗原的特异性
    B. 共同抗原引起的抗原抗体交叉反应
    C. 病毒的超感染
    D. 先天免疫
    E. 抗原的免疫原性

二、名词解释

1. 抗原
2. 免疫原性
3. 抗原决定簇
4. 嗜异性抗原
5. 丝裂原

（苏　琰）

第3章 免疫球蛋白和抗体

学习目标

1. 素质目标　培养学生坚持不懈的探索精神和科学严谨的临床思维。

2. 知识目标　掌握抗体、免疫球蛋白的概念和各类免疫球蛋白的特性及抗体功能；熟悉免疫球蛋白的基本结构及功能分区和免疫球蛋白的水解片段；了解单克隆抗体和多克隆抗体的概念。

3. 能力目标　能够通过抗体的结构阐述其功能；能够分析各类免疫球蛋白在疾病诊断和治疗中的作用。

第1节　免疫球蛋白分子的多样性及其基本结构

一、免疫球蛋白和抗体的概念

抗体（antibody，Ab）是指B细胞接受抗原刺激后活化、增殖、分化为浆细胞，由浆细胞产生的能与抗原发生特异性结合的球蛋白。抗体主要存在于体液中，故将以抗体为主介导的免疫应答称为体液免疫。

免疫球蛋白（immunoglobulin，Ig）是指具有抗体活性或化学结构与抗体相似的球蛋白。Ig可分为分泌型Ig（secreted Ig，sIg）和膜结合型Ig（membrane Ig，mIg）。前者主要以抗体形式存在于血液和组织液中，发挥各种免疫功能；后者构成B细胞表面的抗原受体。

所有抗体都是Ig，但并非所有Ig都是抗体。例如，多发性骨髓瘤患者血清中的Ig，其化学结构与抗体相似，但无免疫功能；mIg的化学结构也与抗体相似，同时能与相应抗原特异性结合，但它不是由抗原刺激产生的，因此不能称为抗体。Ig是化学结构的概念，而抗体是生物学功能的概念。

考点：抗体和Ig的区别

链 接　抗体的发现

1890年，德国学者冯·贝林和日本学者北里柴三郎在科赫研究所应用白喉外毒素给动物免疫，发现在动物血清中有一种可以中和细菌外毒素的物质，称为“抗毒素”。冯·贝林又经过300多次试验，终于证明：将这种免疫血清转移给另一正常动物，可使该动物免受白喉外毒素的侵害。1891年，冯·贝林首次应用来自动物的免疫血清成功地治疗了一例白喉患儿，为人类征服白喉迈出了重要的一步。为此他于1901年获得了首届诺贝尔生理学或医学奖。

二、免疫球蛋白的结构和功能分区

（一）免疫球蛋白的基本结构

Ig分子的基本结构是一个Y形的四肽链结构，由两条完全相同的重链（heavy chain，H链）和两条完全相同的轻链（light chain，L链）以二硫键连接而成（图3-1）。

1. 重链和轻链　Ig重链由450～550个氨基酸残基组成，分子量为50～75kDa。重链根据免疫原性的差异可分为μ链、δ链、γ链、α链和ε链五类。由它们组成的Ig分别称为IgM、IgD、IgG、IgA

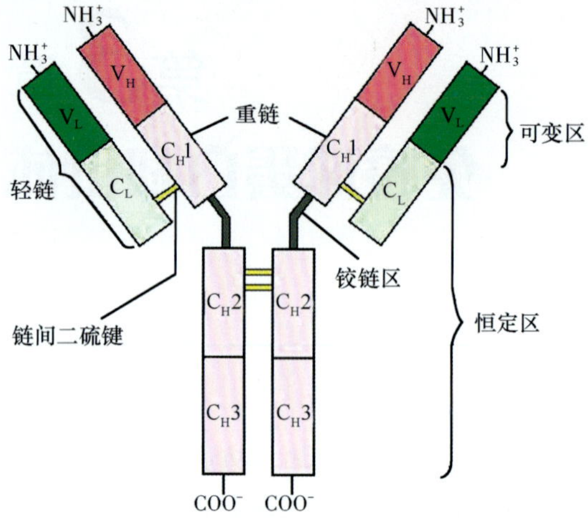

图3-1 Ig的基本结构示意图

和IgE。Ig轻链由214个氨基酸残基构成，分子质量约为25kDa。轻链可分为两型，即κ型和λ型，一个天然Ig分子上两条轻链的型别总是相同的。五类Ig中每类Ig都可以有κ链或λ链，两型轻链的功能无差异。

2. 可变区和恒定区 L链靠近N端的1/2区域（含108～111个氨基酸残基）和H链靠近N端的1/5或1/4区域（约含118个氨基酸残基），氨基酸序列变化很大，称为可变区（variable region，V区）。重链和轻链的V区分别称为V_H和V_L，各有3个区域的氨基酸组成和排列顺序特别易变化，这些区域称为高变区（hypervariable region，HVR）。高变区组成Ig的抗原结合部位，负责识别和结合抗原，从而发挥免疫效应。L链靠近C端的1/2 区域（约含105个氨基酸残基）和H链靠近C端的3/4区域或4/5区域（约从119位氨基酸至C端），氨基酸序列相对稳定，变化很小，称为恒定区（constant region，C区）。Ig的C区可活化补体或与细胞表面Ig受体结合。

3. 铰链区 位于C_H1与C_H2之间，含有丰富的脯氨酸，因此易伸展弯曲，而且易被木瓜蛋白酶、胃蛋白酶等水解。铰链区连接抗体的抗原结合片段（fragment antigen binding，Fab）和可结晶片段（fragment crystallizable，Fc），使两Fab段易于移动和弯曲，利于抗原结合部位更好地与抗原表位结合。IgM和IgE没有铰链区。

4. J链和分泌片

（1）J链（joining chain） 是由浆细胞合成的一条富含半胱氨酸的多肽链，具有连接Ig单体的作用，使其成为多聚体。IgM五聚体（图3-2）和sIgA二聚体（图3-2）均含J链。

（2）分泌片（secretory piece，SP） 是由黏膜上皮细胞合成分泌的多肽，以非共价键与IgA二聚体结合成分泌型IgA（sIgA）。分泌片的功能是保护sIgA免受蛋白酶降解，介导IgA二聚体从黏膜转运到黏膜表面。

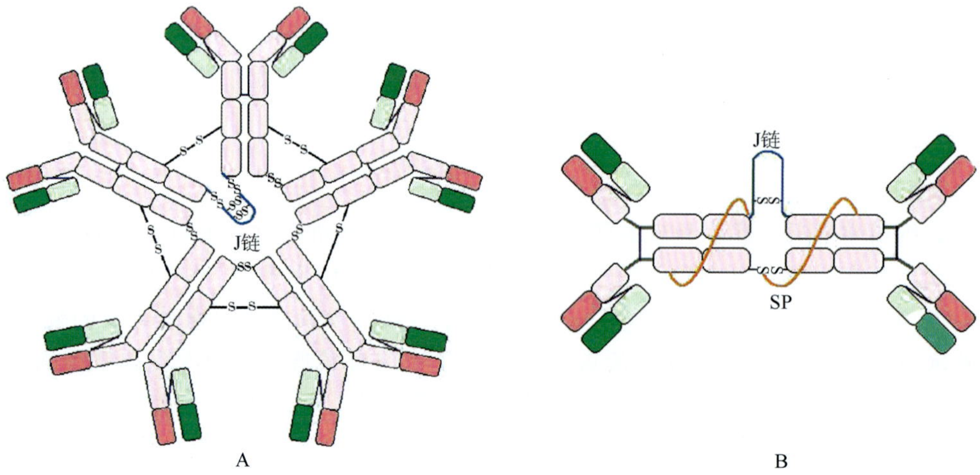

图3-2 IgM和sIgA结构中的J链和分泌片示意图

A. IgM；B. sIgA

（二）免疫球蛋白的功能分区

Ig的两条重链和两条轻链都可折叠为数个环形结构域，每个结构域一般具有其独特的功能，因此称为功能区（functional domain），约由110个氨基酸组成。各功能区的功能如下：①V_L和V_H是与抗原特异性结合的部位。②C_L和C_H1上有同种异型的遗传标志。③IgG的C_H2和IgM的C_H3具有补体结合点，能活化补体的经典途径。④IgG的C_H3和IgE的C_H4具有亲细胞活性，能与细胞表面的Fc受体结合。

三、免疫球蛋白水解片段及意义

Ig分子中某些部位在一定条件下，容易被蛋白酶水解为各种片段，常用的蛋白酶有木瓜蛋白酶（papain）和胃蛋白酶（pepsin）（图3-3）。

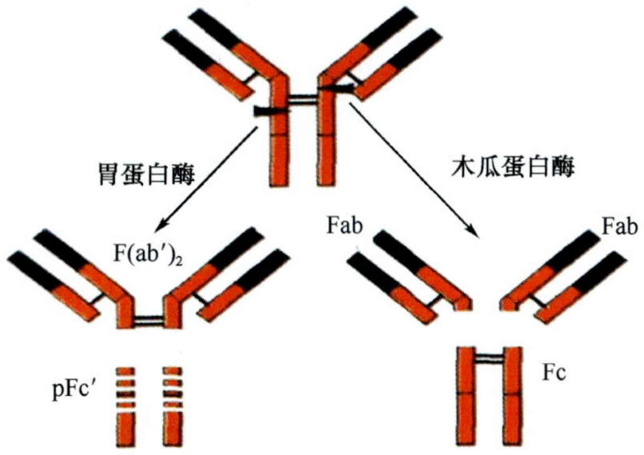

图3-3　Ig的水解片段示意图

（一）木瓜蛋白酶水解片段及意义

木瓜蛋白酶水解IgG的部位是在铰链区二硫键连接的两条重链的近N端，裂解后可得到3个片段：①2个相同的Fab段，每个Fab段由一条完整的轻链和重链的V_H和C_H1功能区组成。Fab段为单价，与抗原结合后，不出现凝集和沉淀现象。②1个Fc段，Fc段相当于IgG的C_H2和C_H3功能区，无抗原结合活性，是抗体分子与效应分子和细胞互作的部位。

（二）胃蛋白酶水解片段及意义

胃蛋白酶在铰链区连接重链的二硫键近C端水解IgG，获得一个$F(ab')_2$片段。由于抗体分子的两个臂仍由二硫键连接，$F(ab')_2$片段为双价，与抗原结合可出现凝集和沉淀现象。无二硫键保护的Ig Fc段被胃蛋白酶裂解为若干小分子片段，被称为pFc'，无生物学活性。胃蛋白酶水解IgG后的$F(ab')_2$片段，保留了结合相应抗原的生物学活性，又避免了Fc段免疫原性，因而白喉抗毒素、破伤风抗毒素等抗体类生物制品常采用胃蛋白酶水解后精制提纯，去掉Fc段可降低发生超敏反应的概率。

考点：Ig水解片段及其功能

第2节　抗体的生物学作用

抗体在抗原刺激下产生后，在体内发挥一系列的生物学功能（图3-4）。

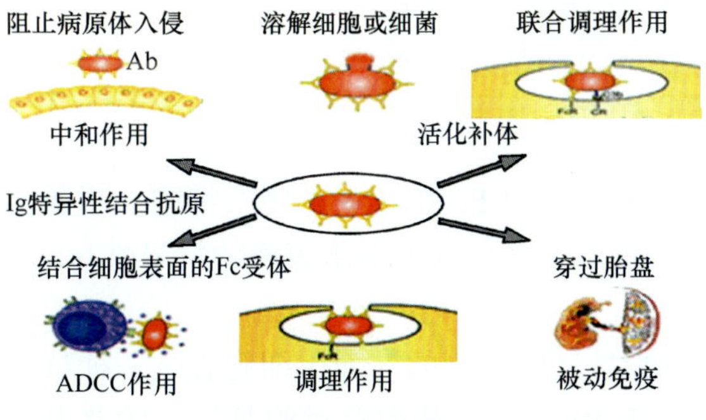

图3-4　抗体的功能

一、抗体可变区功能

抗体最主要的生物学作用是识别并特异性结合抗原，这种特异性是由抗体可变区（V区）决定的。抗体与相应抗原特异性结合后，在体内可发挥中和毒素、中和病毒、阻止细菌黏附、凝集细菌等多种免疫效应。例如，抗毒素可中和外毒素，保护细胞免受毒素作用，其中IgG和IgA均具有这种中和作用；病毒的中和抗体可阻止病毒吸附和穿入细胞，进而阻止感染相应的靶细胞；分泌型IgA可抑制细菌黏附到机体细胞。抗体主要作用于细胞外的病毒、毒素和胞外菌，而对细胞内的病毒、胞内菌无作用。

二、抗体恒定区功能

（一）活化补体

IgM、IgG（IgG1、IgG2和IgG3）与抗原结合后，可通过经典途径活化补体系统，产生多种生物学效应。凝聚的IgG4、IgA、IgE可通过旁路途径活化补体系统。

（二）结合细胞表面的Fc受体

Ig的Fc段与细胞表面的Fc受体（FcR）结合，可发挥多种功能。

1. 调理作用（opsonization） 是指抗体、补体促进吞噬细胞吞噬细菌等颗粒性抗原的作用。IgG抗体（特别是IgG1和IgG3）的Fc段可与中性粒细胞、巨噬细胞上的IgG Fc受体结合，从而增强吞噬细胞的吞噬作用。IgA也具有调理作用（图3-5）。

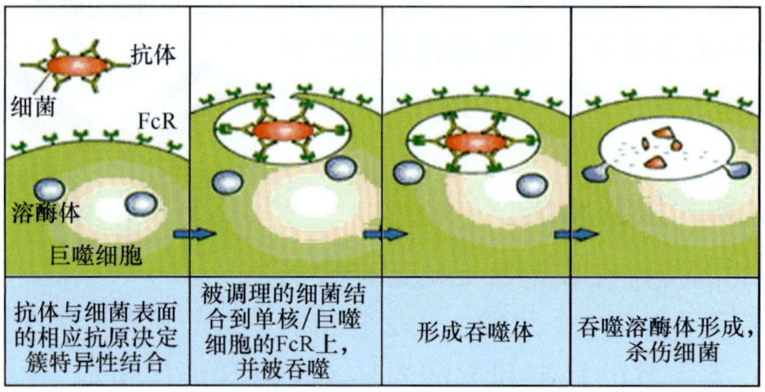

图3-5 抗体介导的调理作用

2. ADCC作用 是指效应细胞通过识别抗体的Fc段，直接杀伤被抗体包被的靶细胞。例如，IgG抗体与带有相应抗原的靶细胞结合后，通过与IgG Fc段与表达FcγR的NK细胞、巨噬细胞和中性粒细胞结合，直接杀伤被IgG抗体识别的靶细胞。NK细胞是介导ADCC作用的主要细胞。抗体与靶细胞上的抗原特异性结合，而表达FcR细胞的杀伤作用是非特异性的（图3-6）。

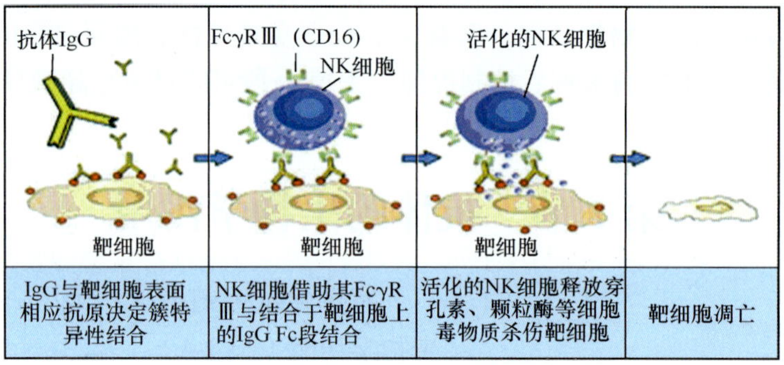

图3-6 NK细胞介导的ADCC作用

3. 介导Ⅰ型超敏反应 IgE是亲细胞抗体，可与表达IgE Fc受体（FcεR Ⅰ）的肥大细胞、嗜碱性粒细胞结合，使之处于致敏状态，当相同抗原再次进入机体后，立即与致敏细胞表面的特异性IgE结合，促使细胞脱颗粒释放生物活性物质，引起Ⅰ型超敏反应。

4. 穿过胎盘和黏膜 人类IgG是唯一能通过胎盘的Ig。胎盘母体一侧的滋养层细胞表达一种特异性IgG输送蛋白，称为FcRn。母体内的IgG可通过其Fc段与FcRn结合，从而穿过胎盘进入胎儿血液循环中。IgG穿过胎盘是一种重要的自然被动免疫机制，对于新生儿抗感染具有重要意义。此外，分泌型IgA通过IgA转运受体（分泌片前体）介导穿过呼吸道、消化道等黏膜上皮细胞，到达黏膜表面发挥抗感染作用。

考点：抗体的生物学作用

第3节 五类免疫球蛋白的特点与功能

一、IgG

IgG以单体形式存在于血液和组织液中，是血清中含量最高的Ig，占成人血清Ig总量的75%～80%，主要由脾、淋巴结中的浆细胞合成分泌。IgG于出生后3个月开始合成，3～5岁接近成人水平，半衰期最长，为20～23天，是再次免疫应答产生的主要抗体，在体内分布广泛，具有高亲和力，发挥重要的免疫效应，是机体抗感染的“主力军”。抗毒素、抗病毒和抗菌抗体多为IgG。IgG与相应抗原结合后，通过中和作用、活化补体、调理作用和ADCC作用等机制发挥免疫效应。IgG是唯一能通过胎盘的抗体，在新生儿抗感染中起重要作用。抗甲状腺球蛋白抗体、抗核抗体等自身抗体也为IgG，同时IgG还参与Ⅱ型、Ⅲ型超敏反应。

二、IgA

IgA分为血清型IgA和分泌型IgA（sIgA）两种。血清型IgA主要以单体形式存在于血清中，占血清Ig的15%～20%，具有中和毒素、调理吞噬等作用。sIgA是由两个IgA单体、一条J链和一个分泌片（SP）组成的二聚体。主要分布在呼吸道、消化道、泌尿生殖道黏膜表面，以及唾液、初乳、泪液和与黏膜相关的外分泌液中，是机体黏膜局部防御感染的重要因素，称为机体抗感染的“边防军”。通过与相应病原微生物（细菌、病毒等）结合，阻止病原体黏附到细胞表面，从而在局部抗感染中发挥重要作用。新生儿易患呼吸道、消化道感染性疾病可能与sIgA合成不足有关，婴儿可从母乳中获得sIgA，因此应大力提倡母乳喂养。

三、IgM

IgM分为两型，即血清型IgM和膜结合型IgM（mIgM）。血清型IgM为五聚体，是分子量最大的Ig，称为巨球蛋白（macroglobulin），主要存在于血液中，占血清Ig的5%～10%。IgM是个体发育过程中最早合成和分泌的抗体，在胚胎发育晚期的胎儿即能产生IgM，若脐带血中IgM增高提示胎儿有宫内感染的可能。IgM也是初次体液免疫应答中最早出现的主要抗体，半衰期短（约5天）。血清中IgM水平升高，说明有近期感染，常用于早期诊断。IgM活化补体、凝集细菌的能力较IgG强，中和毒素的能力较IgG弱。此外，IgM也参与Ⅱ、Ⅲ型超敏反应。mIgM为单体，表达于B细胞表面上，是B细胞抗原识别受体。

四、IgD

IgD也分为血清型IgD和膜结合型IgD（mIgD）两种形式，以单体形式存在。血清型IgD在正常人血清中含量很低，占血清总Ig的0.2%，其免疫功能尚不清楚。mIgD是细胞表面的抗原识别受体，也是B细胞分化发育成熟的标志。未成熟B细胞仅表达mIgM，成熟B细胞可同时表达mIgM和mIgD，活化的B细胞或记忆B细胞的mIgD逐渐消失。

五、IgE

IgE以单体形式存在，是血清中含量最低的Ig，仅占血清Ig总量的0.002%。IgE在个体发育中合成较晚，主要由鼻咽部、扁桃体、支气管和胃肠道等黏膜固有层的浆细胞产生，这些部位常是变应原入侵和超敏反应发生的场所。IgE是亲细胞抗体，易与组织中肥大细胞和血液中嗜碱性粒细胞结合，引起Ⅰ型超敏反应。在过敏性疾病或寄生虫感染患者血清中，特异性IgE含量会显著增高，参与抗寄生虫免疫和超敏反应。

考点：各类Ig的主要特性

第4节　抗体的人工制备概述

抗体在疾病诊断、预防和治疗中发挥着重要作用，对抗体的需求越来越大，人工制备抗体是大量获得抗体的主要途径。根据制备的原理和方法不同，将人工制备抗体分为多克隆抗体（polyclonal antibody，PcAb）、单克隆抗体（McAb）和基因工程抗体三类。

一、多克隆抗体的制备

细胞克隆是指由单一细胞无性增殖后形成的细胞群体。传统的抗体制备方法是将一种天然抗原经各种途径多次免疫动物，由于抗原分子具有多种抗原决定簇，可刺激多个B细胞克隆产生多种抗体，称为PcAb。PcAb的特点是来源广泛，制备容易，免疫效应全面，但特异性不高，易发生交叉反应。

二、单克隆抗体的制备

McAb是由一个B细胞克隆分泌，只结合一个抗原决定簇的抗体。McAb的特点是特异性强、均一、效价高，已广泛应用到生命科学各个领域。例如，①McAb可用于检测各种抗原；②抑制同种异体移植物排斥反应或治疗自身免疫病，单独或与抗肿瘤药物、毒素、放射性核素偶联成抗体药物偶联物（antibody-drug conjugate，ADC），用于肿瘤的治疗。

三、基因工程抗体

基因工程抗体是采用DNA重组和蛋白质工程技术，将部分或全部人源抗体的编码基因克隆到真核或原核表达系统中所制备的抗体。基因工程抗体包括嵌合抗体、人源化抗体、双特异性抗体、小分子抗体等，基因工程抗体的应用范围同McAb，但它大大降低了鼠源性McAb所致的超敏反应的发生概率。

自 测 题

一、单选题

1. 下列对Ig的基本结构描述正确的是
   A. 由2条重链和2条轻链组成的四肽链结构
   B. 由1条重链和1条轻链组成的二肽链结构
   C. 由2条相同的重链和2条相同的轻链组成的四肽链结构
   D. 由1条重链和2条轻链组成的三肽链结构
   E. 由4条相同的肽链组成的四肽链结构
2. 下列五类Ig的特性描述错误的是
   A. IgG是唯一通过胎盘的Ig
   B. sIgA多为双聚体
   C. IgM分子量最大
   D. 免疫应答过程中产生最早的是IgG
   E. 正常血清中IgE含量最少
3. 结合肥大细胞和嗜碱性粒细胞的Ig是
   A. IgM　B. IgG　C. IgE
   D. IgA　E. IgD
4. 五类Ig的分类是根据
   A. H链和L链均不同　B. V区不同
   C. L链不同　D. H链不同
   E. 连接H链的二硫键位置和数目不同
5. 胎儿在宫腔内感染，脐带血或新生儿外周血中何种Ig水平升高
   A. IgM　B. IgE
   C. IgG　D. IgA
   E. IgD
6. 关于抗体的叙述，下列哪项是错误的
   A. Ig就是抗体
   B. 抗体主要存在于血液、体液、黏膜表面及其分泌液中
   C. 抗体是能和相应抗原特异性结合的球蛋白
   D. 抗体都是Ig
   E. 抗体由浆细胞产生
7. 新生儿通过自然被动免疫从母体获得的主要Ig是
   A. IgG和IgM　B. IgD和sIgA
   C. sIgA和IgG　D. IgM和IgE
   E. IgG和IgD
8. 天然ABO血型抗体是
   A. IgG　B. IgA　C. IgM
   D. IgE　E. IgD

二、名词解释

1. 抗体
2. 免疫球蛋白

三、简答题

1. 简述Ig的基本结构。
2. 简述抗体的生物学作用。

（杨艳霞）

第4章 补　体

学习目标

1. 素质目标　培养学生科学的思维方法和严谨的科学态度。

2. 知识目标　掌握补体的概念和补体系统的生物学活性；熟悉补体的组成、理化特点、活化三条途径的异同点；了解补体的调节和补体与临床疾病的关系。

3. 能力目标　具有剖析补体与临床疾病关系的能力。

案例 4-1

患者，女，7岁。因发热3天加重2天入院。查体：T39℃，神志清，精神萎靡，心律齐，右肺中叶闻及管状呼吸音及较多干湿性啰音，腹软，肝、脾肋缘下未触及。肺部CT显示：两肺叶有片状、斑片状实变影，支气管充气征明显。实验室检查：肺痰液标本检出肺炎链球菌，总补体总补体活性（CH50）和C3明显低于正常值，基因测序发现C3基因突变，T和B细胞比例和活性正常。诊断：先天性C3缺乏症、大叶性肺炎。

问题： 1. 什么是补体？为什么补体C3缺乏的患者易发生化脓性细菌感染？

2. 简述补体的生物学活性。

第1节　补体系统的组成及理化特点

一、补体的概念

补体（complement，C）是存在于人和脊椎动物血清、组织液与细胞表面的一组经活化后具有酶活性的蛋白质。由30余种可溶性蛋白、膜结合性蛋白和补体受体组成的多分子系统，称为补体系统（complement system）。补体广泛参与免疫防御和免疫调节，与多种疾病的发生和发展密切相关。

二、补体的组成和命名

（一）补体的组成

根据功能不同，可将补体的组成分为三类。

1. 补体的固有成分　指存在于体液中，参与补体活化三条途径的补体成分。包括①参与经典活化途径的成分：C1、C2、C4；②参与甘露聚糖结合凝集素（mannan-binding lectin，MBL）活化途径的成分：MBL、MBL相关的丝氨酸蛋白酶（MASP）；③参与旁路活化途径的成分：P因子、D因子、B因子；④参与三条途径共有的成分：C3、C5～C9。

2. 补体调节因子　指参与补体活化、调节的补体成分，包括备解素（properdin，P因子）、C1抑制物、I因子、H因子、C4结合蛋白（C4bp）、膜辅助蛋白（MCP）、衰变加速因子（DAF）和同源限制因子（HRF）等。

3. 补体受体（CR）　表达于细胞膜上，能与相应补体成分结合，介导补体活性片段或调节因子发挥生物学效应，包括CR1～CR5、C3aR、C4aR、C5aR等。

（二）补体的命名

补体组分多，命名较复杂，补体的命名一般规律是将参与经典活化途径的固有成分用补体大写的英文字头“C”表示，按其被发现的先后顺序分别命名为C1、C2、C3、……、C9，其中C1又含有三个亚单位，即C1q、C1r、C1s；补体活化旁路途径成分以大写英文字母表示，如B因子、D因子、P因子、I因子等；补体调节因子多以功能命名，如$\overline{C1}$抑制物、C4结合蛋白、衰变加速因子等；补体活化后的裂解片段在其符号后加小写英文字母，通常小片段加a，大片段加b，如C3a与C3b。补体活化后具有酶活性的成分或复合物在其符号上加一横线表示，如$\overline{C1}$、$\overline{C4b2a}$。灭活的补体成分则在其符号前加英文字母i表示，如iC3b。

三、补体的理化特点

补体各成分大多为肝细胞合成，少量由单核/巨噬细胞和肠黏膜上皮细胞等合成，其化学成分均为糖蛋白，多数为β球蛋白，少数为α或γ球蛋白。补体在血清中的含量相对稳定，约占血清球蛋白总量的10%，其中以C3含量最高。补体性质很不稳定，对许多理化因素敏感，其中某些补体固有成分（如C1、C2、C5、C8等）对热敏感，56℃ 30min即可灭活。室温下补体活性亦可逐渐减弱甚至丧失，在0～10℃仅能保持3～4天。因此检测补体时必须用新鲜血清，若要保持补体活性应在–20℃以下低温保存。许多理化因素如机械振荡、紫外线照射、强酸、强碱、乙醇、蛋白酶等均可破坏补体活性。

链 接　补体的发现

19世纪末期，比利时学者博尔代（Bordet）在做霍乱弧菌实验时发现，新鲜的免疫血清可以使细菌发生溶解，而将血清加热56℃持续30min则其溶菌能力就消失了，如果加入新鲜非免疫血清就能恢复免疫血清的溶菌活性。由此证明，新鲜免疫血清中存在两种与溶菌有关的物质，一种是对热较稳定的为抗体，另一种是对热不稳定的成分，它能够辅助和补充特异性抗体作用导致细菌溶解，该成分称为补体。

第2节　补体的活化与调节

在生理情况下，血清中大多数补体成分均以无活性的酶原形式存在。补体的活化是指在某些活化因素的作用下，补体成分按一定顺序，以酶促级联反应方式依次活化，并表现出各种生物学活性的过程。

补体的活化过程依据其活化物和起始顺序的不同，可分为三条途径：①由抗原-抗体复合物结合C1q启动活化的途径称为经典途径。②由病原微生物等提供接触表面，而从C3开始活化的途径称为替代途径。③由MBL结合至细菌启动活化的途径称为MBL途径。三条活化途径的活化物不同，参与的补体成分不同，但三条活化途径具有共同的终末途径，最终形成攻膜复合物（MAC），也称膜攻击复合物，产生相同的生物学效应。

一、补体活化的经典途径

经典途径又称传统途径，因被最早发现而得名。IgG或IgM类抗体与相应抗原结合形成的抗原-抗体复合物，也称免疫复合物（immune complex，IC），是经典途径的主要活化物，此复合物与C1q结合开始，依次活化补体各成分直至C9，需全部补体成分参加。其反应顺序为C1、C4、C2、C3、C5、……、C9。

二、补体活化的替代途径

替代途径即旁路活化途径，与经典活化途径的不同之处主要是其直接活化C3，形成C3转化酶

（$\overline{\text{C3bBb}}$）与C5转化酶（$\overline{\text{C3bnBb}}$），活化补体级联酶促反应的途径，从而进入共同的终末途径。某些细菌细胞壁成分（脂多糖、肽聚糖、磷壁酸）、酵母多糖、凝聚的IgA和IgG4等物质是替代途径的主要活化物。

三、补体活化的MBL途径

MBL活化途径与经典活化途径基本相似，MBL和C反应蛋白（CRP）是MBL活化途径的主要活化物。在病原微生物感染早期，肝细胞合成分泌的MBL增加，MBL可与某些细菌表面的甘露糖残基结合，然后与丝氨酸蛋白酶结合，形成MASP。MASP具有与活化的C1q相同的生物学活性，进而依次活化C4、C2、C3，形成与经典活化途径相同的C3转化酶和C5转化酶，从而进入共同的终末途径。

四、补体应答的效应（终末）途径

终末途径为三条补体活化途径共有，在C5转化酶的作用下，C5、C6、C7、C8、C9依次活化并结合成C5b6789n大分子攻膜复合物，最终导致靶细胞溶解，故也称为膜攻击阶段（图4-1）。

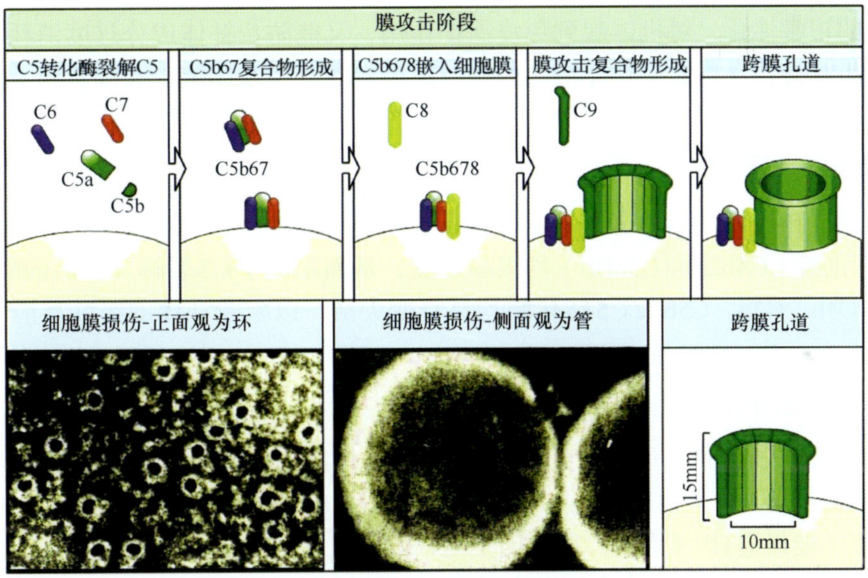

图4-1 膜攻击阶段

机体在抗感染过程中，先发挥作用的是替代途径和MBL途径，之后才是依赖抗体的经典途径。补体三条途径虽然起始不同，活化物不同，但都在活化C3后形成共同终末途径和膜攻击复合物，产生相同的生物学效应（图4-2，表4-1）。

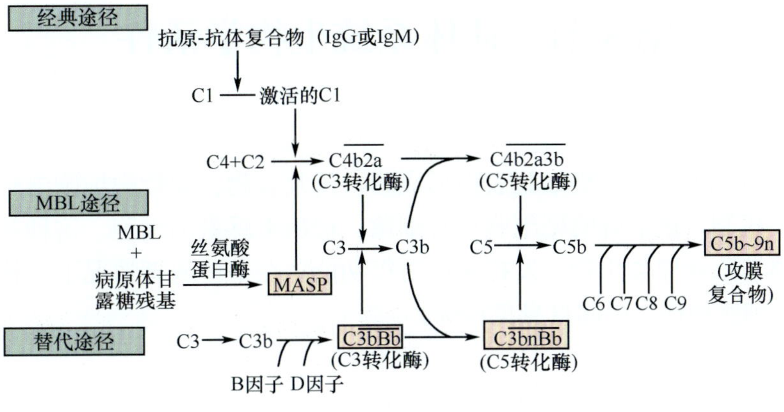

图4-2 补体三条活化途径示意图

表4-1　三条活化途径比较

项目	经典途径	替代途径	MBL途径
活化物质	抗原-抗体复合物	脂多糖、肽聚糖、酵母多糖、凝聚的IgA和IgG4	MBL、CRP
参与成分	C1～C9	C3，B因子、D因子、P因子，C5～C9	MASP，C2～C9
C3转化酶	$\overline{\text{C4b2a}}$	$\overline{\text{C3bBb}}$	$\overline{\text{C4b2a}}$
C5转化酶	$\overline{\text{C4b2a3b}}$	$\overline{\text{C3bnBb}}$	$\overline{\text{C4b2a3b}}$
作用	参与适应性免疫效应阶段，在感染后期发挥作用	参与固有免疫效应阶段，在感染早期发挥作用	参与固有免疫效应阶段，在感染早期发挥作用

考点：补体活化的三条途径

五、补体的调节

补体的活化是一种高度有序、快速放大的级联反应过程，产生广泛的生物学效应，既有免疫保护作用，也有免疫损伤作用。正常生理情况下，补体的活化及其末端效应均处于严密调控之下。这样既能保证补体系统的正常活化，对机体起到免疫保护作用，又能防止补体成分过度消耗和对自身组织细胞造成损伤，从而维持自身稳定。补体活化的调节通过自身衰变及体液中和细胞膜上的各种调节因子来实现。

（一）补体的自身调控

补体各成分及裂解产物极不稳定，易于自身衰变而裂解为补体活化重要的自控机制。例如，不同途径形成的C3转化酶（$\overline{\text{C4b2a}}$和$\overline{\text{C3bBb}}$）均极易衰变，从而限制了C3裂解及其后的酶促反应。此外，未与固相结合的C4b、C3b、C5b及C5转化酶均易衰变失活，以阻断补体的级联反应，限制了补体的过度活化。

（二）补体调节因子的作用

1. 体液中调节因子的作用　体液中的调节因子如C1抑制物可使C1丧失裂解C4和C2的能力，使C3转化酶不能形成；C4结合蛋白能抑制C4与C2a结合，影响C3转化酶（$\overline{\text{C4b2a}}$）的形成；I因子能降解C3b、C4b；H因子能促进I因子裂解C3b；P因子与$\overline{\text{C3bBb}}$结合，可使$\overline{\text{C3bBb}}$半衰期延长10倍；S蛋白能干扰C5b67与细胞膜结合，抑制膜攻击复合物形成。

2. 膜结合调节因子的作用　正常组织细胞的细胞膜表面存在不同的调节因子，膜结合调节因子赋予组织细胞避免补体活化对其损伤的能力。①MCP可保护自身正常组织细胞免受补体活化的介导损伤作用。②DAF可使C3转化酶衰变失活，保护正常组织细胞不因补体活化而被溶解。③HRF能阻止膜攻击复合物形成，使正常细胞免受补体溶细胞作用。

第3节　补体系统生物学活性

一、溶菌和溶细胞作用

补体系统被活化后，可在多种靶细胞表面形成膜攻击复合物，导致靶细胞溶解，这是机体抵御病原微生物感染的重要机制。被溶解的靶细胞可有细菌、被病毒感染的细胞。这种补体介导的溶菌和溶细胞作用有利于机体清除病原微生物，发挥免疫防御功能。在某些病理情况下，补体系统可引起自身细胞溶解，导致组织细胞损伤，引起自身免疫病。

二、免疫调理作用

补体活化过程中产生的C3b、C4b称为调理素，它们与细菌及其他颗粒性物质结合，可促进吞噬细胞的吞噬作用，称为补体的调理作用。C3b、C4b一端与靶细胞或免疫复合物结合，另一端与带有相应受体的吞噬细胞（单核/巨噬细胞、中性粒细胞）结合，在靶细胞和吞噬细胞间起桥梁作用，从而促进吞噬细胞对靶细胞或免疫复合物的吞噬。

三、清除免疫复合物

正常情况下，机体血液循环中可持续存在少量免疫复合物，当体内存在大量循环免疫复合物时，免疫复合物可沉积在血管壁上，通过活化补体造成局部组织损伤。而补体C3b可使免疫复合物黏附到表面带有相应补体受体的红细胞、血小板及某些淋巴细胞上，促进吞噬细胞对免疫复合物的吞噬和清除，此即免疫黏附作用。

四、补体与免疫炎症

补体活化过程中可产生多种具有炎症介质作用的补体活性片段，如C3a、C4a和C5a，亦称过敏毒素，它们能与肥大细胞、嗜碱性粒细胞表面相应受体结合，促使其脱颗粒，释放组胺等血管活性介质，引起血管扩张、毛细血管通透性增加、平滑肌收缩。C5a还具有趋化中性粒细胞的作用，使其向组织炎症部位聚集，加强吞噬作用，增强炎症反应（图4-3）。C2a具有激肽样作用，能增加血管通透性，引起炎症反应。

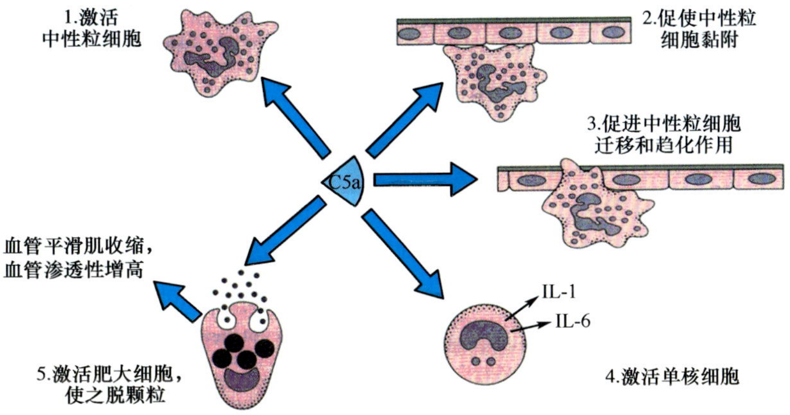

图4-3　C5a的炎症介质作用

五、补体的免疫调节功能

补体成分可与多种免疫细胞相互作用，调节细胞的增殖分化，如C3b与B细胞表面CR1结合，可使B细胞增殖分化为浆细胞。补体也可调节多种免疫细胞的效应功能，如NK细胞结合C3b后可增强对靶细胞的ADCC作用。

考点：补体的生物学活性

第4节　补体与临床疾病

补体遗传缺陷、功能障碍或过度活化，均可直接导致相关疾病的发生或使某些疾病的易感性增加。

一、补体与感染性疾病

补体在机体抵御病原微生物感染中起重要作用。但某些情况下，病原微生物可借助补体受体入侵细胞，如病原微生物可与C3b、iC3b、C4b等补体片段结合，通过CR1、CR2而进入细胞，使其感染播

自 测 题

一、单选题

1. *HLA*复合体位于
   A. 第6号染色体　B. 第17号染色体
   C. 第15号染色体　D. 第16号染色体
   E. 第7号染色体
2. HLA Ⅰ类分子的轻链又称
   A. α1　B. α2
   C. β1　D. β2-m
   E. α3
3. HLA Ⅰ类分子与抗原肽结合的部位是
   A. α1和α2　B. α3
   C. α1和β1　D. α2和β2
   E. β2m
4. HLA Ⅱ类分子与抗原肽结合的部位是
   A. α1和α2　B. α3
   C. α1和β1　D. α2和β2
   E. β2m
5. HLA Ⅰ类分子与下列哪种CD分子结合
   A. CD4　B. CD8
   C. CD3　D. CD2
   E. CD152
6. 根据HLA单元型遗传规律，非同卵双生同胞间两个单元型完全相同的概率为
   A. 50%　B. 75%
   C. 25%　D. 40%
   E. 60%
7. *HLA*作为个体识别标志是因其
   A. 高度多态性　B. 共显性表达
   C. 连锁不平衡　D. *HLA*基因高度易变
   E. *HLA*基因易重组
8. HLA Ⅰ类分子分布于
   A. 淋巴细胞表面　B. 所有白细胞表面
   C. 所有有核细胞表面　D. 活化的T细胞表面
   E. 所有组织细胞表面
9. 与强直性脊柱炎相关联的*HLA*基因是
   A. B因子　B. *HLA B27*
   C. *HLA A*、*B*、*C*　D. *HLA E*、*F*、*G*
   E. *HLA DP*、*DQ*、*DR*
10. 为经典*HLA* Ⅱ类基因的是
   A. *HLA A*　B. *HLA B*
   C. *HLA C*　D. *HLA DQ*
   E. *HLA E*
11. 属于经典*HLA* Ⅰ类基因的是
   A. *HLA DR*　B. *HLA E*
   C. *HLA G*　D. *HLA C*
   E. *HLA DP*

二、名词解释

1. 主要组织相容性复合体
2. 人类白细胞抗原

（苏　琰）

第6章 固有免疫应答

学习目标

1. 素质目标　树立“精益求精、求真创新”的思想。

2. 知识目标　掌握固有免疫的概念、固有免疫系统的主要组成和功能；熟悉固有免疫系统应答特点；熟悉抗原提呈细胞分类和功能；了解固有免疫应答细胞分类和功能。

3. 能力目标　根据固有免疫系统和固有免疫应答的相关知识，具有对临床相关疾病防治的宣教能力。

第1节　固有免疫系统概述

固有免疫（innate immunity）是机体在长期种系发育和进化过程中逐渐形成的一种天然的免疫应答，依赖于皮肤、黏膜、补体、抗菌肽、正常菌群、固有免疫细胞等物理、化学、生物等屏障发挥作用，是机体抵御病原生物侵袭的第一道防线。

固有免疫的特点：①人人都有，时时都在；②作用迅速且广泛；③无特异性。既往认为固有免疫应答无免疫记忆性。但这一观点受到许多科学家的质疑，有研究发现固有免疫应答也存在免疫记忆。

考点：固有免疫的概念和特点

一、组织屏障及其主要作用

（一）皮肤、黏膜屏障的结构与功能

健康完整的皮肤、黏膜及其附属成分组成的物理、化学和微生物屏障是机体抵御外界病原体入侵的第一道防线。

1. 物理屏障与作用　皮肤和黏膜的多层上皮细胞间通过紧密连接、与基底膜之间的连接可有效阻挡病原体侵入。上皮细胞的更新、黏膜表面纤毛的定向摆动和分泌液有助于清除黏膜表面病原体。当烧伤、机械损伤破坏皮肤、黏膜时易引发感染。

2. 化学屏障与作用　皮肤汗腺分泌的乳酸，皮脂腺分泌的不饱和脂肪酸，胃黏膜分泌的胃酸，肠道黏膜分泌的抗菌肽和乳铁蛋白，泪腺及唾液腺分泌的溶菌酶等可在一定程度上抑菌或杀菌，构成机体的化学屏障。

3. 生物屏障与作用　皮肤和黏膜表面正常情况下有大量共生的正常菌群，正常菌群与上皮细胞黏附，通过竞争营养物质、产生H_2O_2和细菌素等抑制病原菌的定植和生长繁殖。因此在临床上长期使用抗生素可导致正常菌群失调，丧失对病原菌的抑制作用，导致耐药性葡萄球菌或白念珠菌大量生长，引起相应的肠炎。

（二）体内血-组织间屏障的结构与功能

当病原体突破皮肤、黏膜屏障侵入机体后，存在于器官中的屏障（如血-脑屏障、胎盘屏障、血-胸腺屏障和血-房水屏障等）发挥着重要的保护作用。

1. 血-脑屏障与功能　由软脑膜、脉络丛的毛细血管壁的内皮细胞、连续的基底膜和星形胶质细胞的血管周足等构成，可阻挡病原体、毒素及其他大分子物质进入脑组织及脑室，保护中枢神经系统

不受侵害。婴幼儿发育不完善的血-脑屏障无法阻挡乙脑病毒和脑膜炎奈瑟菌的侵入，引起流行性乙型脑炎、流行性脑脊髓膜炎等中枢神经系统感染。

2. 胎盘屏障与功能 由绒毛内毛细血管内皮及其基膜、滋养层上皮及其基膜以及两者间的少量结缔组织构成，能阻止母体感染的病原体和其他有害大分子物质进入胎儿体内。妊娠前3个月胎盘屏障发育尚不完善，风疹病毒、巨细胞病毒等若感染孕妇，可导致胎儿感染，引起胎儿发育畸形或死亡。

二、固有免疫细胞种类、功能的概述

（一）髓系来源的固有免疫细胞

固有免疫细胞主要发育自骨髓造血系统分化而来的髓样和淋巴样共同前体细胞。前者分化发育为单核细胞、巨噬细胞（macrophage，Mϕ）、经典树突状细胞（conventional dendritic cell，cDC）、肥大细胞、中性粒细胞、嗜碱性粒细胞及嗜酸性粒细胞等；后者分化发育为浆细胞样树突状细胞（plasmid dendritic cell，pDC）、固有淋巴样细胞（innate lymphoid cell，ILC）和固有淋巴细胞等固有免疫细胞，这些细胞在固有免疫应答中起重要作用。

1. 单核/巨噬细胞 两者具有强大的吞噬消化能力和抗原提呈能力。单核细胞主要从造血干细胞发育分化而来，随后迁移到组织中，分化为巨噬细胞。巨噬细胞有游走和驻留两类巨噬细胞，前者来源于单核细胞，后者发育自胚胎卵黄囊和胚胎肝中的造血细胞，如肺中尘细胞、脑内小胶质细胞、骨组织中的破骨细胞和肝库普弗细胞等。单核/巨噬细胞，在Toll样受体（toll-like receptor，TLR）信号和IFN-γ下可分化为产生IL-1、IL-6、TNF-α等炎症因子以及介导炎症反应的M1型巨噬细胞，具有强大的吞噬杀菌能力，其通过表面表达的各类受体识别病原体，以吞噬（颗粒）或吞饮（液体）的方式吞噬消化病原体和抗原，处理后将抗原肽提呈给T细胞；在IL-4和IL-13环境下，单核/巨噬细胞可分化为能产生IL-10和TGF-β，具有抑制炎症、促进组织损伤修复、纤维化，以及维持肿瘤微环境作用的M2型巨噬细胞。巨噬细胞在吞噬病原体后如果不能杀伤和降解病原体，可导致病原体播散，这是结核分枝杆菌和伤寒沙门菌致病的机制之一。

2. 树突状细胞 包括经典树突状细胞、浆细胞样树突状细胞和滤泡树突状细胞等。

（1）经典树突状细胞　发育自髓样共同前体细胞，在未吞噬/吞饮抗原时为不成熟树突状细胞（皮肤中的朗格汉斯细胞），具有很强的吞噬消化能力，但抗原提呈能力弱；吞噬抗原后，迁移到淋巴组织，逐渐分化为成熟的树突状细胞，此时吞噬/吞饮能力大大减弱，但具有很强的抗原提呈能力，可有效启动T细胞介导的适应性免疫应答。

（2）浆细胞样树突状细胞　发育自淋巴样共同前体细胞，在监视病原体及提呈自身抗原等方面发挥作用。

（3）滤泡树突状细胞　通过捕获病原体及裂解产物、抗原-抗体复合物、抗原-补体复合物和抗原-抗体-补体复合物，表达B细胞趋化因子，趋化B细胞至其周围，有效启动B细胞介导的适应性免疫应答。

医者仁心

树突状细胞的发现

树突状细胞是由免疫学家斯坦曼（Steinman）于1973年在小鼠脾中发现的一类特殊细胞，因形态似神经细胞的树突而得名。在此后的相当长时间中，他一直致力于阐明树突状细胞免疫功能的研究，并证实树突状细胞吞噬提呈抗原，活化T细胞的作用。2007年，正在研究肿瘤疫苗的斯坦曼被确诊罹患胰腺癌，于是他决定以身试药，将基于树突状细胞的自体肿瘤疫苗给自己注射，以激发抗肿瘤免疫，成功地将自己生命延续了四年半，给人类战胜癌症带来了新希望，为表彰其对医学的杰出贡献，2011年他与其他两名科学家被授予诺贝尔生理学或医学奖。

考点：树突状细胞种类及主要功能

第 6 章
固有免疫应答

学习目标

1. 素质目标　树立“精益求精、求真创新”的思想。

2. 知识目标　掌握固有免疫的概念、固有免疫系统的主要组成和功能；熟悉固有免疫系统应答特点；熟悉抗原提呈细胞分类和功能；了解固有免疫应答细胞分类和功能。

3. 能力目标　根据固有免疫系统和固有免疫应答的相关知识，具有对临床相关疾病防治的宣教能力。

第 1 节　固有免疫系统概述

固有免疫（innate immunity）是机体在长期种系发育和进化过程中逐渐形成的一种天然的免疫应答，依赖于皮肤、黏膜、补体、抗菌肽、正常菌群、固有免疫细胞等物理、化学、生物等屏障发挥作用，是机体抵御病原生物侵袭的第一道防线。

固有免疫的特点：①人人都有，时时都在；②作用迅速且广泛；③无特异性。既往认为固有免疫应答无免疫记忆性。但这一观点受到许多科学家的质疑，有研究发现固有免疫应答也存在免疫记忆。

考点：固有免疫的概念和特点

一、组织屏障及其主要作用

（一）皮肤、黏膜屏障的结构与功能

健康完整的皮肤、黏膜及其附属成分组成的物理、化学和微生物屏障是机体抵御外界病原体入侵的第一道防线。

1. 物理屏障与作用　皮肤和黏膜的多层上皮细胞间通过紧密连接、与基底膜之间的连接可有效阻挡病原体侵入。上皮细胞的更新、黏膜表面纤毛的定向摆动和分泌液有助于清除黏膜表面病原体。当烧伤、机械损伤破坏皮肤、黏膜时易引发感染。

2. 化学屏障与作用　皮肤汗腺分泌的乳酸，皮脂腺分泌的不饱和脂肪酸，胃黏膜分泌的胃酸，肠道黏膜分泌的抗菌肽和乳铁蛋白，泪腺及唾液腺分泌的溶菌酶等可在一定程度上抑菌或杀菌，构成机体的化学屏障。

3. 生物屏障与作用　皮肤和黏膜表面正常情况下有大量共生的正常菌群，正常菌群与上皮细胞黏附，通过竞争营养物质、产生 H_2O_2 和细菌素等抑制病原菌的定植和生长繁殖。因此在临床上长期使用抗生素可导致正常菌群失调，丧失对病原菌的抑制作用，导致耐药性葡萄球菌或白念珠菌大量生长，引起相应的肠炎。

（二）体内血-组织间屏障的结构与功能

当病原体突破皮肤、黏膜屏障侵入机体后，存在于器官中的屏障（如血-脑屏障、胎盘屏障、血-胸腺屏障和血-房水屏障等）发挥着重要的保护作用。

1. 血-脑屏障与功能　由软脑膜、脉络丛的毛细血管壁的内皮细胞、连续的基底膜和星形胶质细胞的血管周足等构成，可阻挡病原体、毒素及其他大分子物质进入脑组织及脑室，保护中枢神经系统

不受侵害。婴幼儿发育不完善的血-脑屏障无法阻挡乙脑病毒和脑膜炎奈瑟菌的侵入，引起流行性乙型脑炎、流行性脑脊髓膜炎等中枢神经系统感染。

2. 胎盘屏障与功能 由绒毛内毛细血管内皮及其基膜、滋养层上皮及其基膜以及两者间的少量结缔组织构成，能阻止母体感染的病原体和其他有害大分子物质进入胎儿体内。妊娠前3个月胎盘屏障发育尚不完善，风疹病毒、巨细胞病毒等若感染孕妇，可导致胎儿感染，引起胎儿发育畸形或死亡。

二、固有免疫细胞种类、功能的概述

（一）髓系来源的固有免疫细胞

固有免疫细胞主要发育自骨髓造血系统分化而来的髓样和淋巴样共同前体细胞。前者分化发育为单核细胞、巨噬细胞（macrophage，Mϕ）、经典树突状细胞（conventional dendritic cell，cDC）、肥大细胞、中性粒细胞、嗜碱性粒细胞及嗜酸性粒细胞等；后者分化发育为浆细胞样树突状细胞（plasmid dendritic cell，pDC）、固有淋巴样细胞（innate lymphoid cell，ILC）和固有淋巴细胞等固有免疫细胞，这些细胞在固有免疫应答中起重要作用。

1. 单核/巨噬细胞 两者具有强大的吞噬消化能力和抗原提呈能力。单核细胞主要从造血干细胞发育分化而来，随后迁移到组织中，分化为巨噬细胞。巨噬细胞有游走和驻留两类巨噬细胞，前者来源于单核细胞，后者发育自胚胎卵黄囊和胚胎肝中的造血细胞，如肺中尘细胞、脑内小胶质细胞、骨组织中的破骨细胞和肝库普弗细胞等。单核/巨噬细胞，在Toll样受体（toll-like receptor，TLR）信号和IFN-γ下可分化为产生IL-1、IL-6、TNF-α等炎症因子以及介导炎症反应的M1型巨噬细胞，具有强大的吞噬杀菌能力，其通过表面表达的各类受体识别病原体，以吞噬（颗粒）或吞饮（液体）的方式吞噬消化病原体和抗原，处理后将抗原肽提呈给T细胞；在IL-4和IL-13环境下，单核/巨噬细胞可分化为能产生IL-10和TGF-β，具有抑制炎症、促进组织损伤修复、纤维化，以及维持肿瘤微环境作用的M2型巨噬细胞。巨噬细胞在吞噬病原体后如果不能杀伤和降解病原体，可导致病原体播散，这是结核分枝杆菌和伤寒沙门菌致病的机制之一。

2. 树突状细胞 包括经典树突状细胞、浆细胞样树突状细胞和滤泡树突状细胞等。

（1）经典树突状细胞　发育自髓样共同前体细胞，在未吞噬/吞饮抗原时为不成熟树突状细胞（皮肤中的朗格汉斯细胞），具有很强的吞噬消化能力，但抗原提呈能力弱；吞噬抗原后，迁移到淋巴组织，逐渐分化为成熟的树突状细胞，此时吞噬/吞饮能力大大减弱，但具有很强的抗原提呈能力，可有效启动T细胞介导的适应性免疫应答。

（2）浆细胞样树突状细胞　发育自淋巴样共同前体细胞，在监视病原体及提呈自身抗原等方面发挥作用。

（3）滤泡树突状细胞　通过捕获病原体及裂解产物、抗原-抗体复合物、抗原-补体复合物和抗原-抗体-补体复合物，表达B细胞趋化因子，趋化B细胞至其周围，有效启动B细胞介导的适应性免疫应答。

医者仁心

树突状细胞的发现

树突状细胞是由免疫学家斯坦曼（Steinman）于1973年在小鼠脾中发现的一类特殊细胞，因形态似神经细胞的树突而得名。在此后的相当长时间中，他一直致力于阐明树突状细胞免疫功能的研究，并证实树突状细胞吞噬提呈抗原，活化T细胞的作用。2007年，正在研究肿瘤疫苗的斯坦曼被确诊罹患胰腺癌，于是他决定以身试药，将基于树突状细胞的自体肿瘤疫苗给自己注射，以激发抗肿瘤免疫，成功地将自己生命延续了四年半，给人类战胜癌症带来了新希望，为表彰其对医学的杰出贡献，2011年他与其他两名科学家被授予诺贝尔生理学或医学奖。

考点：树突状细胞种类及主要功能

3. 粒细胞 由骨髓粒单细胞前体细胞分化而来，包括中性粒细胞、嗜碱性粒细胞和嗜酸性粒细胞。

（1）中性粒细胞 占外周血白细胞的60%～70%，具有强大的吞噬、消化能力。可被IL-8和补体C5a趋化到炎症局部，吞噬病原体后依赖髓过氧化物酶（MPO）、酸性和碱性磷酸酶、溶菌酶和防御素等，以氧依赖、氧非依赖系统及MPO杀伤病原体。中性粒细胞还可通过释放中性粒细胞外诱捕陷阱（neutrophil extracellular traps，NETs），其包含大量来自中性粒细胞的染色质DNA和酶，起到包裹、限制游走和杀死病原体的作用，这种中性粒细胞以牺牲自身为代价的杀伤机制被称为NETosis，其参与了肿瘤、自身免疫病、深静脉血栓等许多临床疾病的发生、发展过程。

（2）嗜碱性粒细胞 在外周血白细胞中占0.2%，与肥大细胞相似，由表面高亲和力IgE受体与变应原特异性IgE抗体结合致敏，发生脱颗粒，释放组胺、前列腺素、白细胞三烯（LT）、血小板活化因子（PAF）和各种酶，参与Ⅰ型超敏反应。

（3）嗜酸性粒细胞 占外周血白细胞总数的5%～6%。在PAF和IL-5作用下活化，脱颗粒释放碱性蛋白、阳离子蛋白和过氧化物酶杀伤寄生虫；分泌LT、PAF、IL-3、IL-5和IL-8等，参与Ⅰ型超敏反应。

4. 肥大细胞 分布于黏膜和结缔组织中，是参与过敏反应的主要效应细胞。

（二）淋巴系来源的固有免疫细胞

1. 固有淋巴样细胞（ILCs） 一类新近发现的免疫细胞，来源于同一类淋巴细胞前体，主要包括NK细胞（见第1章第2节）、ILC1、ILC2、ILC3和LTi等五个亚群的细胞，NK细胞主要分布在外周血，也有部分在组织器官中，称为器官驻留NK（tissue resident NK，trNK）细胞。ILCs大部分分布在组织器官，它们缺乏特异性抗原受体，其活化不依赖于抗原，而是通过其表面杀伤活化性受体（activatory killer receptor，AKR）或杀伤抑制性受体（inhibitory killer receptor，IKR）与相应配体结合，从而活化或抑制其生物学活性。它们主要通过释放颗粒酶、细胞因子等方式直接或间接杀伤病原体、肿瘤细胞，或参与局部的炎症和超敏反应。

2. 固有淋巴细胞 主要为自然杀伤T（NKT）细胞、γδT细胞和B1细胞，与ILCs不同，它们以有限多样性的TCR或BCR识别抗原。

（1）NKT细胞 是一群表达TCRαβ-CD3和CD56的淋巴细胞，分布于中枢与外周免疫器官、肝和外周血。识别CD1分子提呈的脂类抗原，或由IL-12和IFN-γ而活化，活化的NKT通过分泌穿孔素、颗粒酶和Fas/FasL途径杀伤病原体感染细胞或肿瘤细胞。还可通过产生IFN-γ和IL-4诱导初始辅助T细胞（naïve helper T cell，Thn）向Th1/Th2分化。

（2）γδT细胞 分布于消化、呼吸、泌尿生殖道黏膜和皮下组织中，识别CD1分子提呈的脂类抗原，或直接识别肿瘤或感染细胞表面的蛋白，活化后与NKT一样发挥杀伤靶细胞作用。

（3）B1细胞 具有干细胞自我更新能力的$CD5^+$B细胞，分布于胸膜腔、腹膜腔和肠道固有层。BCR缺乏多样性，直接识别LPS、荚膜多糖、葡聚糖，以及变性的Ig等自身抗原等。B1细胞产生低亲和力IgM抗体，无免疫记忆性。

三、固有免疫分子及其主要作用

（一）固有免疫细胞表达模式识别受体及其配体概述

固有免疫细胞，除了固有淋巴细胞依赖TCR和BCR识别抗原外，ILCs、单核/巨噬细胞、树突状细胞和粒细胞均通过其他方式识别病原体及其代谢产物，或损伤相关分子，活化免疫细胞，发挥免疫功能并清除之，具有增强机体免疫应答或维持免疫耐受，但也有促发自身免疫病的风险。这些识别方式多数依赖于模式识别受体（PRR）。PRR包括Toll样受体（TLR）、核苷酸寡聚化结构域样受体（NLRs）等。其主要作用是激发固有免疫应答，杀伤病原体和肿瘤，并清除其相关代谢产物，同时开启适应性免疫应答。

1. 模式识别受体（PRR）

（1）TLRs　属于Ⅰ型跨膜糖蛋白，包含富亮氨酸重复序列的胞外区、跨膜区和TIR胞内区，已发现人TLRs家族有TLR1～10。TLR1、TLR2、TLR4、TLR5、TLR6、TLR10表达于胞膜，识别细菌LPS、磷壁酸、鞭毛蛋白等。而TLR3、TLR7、TLR8、TLR9以同源二聚体表达于胞质，主要识别病毒的核酸。识别后最终引起核转录因子NF-κB的活化，促进IL-2、IL-6、IL-12、TNF-α和IFN-α/β等细胞因子基因的表达，介导炎症反应。

（2）NLRs　人家族成员有22种。NLRs在识别病原体的配体后，形成炎症小体，活化caspase-1，对IL-1β、IL-18前体和消皮素D（GSDMD）进行剪切，产生成熟的IL-1和IL-18，导致炎症反应，并产生GSDMD-N端，介导一种新型的程序性细胞死亡方式——细胞焦亡（pyroptosis），与抗肿瘤免疫、自身免疫病、痛风等疾病的发生密切相关。

2. 模式识别受体的配体

（1）PAMPs　主要来源于细菌、病毒的表面、生物膜和核酸等，常见的有病原体的未甲基化CpG-DNA、双链RNA（dsRNA）、单链RNA（ssRNA）、脂蛋白、肽聚糖、脂磷壁酸、LPS、鞭毛蛋白等。

（2）DAMPs　主要存在于宿主细胞核、细胞质、细胞外基质等，如高迁移蛋白（HMGB）家族、S100蛋白、透明质酸、补体成分、热休克蛋白。此外包括一些ATP、尿酸、硫酸肝素、RNA和DNA等非蛋白成分。

由上可见，机体固有免疫细胞（单核/巨噬细胞、树突状细胞）通过PRR识别病原体及其代谢物，以及自身损伤释放的成分，活化免疫细胞，发挥免疫系统的功能并清除之，具有增强机体免疫应答或维持免疫耐受，但也有促发自身免疫病的风险。

（二）固有免疫效应分子

固有免疫应答除了依赖于固有免疫细胞发挥作用外，还依赖于存在于体表、体液中的各种效应分子发挥作用。正常机体体表分泌液、体液中含有补体、细胞因子、抗菌肽、乙型溶素、溶菌酶、乳铁蛋白、CRP、脂肪酸、颗粒酶、穿孔素和FasL等，它们具有抑制细菌生长、溶菌、溶细胞等作用。补体和细胞因子在相关章节中阐述，本章不再重复。

1. 乳铁蛋白（lactoferrin）　由703个氨基酸组成的多肽链，存在于泪液、胆汁、滑膜、精液等内外分泌液和中性粒细胞中，具有广谱抗菌、抗病毒感染和抑制肿瘤等作用。

2. 抗菌肽　由20～60个氨基酸组成，具有广谱抗菌能力，对部分真菌、原虫、病毒及癌细胞等均具有强有力的杀伤作用。存在于人类的抗菌肽可来源于人体细胞或共生菌。人防御素（defensin）即是一种抗菌肽。

3. 乙型溶素（β-lysin）　由血小板产生、对热稳定，杀伤革兰氏阳性（G^+）菌的碱性多肽。

4. 溶菌酶（lysozyme）　分布于体液和吞噬细胞中，具有溶解G^+菌细胞壁肽聚糖成分。

5. 穿孔素（perforin）　一种存在于细胞毒性T细胞（cytotoxic T lymphocyte，CTL）和NK细胞胞质颗粒中，与补体C9部分同源，由534个氨基酸组成，分子量为67kDa的糖蛋白。其能形成多聚物，在细胞膜上打孔形成亲水性管状通道，导致细胞的溶解。

6. 颗粒酶（granzyme）　一种丝氨酸蛋白酶家族，存在于CTL和NK细胞胞质颗粒中，人类有A、B、H、K、M五种颗粒酶，其中颗粒酶B效应最强。从穿孔素形成的孔道进入靶细胞，诱导靶细胞凋亡。

第2节　固有免疫应答作用时相和特点

一、固有免疫应答作用时相

固有免疫应答分三个时相：即刻时相、早期诱导时相和适应性免疫应答起始时相。

第6章 固有免疫应答

学习目标

1. 素质目标　树立“精益求精、求真创新”的思想。

2. 知识目标　掌握固有免疫的概念、固有免疫系统的主要组成和功能；熟悉固有免疫系统应答特点；熟悉抗原提呈细胞分类和功能；了解固有免疫应答细胞分类和功能。

3. 能力目标　根据固有免疫系统和固有免疫应答的相关知识，具有对临床相关疾病防治的宣教能力。

第1节　固有免疫系统概述

固有免疫（innate immunity）是机体在长期种系发育和进化过程中逐渐形成的一种天然的免疫应答，依赖于皮肤、黏膜、补体、抗菌肽、正常菌群、固有免疫细胞等物理、化学、生物等屏障发挥作用，是机体抵御病原生物侵袭的第一道防线。

固有免疫的特点：①人人都有，时时都在；②作用迅速且广泛；③无特异性。既往认为固有免疫应答无免疫记忆性。但这一观点受到许多科学家的质疑，有研究发现固有免疫应答也存在免疫记忆。

考点：固有免疫的概念和特点

一、组织屏障及其主要作用

（一）皮肤、黏膜屏障的结构与功能

健康完整的皮肤、黏膜及其附属成分组成的物理、化学和微生物屏障是机体抵御外界病原体入侵的第一道防线。

1. 物理屏障与作用　皮肤和黏膜的多层上皮细胞间通过紧密连接、与基底膜之间的连接可有效阻挡病原体侵入。上皮细胞的更新、黏膜表面纤毛的定向摆动和分泌液有助于清除黏膜表面病原体。当烧伤、机械损伤破坏皮肤、黏膜时易引发感染。

2. 化学屏障与作用　皮肤汗腺分泌的乳酸，皮脂腺分泌的不饱和脂肪酸，胃黏膜分泌的胃酸，肠道黏膜分泌的抗菌肽和乳铁蛋白，泪腺及唾液腺分泌的溶菌酶等可在一定程度上抑菌或杀菌，构成机体的化学屏障。

3. 生物屏障与作用　皮肤和黏膜表面正常情况下有大量共生的正常菌群，正常菌群与上皮细胞黏附，通过竞争营养物质、产生H_2O_2和细菌素等抑制病原菌的定植和生长繁殖。因此在临床上长期使用抗生素可导致正常菌群失调，丧失对病原菌的抑制作用，导致耐药性葡萄球菌或白念珠菌大量生长，引起相应的肠炎。

（二）体内血-组织间屏障的结构与功能

当病原体突破皮肤、黏膜屏障侵入机体后，存在于器官中的屏障（如血-脑屏障、胎盘屏障、血-胸腺屏障和血-房水屏障等）发挥着重要的保护作用。

1. 血-脑屏障与功能　由软脑膜、脉络丛的毛细血管壁的内皮细胞、连续的基底膜和星形胶质细胞的血管周足等构成，可阻挡病原体、毒素及其他大分子物质进入脑组织及脑室，保护中枢神经系统

不受侵害。婴幼儿发育不完善的血-脑屏障无法阻挡乙脑病毒和脑膜炎奈瑟菌的侵入，引起流行性乙型脑炎、流行性脑脊髓膜炎等中枢神经系统感染。

2. 胎盘屏障与功能 由绒毛内毛细血管内皮及其基膜、滋养层上皮及其基膜以及两者间的少量结缔组织构成，能阻止母体感染的病原体和其他有害大分子物质进入胎儿体内。妊娠前3个月胎盘屏障发育尚不完善，风疹病毒、巨细胞病毒等若感染孕妇，可导致胎儿感染，引起胎儿发育畸形或死亡。

二、固有免疫细胞种类、功能的概述

（一）髓系来源的固有免疫细胞

固有免疫细胞主要发育自骨髓造血系统分化而来的髓样和淋巴样共同前体细胞。前者分化发育为单核细胞、巨噬细胞（macrophage，Mϕ）、经典树突状细胞（conventional dendritic cell，cDC）、肥大细胞、中性粒细胞、嗜碱性粒细胞及嗜酸性粒细胞等；后者分化发育为浆细胞样树突状细胞（plasmid dendritic cell，pDC）、固有淋巴样细胞（innate lymphoid cell，ILC）和固有淋巴细胞等固有免疫细胞，这些细胞在固有免疫应答中起重要作用。

1. 单核/巨噬细胞 两者具有强大的吞噬消化能力和抗原提呈能力。单核细胞主要从造血干细胞发育分化而来，随后迁移到组织中，分化为巨噬细胞。巨噬细胞有游走和驻留两类巨噬细胞，前者来源于单核细胞，后者发育自胚胎卵黄囊和胚胎肝中的造血细胞，如肺中尘细胞、脑内小胶质细胞、骨组织中的破骨细胞和肝库普弗细胞等。单核/巨噬细胞，在Toll样受体（toll-like receptor，TLR）信号和IFN-γ下可分化为产生IL-1、IL-6、TNF-α等炎症因子以及介导炎症反应的M1型巨噬细胞，具有强大的吞噬杀菌能力，其通过表面表达的各类受体识别病原体，以吞噬（颗粒）或吞饮（液体）的方式吞噬消化病原体和抗原，处理后将抗原肽提呈给T细胞；在IL-4和IL-13环境下，单核/巨噬细胞可分化为能产生IL-10和TGF-β，具有抑制炎症、促进组织损伤修复、纤维化，以及维持肿瘤微环境作用的M2型巨噬细胞。巨噬细胞在吞噬病原体后如果不能杀伤和降解病原体，可导致病原体播散，这是结核分枝杆菌和伤寒沙门菌致病的机制之一。

2. 树突状细胞 包括经典树突状细胞、浆细胞样树突状细胞和滤泡树突状细胞等。

（1）经典树突状细胞 发育自髓样共同前体细胞，在未吞噬/吞饮抗原时为不成熟树突状细胞（皮肤中的朗格汉斯细胞），具有很强的吞噬消化能力，但抗原提呈能力弱；吞噬抗原后，迁移到淋巴组织，逐渐分化为成熟的树突状细胞，此时吞噬/吞饮能力大大减弱，但具有很强的抗原提呈能力，可有效启动T细胞介导的适应性免疫应答。

（2）浆细胞样树突状细胞 发育自淋巴样共同前体细胞，在监视病原体及提呈自身抗原等方面发挥作用。

（3）滤泡树突状细胞 通过捕获病原体及裂解产物、抗原-抗体复合物、抗原-补体复合物和抗原-抗体-补体复合物，表达B细胞趋化因子，趋化B细胞至其周围，有效启动B细胞介导的适应性免疫应答。

医者仁心

树突状细胞的发现

树突状细胞是由免疫学家斯坦曼（Steinman）于1973年在小鼠脾中发现的一类特殊细胞，因形态似神经细胞的树突而得名。在此后的相当长时间中，他一直致力于阐明树突状细胞免疫功能的研究，并证实树突状细胞吞噬提呈抗原，活化T细胞的作用。2007年，正在研究肿瘤疫苗的斯坦曼被确诊罹患胰腺癌，于是他决定以身试药，将基于树突状细胞的自体肿瘤疫苗给自己注射，以激发抗肿瘤免疫，成功地将自己生命延续了四年半，给人类战胜癌症带来了新希望，为表彰其对医学的杰出贡献，2011年他与其他两名科学家被授予诺贝尔生理学或医学奖。

考点：树突状细胞种类及主要功能

3. 粒细胞　由骨髓粒单细胞前体细胞分化而来，包括中性粒细胞、嗜碱性粒细胞和嗜酸性粒细胞。

（1）中性粒细胞　占外周血白细胞的60%～70%，具有强大的吞噬、消化能力。可被IL-8和补体C5a趋化到炎症局部，吞噬病原体后依赖髓过氧化物酶（MPO）、酸性和碱性磷酸酶、溶菌酶和防御素等，以氧依赖、氧非依赖系统及MPO杀伤病原体。中性粒细胞还可通过释放中性粒细胞外诱捕陷阱（neutrophil extracellular traps，NETs），其包含大量来自中性粒细胞的染色质DNA和酶，起到包裹、限制游走和杀死病原体的作用，这种中性粒细胞以牺牲自身为代价的杀伤机制被称为NETosis，其参与了肿瘤、自身免疫病、深静脉血栓等许多临床疾病的发生、发展过程。

（2）嗜碱性粒细胞　在外周血白细胞中占0.2%，与肥大细胞相似，由表面高亲和力IgE受体与变应原特异性IgE抗体结合致敏，发生脱颗粒，释放组胺、前列腺素、白细胞三烯（LT）、血小板活化因子（PAF）和各种酶，参与Ⅰ型超敏反应。

（3）嗜酸性粒细胞　占外周血白细胞总数的5%～6%。在PAF和IL-5作用下活化，脱颗粒释放碱性蛋白、阳离子蛋白和过氧化物酶杀伤寄生虫；分泌LT、PAF、IL-3、IL-5和IL-8等，参与Ⅰ型超敏反应。

4. 肥大细胞　分布于黏膜和结缔组织中，是参与过敏反应的主要效应细胞。

（二）淋巴系来源的固有免疫细胞

1. 固有淋巴样细胞（ILCs）　一类新近发现的免疫细胞，来源于同一类淋巴细胞前体，主要包括NK细胞（见第1章第2节）、ILC1、ILC2、ILC3和LTi等五个亚群的细胞，NK细胞主要分布在外周血，也有部分在组织器官中，称为器官驻留NK（tissue resident NK，trNK）细胞。ILCs大部分分布在组织器官，它们缺乏特异性抗原受体，其活化不依赖于抗原，而是通过其表面杀伤活化性受体（activatory killer receptor，AKR）或杀伤抑制性受体（inhibitory killer receptor，IKR）与相应配体结合，从而活化或抑制其生物学活性。它们主要通过释放颗粒酶、细胞因子等方式直接或间接杀伤病原体、肿瘤细胞，或参与局部的炎症和超敏反应。

2. 固有淋巴细胞　主要为自然杀伤T（NKT）细胞、γδT细胞和B1细胞，与ILCs不同，它们以有限多样性的TCR或BCR识别抗原。

（1）NKT细胞　是一群表达TCRαβ-CD3和CD56的淋巴细胞，分布于中枢与外周免疫器官、肝和外周血。识别CD1分子提呈的脂类抗原，或由IL-12和IFN-γ而活化，活化的NKT通过分泌穿孔素、颗粒酶和Fas/FasL途径杀伤病原体感染细胞或肿瘤细胞。还可通过产生IFN-γ和IL-4诱导初始辅助T细胞（naïve helper T cell，Thn）向Th1/Th2分化。

（2）γδT细胞　分布于消化、呼吸、泌尿生殖道黏膜和皮下组织中，识别CD1分子提呈的脂类抗原，或直接识别肿瘤或感染细胞表面的蛋白，活化后与NKT一样发挥杀伤靶细胞作用。

（3）B1细胞　具有干细胞自我更新能力的$CD5^+$B细胞，分布于胸膜腔、腹膜腔和肠道固有层。BCR缺乏多样性，直接识别LPS、荚膜多糖、葡聚糖，以及变性的Ig等自身抗原等。B1细胞产生低亲和力IgM抗体，无免疫记忆性。

三、固有免疫分子及其主要作用

（一）固有免疫细胞表达模式识别受体及其配体概述

固有免疫细胞，除了固有淋巴细胞依赖TCR和BCR识别抗原外，ILCs、单核/巨噬细胞、树突状细胞和粒细胞均通过其他方式识别病原体及其代谢产物，或损伤相关分子，活化免疫细胞，发挥免疫功能并清除之，具有增强机体免疫应答或维持免疫耐受，但也有促发自身免疫病的风险。这些识别方式多数依赖于模式识别受体（PRR）。PRR包括Toll样受体（TLR）、核苷酸寡聚化结构域样受体（NLRs）等。其主要作用是激发固有免疫应答，杀伤病原体和肿瘤，并清除其相关代谢产物，同时开启适应性免疫应答。

1. 模式识别受体（PRR）

（1）TLRs　属于Ⅰ型跨膜糖蛋白，包含富亮氨酸重复序列的胞外区、跨膜区和TIR胞内区，已发现人TLRs家族有TLR1～10。TLR1、TLR2、TLR4、TLR5、TLR6、TLR10表达于胞膜，识别细菌LPS、磷壁酸、鞭毛蛋白等。而TLR3、TLR7、TLR8、TLR9以同源二聚体表达于胞质，主要识别病毒的核酸。识别后最终引起核转录因子NF-κB的活化，促进IL-2、IL-6、IL-12、TNF-α和IFN-α/β等细胞因子基因的表达，介导炎症反应。

（2）NLRs　人家族成员有22种。NLRs在识别病原体的配体后，形成炎症小体，活化caspase-1，对IL-1β、IL-18前体和消皮素D（GSDMD）进行剪切，产生成熟的IL-1和IL-18，导致炎症反应，并产生GSDMD-N端，介导一种新型的程序性细胞死亡方式——细胞焦亡（pyroptosis），与抗肿瘤免疫、自身免疫病、痛风等疾病的发生密切相关。

2. 模式识别受体的配体

（1）PAMPs　主要来源于细菌、病毒的表面、生物膜和核酸等，常见的有病原体的未甲基化CpG-DNA、双链RNA（dsRNA）、单链RNA（ssRNA）、脂蛋白、肽聚糖、脂磷壁酸、LPS、鞭毛蛋白等。

（2）DAMPs　主要存在于宿主细胞核、细胞质、细胞外基质等，如高迁移蛋白（HMGB）家族、S100蛋白、透明质酸、补体成分、热休克蛋白。此外包括一些ATP、尿酸、硫酸肝素、RNA和DNA等非蛋白成分。

由上可见，机体固有免疫细胞（单核/巨噬细胞、树突状细胞）通过PRR识别病原体及其代谢物，以及自身损伤释放的成分，活化免疫细胞，发挥免疫系统的功能并清除之，具有增强机体免疫应答或维持免疫耐受，但也有促发自身免疫病的风险。

（二）固有免疫效应分子

固有免疫应答除了依赖于固有免疫细胞发挥作用外，还依赖于存在于体表、体液中的各种效应分子发挥作用。正常机体体表分泌液、体液中含有补体、细胞因子、抗菌肽、乙型溶素、溶菌酶、乳铁蛋白、CRP、脂肪酸、颗粒酶、穿孔素和FasL等，它们具有抑制细菌生长、溶菌、溶细胞等作用。补体和细胞因子在相关章节中阐述，本章不再重复。

1. 乳铁蛋白（lactoferrin）　由703个氨基酸组成的多肽链，存在于泪液、胆汁、滑膜、精液等内外分泌液和中性粒细胞中，具有广谱抗菌、抗病毒感染和抑制肿瘤等作用。

2. 抗菌肽　由20～60个氨基酸组成，具有广谱抗菌能力，对部分真菌、原虫、病毒及癌细胞等均具有强有力的杀伤作用。存在于人类的抗菌肽可来源于人体细胞或共生菌。人防御素（defensin）即是一种抗菌肽。

3. 乙型溶素（β-lysin）　由血小板产生、对热稳定，杀伤革兰氏阳性（G^+）菌的碱性多肽。

4. 溶菌酶（lysozyme）　分布于体液和吞噬细胞中，具有溶解G^+菌细胞壁肽聚糖成分。

5. 穿孔素（perforin）　一种存在于细胞毒性T细胞（cytotoxic T lymphocyte，CTL）和NK细胞胞质颗粒中，与补体C9部分同源，由534个氨基酸组成，分子量为67kDa的糖蛋白。其能形成多聚物，在细胞膜上打孔形成亲水性管状通道，导致细胞的溶解。

6. 颗粒酶（granzyme）　一种丝氨酸蛋白酶家族，存在于CTL和NK细胞胞质颗粒中，人类有A、B、H、K、M五种颗粒酶，其中颗粒酶B效应最强。从穿孔素形成的孔道进入靶细胞，诱导靶细胞凋亡。

第2节　固有免疫应答作用时相和特点

一、固有免疫应答作用时相

固有免疫应答分三个时相：即刻时相、早期诱导时相和适应性免疫应答起始时相。

(一)即刻时相

即刻时相也称即刻固有免疫应答(immediate innate immunity),在病原体入侵0～4h内发生,固有免疫系统通过四个阶段阻断或清除病原体:①机体解剖和化学屏障发挥作用,阻断病原体入侵或抑制病原体繁殖;②病原体及其代谢产物通过旁路或MBL途径活化补体,介导抗感染免疫;③病原体及代谢产物、C3a、C5a、C567或IL-8的细胞因子(感染上皮细胞分泌)招募中性粒细胞到感染局部吞噬病原体,并通过其颗粒中的阳离子蛋白、蛋白酶、髓过氧化物酶直接或间接杀伤病原体;④病原体、活化中性粒细胞刺激角质细胞产生防御素、阳离子蛋白和趋化因子,杀伤病原体,并趋化单核/巨噬细胞、朗格汉斯细胞(皮肤中幼稚树突状细胞)。

(二)早期诱导时相

早期诱导时相即早期诱导固有免疫应答(early induced innate immune response)阶段在感染后4～96h,招募到感染局部的单核/巨噬细胞被病原体及其产物(如LPS)、局部组织产生的炎症因子(GM-CSF、IFN-γ)所活化,促进其吞噬、杀伤作用,并产生趋化因子和炎症因子,增强固有免疫应答效应。同时固有淋巴细胞和ILCs活化发挥抗感染效应。

(三)适应性免疫应答起始时相

适应性免疫应答起始时相是指病原体感染96h后,吞噬病原体的未成熟树突状细胞迁移至引流淋巴结,并发育为成熟树突状细胞,其吞噬能力明显下调,表面却负载了大量抗原肽-MHC(pMHC),并高表达CD80/CD86等共刺激分子,可有效活化抗原特异性初始T细胞(naïve T cell,Tn),启动适应性细胞免疫应答。

固有免疫应答不仅参与抗感染免疫,也参与抗肿瘤等其他免疫功能。

二、固有免疫应答作用特点

固有免疫应答相对于适应性免疫应答有以下四个特点:①参与固有免疫应答的细胞缺乏抗原特异性受体,主要依赖于模式识别受体和有限多样性的TCR、CD1和BCR等抗原识别受体;②启动快,在受体识别了病原体和危险信号后即刻启动;③固有免疫细胞被趋化因子快速大量招募至感染局部并活化,直接或间接发挥效应,而不主要以活化、克隆扩增、表达效应分子发挥效应;④固有免疫细胞多数为短寿命细胞,缺乏免疫记忆效应,再次接触同样病原体时,其应答强度没有增强。

第3节 抗原的提呈与加工

一、抗原提呈细胞

根据MHC Ⅱ分子提呈外源性抗原给$CD4^+$T细胞,可将APC分为专职APC和兼职APC。专职APC主要包括树突状细胞、单核/巨噬细胞和B细胞,其组成性表达MHC Ⅱ类分子和共刺激分子,具有摄取、加工和提呈外源性抗原的能力,可将抗原提呈给$CD4^+$Th细胞。其中的树突状细胞是唯一能活化Tn细胞的APC,而具有APC功能的B细胞主要是活化后的B2细胞。非专职APC是在炎症因子诱导下表达MHC Ⅱ类分子和共刺激分子,且具有向$CD4^+$T细胞提呈抗原的细胞,主要包括炎症状态下的内皮细胞、上皮细胞、成纤维细胞及活化的T细胞等。它们正常情况下不表达或低表达MHC Ⅱ类分子和共刺激分子,但在炎症过程中如受到IFN-γ的诱导也可表达MHC Ⅱ类分子并能处理和提呈抗原。此外所有有核细胞均表达MHC Ⅰ类分子,如被病毒感染并表达病毒抗原的宿主细胞,或表达突变抗原的肿瘤细胞通过MHC Ⅰ类分子将内源性抗原提呈给$CD8^+$T细胞,介导其对病毒感染细胞或肿瘤细胞的杀伤作用,因此也属于APC。

考点:APC的种类和作用

二、抗原的加工和提呈途径

抗原加工是指APC吞噬或吞饮抗原后由内体降解产生的抗原肽，或由APC蛋白酶体降解自身合成内源性抗原而产生抗原肽的过程。

抗原提呈的途径主要有MHC Ⅰ类分子抗原（内源性抗原）提呈途径、MHC Ⅱ类分子抗原（外源性抗原）提呈途径、CD1分子提呈脂类抗原途径和MHC分子对抗原交叉提呈的非经典途径等4条途径。本章讲述MHC Ⅰ、Ⅱ类分子经典抗原提呈途径。

（一）MHC Ⅰ类分子抗原提呈途径

所有有核细胞均表达MHC Ⅰ类分子，因此所有细胞均可通过MHC Ⅰ类分子提呈内源性抗原。病毒感染宿主细胞表达病毒蛋白或肿瘤细胞表达的基因突变蛋白，在某种情况下被泛素化酶标记上泛素（降解标签），随后被运送到蛋白酶体（LMP）进行切割，降解为能被MHC Ⅰ类分子结合的8～11个氨基酸的多肽，其他片段进一步降解，进入蛋白合成循环。抗原肽在抗原处理相关转运体1/2（TAP-1/2）与内质网合成的MHC Ⅰ类分子结合，通过高尔基体转运到细胞膜，提呈给$CD8^+T$细胞，同时细胞膜表达共刺激分子，给予$CD8^+T$细胞第二活化信号，最终$CD8^+T$细胞活化，杀伤病毒感染宿主细胞或肿瘤细胞（图6-1）。

（二）MHC Ⅱ类分子抗原提呈途径

外源性抗原可以是胞外蛋白（如蛋白质疫苗）被APC以吞饮形成吞饮囊泡，继而与内体融合；而病原体等外源性抗原则被APC吞噬形成吞噬体，并与溶酶体融合。随后内体和溶酶体与胞质中的MHC Ⅱ类小室（MⅡC）融合，在MⅡC和溶酶体中蛋白酶在酸性环境下活化，将蛋白和病原体降解为可与MHC Ⅱ类分子结合的9～30个氨基酸的多肽。与此同时，内质网中合成的MHC Ⅱ类分子，通过高尔基体转运进入MⅡC，抗原肽在MⅡC内与MHC Ⅱ结合，随后被提呈给$CD4^+T$细胞，在共刺激信号的共同作用下，活化$CD4^+T$细胞，表达细胞因子，促进细胞免疫和体液免疫功能（图6-1）。

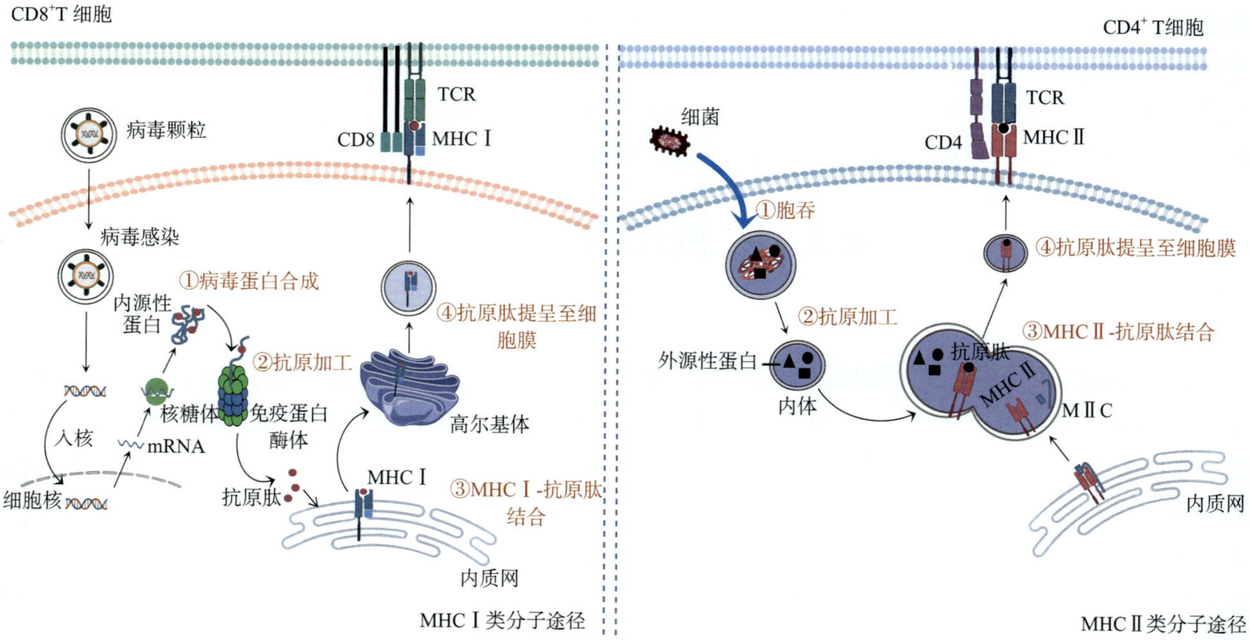

图6-1 MHC Ⅰ和MHC Ⅱ类分子抗原提呈途径模式图

考点：MHC Ⅰ/Ⅱ类分子抗原提呈的途径

自 测 题

一、单选题

1. 皮肤黏膜由哪几道屏障组成第一道防线
   A. 物理屏障　　B. 化学屏障
   C. 生物屏障　　D. 上述都是
   E. 上述均不是
2. 关于胎盘屏障，下列哪个答案是正确的
   A. 胎盘屏障一开始就很完善
   B. 胎盘屏障在妊娠前3个月功能正常，但妊娠后3个月开始退化
   C. 胎盘屏障在妊娠前3个月发育不完善
   D. 胎盘屏障仅由胎儿面的绒毛膜滋养层构成
   E. 胎盘屏障仅由母体面的蜕膜层构成
3. 关于树突状细胞下列哪项不正确
   A. 树突状细胞的发现者是拉尔夫·斯坦曼
   B. 树突状细胞具有抗原提呈功能
   C. 只有树突状细胞能活化Tn细胞
   D. 幼稚的树突状细胞抗原提呈功能非常强大
   E. 幼稚的树突状细胞吞噬/吞饮抗原功能非常强大
4. 关于存在于器官中的屏障，下列哪个选项不正确
   A. 血-脑屏障　　B. 胎盘屏障
   C. 血-房水屏障　　D. 血-胸腺屏障
   E. 血-黏膜屏障
5. 下列哪类细胞不属于固有免疫细胞
   A. 树突状细胞　　B. 巨噬细胞
   C. αβT细胞　　D. γδT细胞
   E. NKT细胞
6. 下列哪个细胞不属于巨噬细胞
   A. 尘细胞　　B. 小胶质细胞
   C. 破骨细胞　　D. 朗格汉斯细胞
   E. 库普弗细胞
7. 下列哪类细胞与超敏反应无直接关联
   A. 肥大细胞　　B. 嗜酸性粒细胞
   C. 嗜碱性粒细胞　　D. 中性粒细胞
   E. ILC2
8. 下列哪类固有免疫细胞无细胞毒作用
   A. B1细胞　　B. NKT细胞
   C. NK细胞　　D. ILC1
   E.γδT细胞
9. 下列哪类受体不能识别病原相关分子模式
   A. TCR　　B. NLRP3
   C. TLR4　　D. TLR8
   E. 清道夫受体
10. 下列哪类物质不属于病原相关分子模式
    A. 细菌甲基化CpG-DNA
    B. 病毒RNA
    C. LPS
    D. 鞭毛蛋白
    E. 活化的补体C3
11. 有关抗原提呈细胞描述不正确的是
    A. 是免疫细胞
    B. 能吞噬消化病原体
    C. 能摄取、加工、处理抗原
    D. 能将抗原信息提呈给特异性淋巴细胞
    E. 能特异性识别抗原，直接发挥免疫效应

二、名词解释

抗原提呈细胞

三、简答题

简述固有免疫应答相较于适应性免疫应答的特点。

（邵启祥）

第7章 适应性免疫应答

学习目标

1. 素质目标　树立勤奋好学、精益求精的正确理念。

2. 知识目标　掌握适应性免疫应答、T细胞和B细胞介导的细胞免疫应答和体液免疫应答的基本概念；熟悉T细胞介导的免疫应答的双识别双信号学说，以及细胞免疫应答和体液免疫应答的效应；了解免疫耐受和免疫调节的基本过程。

3. 能力目标　具有应用免疫学原理进行临床免疫相关性疾病宣教的能力。

第1节　适应性免疫应答概述

一、适应性免疫应答概念和特点

适应性免疫应答是指由抗原激发而产生，表现为T、B细胞对抗原的特异性应答。适应性免疫是机体出生后，由病原生物体及其代谢产物、疫苗、内部基因突变或修饰、变性产生的异己蛋白等抗原刺激机体免疫系统而触发，因此又称获得性免疫。

适应性免疫是在固有免疫应答之后发生的，固有免疫应答为适应性免疫应答输送了经过“精选”的抗原物质。当抗原诱导机体免疫系统对之产生恰当强度的适应性免疫应答，抗原物质被清除，维持机体的生理平衡和稳定；而某种因素影响下，抗原诱导机体免疫系统产生的适应性免疫应答过强或过弱，可能给机体带来病理改变，最终导致疾病的发生。适应性免疫应答主要由B细胞介导的适应性免疫应答和T细胞介导的适应性免疫应答两部分组成，在抗感染、抗肿瘤、移植物排斥反应、自身免疫病、超敏反应中发挥重要作用。

适应性免疫的特点：后天获得，具有抗原特异性和免疫记忆性。

考点：适应性免疫应答的概念

二、适应性免疫应答的基本过程

适应性免疫应答是一个连续的过程，根据其发生的机制和过程，分为三个阶段阐述。

（一）抗原识别阶段

适应性免疫应答细胞（T细胞、B细胞）识别抗原后启动免疫应答。

（二）活化、增殖、分化阶段

接受抗原刺激，T细胞、B细胞经过活化、增殖、分化，最终产生效应T细胞（effector T cell，Teff）和抗体的阶段。

（三）效应阶段

效应阶段是T或B细胞及其分泌的细胞因子、抗体，通过各种机制发挥免疫效应的阶段。

考点：适应性免疫应答的基本过程

第2节　T细胞介导的适应性免疫应答

T细胞介导的适应性免疫应答，简称为细胞免疫应答，是指T细胞识别由APC提呈的MHC Ⅰ/Ⅱ-抗原肽复合物，在抗原信号和共刺激信号作用下，活化、增殖和分化为Teff发挥免疫学效应。因其主要产生Teff，从而发挥免疫学效应，因此被称为细胞免疫应答。Teff主要有两大类：CTL、辅助性T细胞（helper T cell，Th）。

一、T细胞对抗原的识别

T细胞识别抗原过程存在双识别即TCR识别pMHC复合物和CD4/CD8对MHC Ⅰ/Ⅱ类分子的识别（图7-1）。

首先APC通过表达的MHC Ⅰ/Ⅱ类分子所结合的外源性或内源性抗原肽（即T细胞抗原决定簇），形成pMHC复合物，向Th或CTL提呈抗原肽。当TCR与pMHC复合物结合，TCR识别抗原肽和MHC抗原结合槽外侧缘，而周边表达黏附分子对，通过空间结构的改变，提高亲和力，稳定T细胞与APC间的结合，TCR-pMHC向分子中心区移动，外周包绕着CD28-CD80/CD86等共刺激分子对，形成同心形结构，类似于神经突触，此为免疫突触（immunological synapse）（图7-2）。

CD4和CD8是TCR的共受体，TCR-pMHC结合后，CD8/CD4分子与MHC Ⅰ/Ⅱ类分子外侧缘结合，增强TCR与pMHC结合的亲和力，稳定细胞间的结合，促进TCR信号向下游转导。

二、T细胞的活化、增殖和分化

（一）T细胞活化的双信号

1. T细胞活化的第一信号　APC将pMHC提呈给T细胞识别，TCR胞内区所带电荷发生改变，使CD3分子3个二聚体胞内区聚集在TCR周边，并与CD4/CD8分子胞内区相互作用，其免疫受体酪氨酸活化基序中酪氨酸磷酸化，启动活化级联反应，继而促使下游膜分子和细胞活化相关基因的表达，T细胞初步活化，此为T细胞活化的第一信号（图7-1）。

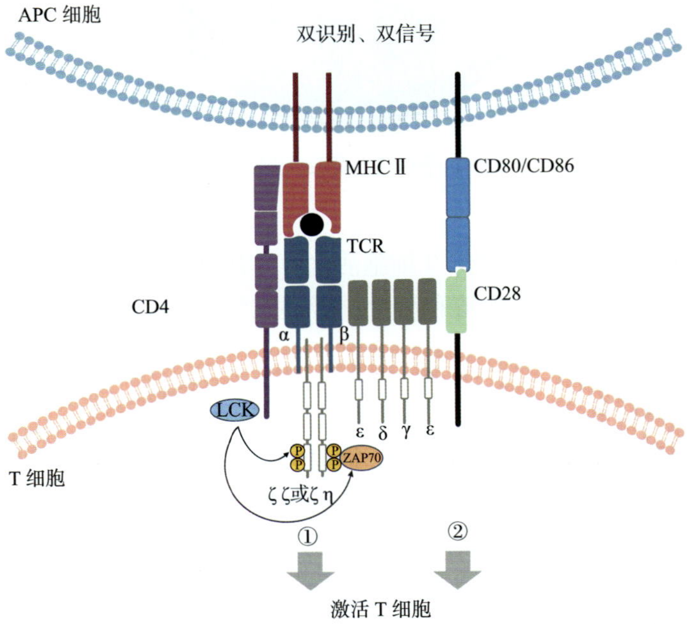

图7-1　T细胞活化的双识别、双信号

①TCR识别pMHC，CD4识别MHC Ⅱ，构成第一信号；②CD28与CD80/CD86构成共刺激分子对，为T细胞活化第二信号

2. T细胞活化的第二信号 在TCR接受pMHC信号后，CD28、淋巴细胞功能相关抗原-1（LFA-1）、可诱导共刺激分子（ICOS）和CD40配体（CD40L）等共刺激分子表达上调，分别与APC表面的CD80/CD86、细胞间黏附分子（ICAM）、ICOSL和CD40等受体结合，为T细胞提供共刺激信号，使T细胞彻底活化，并诱导性表达IL-2等一系列细胞因子及其受体；同时活化的APC也上调一些细胞因子的表达，两者产生的细胞因子为T细胞的增殖和分化奠定基础。上述共刺激分子对提供的信号为T细胞活化的第二信号（图7-1）。第二信号是T细胞活化的必要信号，如果缺失将导致T细胞的失能（anergy）。除了正向的共刺激分子外，T细胞活化过程中还会逐渐上调负性调控的共抑制因子（co-inhibitory molecule），如CTL相关蛋白4（CTLA-4）和程序性细胞死亡受体1（PD-1）等，它们在T细胞发挥效应后，可适时下调和终止T细胞效应。这些分子也被称为免疫检查点分子（immune checkpoint molecule）。

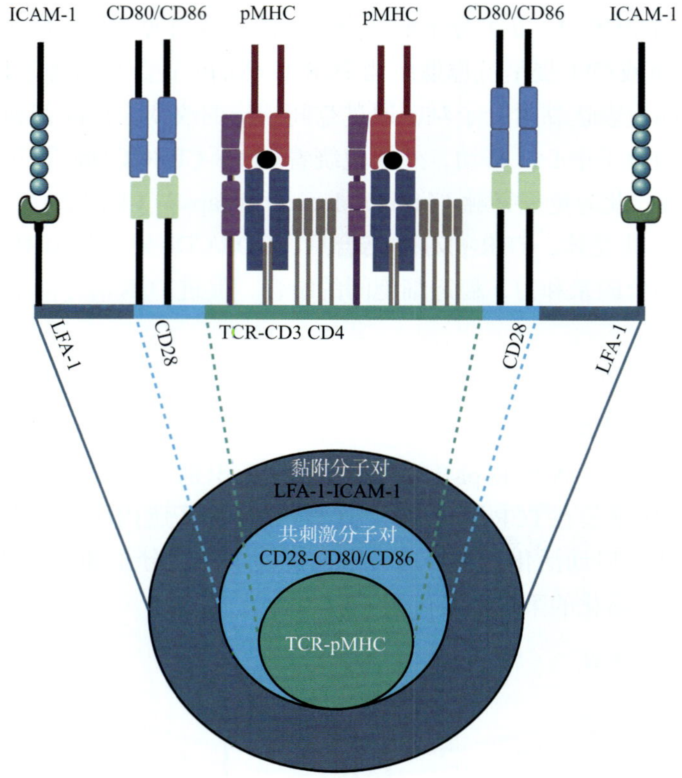

图7-2 免疫突触

考点：T细胞活化的双识别、双信号过程

3. 细胞因子促进T细胞的增殖和分化 T细胞活化后，有赖于IL-1、IL-2、IL-4、IL-6、IL-10、IL-12、IL-15和IFN-γ等多种细胞因子进一步增殖和活化。若缺乏细胞因子，那么T细胞就不能增殖和分化，甚至死亡。

（二）T细胞的增殖分化

T细胞活化后，在细胞因子作用下大量增殖，同时分化为不同的亚群，发挥各自的免疫学效应。

1. $CD4^+$T细胞的分化 Th0在双信号、细胞因子（如IL-12、IL-2、IL-4 等）和上调表达的转录因子的作用下活化，迅速增殖，分化为效应Th细胞的不同亚群Th1、Th2、Th17、滤泡辅助性T细胞（Tfh）和调节性T细胞（Treg）。部分Th细胞分化为记忆Th细胞，当其再次接触相同抗原时，不须经上述诱导过程就可直接活化、增殖与分化，产生效应。

2. $CD8^+$T细胞的分化 $CD8^+$Tn细胞在双信号刺激，APC分泌的IL-12和Th细胞分泌的IL-2、IFN-γ等细胞因子作用下发生增殖和分化，大量合成穿孔素、颗粒酶，细胞膜表达凋亡相关因子配体

（FasL），成为效应CTL。

三、T细胞免疫的生物学效应和转归

（一）细胞免疫应答的效应

1. $CD4^+$T细胞的生物学效应

（1）Th1细胞　Th0在IL-12和IFN-γ作用下，高表达T-bet转录因子，分化为Th1亚群。其可分泌IL-2、IFN-γ、TNF细胞因子，诱导CTL的分化，募集和活化单核/巨噬细胞、NK细胞和T细胞，介导细胞免疫效应。可增强抗感染，特别是胞内寄生虫、结核分枝杆菌和病毒感染，抗肿瘤等细胞免疫效应。与Ⅳ型超敏反应、类风湿关节炎、炎性肠病密切相关。

（2）Th2细胞　Th0在IL-4等作用下，高表达GATA3转录因子，分化为Th2亚群，分泌IL-4、IL-5、IL-6等细胞因子，辅助B细胞分化为浆细胞，产生大量抗体，介导体液免疫应答。IL-4诱导浆细胞分泌IgE，同时IL-5活化肥大细胞、嗜酸性粒细胞和嗜碱性粒细胞，参与Ⅰ型超敏反应和抗寄生虫感染。

（3）Th17细胞　Th0在IL-6、IL-23和TGF-β等的作用下，高表达维甲酸相关受体孤儿受体（RORγt）转录因子，分化为Th17亚群，分泌IL-17等细胞因子，募集、活化中性粒细胞和单核细胞，发挥杀伤细菌、真菌和维持消化道上皮屏障完整性作用，促进免疫炎症，参与银屑病、SLE等自身免疫病的发病过程。

（4）Tfh细胞　在IL-21、IL-6等的作用下，Th0高表达Bcl-6分化为Tfh，分泌IL-21等细胞因子，辅助B细胞分化为浆细胞，促进Ig类型转换和亲和力成熟。

（5）Treg细胞　分两类Treg，一类是直接从胸腺发育分化而来的天然Treg（nTreg），另一类是经IL-2和TGF-β诱导产生的诱导性Treg（iTreg），以IL-10和TGF-β抑制其他免疫细胞，也可竞争IL-2，诱导活化T细胞死亡，或直接通过穿孔素和颗粒酶杀伤CTL和NK细胞。

表7-1　$CD4^+$T细胞亚群分化条件及功能

$CD4^+$T细胞亚群	分化需要的细胞因子	转录因子	分泌的细胞因子	功能
Th1	IL-12，IFN-γ	T-bet	IL-2，IFN-γ，TNF-α，TNF-β	促进巨噬细胞活化，杀伤胞内病原体
Th2	IL-4，IL-2	GATA3	IL-4，IL-5，IL-6等	介导嗜酸性粒细胞活化，与Ⅰ型超敏反应相关
Th17	TGF-β，IL-6，IL-23	RORγt	IL-17A，IL-17F等	参与胞外细菌和真菌引起的炎症反应
Tfh	IL-6，IL-21，IL-27	Bcl-6	IL-21等	在淋巴滤泡中刺激B细胞增殖、分化和Ig类型转换
Treg	IL-2，TGF-β	FOXP3	IL-10，TGF-β，IL-35	抑制所有免疫细胞的效应

2. $CD8^+$T细胞的生物学效应　CTL主要通过两种方式杀伤靶细胞。①穿孔素和颗粒酶储存于CTL胞质颗粒中，穿孔素在靶细胞表面形成内侧亲水、外侧疏水的孔道，颗粒酶经孔道进入靶细胞内，诱导细胞凋亡。②表达FasL及分泌TNF-α。FasL直接与细胞表面的Fas结合，诱导靶细胞凋亡。TNF-α可直接杀伤靶细胞。CTL的杀伤受MHC Ⅰ类分子限制，具有可连续杀伤靶细胞的特点。在抗病毒、结核分枝杆菌、伤寒沙门菌、布鲁氏菌和疟原虫等胞内感染病原体中发挥重要作用，且具有特异性抗肿瘤效应。

（二）细胞免疫应答的转归

当机体清除了靶抗原后，免疫应答就不会持续下去，否则会导致机体自身的损伤。Teff也将被清除，仅保留少量的记忆T细胞维持免疫记忆。

1. Teff的抑制或清除　①Treg通过剥夺IL-2，TGF-β抑制T细胞免疫功能，穿孔素、颗粒酶和FasL直接诱导T细胞凋亡等机制负性调控Teff；②活化的T细胞在免疫应答高峰期高表达Fas，与自身或周边细胞高表达的FasL结合诱导T细胞凋亡，此为T细胞活化诱导的细胞死亡（AICD）。

2. 记忆T细胞的形成 免疫记忆是适应性免疫应答的重要特征，记忆T细胞（Tm）是对特异性抗原具有记忆能力的长寿命T细胞，但其形成机制尚未完全阐明，有可能从Tn细胞直接分化而来，也可能从Teff分化而来。Tm的特征性表面标志是$CD45RA^{-}CD45RO^{+}$。当同样的抗原再次进入机体，Tm受抗原、第二信号刺激及细胞因子的作用，快速增殖和分化形成Teff，发挥免疫效应，但其需要的抗原浓度、共刺激分子水平和细胞因子应答的阈值明显下调，敏感性更高。

考点：细胞免疫应答效应

第3节 B细胞介导的适应性免疫应答

B细胞介导的适应性免疫应答，简称为体液免疫应答，是指BCR识别特异性抗原后，B细胞活化、增殖、分化为浆细胞，合成分泌抗体，发挥适应性免疫效应的过程。抗体进入体液，通过介导中和作用、免疫调理、补体活化、ADCC作用等阻止、清除病原体或杀伤肿瘤细胞。BCR识别的抗原主要有胸腺依赖抗原（TD-Ag）和非胸腺依赖抗原（TI-Ag）两大类。

B细胞识别抗原的特点：①BCR不仅识别肽、蛋白质，还可识别多糖、核酸、脂类和小分子化合物；②BCR识别暴露于抗原表面的抗原决定簇，也可识别通过加工降解，暴露的大分子内部的抗原决定簇；③BCR识别抗原不依赖于MHC分子的提呈，因此无MHC限制性；④BCR对TI-Ag应答无Ig类型转换、亲和力成熟和免疫记忆性。

考点：B细胞识别抗原特点

一、B细胞介导的对TD-Ag的体液免疫应答

（一）B细胞对TD-Ag的识别

B细胞通过BCR对TD-Ag进行识别、活化，并内化抗原、对其进行降解加工，形成pMHC Ⅱ复合物，转运至细胞膜表面，将抗原提呈给Th，并活化之，分化为Th各个亚群。由此可见，B细胞既是抗原应答细胞，又是APC。

（二）B细胞活化的信号

与T细胞免疫应答类似，TD-Ag活化B细胞也需要双信号。①第一信号由BCR-CD79α/β提供，BCR的胞内区较短，缺乏免疫受体酪氨酸活化基序。CD79α/β以异源二聚体与BCR胞内区通过静电吸引聚集，在Sac家族酪氨酸激酶作用下磷酸化，发生级联活化效应，最终NF-κB和NF-AT活化，发生核转位，启动B细胞的活化、增殖和分化的相关基因。除此之外，由CD19、CD21、CD81和CD225构成的BCR共受体通过CD21和BCR一起捕获抗原-抗体-补体复合物，由CD19向胞内转导活化信号。共受体能有效增强B细胞的活化信号。②第二信号由表达于B细胞的CD40与T细胞表达的CD40L结合，向胞内提供活化信号，此外还有其他黏附分子对也提供第二信号。③细胞因子在B细胞活化、增殖和分化中发挥重要作用，Th1分泌的IL-2，Th2分泌的IL-4、IL-5、IL-6和IL-21诱导B细胞增殖，Tfh分泌IL-21、IL-4和IFN-γ诱导B细胞分化成浆细胞并分泌抗体。

考点：B细胞活化信号

（三）T、B细胞相互作用

一方面T细胞为B细胞提供CD40L/CD40的第二信号，分泌各类细胞因子促进B细胞分化，Ig类型转化，记忆B细胞、长寿命浆细胞的形成和维持。另一方面，B细胞内化抗原，向T细胞提呈抗原肽，表达的CD80/CD86与T细胞表达的CD28结合，为T细胞提供第二信号，促进T细胞活化。因此T细胞和B细胞相互作用，相互提供了活化信号（图7-3）。

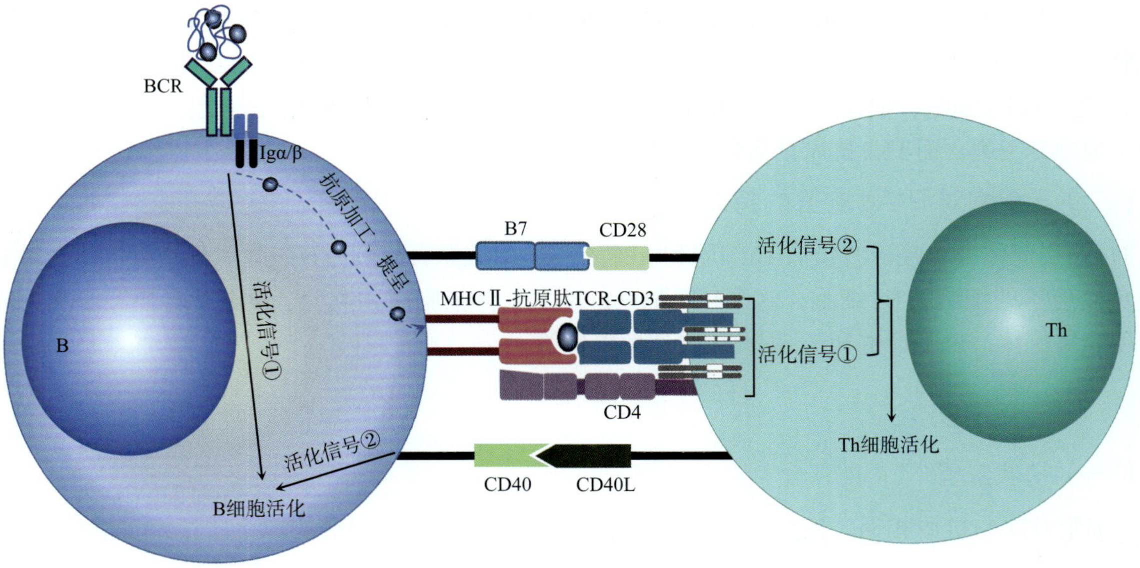

图7-3　T、B细胞相互作用

（四）B细胞增殖、终末分化

B细胞在接受双信号及T细胞分泌的细胞因子后活化，活化的B细胞或在T、B细胞交接区形成初级聚合体或直接进入淋巴滤泡，上调表达IL-2、IL-4、IL-5、IL-6、IFN-γ多种细胞因子受体，在不同组合的细胞因子作用下B细胞增殖、分化，并经历体细胞高频突变，Ig的类别转换，亲和力成熟，成为能合成分泌不同类别Ig的浆细胞，从而发挥体液免疫功能。有部分 B 细胞形成长寿命的记忆B 细胞（Bm）。Bm参与淋巴细胞再循环，当再次遭遇相同抗原，即迅速增殖、分化为浆细胞，并产生大量高亲和力的特异性抗体（图7-4）。

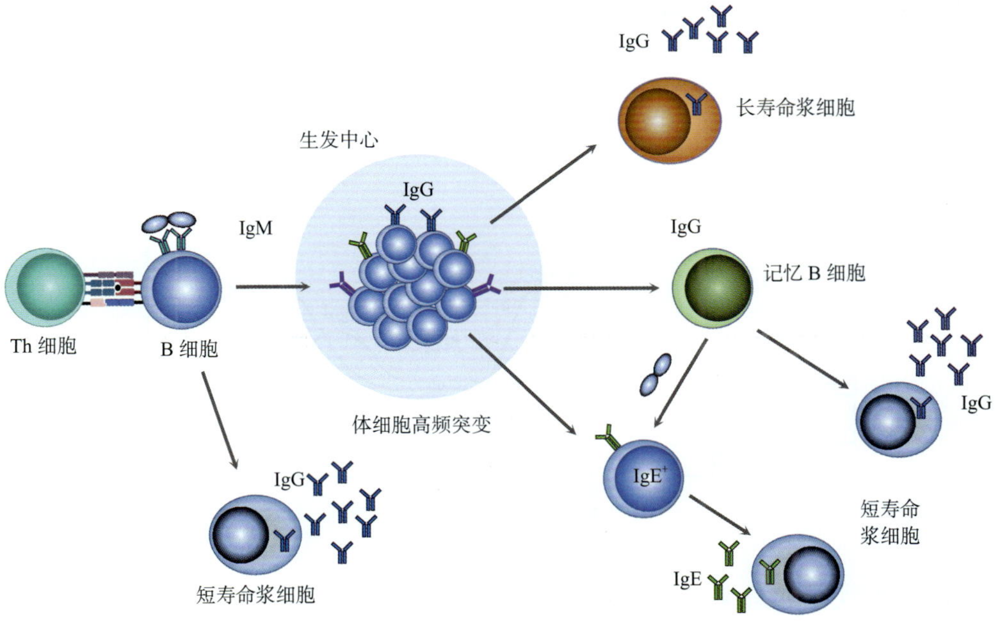

图7-4　B终末分化、体细胞突变和免疫记忆形成

二、B细胞介导的对TI-Ag的体液免疫应答

（一）B细胞对TI-Ag的识别

TI-Ag分为TI-1和TI-2两类。常见的TI-1抗原有LPS，也是B细胞丝裂原。当TI-1抗原处于高浓度

时，与丝裂原受体结合，多克隆活化B1细胞；当TI-1抗原处于低浓度时，与BCR结合，特异性活化B细胞。TI-2抗原多为带有重复表位的抗原，如鞭毛蛋白和荚膜多糖。多个TI-2抗原决定簇通过交联BCR活化成熟B1细胞，但过度交联会抑制B细胞的活化，诱导B细胞的免疫耐受。TI-1抗原可活化成熟或不成熟B细胞，而TI-2抗原只活化不成熟B细胞。

（二）B细胞对TI-Ag应答的特点

TI-Ag引起体液免疫应答没有Th细胞和APC参与，由抗原直接刺激B细胞活化产生抗体。对TI-Ag产生免疫应答的细胞为B1细胞，这个B细胞亚群不发生体细胞高频突变、Ig类型转换、亲和力成熟，只产生IgM抗体，也不产生Bm，因此无再次免疫应答。

三、抗体产生的一般规律

（一）初次应答

B细胞首次与抗原相遇，发生免疫应答，按照产生的抗体水平可分为四个阶段：①潜伏期：是指机体接受抗原刺激到血液或体液中出现可检测水平的特异性抗体的时间，一般要1～2周。潜伏期长短与抗原性质、进入机体的途径、是否有佐剂和宿主状态有关。②对数期：2～3周，此时期抗体水平呈对数增长，其增长的速度与抗原的性质和剂量有关。③平台期：此期中抗体合成水平和消耗、降解水平相当，总量维持在相对稳定水平，到达平台期的时间和平台期的维持时间与抗原本身的特点有关。④下降期：此期抗体合成下降明显，消耗、降解和清除使抗体水平明显下降，此期可持续数天或数周。初次应答特点：①潜伏期长；②抗体浓度低；③抗体维持时间短，主要为IgM；④以低亲和力抗体为主（图7-5）。

（二）再次应答

当相同抗原再次进入机体后，Bm细胞可迅速、高效地产生特异性抗体。其特点为：①潜伏期明显缩短为3～7天；②抗体浓度高；③抗体维持时间长，以IgG为主；④以高亲和力抗体为主（图7-5）。

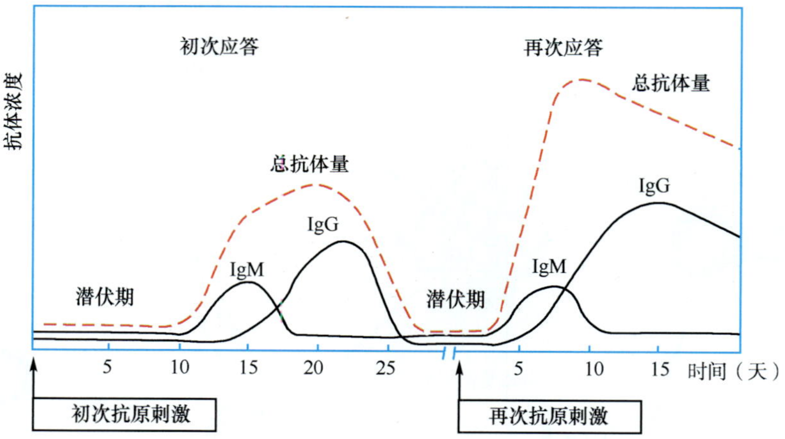

图7-5　抗体产生的一般规律

（三）抗体产生规律的意义

抗体产生的规律在医学实践中有重要意义。①指导疫苗的免疫接种和高亲和力抗体的制备：应采用再次或多次加强免疫，以获得良好的疫苗接种效果，或得到高浓度、高亲和力的抗体；②感染性疾病的早期诊断：病原体特异性IgM可作为早期感染和宫内感染的诊断依据；③病原体感染回顾性诊断或持续感染诊断：如果恢复期患者血清标本中抗体水平较感染早期血清标本中病原体特异性抗体水平增长4倍以上，有诊断价值。

考点：抗体产生的一般规律

四、B细胞免疫的生物学效应

B细胞的生物学效应主要包括抗体的生物学作用（见第3章第2节）和抗原提呈作用（见第6章第3节）。

第4节　免疫耐受与免疫调节

机体免疫系统针对自身抗原或接受特定抗原刺激后，产生的特异性“免疫无应答状态”称免疫耐受（immune tolerance），是一种不用于免疫抑制的特异性负性免疫应答。主要通过抗原特异性的效应细胞、分子抑制针对抗原特异性正向免疫应答；免疫抑制是无抗原特异性的免疫不应答，但免疫抑制时易诱导免疫耐受。诱导免疫耐受的抗原又称为耐受原。

由自身抗原诱导产生的免疫耐受称为天然耐受或自身耐受；由外来抗原诱导产生的免疫耐受称为获得性耐受。

考点：免疫耐受的概念

一、免疫耐受及机制

（一）免疫耐受现象及影响因素

1. 胚胎或新生期产生的免疫耐受　1945年，Owen发现在一头怀孕母牛诞下两头血型不同的小牛共享一个胎盘，且体内相互有对方血型的红细胞，并不溶血，形成所谓的红细胞嵌合体。随后梅达沃（Medawar）采用CBA小鼠骨髓输给新生期A系小鼠，待成年后，给A系小鼠移植CBA小鼠皮肤，并未发生排斥现象，而移植给新生期未输注CBA骨髓的BALB/c小鼠，发生皮肤排斥。上述现象说明在胚胎或新生期接受异种抗原可诱导免疫耐受。

2. 免疫耐受形成的影响因素

（1）抗原因素　①抗原浓度过低或过高都会诱发免疫耐受。低域耐受：抗原浓度过低不足以引起T、B细胞活化。高域耐受：过高浓度抗原诱导淋巴细胞凋亡或特异性Treg产生，抑制免疫应答。②不同的抗原诱导T和B细胞免疫耐受的机制不同。高剂量TI-Ag诱导B细胞免疫耐受。高剂量TD-Ag诱导T、B细胞免疫耐受，低剂量时诱导T细胞耐受。③抗原类型不同，对淋巴细胞的免疫耐受诱导也不同。在可溶性抗原中，单体不易被APC捕获提呈给T细胞，从而不能辅助B细胞产生抗体，易诱导免疫耐受；多聚体易被APC摄取和提呈，从而诱导T、B细胞免疫应答。④某些特定的抗原表位，如鸡卵溶菌酶（HEL）的氨基酸N端偏好诱导Treg细胞活化，氨基酸C端偏好诱导Th细胞活化，因此HEL易诱导免疫耐受。⑤抗原进入机体途径，对免疫耐受的诱导也不同。口服抗原易诱导免疫耐受，然后依次为静脉注射、腹腔注射、肌内注射、皮下或皮内注射。口服抗原可诱导肠道$CD4^+$T细胞产生TGF-β和IL-4，促进B细胞产生sIgA，在黏膜局部发挥免疫效应，但同时诱导Treg抑制全身免疫应答。因此疫苗接种主要采用肌内、皮下注射。⑥缺乏共刺激信号，且低价自身抗原的反复刺激，易诱导T细胞发生AICD，诱导对自身抗原的免疫耐受。

（2）机体因素　①胚胎阶段和新生期由于免疫系统发育不成熟，易诱导免疫耐受，而成熟个体不易诱导免疫耐受；②使用环磷酰胺、环孢素和糖皮质激素等免疫抑制剂治疗时，抗原刺激易诱导免疫耐受；③与其MHC的遗传背景有关，如在临床发现一些个体对乙肝疫苗不发生免疫应答。

（二）免疫耐受机制

1. 中枢免疫耐受 主要是T、B细胞在胸腺和骨髓中，通过阴性选择建立的。

（1）T细胞中枢免疫耐受的建立 主要有两种机制：①TCR的可变区基因随机重排产生各种不同的TCR，当高亲和力TCR与胸腺上皮细胞、胸腺树突状细胞表达的自身抗原结合时，诱导胸腺细胞凋亡，导致克隆清除（clonal deletion）；②部分携带低亲和力自身反应性TCR的胸腺细胞与自身抗原结合可分化为nTreg，从而在外周抑制自身反应性T细胞。

（2）B细胞中枢免疫耐受的建立 骨髓中不成熟的B细胞在BCR重排表达后，与自身抗原高亲和力结合，诱导B细胞凋亡或克隆清除；部分细胞会启动BCR二次重排，产生不能识别自身抗原的BCR。

2. 外周免疫耐受 尽管中枢免疫耐受删除了许多自身反应性T、B细胞，但删除不彻底。机体通过多种机制抑制外周自身反应性T、B细胞的活化，维持机体的免疫自稳状态，一旦这些机制受到破坏，自身免疫应答就会发生。

（1）免疫豁免器官中的抗原正常状态下不引起免疫应答 人的中枢神经系统、眼前房、睾丸等部位存在屏障，生理状态下阻止外周免疫细胞的进入；其微环境有利于诱导产生Treg和Th2细胞，抑制Th1细胞分化；局部组织表达高水平FasL，诱导高表达Fas的活化T细胞凋亡；表达PD-1或TGF-β抑制免疫细胞效应。

（2）免疫调节细胞的作用 胸腺中分化的nTreg和外周抗原诱导产生的iTreg可通过细胞间直接接触或产生TGF-β、IL-10抑制免疫细胞的效应；此外调节性B细胞（Breg）和调节性树突状细胞（DCreg）在外周维持免疫自稳。

（3）克隆清除 高水平、持续的自身抗原的刺激导致自身反应性T细胞被反复活化，上调表达FasL和Fas，FasL与自身和周边自身反应性T细胞表达的Fas结合，诱导T细胞发生AICD。自身反应性B细胞的BCR被大量的自身抗原广泛交联，被诱导凋亡。

（4）克隆失能 大量自身抗原由不成熟的DC提呈给T细胞，因其缺乏共刺激分子等第二信号，易诱导T细胞失能（anergy），失能细胞易凋亡并发生克隆清除。失能的自身反应性T细胞，不能辅助自身反应性B细胞的活化，从而呈现免疫无反应性。

（5）免疫忽视 当自身抗原水平较低或TCR/BCR亲和力较低时，T、B细胞将不能有效活化，此为免疫忽视（immunological ignorance）。

考点：免疫耐受的机制

（三）免疫耐受与临床疾病

免疫耐受是维持机体免疫自稳的重要机制，避免了自身免疫病的发生，但一旦被打破可导致自身免疫病的发生。此外，有些疾病是由异常过度免疫应答引起的，如超敏反应。器官移植物排斥反应是一类特例，是由受体免疫系统对植入的供体组织器官发生免疫应答引起的。而在人类疾病的发生过程中，在某些状态下也出现类似的免疫耐受，如肿瘤的发生过程中肿瘤微环境诱导进入肿瘤的免疫细胞发生免疫无应答或耐受。

在理解和掌握了免疫应答和免疫耐受的机制后，人类可采用口服抗原诱导免疫耐受，阻断共刺激信号，过继输注抗原特异性Treg、Breg和DCreg等方法预防和治疗自身免疫病、防止发生移植物排斥反应和超敏反应等；同时也可采用抗PD-1、PDL-1抗体阻断负向共刺激信号，清除Treg、Breg和DCreg等，促进抗肿瘤免疫。

二、免疫调节

免疫调节（immune regulation）是在免疫应答过程中免疫系统、免疫细胞、免疫分子与其他系统间相互作用，构成相互协调、制约的调节网络，使机体免疫应答处于适合的强度水平，从而维护机体的免疫自稳。其调节作用主要在分子水平、细胞水平和整体水平，一旦失调导致免疫相关疾病的发生。

（一）免疫分子水平的免疫调节

1. 抗体、免疫复合物对免疫应答的调节作用

（1）抗体独特型免疫网络的调节　机体针对特异性抗原产生相应的抗体（Ab1），而抗体自身存在着独特型的表位，机体免疫系统针对Ab1的独特型可产生抗体（Ab2），依次类推，机体可针对Ab2的独特型表位产生抗体（Ab3），Ab2可抑制Ab1的功能，而Ab3可抑制Ab2，从而形成一个复杂的调节网络，防止过度免疫应答。

（2）免疫复合物的免疫调节作用　特异性抗体可与相应的抗原结合形成免疫复合物，后者可活化补体，形成抗原-抗体-补体复合物，两种免疫复合物在促进免疫应答的同时，也可通过巨噬细胞表面的补体受体或Ig受体，促进巨噬细胞吞噬、溶酶体降解的方式快速清除机体内的抗原；特异性抗体与BCR竞争结合抗原，阻断B细胞的活化；免疫复合物通过抗原与BCR结合，抗体通过Fc段与B细胞表面的FcγRⅡb（CD32）结合，产生抑制信号，抑制B细胞增殖、分化和分泌抗体。

2. 炎症因子分泌的反馈调节　当TLR与LPS等病原体相关分子模式结合，活化下游信号，产生IL-1、IL-6和TNF-α，引发炎症，活化巨噬细胞等，清除病原体。但过度的炎症会引发对正常组织的损伤，因此可通过抑制TLR下游信号，从而减缓炎症因子的分泌。

3. 补体对免疫应答的调节　补体可通过经典途径、旁路途径和MBL途径活化，活化的补体可趋化中性粒细胞和巨噬细胞到炎症局部，通过活化的补体片段与吞噬细胞表面的补体受体促进吞噬细胞吞噬和降解病原体，此为免疫调理（immune opsonization）；抗原-抗体复合物和抗原-抗体-补体复合物通过结合BCR和B细胞辅助受体活化B细胞，同时也可提高其对抗原的处理和提呈效率。

4. 活化性受体与抑制性受体的免疫调节　在许多免疫细胞的受体中存在免疫受体酪氨酸活化基序（ITAM），当该受体与配体结合，ITAM中的酪氨酸被活化，从而具有激酶活性或招募蛋白酪氨酸激酶（PTK），磷酸化下游分子中的酪氨酸，转导活化信号；而含有免疫受体酪氨酸抑制基序（ITIM）的受体与配体结合或被上游信号活化，招募蛋白酪氨酸磷酸酶（PTP），使下游分子去磷酸化，转导抑制性信号。最为典型的代表就是免疫细胞中的正向和负向共刺激分子的作用。

（二）免疫细胞水平的免疫调节

1. Treg的免疫调节作用　Treg可表达FasL、CTLA-4和高亲和力IL-2受体，分泌TGF-β和IL-10，释放穿孔素、颗粒酶。通过剥夺IL-2，抑制其他T细胞活化与增殖；通过抑制其他T细胞的代谢，抑制增殖；通过CTLA-4传递抑制性信号，抑制其他T细胞活化；通过FasL、穿孔素、颗粒酶诱导其他免疫细胞凋亡。

2. Th1、Th2间免疫调节　Th1细胞分泌IL-2和IFN-γ，可促进NK细胞的活性，IL-2能维持所有T细胞的生存、活化和增殖。而IFN-γ不仅可活化单核/巨噬细胞和NK细胞，还可促进T-bet表达，后者促进IFN-γ表达和抑制IL-4基因表达，有利于Th1细胞分化，下调GATA3的表达，抑制Th2分化。Th2分泌IL-4，促进GATA3和IL-4的表达，抑制IFN-γ表达，促进Th2分化，抑制Th1分化。

此外Breg、DCreg、巨噬细胞和NK细胞等都参与免疫调节。

（三）MHC的免疫遗传调控

由于MHC基因的多样性，导致MHC Ⅰ和Ⅱ分子提呈的抗原肽存在差异，针对同样的抗原可能引起机体的免疫应答存在一定的差异。

（四）其他免疫调控机制

机体除了分子、细胞和遗传等免疫调控机制外，还可以通过内分泌、神经递质等方式调控免疫应答。如由于性激素的区别，男性和女性针对同样的抗原发生的免疫应答是不同的。临床最为典型的是

自身免疫病普遍女性好发，且处于生育期的女性为高发年龄阶段。

自 测 题

一、单选题

1. 适应性免疫应答的基本过程包括
   A. 抗原识别、活化增殖、效应三个阶段
   B. 抗原识别、活化增殖、排斥三个阶段
   C. 抗原识别、活化增殖、反应三个阶段
   D. 抗原识别、活化、增殖三个阶段
   E. 抗原识别、活化增殖、应答三个阶段
2. T细胞双识别是指
   A. 识别T细胞抗原决定簇和MHC分子
   B. 识别B细胞抗原决定簇和MHC分子
   C. 识别B细胞抗原决定簇和黏附分子
   D. 识别T细胞抗原决定簇和CD分子
   E. 识别B细胞抗原决定簇和DNA分子
3. T细胞双信号是指
   A. MHC信号和CD28-CD80/CD86等共刺激信号
   B. 抗原信号和CTLA-4-CD80/CD86等共抑制信号
   C. 抗原信号和CD28-CD80/CD86等共刺激信号
   D. MHC信号和CTLA-4-CD80/CD86共抑制信号
   E. TLR信号和CD28-CD80/CD86等共刺激信号
4. 关于免疫突触下列描述最全面的是
   A. TCR-pMHC是免疫突触的核心部分
   B. 共刺激分子对是免疫突触的重要组成部分
   C. CD4-MHC Ⅱ分子参与免疫突触
   D. CD8-MHC Ⅰ分子参与免疫突触
   E. 以上都对
5. 下列哪个分子对是共刺激信号
   A. TCR-pMHC　　B. CD28-CD80/CD86
   C. CD4-MHC Ⅱ分子　　D. CD8-MHC Ⅰ分子
   E. CTLA-4-CD80/CD86
6. 下列哪个分子对是共抑制信号
   A. TCR-pMHC　　B. CD28-CD80/CD86
   C. CD4-MHC Ⅱ分子　　D. CD8-MHC Ⅰ分子
   E. CTLA-4-CD80/CD86
7. Th1亚群主要分泌下列哪些细胞因子
   A. IL-2、IFN-γ、TNF-β
   B. IL-8、IFN-γ、TNF-β
   C. IL-11、IFN-α、TNF-β
   D. IL-2、EPO、TNF-β
   E. IL-2、IFN-γ、TPO
8. Th2亚群主要分泌下列哪些细胞因子
   A. IL-4、EPO、IL-6、IL-10
   B. IL-4、IL-8、IL-6、IL-10
   C. IL-4、IL-5、IL-6、IL-10
   D. IL-4、IL-5、IL-6、TPO
   E. GM-CSF、IL-5、IL-6、IL-10
9. Th1亚群主要有下列哪些功能
   A. 抗细菌感染　　B. 抗结核菌和胞内寄生虫感染
   C. 抗病毒　　D. 抗肿瘤
   E. 以上都是
10. Treg亚群主要分泌哪些细胞因子
    A. IL-2和TGF-β　　B. IL-8和TGF-β
    C. IL-21和TGF-β　　D. IL-10和TGF-β
    E. IL-3和TGF-β
11. Treg亚群通过下列哪些机制调节免疫功能
    A. 分泌IL-2和TGF-β抑制其他免疫细胞
    B. 通过释放穿孔素和颗粒酶杀伤免疫细胞
    C. 通过高亲和力IL-2受体与其他T细胞竞争IL-2
    D. 以上都是
    E. 以上都不是
12. $CD8^+$CTL亚群通过下列哪些机制调节免疫功能
    A. 表达FasL与靶细胞表面Fas结合，杀伤靶细胞
    B. 通过释放穿孔素和颗粒酶杀伤靶细胞
    C. 分泌TNF-α与靶细胞表面TNFR结合，直接杀伤靶细胞
    D. 以上都是
    E. 以上都不是
13. BCR识别抗原具有以下哪项特点
    A. 识别肽、蛋白、多糖、核酸、脂类和小分子化合物
    B. 识别抗原表面决定簇和降解后的内部决定簇
    C. 不受MHC限制
    D. 对TI-Ag应答无记忆性
    E. 以上都是
14. 参与TD-Ag刺激机体产生抗体的细胞是
    A. B细胞
    B. T细胞和B细胞
    C. 巨噬细胞、T细胞、B细胞
    D. 巨噬细胞和B细胞
    E. 巨噬细胞和T细胞
15. BCR辅助受体由下列哪些分子组成
    A. CD19　　B. CD21
    C. CD81　　D. CD225
    E. 以上都是

16. 免疫应答对机体是
    A. 有利的
    B. 不利的
    C. 有时有利，有时不利
    D. 适当时有利，不适当时不利
    E. 以上都不是
17. 在Ab产生的一般规律中，初次应答产生最早，具有早期诊断价值的Ig是
    A. IgG　　B. IgM
    C. sIgA　　D. IgE
    E. IgD
18. CTL杀伤靶细胞的方式是
    A. 无抗原特异性
    B. 受MHC Ⅱ类分子限制
    C. 可释放穿孔素和颗粒酶杀伤靶细胞
    D. 通过ADCC作用杀伤靶细胞
    E. 不可连续杀伤靶细胞
19. 关于TD-Ag引起的体液免疫，下列哪项是错误的
    A. 需要抗原刺激
    B. 不需要APC参与
    C. B细胞活化、增殖、分化为浆细胞
    D. 浆细胞合成并分泌Ig
    E. Ig仅在细胞外发挥主要作用
20. 抗体的免疫效应包括
    A. 免疫调理　　B. 中和作用
    C. 活化补体　　D. ADCC作用
    E. 以上都是

二、名词解释

1. 适应性免疫应答
2. 细胞免疫应答
3. 体液免疫应答

三、简答题

1. 适应性免疫应答包括哪些基本过程？
2. 试比较B细胞介导的初次应答和再次应答有哪些主要异同点。
3. 简述细胞免疫和体液免疫的生物学效应。

（邵启祥）

第8章 临床免疫学

学习目标

1. 素质目标　树立人文关怀意识，遵循“以人为本，服务至上”的正确理念。

2. 知识目标　掌握超敏反应的类型和临床常见疾病及超敏反应的防治原则；熟悉超敏反应的特点；了解临床常见自身免疫病和免疫缺陷病的种类和治疗。

3. 能力目标　具有护理超敏反应疾病患者的能力，具备配合医生对临床免疫疾病进行防治的能力。

第1节　超敏反应

超敏反应（hypersensitivity）是指已被致敏的机体受到相同抗原再次刺激后，引起的以生理功能紊乱或组织细胞损伤为主的异常免疫应答，又称变态反应（allergy）。

引起超敏反应的抗原称为变应原（allergen）或过敏原（anaphylactogen）。变应原的种类繁多，可以是完全抗原，也可以是半抗原。

根据超敏反应发生机制和临床特点，将其分为4型：Ⅰ型超敏反应、Ⅱ型超敏反应、Ⅲ型超敏反应和Ⅳ型超敏反应。

案例 8-1

患者，男，15岁。因皮肤剧烈瘙痒就诊，临床表现以皮疹为主，有阳性家族史，疑为特异性皮炎，属Ⅰ型超敏反应性疾病。

问题：1. 该患者需做哪些实验室检查？

2. 需要如何预防？

一、Ⅰ型超敏反应

Ⅰ型超敏反应（type Ⅰ hypersensitivity）因反应发生迅速，又称速发型超敏反应（immediate allergic reaction），也称过敏反应。该型超敏反应主要由血清中IgE介导，可以是局部性的，也可以是全身性的，是临床上最常见的一类超敏反应。

（一）Ⅰ型超敏反应的主要特点

Ⅰ型超敏反应的主要特点如下。

1. 发生速度快，消退也快，一般在再次接触相同抗原后的几分钟至几十分钟，甚至几秒钟内很快就发生反应。

2. 主要由特异性IgE介导，无补体参与。

3. 一般不造成组织损伤，主要引起生理功能紊乱。

4. 有明显的个体差异和遗传倾向。

考点：Ⅰ型超敏反应的主要特点

（二）发生机制

Ⅰ型超敏反应发生过程可分为三个阶段：致敏阶段、发敏阶段和效应阶段（图8-1）。

1. 致敏阶段 抗原初次进入机体后，刺激机体产生抗体，其中的IgE为亲细胞抗体，通过Fc段与肥大细胞和嗜碱性粒细胞膜上相应的Fc受体结合，致使机体处于对该抗原的致敏状态，此时机体不出现临床表现。

2. 发敏阶段 当相同抗原再次进入处于致敏状态的机体时，与肥大细胞和嗜碱性粒细胞膜上的IgE Fab段特异性结合，使细胞活化，脱颗粒，释放出多种生物活性介质，如组胺、激肽原酶、白三烯、血小板活化因子、前列腺素等，作用于效应器官。

3. 效应阶段 效应阶段指生物活性介质作用于效应器官、组织，引起毛细血管扩张与通透性增加、平滑肌收缩、腺体分泌增多等，导致生理功能紊乱，机体出现各种临床表现。例如，支气管平滑肌收缩引起呼吸困难、哮喘；胃肠道平滑肌收缩引起腹痛、腹泻；毛细血管扩张、通透性增加促进渗出，引起组织水肿、血压下降、休克等。

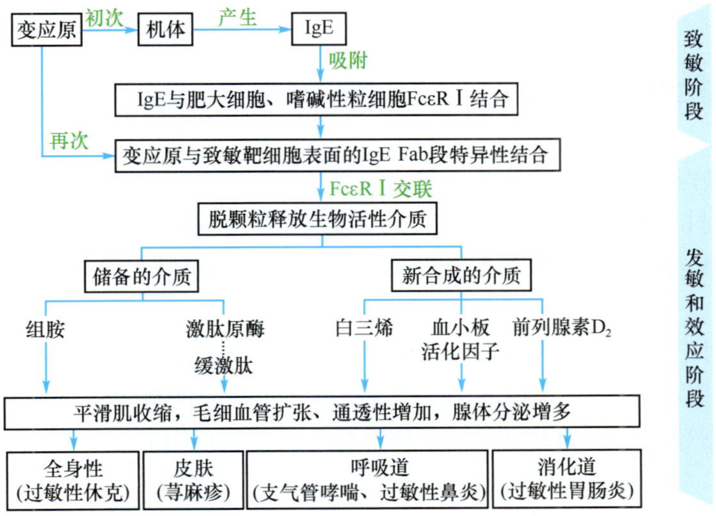

图8-1 Ⅰ型超敏反应发生机制

考点：Ⅰ型超敏反应的发生机制

（三）临床常见疾病

1. 全身超敏反应 全身超敏反应是最严重的一种超敏反应，临床上常见的有药物过敏性休克和血清过敏性休克。

（1）药物过敏性休克 引起药物过敏性休克的抗原以青霉素最常见，其次是链霉素、头孢菌素、普鲁卡因等。青霉素分子量小，无免疫原性，属于半抗原，单独不能刺激机体产生抗体。但其降解产物青霉噻唑醛酸或青霉烯酸可与人体内组织蛋白结合，形成青霉噻唑醛酸蛋白和青霉烯酸蛋白成为完全抗原，刺激机体产生抗体IgE，使机体致敏，当再次接触青霉素时，即可发生过敏性休克。需要注意的是，有少数人在初次注射青霉素时也可发生过敏性休克，其原因可能与患者曾经无意中接触过青霉素或其降解物有关（如皮肤黏膜接触过青霉菌或其降解物、由空气吸入青霉菌孢子等）。

（2）血清过敏性休克 引起血清过敏性休克的抗原以动物免疫血清最常见。例如，临床上应用破伤风抗毒素血清和抗蛇毒血清进行治疗或紧急预防时，有些患者也可发生过敏性休克。

2. 呼吸道超敏反应 引起呼吸道超敏反应的抗原主要有植物花粉、尘螨、动物毛屑等，由吸入引起。临床上常见的疾病有支气管哮喘和过敏性鼻炎。

链 接 哮喘面包师的痛苦遭遇

19 世纪，欧洲的一个小镇上来了一位叫格林的面包师，他烤出的面包，颜色总是金黄色的，且麦香味袭人，深受居民喜爱，许多人甚至舍近求远来到格林居住的小镇，心甘情愿排队等候买他的面包。但是过了不久，格林再也不烤面包了。格林说自己患了哮喘病，一接触面粉就发病，而不与面粉接触后，哮喘就会好转。因此，他再也不敢做面包了。人们发现，不少面包师都容易患哮喘病。于是，人们就把这种哮喘称为面包师哮喘。现在人们清楚了，面包师格林患的哮喘属于Ⅰ型超敏反应，是因为他对面粉过敏。

3. 消化道超敏反应 引起消化道超敏反应的抗原主要有鱼、虾、蟹、蛋、奶等一些食物，临床主要表现为恶心、呕吐、腹痛、腹泻等胃肠道症状。

4. 皮肤超敏反应 引起皮肤超敏反应的抗原主要有某些食物、药物、花粉等，由食入或接触引起。临床上常见的疾病有荨麻疹、湿疹、血管神经性水肿。

考点：Ⅰ型超敏反应的临床常见疾病

（四）防治原则

1. 查明变应原，避免接触 查明变应原，并避免与其接触，是预防Ⅰ型超敏反应最基本和最有效的措施。

2. 脱敏疗法和减敏疗法

（1）脱敏疗法 对抗毒素皮肤试验阳性而又必须使用者，可采用小剂量、短间隔（20～30min）、多次注射的方法消耗体内致敏的肥大细胞和嗜碱性粒细胞中的组胺、5-羟色胺（5-HT）和白三烯等，达到脱敏的目的。

（2）减敏疗法 对已查明而又难以避免接触的变应原，如花粉、尘螨等，可将其制成脱敏剂，采用小剂量、长间隔（1周左右）、多次皮下注射诱导机体产生特异性封闭性IgG抗体，达到减敏的目的。

3. 药物治疗 根据超敏反应的发生机制，选择相应的药物以阻断或干扰某个环节，防止或减轻超敏反应的发生。

（1）抑制生物活性介质释放的药物 如色甘酸钠、肾上腺素、氨茶碱及儿茶酚胺类药等，可通过不同的方式抑制生物活性介质的释放。

（2）生物活性介质拮抗的药物 如苯海拉明、氯苯那敏（扑尔敏）、异丙嗪等，可通过与组胺竞争效应器官细胞膜上的组织受体，从而发挥抗组胺作用。

（3）改善效应器官反应性的药物 如肾上腺素、麻黄碱等，具有解除支气管平滑肌痉挛、减少腺体分泌的作用；葡萄糖酸钙、氯化钙、维生素C等有解除痉挛、降低毛细血管通透性和减轻皮肤、黏膜炎症反应的作用。

考点：Ⅰ型超敏反应的防治原则

链 接 抗毒素使用不当反受其害

破伤风抗毒素（TAT）主要用于创伤后紧急预防破伤风或破伤风患者的治疗。某些医院的医生，遇到外伤患者，既不根据伤势或伤口受污染情况判断，也不询问患者是否注射过破伤风类毒素，常规注射 TAT，甚至给不是开放性创伤的患者注射。也有一些人，一旦出现外伤就要求医生为其注射 TAT，认为这样做保险，对身体有利无害。其实，这种做法是不可取的。TAT 由动物血清制成，使用不当会引起过敏性休克，甚至死亡。遇到外伤患者时，医生应区别情况，确实需要使用 TAT 时，应先做皮试，确保用药安全。

二、Ⅱ型超敏反应

Ⅱ型超敏反应（type Ⅱ hypersensitivity）是由IgG、IgM抗体与组织细胞上的相应抗原或半抗原结合，活化补体、活化吞噬细胞和NK细胞等，引起靶细胞损伤，故又称为细胞溶解型（cytolytic type）或细胞毒型（cytotoxic type）超敏反应。

（一）Ⅱ型超敏反应的主要特点

Ⅱ型超敏反应的主要特点如下。

1. 抗体与靶细胞上的抗原结合发生反应。
2. 补体、抗体参与，抗体主要是IgG和IgM。
3. 组织细胞受损伤。
4. 通过补体、吞噬细胞、NK细胞参与反应，破坏组织细胞。

（二）发生机制

1. 抗原

（1）细胞固有抗原　如红细胞血型抗原。

（2）吸附在自身组织细胞上的药物抗原表位或抗原-抗体复合物。

（3）机体自身抗原　自身细胞受到某些理化、药物、微生物感染等因素作用，使其分子结构发生改变而形成新的抗原，即自身抗原，并刺激机体产生自身抗体。

（4）外来抗原与自身细胞某些成分有共同抗原。

2. 组织细胞损伤途径　Ⅱ型超敏反应主要通过三条途径引起组织细胞破坏（图8-2）。

（1）活化补体，引起细胞溶解　抗体IgG或IgM与靶细胞表面抗原结合，然后活化补体系统，引起细胞溶解。

（2）通过免疫调理作用促进吞噬细胞吞噬作用　IgG与靶细胞表面抗原结合后，其Fc段与吞噬细胞上的抗体IgG Fc受体结合，促进吞噬细胞吞噬靶细胞。

（3）ADCC作用　当IgG与靶细胞表面抗原结合后，其Fc段能与NK细胞上的抗体IgG Fc受体结合，NK细胞活化后释放穿孔素和颗粒酶，溶解靶细胞和诱导靶细胞凋亡。

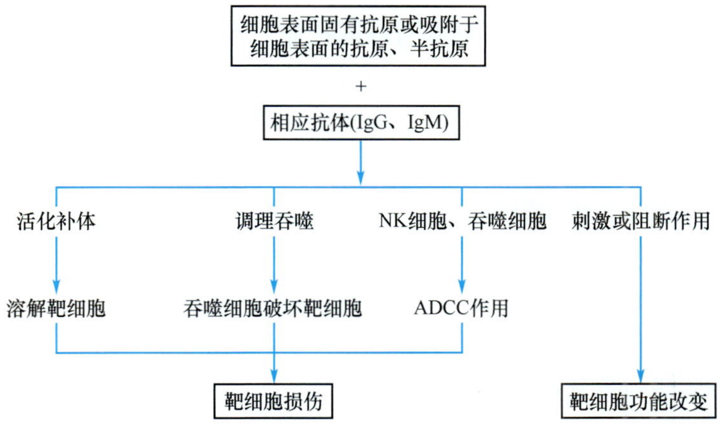

图8-2　Ⅱ型超敏反应发生机制

（三）临床常见疾病

1. 输血反应　一般多发生于ABO血型不合的错误输血。例如，将A型供血者的血液误输给B型受血者，由于供血者红细胞表面有A抗原，而受血者血清中有天然抗A抗体（IgM），两者结合后活化补体，使红细胞溶解，引起输血反应。所以，在临床上必须实行同血型输血。

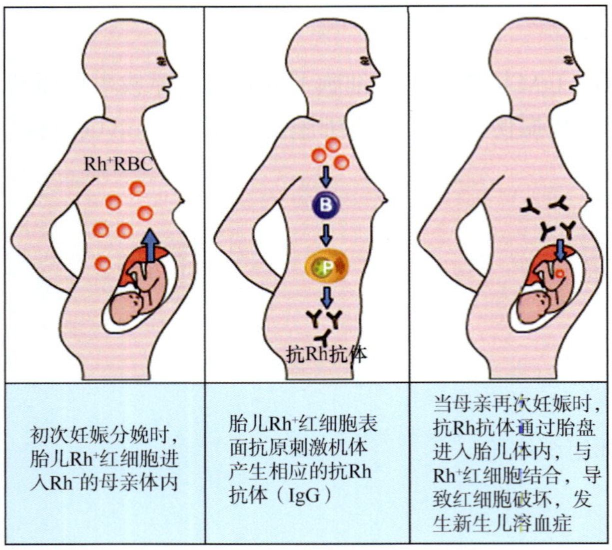

图8-3 Rh血型不合引起的新生儿溶血症

2. 新生儿溶血症 多由母子Rh血型不同引起。当母体血型Rh^-，胎儿血型Rh^+时，由于分娩或流产等原因造成出血，胎儿Rh^+红细胞进入母体内，刺激母体产生抗Rh抗体（IgG）。如果母亲再次妊娠时，且胎儿血型仍为Rh^+，母体内的抗Rh抗体可通过胎盘进入胎儿体内，则与胎儿的Rh^+红细胞结合，活化补体，导致胎儿红细胞溶解，引起新生儿溶血症，严重者可致流产或死胎（图8-3）。母胎之间ABO血型不符也可发生新生儿溶血症，但症状较轻，多见于母亲是O型，胎儿是A型或B型。

3. 药物过敏性血细胞减少症 包括药物过敏性溶血性贫血、粒细胞减少症和血小板减少性紫癜。主要有半抗原型和免疫复合物型两种类型。

（1）半抗原型 某些药物半抗原（如青霉素）进入机体与血细胞结合形成完全抗原，刺激机体产生相应抗体，该抗体与结合在相应血细胞上的药物半抗原结合，通过活化补体、吞噬细胞吞噬作用和ADCC作用引起相应血细胞溶解破坏。

（2）免疫复合物型 某些药物半抗原（如磺胺、安替比林）进入机体，与体内的血浆蛋白结合形成完全抗原，刺激机体产生相应抗体，当再次使用相同药物时，抗体与相应药物半抗原结合形成免疫复合物，吸附到红细胞、粒细胞、血小板等细胞表面，通过活化补体、吞噬细胞吞噬作用和ADCC作用，引起相应血细胞溶解破坏。

4. 自身免疫性溶血性贫血 服用甲基多巴类药物或某些病毒（如流感病毒、EB病毒等）感染后，可使红细胞膜表面成分改变，形成自身抗原，刺激机体产生抗红细胞的自身抗体，与红细胞结合后导致自身免疫性溶血性贫血。

5. 链球菌感染后肾小球肾炎 链球菌感染后肾小球肾炎可由Ⅱ、Ⅲ型超敏反应引起，Ⅱ型占20%。发生机制有2种。

（1）链球菌的某些成分与人肾小球基底膜有共同抗原。当链球菌感染机体后，就会刺激机体产生抗链球菌抗体，该抗体除与链球菌结合外，还能与肾小球基底膜结合发生交叉反应，致使肾小球基底膜损伤。

（2）链球菌感染可改变肾小球基底膜抗原结构，形成新的抗原，刺激机体产生相应抗体，该抗体与相应抗原结合，致使肾小球基底膜损伤。

6. 甲状腺功能亢进 甲状腺功能亢进患者可产生一种抗促甲状腺素受体的自身抗体，属IgG，又称长效甲状腺刺激素。这种自身抗体能与甲状腺细胞表面的促甲状腺素受体结合，刺激甲状腺分泌甲状腺素，导致甲状腺功能亢进，但不造成甲状腺细胞损伤。故甲状腺功能亢进被认为是一种特殊类型的Ⅱ型超敏反应，又称抗体刺激型超敏反应。

考点：Ⅱ型超敏反应的临床常见疾病

三、Ⅲ型超敏反应

Ⅲ型超敏反应（type Ⅲ hypersensitivity）是中等大小分子可溶性免疫复合物沉积于全身或局部血管壁基底膜或组织间隙，活化补体，吸引中性粒细胞，使血小板聚集并活化凝血系统，引起血管及其周围的炎症，故又称免疫复合物型或血管炎型超敏反应（vasculitis hypersensitivity）。

（一）Ⅲ型超敏反应的主要特点

Ⅲ型超敏反应的主要特点如下。

1. 抗体为IgG和IgM。
2. 由中等大小分子可溶性免疫复合物引起。
3. 中性粒细胞释放溶酶体酶引起机体损伤。
4. 主要病理变化为小血管及其周围组织炎症。

（二）发生机制

Ⅲ型超敏反应是由可溶性抗原与相应抗体结合形成的中等大小分子可溶性免疫复合物引起的。所以，免疫复合物的大小是引起Ⅲ型超敏反应的关键因素，而免疫复合物的大小与抗原抗体的比例有关。由于抗原抗体比例不同，抗原与其相应抗体IgG或IgM结合所形成的免疫复合物分子大小也不同。

1. 大分子不溶性免疫复合物　抗原抗体比例适当时，形成大分子不溶性免疫复合物，容易被吞噬细胞吞噬清除。

2. 小分子可溶性免疫复合物　抗原量远大于抗体量时，形成小分子可溶性免疫复合物，可通过肾小球滤过，随尿液排出。

3. 中等大小分子可溶性免疫复合物　只有当抗原量略多于抗体时，才形成中等大小分子可溶性免疫复合物，既不易被吞噬细胞吞噬，又不能被肾小球滤出，而是长时间循环于血液中，并在一定条件下沉积在肾小球基底膜、关节滑膜、心肌等处，通过以下几种机制引起组织损伤。

（1）补体的作用　沉积的免疫复合物可活化补体系统，产生膜攻击复合物和过敏毒素（C3a、C4a、C5a）。膜攻击复合物可导致局部组织损伤；过敏毒素可刺激肥大细胞和嗜碱性粒细胞释放组胺、血小板活化因子等生物活性介质，使局部血管通透性增高，渗出增多，出现水肿。同时C5a趋化中性粒细胞在免疫复合物沉积部位聚集。

（2）中性粒细胞的作用　聚集的中性粒细胞在吞噬沉积的免疫复合物过程中，释放溶酶体酶、蛋白水解酶、胶原酶、弹性纤维酶和碱性蛋白等，造成血管基底膜和邻近组织损伤。

（3）血小板的作用　在局部聚集和活化的血小板，可释放血管活性胺类，加重局部炎性渗出，并活化凝血过程，形成微血栓，引起局部缺血、出血及坏死（图8-4）。

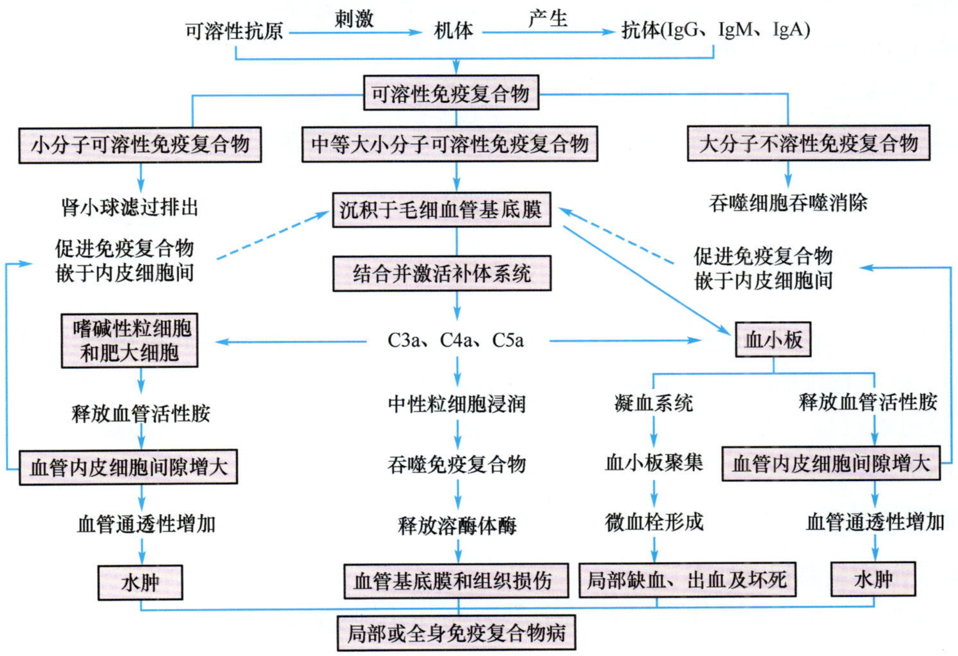

图8-4　Ⅲ型超敏反应发生机制

（三）临床常见疾病

1. 局部免疫复合物病

（1）阿蒂斯（Arthus）反应　是一种实验性局部Ⅲ型超敏反应。1903年Arthus发现，用马血清经皮下反复免疫家兔数周后，当再次注射马血清时，可在注射局部出现红肿、出血和坏死等剧烈炎症反应。这是抗原在入侵局部与相应抗体结合形成免疫复合物所致。

（2）类Arthus反应　临床上给患者多次注射胰岛素、生长激素、狂犬病疫苗及类毒素等药物时，可刺激机体产生相应IgG类抗体，若再次注射相同药物，即可在注射局部出现红肿、出血和坏死等与Arthus反应类似的局部炎症反应。当反复吸入含有霉菌孢子或动植物蛋白的粉尘时，同样在肺泡内形成多量免疫复合物，可引起间质性肺炎，称为变应性肺泡炎。

2. 全身免疫复合物病

（1）血清病　通常发生于初次大剂量注射抗毒素血清7～14天后，患者出现发热、皮疹、关节肿痛、淋巴结肿大、蛋白尿等症状。其原因是一次注射抗原量比较大，刺激机体产生相应抗体后，抗体与尚未完全排出的抗原结合，形成中等大小可溶性免疫复合物。血清病为一过性反应，一旦停止使用抗毒素血清，症状就可自行消失。

（2）链球菌感染后肾小球肾炎　一般多发生在乙型溶血性链球菌感染2～3周后，少数患者可发生急性肾小球肾炎。其原因是链球菌细胞壁上的M蛋白刺激机体产生相应抗体，抗原与抗体结合，形成中等大小可溶性免疫复合物，沉积于肾小球基底膜所致。

（3）系统性红斑狼疮　是一种全身性自身免疫病，其病因复杂。患者体内产生多种抗核抗体，与相应核抗原结合形成中等大小可溶性免疫复合物，沉积在肾小球、关节、皮肤或其他部位的血管壁上，引起多部位病理损伤。

（4）类风湿关节炎　是一种自身免疫病，病因尚未完全明确。患者体内产生抗自身变性IgG的新的抗体（IgM），称类风湿因子，与变性的IgG结合形成中等大小可溶性免疫复合物，易沉积在小关节滑膜处，引起进行性小关节炎。

案例 8-2

患者，女，34岁。主诉乏力、水肿1周。3周前曾有过咽痛史。实验室检查：尿中可见大量红细胞、白细胞，蛋白质（+++），管型（++）。血液中循环免疫复合物测定强阳性，总补体活性（CH50）和C3水平明显下降。诊断：急性肾小球肾炎。

问题： 1. 该患者所患疾病和3周前咽痛史有无关系？

2. 为什么循环免疫复合物测定强阳性而补体含量下降？

考点： Ⅲ型超敏反应的临床常见疾病

四、Ⅳ型超敏反应

Ⅳ型超敏反应（type Ⅳ hypersensitivity）是由致敏T细胞再次接触相同抗原18～24h后局部产生T细胞介导的，以单核细胞、淋巴细胞浸润为主的病理性损伤，48～72h达高峰。由于反应发生迟缓，故又称迟发型超敏反应（delayed type hypersensitivity，DTH）或细胞介导型超敏反应（cell-mediated hypersensitivity）。

（一）Ⅳ型超敏反应主要特点

Ⅳ型超敏反应的主要特点如下。

1. 反应发生慢，一般在机体接触相同抗原后24～72h出现炎症反应。
2. 由T细胞介导，抗体、补体不参与反应。

3. 局部病变为以单核细胞、淋巴细胞浸润为主的炎症反应。

4. 无明显个体差异。

（二）发生机制

Ⅳ型超敏反应发生机制与细胞免疫应答发生过程相同，只是细胞免疫应答的结果对机体有利，而Ⅳ型超敏反应的结果对机体有害，会引起组织细胞损伤。

1. 致敏阶段 抗原进入机体，经APC加工处理后，分别提呈给$CD4^+$T细胞和$CD8^+$T细胞，使之活化、增殖、分化成为效应$CD4^+$Th1或Th17细胞和效应$CD8^+$Tc细胞。

2. 效应T细胞介导DTH

（1）$CD4^+$Th细胞介导的炎症反应 效应Th1或Th17细胞形成后，在与相应抗原接触时，通过释放TNF-β、IFN-γ、IL-2、IL-17A和IL-21等炎性细胞因子，在抗原存在部位形成以单核细胞、淋巴细胞浸润和组织损伤为主要特征的炎症反应。

（2）$CD8^+$Tc细胞介导的细胞毒作用 效应Tc细胞与靶细胞表面相应抗原结合后，通过释放穿孔素和颗粒酶，或通过FasL/Fas途径，引起靶细胞的溶解破坏或凋亡（图8-5）。

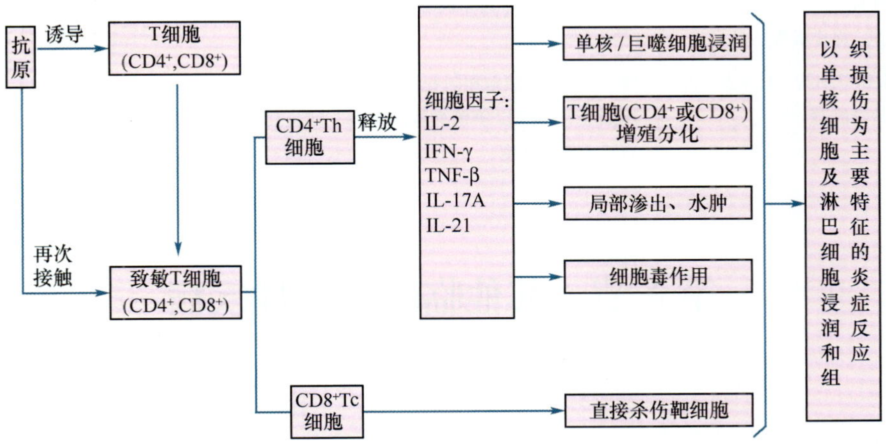

图8-5 Ⅳ型超敏反应发生机制

（三）临床常见疾病

1. 传染性超敏反应 引起传染性超敏反应的抗原常为细胞内寄生菌（结核分枝杆菌、麻风分枝杆菌、布氏杆菌等）及一些病毒、真菌、寄生虫等。由于是在传染过程中发生的，故称传染性超敏反应。如肺结核继发感染时，病灶局限，很少播散，但局部组织损伤较重，可发生坏死、液化和空洞等，一般认为前者归于细胞免疫效应，而后者是由Ⅳ型超敏反应所致。

2. 接触性皮炎 引起接触性皮炎的抗原常为小分子半抗原，如油漆、塑料、染料、农药、化妆品及某些药物（磺胺、青霉素）等。这些半抗原与表皮细胞角质蛋白结合形成完全抗原，使T细胞致敏，当机体再次接触相同的抗原时即可发生接触性皮炎，在局部皮肤出现红肿、皮疹、水泡等，严重者可发生剥脱性皮炎。

3. 移植物排斥反应 引起移植物排斥反应的抗原主要是组织相容性抗原，又称人类白细胞抗原或移植抗原。在人类进行同种异体（除同卵双生者）细胞、组织、器官移植时，由于供者与受者之间的组织相容性抗原不同，会发生排斥反应，即移植物被排斥，发生坏死、脱落。

超敏反应的发生是一个非常复杂的问题，临床上所遇到的一些超敏反应往往不是单一型，常为混合型，而以某一型为主。同一超敏反应性疾病可由几种型别的超敏反应引起，如链球菌感染后肾小球肾炎多为Ⅲ型超敏反应，也可由Ⅱ型超敏反应引起。同一抗原在不同个体可引起不同类型的超敏反应，如青霉素除引起Ⅰ型过敏性休克外，也可引起Ⅱ型、Ⅲ型、Ⅳ型超敏反应。因此，在临床实际中应针对不同超敏反应性疾病，进行具体分析。

四种类型超敏反应的比较见表8-1。

表8-1 四种类型超敏反应的比较

型别	参与成分	发生机制	临床常见疾病
Ⅰ型超敏反应	IgE、肥大细胞、嗜碱性粒细胞、嗜酸性粒细胞等	变应原再次进入机体，与结合于肥大细胞和嗜碱性粒细胞表面的IgE结合，发生桥联时细胞释放生物活性介质，引起平滑肌痉挛、血管扩张和通透性增强、腺体分泌增加、刺激感觉神经	过敏性休克、过敏性鼻炎、过敏性哮喘、过敏性胃肠炎、荨麻疹、湿疹
Ⅱ型超敏反应	IgG、IgM、补体、吞噬细胞、NK细胞等	靶细胞或吸附有外来抗原、半抗原及免疫复合物的自身组织细胞与相应抗体结合，通过活化补体、调理吞噬、ADCC作用溶解细胞	输血反应、新生儿溶血症、药物过敏性血细胞减少症、自身免疫性溶血性贫血、肺出血-肾炎综合征、甲状腺功能亢进
Ⅲ型超敏反应	IgG、IgM、IgA、补体、中性粒细胞、嗜碱性粒细胞、血小板等	中等大小免疫复合物沉积于血管基底膜，活化补体，中性粒细胞聚集，血小板活化，引起血管炎症	血清病、链球菌感染后肾小球肾炎、类风湿关节炎、系统性红斑狼疮
Ⅳ型超敏反应	Th1/Th17细胞、Tc细胞、单核细胞等	致敏T细胞再次接触相同变应原，Th1/Th17释放炎性细胞因子，引起以单核细胞浸润为主的炎症，Tc细胞直接杀伤靶细胞	传染性超敏反应、接触性皮炎、移植物排斥反应

考点：Ⅳ型超敏反应的临床常见疾病

第2节　其他临床免疫性疾病

一、自身免疫病

正常情况下，机体免疫系统对自身的组织和细胞不产生免疫应答，即形成自身免疫耐受。当免疫系统对自身成分发生免疫应答，产生自身抗体或自身反应性T细胞时，这种现象称为自身免疫（autoimmunity）。适当的自身免疫并不引起机体的病理损伤，反而能促进体内衰老细胞的清除，维持机体内环境的稳定。但当某种原因使自身免疫应答过分强烈时，可导致自身组织器官出现病理损伤或功能障碍，这种病理状态就称为自身免疫病（autoimmune disease，AID）。

自身免疫病按病变组织的涉及范围不同可分为器官特异性自身免疫病（organ specific autoimmune disease）和非器官特异性自身免疫病（non-organ specific autoimmune disease）两大类。一般器官特异性自身免疫病预后相对较好，而非器官特异性自身免疫病病变广泛，预后不良。这种区分并不十分严格，因为在血清检查中常出现介于两者之间的现象，如自身免疫性甲状腺炎属于器官特异性自身免疫病，但患者血清中除可检出抗甲状腺球蛋白抗体外，还可检出抗胃黏膜抗体、抗核抗体和类风湿因子等。

（一）自身免疫病的发病机制

1. 抗原因素

（1）免疫隔离部位的抗原释放　机体脑、睾丸、眼睛及子宫等部位的成分通常不与免疫系统接触，但在手术、外伤或感染等情况下，这些部位的抗原释放出来，与免疫系统接触便能诱导相应的自身免疫应答，导致自身免疫病发生。例如，眼外伤时晶状体蛋白释放入血，刺激机体产生针对晶状体蛋白的抗体，从而引发针对健侧眼睛的免疫攻击，产生交感性眼炎。

（2）自身抗原的改变　一些理化因素（如X线照射或服用某些药物）或生物学因素（如受病毒感

染）可直接引起组织成分改变，导致自身免疫病的发生。例如，变性的自身IgG可刺激机体产生自身抗体，即类风湿因子，类风湿因子和自身变性IgG结合形成的免疫复合物沉积在关节等部位，引起类风湿关节炎。

（3）共同抗原诱导　某些外源性抗原与人体正常组织成分有相同或类似的抗原决定簇，这些抗原进入人体后诱发的免疫应答还可与相应的自身组织成分发生交叉反应。例如，A群链球菌与人的心肌组织、肾小球基底膜有共同抗原，所以感染链球菌后容易引发急性肾小球肾炎或风湿性心脏病。

2. 机体免疫功能异常

（1）多克隆活化T、B细胞　许多病原微生物成分为多克隆活化剂或超抗原，可活化大量淋巴细胞产生自身抗体或自身反应性T细胞。例如，EB病毒多克隆活化B细胞，除产生抗病毒的抗体外，还可诱导机体产生抗平滑肌、核蛋白、淋巴细胞和红细胞等的自身抗体。

（2）T细胞旁路活化　在免疫耐受的诱导中，T细胞比B细胞更易产生耐受，而机体对某些自身抗原的耐受正是由于T细胞处于耐受状态，B细胞缺少Th细胞的辅助而不能有效活化。某些微生物具有与自身抗原相同或相似的B细胞抗原决定簇，但T细胞抗原决定簇不同，在感染机体后，活化特异性的T细胞克隆，使由于缺乏Th辅助信号处于静止状态的自身抗原特异性B细胞活化，产生自身免疫应答。

（3）HLA分子和共刺激分子表达异常　某些病原微生物可刺激机体组织细胞表达HLA Ⅱ类分子、B7、CD40L等，刺激自身反应性T细胞活化，引起自身免疫病。如毒性弥漫性甲状腺肿患者的甲状腺上皮细胞异常表达HLA Ⅱ类分子。

（4）免疫调节失常　正常情况下，免疫功能处在一个调节网络的控制之下，当调节作用失控或抑制性细胞缺陷时，可以使禁忌细胞株复活，重新获得对自身抗原的应答能力，发生自身免疫病，所以在免疫缺陷病或恶性肿瘤时易伴发自身免疫病。

3. 遗传因素　在一定程度上决定着机体对自身免疫病的易感性，尤其是HLA分子的作用最为重要，某些带有特殊HLA分子的人群容易发生自身免疫病。例如，携带HLA DR3的个体易患重症肌无力、系统性红斑狼疮、胰岛素依赖型糖尿病；携带HLA B27的人群易患强直性脊柱炎；HLA DR4与类风湿关节炎、寻常型天疱疮关系密切。

自身免疫病的病理损伤由自身抗体和自身反应性T细胞引起，以Ⅱ、Ⅲ、Ⅳ型超敏反应为主。例如，在自身免疫性溶血性贫血、药物引起的血小板减少性紫癜、粒细胞减少症等疾病中，自身抗体与血细胞结合可活化补体、促进吞噬细胞吞噬和清除自身细胞（Ⅱ型超敏反应）；系统性红斑狼疮患者体内针对自身核抗原的抗体与核抗原结合后，形成大量循环免疫复合物沉积在肾小球、关节、皮肤和其他器官的毛细血管，引起多器官、多系统病变（Ⅲ型超敏反应）；在胰岛素依赖型糖尿病发病中，$CD4^+$和$CD8^+$T细胞浸润胰岛组织，Tc细胞特异性杀伤胰岛B细胞，Th1细胞产生细胞因子引起炎症反应，并损伤胰岛细胞（Ⅳ型超敏反应）。

（二）自身免疫病的治疗原则

由于人工诱导免疫耐受的方法仍不成熟，目前临床对自身免疫病的治疗主要限于缓解或减轻其临床症状。

1. 常规治疗

（1）对症治疗　应用皮质激素、水杨酸制剂等可抑制炎症反应，有效地改善自身免疫病的临床症状；对于自身免疫病所致的某些物质的减少，可给予替代疗法，控制病情，如对糖尿病患者补充胰岛素，对甲状腺炎患者补充甲状腺激素等；为降低血浆中免疫复合物的含量，可进行血浆置换，对于治疗免疫复合物沉积所致的系统性红斑狼疮、类风湿关节炎等自身免疫病有一定疗效。

（2）非特异性免疫抑制治疗　抗细胞代谢的药物可杀伤快速增殖的细胞，抑制自身反应性淋巴细胞的增殖分化，如硫唑嘌呤、环磷酰胺、甲氨蝶呤等，常与皮质激素联合应用；钙调磷酸酶抑制剂环孢素A和他克莫司可抑制T细胞的活化和增殖，常用于治疗自身反应性T细胞介导的自身免疫病，如1型糖尿病、肾病综合征、银屑病等。

2. 特异性免疫抑制治疗

（1）单克隆抗体治疗 McAb可清除或抑制自身反应性淋巴细胞的活化及其功能。如抗TNF McAb已成功用于治疗类风湿关节炎。

（2）T细胞疫苗 动物实验表明用自身反应性T细胞克隆进行主动免疫，可使实验性自身免疫性脑脊髓炎（EAE）小鼠的症状获得持续性缓解。

（3）细胞因子治疗 应用细胞因子、细胞因子拮抗剂或细胞因子受体阻断剂等对一些自身免疫病有一定的疗效。如动物实验证明，IFN-β可通过抑制IL-12治疗多发性硬化症。

二、免疫缺陷病

免疫缺陷病（immunodeficiency disease，IDD）是免疫系统因先天发育不全或后天因素使免疫细胞发育、分化、增殖和代谢异常，导致免疫功能障碍的临床综合征。免疫缺陷病按其病因不同可分为原发性免疫缺陷病（primary immunodeficiency disease，PIDD）和继发性免疫缺陷病（secondary immunodeficiency disease，SIDD）两大类；按其累及的成分不同可分为细胞免疫缺陷（T细胞缺陷）、体液免疫缺陷（B细胞缺陷）、联合免疫缺陷（T、B细胞缺陷）、吞噬细胞缺陷和补体缺陷等。

免疫缺陷病的主要特点：①感染：免疫缺陷病最常见的表现就是反复感染，这也是患者死亡的主要原因。免疫缺陷的类型决定了感染的性质：体液免疫缺陷、吞噬细胞缺陷和补体缺陷导致的感染主要以化脓性细菌为主，而细胞免疫缺陷导致的感染主要由病毒、真菌、胞内寄生菌和原虫引起。②肿瘤：免疫缺陷病患者（尤其是T细胞缺陷）易发生肿瘤，以白血病和淋巴系统肿瘤居多，发病率较正常人群高100～300倍。③自身免疫病：正常人群自身免疫病的发病率为0.001%～0.01%，而免疫缺陷病患者高达14%，以系统性红斑狼疮、类风湿关节炎和恶性贫血最为常见。④遗传倾向：多数原发性免疫缺陷病有遗传倾向，约1/3为常染色体遗传，1/5为性染色体隐性遗传。

（一）原发性免疫缺陷病

原发性免疫缺陷病是免疫系统的遗传缺陷或先天性发育障碍导致免疫功能不全引起的疾病，常伴其他组织器官的发育异常或畸形，故又称为先天性免疫缺陷病（congenital immunodeficiency disease，CIDD）。缺陷可发生于免疫系统发育成熟的各环节，多见于婴幼儿，严重者可危及生命。

1. 原发性B细胞缺陷病 是B细胞先天发育不全，或B细胞不能接受Th细胞传递的信号，引起抗体合成或分泌缺陷，亦称原发性体液免疫缺陷病。患者体内Ig水平下降或缺失，外周血B细胞减少。临床上常见的疾病有X连锁无丙种球蛋白血症、选择性IgA缺陷、X连锁高IgM综合征等。

2. 原发性T细胞缺陷病 包括迪格奥尔格（DiGeorge）综合征（先天性胸腺发育不全）和T细胞活化及功能缺陷。

3. 原发性联合免疫缺陷病 是T、B细胞同时数量或功能缺陷所致的细胞免疫和体液免疫联合缺陷性疾病。多见于婴幼儿，常因发生反复感染且难以控制而在2岁内死亡。常见的有重症联合免疫缺陷病、共济失调毛细血管扩张症和伴湿疹血小板减少的免疫缺陷病。

4. 补体系统缺陷 补体系统中的固有成分、调控蛋白及补体受体均可发生遗传缺陷。如由*C1INH*基因缺陷引起的遗传性血管神经性水肿和编码糖基磷脂酰肌醇（GPI）基因缺陷引起的阵发性夜间血红蛋白尿。

5. 吞噬细胞缺陷病 包括还原型辅酶Ⅱ氧化酶系统基因缺陷所致的慢性肉芽肿病及白细胞黏附缺陷病。

（二）继发性免疫缺陷病

由后天因素造成的、继发于某些疾病或使用药物后产生的免疫缺陷性疾病为继发性免疫缺陷病。可发生于任何年龄，较原发性免疫缺陷病多见，其缺陷的程度和类型与造成免疫功能缺陷的原因有关。

1. 诱发因素

（1）感染　某些病原体如人类免疫缺陷病毒、EB病毒、结核分枝杆菌等感染常损伤机体的细胞免疫功能，导致继发性免疫缺陷。

（2）肿瘤　疾病本身，以及放射治疗、化疗、消耗等原因均可损伤机体的细胞和体液免疫。

（3）营养不良　影响免疫细胞的发育成熟，降低了机体的免疫应答能力。

（4）医源性免疫缺陷　免疫抑制药物和放射性损伤均可抑制免疫功能。

2. 获得性免疫缺陷综合征（acquired immunodeficiency syndrome，AIDS）　即艾滋病，由人类免疫缺陷病毒（human immunodeficiency virus，HIV）感染，通过性接触、血液传播和垂直传播进入机体感染$CD4^{+}$T细胞，破坏$CD4^{+}$T细胞，导致机体免疫功能低下及由此产生的各种机会性感染和某些罕见肿瘤。

（三）免疫缺陷病的治疗

免疫缺陷病的治疗原则以控制感染和恢复免疫功能为主，除应用抗生素抗感染外，还可输入Ig、血浆、细胞因子等患者缺乏的免疫物质，以缓解临床症状，也可通过造血干细胞移植重建机体的免疫功能。近年来可借助基因治疗，将正常基因片段转染至患者干细胞、淋巴细胞内，或采用*CRISPR/Cas9*基因编辑技术修复突变的基因，使其能够在患者体内产生正常的基因产物。

三、肿瘤与肿瘤免疫

肿瘤免疫学是研究肿瘤抗原，机体对肿瘤的免疫应答，机体免疫功能与肿瘤的发生、发展和转归的关系，以及肿瘤的免疫学诊断和防治的科学。

（一）肿瘤抗原

肿瘤抗原是指在细胞癌变过程中出现的新抗原或过度表达的抗原物质。肿瘤抗原可诱导机体产生抗肿瘤免疫，同时也是肿瘤免疫学诊断和治疗的基础。肿瘤抗原的分类方法有很多种，目前常用的是按肿瘤抗原的特异性或发生机制进行分类。

1. 根据肿瘤抗原的特异性分类

（1）肿瘤特异性抗原（tumor specific antigen，TSA）　是指只表达于肿瘤细胞而不存在于正常细胞的新抗原。TSA能为机体的免疫系统识别，诱发免疫应答发挥抗肿瘤效应。目前，人们应用肿瘤特异性CTL结合分子生物学技术，从基因水平证实了TSA的存在，发现了多种肿瘤抗原的存在。

（2）肿瘤相关抗原（tumor-associated antigen，TAA）　是指肿瘤细胞和正常组织细胞均可表达，但其含量在细胞癌变时明显增高的抗原。TAA仅表现为量的变化而无严格的肿瘤特异性。如胚胎抗原、分化抗原等均属TAA。

2. 根据肿瘤发生机制分类　据此可分为理化因素诱发的肿瘤抗原、病毒诱发的肿瘤抗原、自发性肿瘤抗原和胚胎抗原四种类型，其中胚胎抗原在某些肿瘤的免疫学诊断和治疗中有重要意义。胚胎抗原是在胚胎发育阶段由胚胎组织产生的正常成分，出生后减少或微量表达，当细胞癌变时，可重新合成而大量表达。机体在胚胎期已接触过此类抗原，因此形成耐受，很难诱导产生抗肿瘤效应。目前研究最为深入和临床应用较多的有甲胎蛋白（AFP）和癌胚抗原（CEA）。

（二）机体抗肿瘤免疫效应机制

机体抗肿瘤的免疫学机制涉及固有免疫和适应性免疫两方面。对于免疫原性较弱的肿瘤，固有免疫应答发挥更重要的作用，主要通过NK细胞、巨噬细胞和γδT细胞的细胞毒效应，以及补体的溶细胞作用来完成。适应性免疫应答对免疫原性较强的肿瘤起主要作用，一般认为，细胞免疫是抗肿瘤的主要力量，尤其是$CD8^+$Tc细胞起关键作用，而$CD4^+$Th1细胞主要通过分泌细胞因子作用于其他效应细胞诱导炎症反应。体液免疫可以产生抗肿瘤抗原的特异性抗体，但只在某些情况下起协同作用。

（三）肿瘤的免疫逃逸机制

免疫系统可以产生多种抗肿瘤的免疫学效应，但肿瘤仍能在人体发生、发展和转移，表明肿瘤细胞能通过某些途径逃避宿主免疫系统的攻击，可能与以下因素有关。

1. 肿瘤抗原缺失或调变　肿瘤抗原与正常蛋白差异小、免疫原性较弱，或属胚胎抗原，已形成免疫耐受，无法诱导机体产生有效的抗肿瘤免疫应答。在某些情况下，肿瘤抗原表位减少或丢失，从而逃避免疫系统的识别和杀伤，称为抗原调变。

2. MHC分子表达异常　某些肿瘤细胞表面的MHC Ⅰ类分子表达减少或缺失，使肿瘤抗原不能被$CD8^+$Tc细胞识别杀伤。

3. 共刺激分子表达异常　某些肿瘤细胞尽管表达肿瘤抗原，但很少表达B7等共刺激分子，使T细胞的活化缺乏第二信号，无法诱导免疫应答。

4. 肿瘤细胞的免疫抑制作用　某些肿瘤细胞分泌TGF-β、IL-10等抑制性细胞因子抑制机体的抗肿瘤免疫应答。

5. 肿瘤细胞的抗凋亡作用　肿瘤细胞高表达FasL，可诱导表达Fas的特异性T细胞凋亡，同时由于低表达或不表达Fas分子，使T细胞介导的细胞凋亡效应无法发挥，从而逃避了机体的抗肿瘤效应。

6. 肿瘤细胞的“漏逸”　是指由于肿瘤细胞的生长迅速，超过了机体抗肿瘤免疫效应的限度，致使宿主不能有效地清除大量生长的肿瘤细胞。

（四）肿瘤的免疫学诊断和治疗

1. 肿瘤的免疫学诊断　主要是通过生化和免疫学技术检测肿瘤抗原、抗肿瘤抗体和其他肿瘤标志物，肿瘤抗原的检测是目前最常用的诊断方法。例如，AFP的检测有助于原发性肝癌的诊断，CEA的检测有助于结肠癌的诊断，CA199的检测有助于胰腺癌的诊断。此外，特异性单抗免疫组化或流式细胞术、放射免疫显像诊断技术等应用于肿瘤的诊断，为其治疗及预后判断提供了依据。

2. 肿瘤的免疫学治疗　作为一种辅助疗法，常与手术、化疗、放射治疗等联合应用，通过激发和增强机体的免疫功能，抑制肿瘤细胞的转化，达到控制和杀灭肿瘤细胞的目的。肿瘤的免疫治疗包括主动免疫治疗和被动免疫治疗两大类。主动免疫治疗是给患者接种具有免疫原性的肿瘤疫苗，激发机体对肿瘤的适应性免疫应答，常用的肿瘤疫苗包括肿瘤细胞活疫苗、减毒或灭活的肿瘤细胞疫苗、修饰或改变的肿瘤细胞，以及基因修饰疫苗、分子疫苗等。该方法往往需要考虑肿瘤的免疫原性及宿主的免疫状态，以确保机体产生的抗肿瘤效应的效果，但目前主要处于实验室研究阶段。被动免疫治疗是给患者输入免疫效应物质，如抗体、细胞因子、免疫效应细胞等，可较快地发挥治疗作用，目前在临床肿瘤的免疫治疗中有较好疗效的抗体有针对人类表皮生长因子受体2（HER-2）、PD-1、PD-L1的抗体，主要用于乳腺癌和淋巴瘤的治疗。此外，针对CD19的嵌合抗原受体T细胞（chimeric antigen receptor T cell，CAR-T细胞）治疗淋巴瘤也获得了巨大成功。

自 测 题

一、单选题

1. 参与Ⅰ型超敏反应的Ig是
   A. IgG　　B. IgM
   C. IgA　　D. IgD
   E. IgE

2. 引起移植物排斥反应的抗原主要是
   A. 异种抗原　　B. 自身抗原
   C. 组织相容性抗原　　D. 嗜异性抗原

E. 红细胞血型抗原

3. 下列哪一项属于Ⅳ型超敏反应

A. 过敏性休克　B. 血清病

C. 类风湿关节炎　D. 接触性皮炎

E. 系统性红斑狼疮

4. 既可由Ⅱ型又可由Ⅲ型超敏反应引起的疾病是

A. 过敏性鼻炎

B. 输血反应

C. 链球菌感染后急性肾小球肾炎

D. 粒细胞减少症

E. 过敏性胃肠炎

5. 有明显个体差异和遗传倾向的超敏反应性疾病是

A. 青霉素过敏性休克　B. 输血反应

C. 肾小球肾炎　D. 血清病

E. 移植物排斥反应

6. 下列哪项属于Ⅲ型超敏反应

A. 溶血性贫血　B. 接触性皮炎

C. 荨麻疹　D. 类风湿关节炎

E. 异种皮肤排斥反应

7. 某一患者因食用螃蟹后，发生恶心、呕吐、腹泻、腹痛等症状。疑是

A. Ⅰ型超敏反应　B. Ⅱ型超敏反应

C. Ⅲ型超敏反应　D. Ⅳ型超敏反应

E. 以上都不是

二、名词解释

1. 超敏反应

2. 自身免疫病

三、简答题

注射青霉素引起过敏性休克属于哪一型超敏反应？其发生机制如何？

（李　娜）

第9章 免疫学防治及免疫学诊断

学习目标

1. 素质目标　具有科学严谨的工作作风。
2. 知识目标　掌握人工主动免疫和人工被动免疫的特点；熟悉常用疫苗的种类和用途、抗原抗体反应的类型；了解常见的免疫学诊断方法。
3. 能力目标　具有分析免疫学防治和免疫学诊断技术在临床实践应用中的能力。

第1节　免疫学防治

免疫学防治是人为地给机体输入抗原、抗体或免疫效应细胞等生物制剂，使机体获得特异性或非特异性免疫力的方法。它包括人工主动免疫和人工被动免疫。

人工主动免疫是用人工接种的方法给机体注射抗原性物质（如疫苗或类毒素），使机体产生适应性免疫应答。通过此种方法机体获得的免疫力出现较晚，接种后2～4周才能产生，维持时间较长，可达半年至数年，故常用于传染性疾病的预防。

人工被动免疫是用特异性抗体等免疫效应物质的生物制剂，直接注入机体，使之直接获得免疫力的方法。此种方法获得免疫力快，但持续时间短，多用于治疗或紧急预防。人工被动免疫采用的生物制品包括抗毒素、人Ig制剂、细胞因子、McAb或免疫效应细胞等。

人工主动免疫和人工被动免疫的主要区别见表9-1。

表9-1　人工主动免疫和人工被动免疫的主要区别

区别	人工主动免疫	人工被动免疫
输入物质	抗原	抗体、细胞因子、效应细胞等
免疫力出现时间	慢，接种后2～4周	快，接种后立即生效
免疫力维持时间	长，数月至数年	短，2～3周
主要用途	预防	紧急预防和治疗

考点：人工主动免疫和人工被动免疫的概念

一、疫苗的概念和种类

（一）疫苗的概念

疫苗是一类含有特异性抗原的物质，接种后能刺激机体免疫系统产生相应的适应性免疫应答，从而发挥免疫保护作用。

（二）疫苗的种类

传统疫苗主要由病原体或其代谢产物制备，主要包括灭活疫苗、减毒活疫苗和类毒素等。近年来，随着生命科学技术的不断发展，亚单位疫苗、多糖交联疫苗、合成肽疫苗、基因工程疫苗、DNA和mRNA疫苗等新型疫苗不断涌现。

1. 灭活疫苗　亦称为死疫苗，是将培养增殖的微生物标准株经灭活后制备而成。由于死疫苗进入机体后不能生长繁殖，对机体的免疫作用弱，要获得强而持久的免疫力，常需多次注射，且注射量相对较大。死疫苗能诱导机体产生特异性抗体，但不易诱导机体产生效应 CTL，故细胞免疫弱，免疫效果有一定局限性，但死疫苗稳定、安全，制备技术成熟，易保存，无毒力及恢复突变的危险。常用的死疫苗有伤寒、流行性乙型脑炎、百日咳、钩端螺旋体病、狂犬病疫苗等。

2. 减毒活疫苗　由减毒或无毒的活病原微生物制成。由于可在体内增殖，所需接种剂量小，且仅需接种1次，接种过程类似隐性或轻度感染，接种局部及全身反应较轻，免疫效果比死疫苗好。目前应用的减毒活疫苗有卡介苗、麻疹、腮腺炎、脊髓灰质炎、风疹及水痘疫苗等。灭活疫苗与减毒活疫苗的比较见表9-2。

表9-2　灭活疫苗与减毒活疫苗的比较

区别点	灭活疫苗	减毒活疫苗
制剂特点	死，强毒株	活，无毒或弱毒株
接种量及次数	量大，2～3次	量小，多为1次
接种途径	皮下注射	模拟自然感染途径
不良反应	较重	较轻
免疫效果	较差，维持数月至2年	较好，维持3～5年或更长
保存及有效期	易保存，有效期约1～3年	不易保存，2～10℃或-20℃冰箱内0.5～2年

3. 类毒素　不具外毒素毒性，但保留其免疫原性，可诱导机体产生针对外毒素的抗体（即抗毒素）。常用的类毒素主要有破伤风类毒素与白喉类毒素。

4. 新型疫苗　近年来，随着免疫学、生物化学、分子生物学等技术的飞速发展，已研制成功或开始使用许多高效、安全的新型疫苗。

（1）亚单位疫苗　即去除病原体中与诱导保护性免疫无关的组分，仅利用其有效免疫原成分制备的疫苗。

（2）多糖交联疫苗　将细菌多糖或脂多糖与蛋白载体交联，可成为胸腺依赖性抗原，从而诱导机体产生记忆细胞和IgG类抗体，明显增强免疫保护效果。

（3）合成肽疫苗　根据可诱导保护性免疫应答的有效免疫原氨基酸序列，人工合成多肽抗原，用其免疫机体可诱导有效的适应性免疫应答，但不良反应轻微。

（4）基因工程疫苗　通过对免疫原分子编码基因进行克隆、修饰、改造及表达，获得可诱导有效保护性免疫且不含感染性物质的免疫原，如重组抗原疫苗、重组载体疫苗、DNA疫苗等。

（5）mRNA疫苗　是继灭活疫苗、减毒活疫苗、亚单位疫苗和病毒载体疫苗后的新型疫苗，是将人工合成含有编码抗原的mRNA作为疫苗导入人体，在体内翻译获得相应的抗原蛋白，从而诱导机体产生适应性免疫应答达到预防免疫的效果。

二、疫苗接种与免疫规划

免疫规划是根据疫情监测和人群免疫状况分析，按照规定的免疫程序，有计划、有组织地利用疫苗进行预防接种，以提高人群的免疫水平，达到控制乃至最终消灭相应传染病目的的方法。现行的为2021年版国家免疫规划疫苗儿童免疫程序，见表9-3。

考点：免疫规划的概念

表9-3　国家免疫规划疫苗儿童免疫程序表（2021年版）

可预防疾病	疫苗种类	接种途径	剂量	英文缩写	接种年龄														
					出生时	1月	2月	3月	4月	5月	6月	8月	9月	18月	2岁	3岁	4岁	5岁	6岁
乙型病毒性肝炎	乙肝疫苗	肌内注射	10或20μg	HepB	1	2					3								
结核病[1]	卡介苗	皮内注射	0.1ml	BCG	1														
脊髓灰质炎	脊灰灭活疫苗	肌内注射	0.5ml	IPV			1	2											
	脊灰减毒活疫苗	口服	1粒或2滴	bOPV					3								4		
百日咳、白喉、破伤风	百白破疫苗	肌内注射	0.5ml	DTaP				1	2	3				4					
	白破疫苗	肌内注射	0.5ml	DT															5
麻疹、风疹、流行性腮腺炎	麻腮风疫苗	皮下注射	0.5ml	MMR								1		2					
流行性乙型脑炎[2]	乙脑减毒活疫苗	皮下注射	0.5ml	JE-L								1			2				
	乙脑灭活疫苗	肌内注射	0.5ml	JE-I								1、2			3				4
流行性脑脊髓膜炎	A群流脑多糖疫苗	皮下注射	0.5ml	MPSV-A							1		2						
	A群C群流脑多糖疫苗	皮下注射	0.5ml	MPSV-AC												3			4
甲型病毒性肝炎[3]	甲肝减毒活疫苗	皮下注射	0.5或1.0ml	HepA-L										1					
	甲肝灭活疫苗	肌内注射	0.5ml	HepA-I										1	2				

注：1. 主要指结核性脑膜炎、粟粒性肺结核等。

2. 选择乙脑减毒活疫苗接种时，采用两剂次接种程序。选择乙脑灭活疫苗接种时，采用四剂次接种程序；乙脑灭活疫苗第1、2剂间隔7～10天。

3. 选择甲肝减毒活疫苗接种时，采用一剂次接种程序。选择甲肝灭活疫苗接种时，采用两剂次接种程序。

三、免疫佐剂与疫苗

免疫佐剂主要用于预防接种、免疫血清制备，也用于抗肿瘤与抗感染的辅助治疗。常用于人体的佐剂有氢氧化铝、明矾、多肌胞苷酸（polyI:C）、胞壁酰二肽和细胞因子等。佐剂增强疫苗的作用机制包括增加疫苗的表面积，易为巨噬细胞所吞噬；延长疫苗在体内的存留期，增加与免疫细胞接触的机遇；诱发疫苗接种部位及引流淋巴结炎症反应，刺激免疫细胞的增殖。

四、免疫治疗技术及发展趋势

免疫学治疗是利用免疫学原理，针对疾病的发生机制，人为地调整机体的免疫功能，以达到治疗目的所采取的措施。

（一）分子治疗

分子治疗指给机体输入分子制剂，以调节机体的固有和（或）适应性免疫应答。

1. 分子疫苗 合成肽疫苗、重组载体疫苗、DNA疫苗和mRNA疫苗，可作为肿瘤和感染性疾病的治疗性疫苗。

2. 抗体 PcAb，如抗感染免疫血清主要用于治疗、紧急预防细菌外毒素或病毒等所致疾病；McAb和基因工程抗体已用于肿瘤、感染、自身免疫病、超敏反应和移植物排斥反应的治疗，如抗CD3单抗用于心、肝、肾移植时发生的急性排斥反应，PD-1抗体用于淋巴瘤的治疗。

3. 细胞因子

（1）细胞因子治疗 重组细胞因子已用于肿瘤、感染、造血障碍等疾病的治疗，如IL-11用于肿瘤或化疗所致血小板减少症。

（2）细胞因子及其受体拮抗疗法 通过抑制细胞因子的产生，阻断细胞因子与其受体的结合及结合受体后的信号转导，阻止细胞因子发挥生物学效应，如TNF-α单抗治疗类风湿关节炎。

（二）细胞治疗

细胞治疗指给机体输入细胞制剂，以活化或增强机体的固有和（或）适应性免疫应答。

1. 细胞疫苗 肿瘤细胞疫苗、基因修饰的疫苗和树突状细胞疫苗等，给机体输注负载抗原的疫苗或肿瘤抗原活化的树突状细胞，可有效地活化机体抗肿瘤免疫应答，达到治疗肿瘤的目的。

2. 过继免疫细胞治疗 取自体淋巴细胞经体外活化、增殖后回输患者，直接杀伤肿瘤或激发机体抗肿瘤免疫效应，如肿瘤浸润淋巴细胞（TIL）是从实体肿瘤组织中分离、体外经IL-2诱导扩增后的活化淋巴细胞。CAR-T免疫疗法是将分离自患者体内T细胞，基因工程技术为T细胞插入能识别肿瘤抗原和活化T细胞的嵌合抗原受体（CAR），再将经过扩增的CAR-T细胞回输到患者体内，杀伤表达相关抗原的肿瘤细胞，目前临床应用较为广泛的是靶向CD19的CAR-T，在一些难治性淋巴瘤的治疗中发挥良好的作用。

3. 干细胞移植 干细胞是具有多向分化潜能、自我更新能力的细胞，在适当条件下可被诱导分化为多种组织细胞。造血干细胞移植已成为癌症、造血系统疾病、自身免疫病的重要治疗手段。常见来源有患者自身骨髓或者HLA型别相同供者的骨髓、外周血或脐带血等。

（三）免疫调节剂

免疫调节剂具有非特异性地增强或抑制免疫的功能，用于肿瘤、感染、自身免疫病及免疫缺陷病的治疗。

1. 免疫增强剂 是具有促进和调节免疫功能的生物制剂，通常对免疫功能正常者无影响，而对免疫功能异常者，特别是免疫功能低下者，有促进或调节作用。免疫增强剂用于肿瘤、感染、自身免疫病及免疫缺陷病的治疗。常用有微生物及其产物（BCG）、植物多糖、中草药（人参、黄芪）、细胞因子（IFN、GM-CSF、IL-2等）及化学药物（左旋咪唑）。

2. 免疫抑制剂 能抑制机体的免疫功能，常用于防止移植物排斥反应的发生和自身免疫病的治疗。常见化学合成药物（糖皮质激素、环磷酰胺、硫唑嘌呤等）、微生物制剂（环孢素A、FK-506、麦考酚酸酯、西罗莫司等），以及中草药（雷公藤多苷、川芎、当归等）。

第2节 免疫学诊断

一、基于抗原抗体反应的体外诊断

免疫学检测是根据免疫学原理设计的试验方法，辅助诊断某些传染病或进行流行病学调查。免疫学检测方法具有高度的特异性及敏感性，已广泛应用于许多疾病的诊断、发病机制的研究、免疫状态监测及疗效评估。常用的免疫学检测方法有抗原或抗体的检测及免疫细胞数量及功能检测等。

（一）抗原抗体反应检测原理及特点

抗原与抗体能发生特异性结合，在体外一定条件下形成不同大小的免疫复合物，通过对免疫复合物呈现的形式，如沉淀、凝集或酶、荧光、化学发光或金颗粒聚集显色等的观察、分析，可定性或定量检测相应的抗原或抗体，即用已知的抗原或抗体检测未知抗体或抗原。由于抗体主要存在于血清中，试验时多采用血清作为标本，所以常把基于抗原抗体反应的试验称为血清学反应。随着免疫学技术的发展，如McAb技术的使用，抗体不一定来自血清，故现在多以抗原抗体反应代替血清学反应。抗原抗体反应具有特异性、可逆性和比例性三大特点。

1. 特异性 抗原只能与其对应的抗体发生专一性结合称为特异性，这是所有抗原抗体反应的基础。

2. 可逆性 抗原抗体反应为分子表面的非共价键结合，在一定条件下（如低pH、高浓度盐、冻融等），复合物可解离。解离后抗原和抗体仍保持原有的理化特性和生物学活性。

3. 比例性 抗原和抗体的数量比例必须合适，这样才能让抗体分子的Fab段与抗原表位完全结合，形成分子量最大的网格状复合物，若抗体或抗原过剩，抗原-抗体复合物体积小、数量少，则不能准确检测抗原或抗体。整个过程容易受电解质、酸碱度、温度等因素的影响。

（二）抗原抗体的反应类型

抗原抗体反应种类繁多，常用的有凝集反应、沉淀反应、免疫标记技术等。

1. 凝集反应 颗粒性抗原（细菌、细胞等）与相应抗体结合后，在一定条件下出现肉眼可见的凝集物，分为直接凝集反应和间接凝集反应（图9-1）。

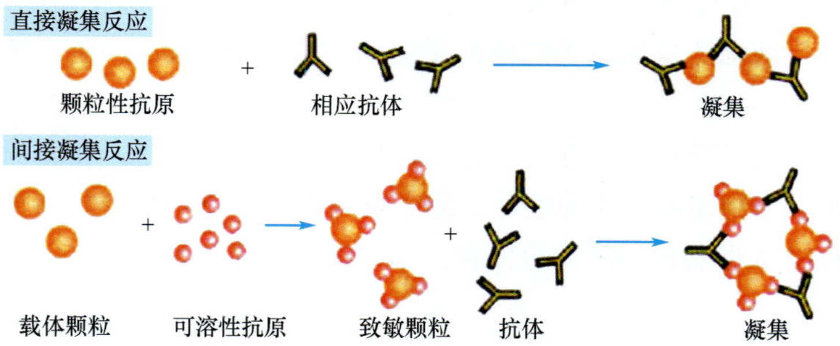

图9-1 凝集反应示意图

（1）直接凝集反应 颗粒物表面具有抗原决定簇，可与相应抗体直接结合出现颗粒物凝集现象。玻片凝集法为定性试验，常用已知抗体检测未知抗原，如鉴定细菌、血型等。试管凝集法为半定量试验，多用于已知抗原检测血清中的相应抗体，以稀释度作为效价，表示抗体相对含量，如诊断伤寒的肥达反应。

（2）间接凝集反应　将可溶性抗原或抗体包被在与免疫无关的颗粒性载体表面，再与相应抗体或抗原反应，出现颗粒物凝集称为间接凝集反应。常用的载体有聚苯乙烯胶乳颗粒等。

2. 沉淀反应　可溶性抗原与相应抗体结合，在一定条件下，形成肉眼可见的沉淀物，此即沉淀反应。沉淀反应分为单向琼脂扩散试验、双向琼脂扩散试验、免疫电泳试验、免疫比浊试验等。

（1）单向琼脂扩散试验　是将抗体均匀混合于琼脂中，制成琼脂板后打孔，加抗原，抗原在扩散过程中与抗体结合，形成沉淀环。以沉淀环直径查标准曲线，可得抗原含量（图9-2）。

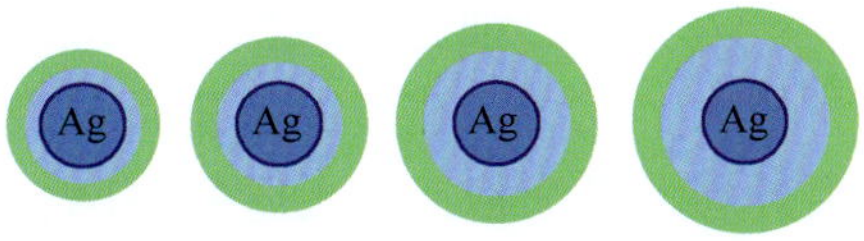

图9-2　单向琼脂扩散试验沉淀环示意图

（2）双向琼脂扩散试验　将抗原与抗体分别加入琼脂小孔，二者自由向四周扩散，在比例恰当处形成沉淀线。常用于抗原或抗体的定性检测和两种抗原相关性分析（图9-3）。

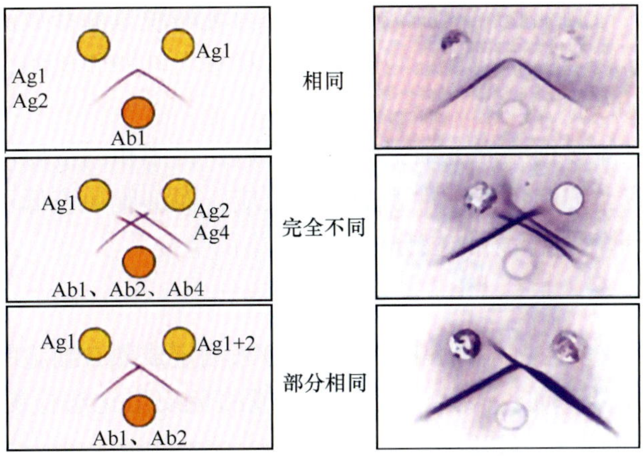

图9-3　双向琼脂扩散试验示意图

注：上图，两孔中抗原完全相同；中图，两孔中抗原完全不同；下图，右孔抗原包含左孔抗原

3. 免疫标记技术　是用荧光素、酶、放射性核素、化学发光物质及胶体金等作为示踪物标记已知抗体或抗原，进行抗原抗体反应。根据试验中所用标记物的种类和检测方法不同，免疫标记技术分为免疫荧光技术、放射免疫技术、免疫酶标技术、免疫胶体金技术和化学发光免疫测定等（表9-4）。

表9-4　免疫标记技术类型

免疫标记技术	结果判断	标记物	应用
免疫酶标技术	检测酶-底物显色	酶	多种病原体的抗原抗体、肿瘤标志物、激素、药物检测等
免疫荧光技术	检测荧光现象	荧光素	血清中自身抗体、药物、激素、免疫病理组织中抗原-抗体复合物的检测等
放射免疫技术	检测放射性强度	放射性核素	激素、微量蛋白质、肿瘤标志物等微量物质检测
免疫胶体金技术	检测金颗粒沉淀	胶体金	尿人绒毛膜促性腺激素、乙肝表面抗原等快速检测
化学发光免疫测定	检测发光强度	化学发光剂	激素、肿瘤标志物、药物等定量检测

考点：常见抗原抗体反应的类型

二、免疫细胞检测

检测免疫细胞数量及其功能的改变，有助于判断某些疾病的病程变化、疗效和预后，并可能为探索某些疑难病症的机制和制订治疗方案提供依据。

（一）T细胞的检测

1. T细胞数量检测 应用抗CD3、CD4和CD8抗体在流式细胞仪或者荧光显微镜下检测T细胞总数及$CD4^+$T和$CD8^+$T细胞亚群，这是评估细胞免疫功能的重要指标。目前在AIDS的诊断和临床评价中广泛使用。

2. T细胞功能检测 T细胞功能检测方法较多，此处介绍较常用的淋巴细胞增殖反应、细胞毒试验和皮肤试验三种方法。

（1）淋巴细胞增殖反应 应用特异性抗原或PHA等丝裂原体外刺激T细胞后，T细胞可转化为体积较大、代谢旺盛且能够进行分裂的原淋巴细胞。增殖反应的强度可反映T细胞功能水平。试验时分离外周淋巴细胞，加入适量PHA，培养72h，涂片染色后在显微镜下计数200个淋巴细胞，计算出转化百分率，正常值为70%左右。此外，还可以采用放射性核素掺入法和MTT法检测淋巴细胞增殖情况。

（2）细胞毒试验 CTL、NK细胞对靶细胞具有直接杀伤作用，可选用肿瘤细胞、移植供体细胞等作为靶细胞来检测其功能。检测细胞毒效应常用的方法为乳酸脱氢酶释放法，将待检细胞与靶细胞按比例混合，靶细胞被待检细胞杀伤后，其细胞膜受损，释放出乳酸脱氢酶，采用分光光度计测定该酶的含量，即可反映待检细胞的杀伤活性。

（3）皮肤试验 正常机体对抗原产生细胞免疫应答后，再用相同抗原做皮肤试验，则出现局部红肿为特征的迟发型超敏反应。细胞免疫正常者呈阳性反应，而细胞免疫低下者呈阴性反应。最常用的方法是结核菌素试验，可判断受试者对结核分枝杆菌感染的免疫力。

（二）B细胞的检测

1. B细胞数量检测 目前多通过检测mIgM或CD19来测定成熟B细胞的数量。采用荧光素或酶标记的抗人IgM或CD19的McAb，通过直接免疫荧光法或酶免疫组化法检测mIgM或CD19，正常人外周血B细胞占外周淋巴细胞的8%～12%。

2. B细胞功能检测 可通过测定血清中Ig含量判断B细胞功能；亦可直接测定B细胞增殖功能或测定抗体形成细胞数。

（1）B细胞增殖试验 分离人外周血淋巴细胞，在淋巴细胞悬液中加入表达SPA的灭活金黄色葡萄球菌活化B细胞，混匀后置CO_2培养箱中培养3天，培养结束前16～22 h掺入^{3}H-TdR，收集细胞，用β液体闪烁仪检测掺入率并计算刺激指数以判断B细胞增殖能力。

（2）抗体形成细胞测定 常用溶血空斑形成试验。将经绵羊红细胞免疫小鼠的脾细胞与一定量的绵羊红细胞混合，在补体参与下，使抗体形成细胞周围那些受到抗体分子致敏的绵羊红细胞溶解，形成肉眼可见的溶血空斑。一个空斑代表一个抗体形成细胞，空斑的数量反映机体的体液免疫功能。

三、补体检测技术

补体检测技术主要包括补体总活性测定、补体成分测定和补体结合试验。

1. 补体活性测定 主要采用免疫溶血法，其是对活化后补体最终效应的检测方法，它反映的是补体的整体功能。主要分为经典途径溶血活性（也被称为CH50检测）测定和旁路途径溶血活性（也被称为AH50检测）测定。CH50检测基本原理是利用绵羊红细胞（SRBC）与特异性抗体（溶血素）结合活化补体，激活补体活化经典途径而导致溶血。以红细胞的溶解为指示，由于在一定范围内（30%～70%溶血率），溶血程度与补体的活性呈正相关，以50%溶血率为判断指标。CH50检测是常用的补体总活性检测项目。CH50活性增高常见于急性炎症、组织损伤、感染、肿瘤及自身免疫病恢复期。CH50活性降低常见于严重肝病或营养不良、先天性补体缺陷症、免疫功能不全等引起的补体合成减少，自身免疫病引起的补体消耗增加，以及大面积烧伤、肾病综合征等引起的补体丢失过多。

2. 补体成分测定 包括免疫溶血法和免疫化学法，免疫溶血法用于检测单个成分的功能和活性，免疫化学法基于抗原抗体反应测定补体成分含量，常采用自动化免疫比浊分析测定多个单一补体成分，用于疾病诊断。如血清C3降低常见于先天性补体缺陷症、严重肝病及系统性红斑狼疮等自身免疫病活动期。

3. 补体结合试验（complement fixation test，CFT） 采用一定量的补体和致敏红细胞来检测抗原抗体间的特异性结合。该法是经典的免疫学检验技术之一，具有灵敏度高、特异性强、反应结果明显及抗体范围广泛等优点。但有操作烦琐、不易于自动化和难以标准化等缺点。

四、细胞因子检测

细胞因子的检测反映了机体的免疫状态，利于疾病的辅助诊断、治疗与预后监测。目前常用的检测方法包括生物学测定方法和免疫学测定方法。生物学测定法有基于DNA检测的分子生物学检测和生物活性检测。基于DNA检测的分子生物学检测主要采用定量反转录-聚合酶链反应（RT-PCR）技术检测细胞因子的mRNA表达水平，该法灵敏度高、重复性较好，但操作较烦琐；生物活性检测包括促进细胞增殖和抑制细胞增殖测定法、细胞毒活性测定法、抗病毒活性测定法和趋化活性测定法，该方法灵敏度高，但特异性低、分析范围窄、耗时，易受干扰且标本用量大。

目前临床上常用的细胞因子检验采用免疫学测定，主要采用免疫标记技术，包括酶联免疫吸附试验（ELISA）、酶联免疫斑点试验、化学发光酶免疫测定、流式细胞术，检测的是细胞因子的蛋白质含量，具有特异性高、操作简便快速、重复性好、结果稳定等特点。

血浆或血清、滑膜液、脑脊液、尿液等标本均可用于细胞因子检测，细胞因子的检测必须结合检测标本、检测方法及联合检测作出综合分析，此外，检测单一细胞因子不能提供有效的疾病诊断及预后判断和机体免疫状态等，如判断Th1/Th2细胞平衡状态时，至少应进行IL-2、IL-4、IL-10和IFN-γ等细胞因子的检测。因此提倡多种细胞因子的联合检测。

五、体内免疫学诊断

（一）细胞免疫检测

1. 特异性抗原皮肤试验 主要有结核菌素纯蛋白衍生物（PPD）、白念珠菌素、皮肤毛癣菌素等皮试抗原。皮内注射定量抗原后于24～48h观察结果，PPD试验则要48～72h判定结果。

2. PHA皮肤试验 PHA是T细胞丝裂原，注射于前臂屈侧皮内，6～12h后局部出现红斑和硬结，24～48h达高峰，临床常用于检测机体的细胞免疫水平。

（二）体液免疫检测

1. 中和反应皮肤试验 是体内的毒素抗毒素的中和试验。将微量外毒素注射于受试者前臂屈侧皮内，24～48h局部皮肤红肿者为阳性，无反应者为阴性，表明体内有相应的抗毒素可以中和毒素，机体对此种外毒素有免疫力。临床常用的有检测白喉及猩红热有无免疫力的锡克及狄克试验。

2. Ⅰ型超敏反应皮肤试验 简称皮试，是在皮肤进行的体内免疫学试验，是临床检测变应原（如青霉素、免疫血清等）最常见的方法，包括皮内试验、点刺试验等。通常皮内试验的阳性反应以风团为主，点刺试验的阳性反应以红晕为主。

自　测　题

一、单选题

1. 不属于影响抗原抗体反应的因素是

A. pH　　B. 电解质
C. 温度　　D. 适度的振荡
E. 气压

2. 下列物质可用于人工被动免疫的是

A. 类毒素　　B. 外毒素
C. 抗毒素　　D. 内毒素
E. 抗生素

3. 人工获得免疫力的方式是
A. 接种疫苗　　B. 通过隐性感染
C. 通过显性感染　　D. 通过胎盘
E. 通过乳汁

4. 隐性感染后获得的免疫属于
A. 过继免疫　　B. 人工主动免疫
C. 人工被动免疫　　D. 天然主动免疫
E. 天然被动免疫

5. 下列哪种为活疫苗
A. 乙肝疫苗　　B. 百日咳疫苗
C. 卡介苗　　D. 伤寒疫苗
E. 霍乱疫苗

二、名词解释

1. 人工主动免疫
2. 灭活疫苗
3. 免疫标记技术

三、简答题

1. 抗原抗体反应的原理及特点是什么？
2. 试比较灭活疫苗和减毒活疫苗的异同点。
3. 比较人工主动免疫和人工被动免疫。

（苏　琰）

第2篇
医学微生物学

第10章 细菌的基本形态和结构

学习目标

1. 素质目标　具有精益求精的意识、严格无菌操作的意识；树立科学观，具有创新意识。

2. 知识目标　掌握细菌的基本结构、细胞壁的化学组成和功能；掌握细菌特殊结构与功能；熟悉细菌的大小与形态。

3. 能力目标　能准确判断细菌的结构组成和功能，能识别常见细菌的形态。

案例 10-1

患者，男，52岁。因发热，腹痛、腹泻，大便带有黏液、脓血1天来诊。确诊为细菌性痢疾。该患者发热的原因是内毒素引起的内毒素血症。

问题：内毒素存在于何种细菌？存在于此种细菌何种结构中？

细菌（bacterium）是一类具有细胞壁和核质的原核细胞型微生物，其特点是体积微小、结构简单，核质为一条双股环状DNA，无核膜、核仁，只有核糖体一种细胞器。了解细菌的形态结构对于研究细菌的生理特性、致病性和免疫性及鉴别细菌、诊断疾病和防治细菌性感染等均有重要的理论和实际意义。

第1节　细菌的大小与形态

一、细菌的大小

细菌体积微小，通常以微米（μm）作为测量单位，需借助于显微镜放大几百倍到上千倍才能看到。细菌种类不同，其大小不一。同一种细菌因菌龄和生长环境的不同，其大小也有所差异。

二、细菌的形态

根据细菌的形态特征可将其分为三类：球菌、杆菌和螺旋菌（图10-1）。

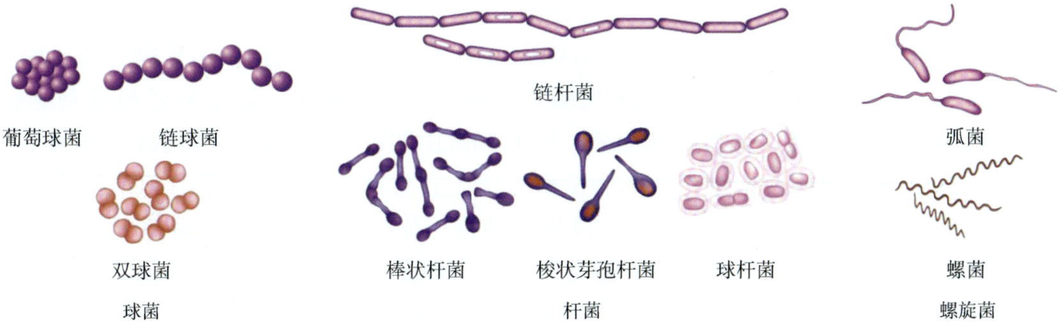

图10-1　细菌的基本形态

（一）球菌

球菌外观呈球形或近似球形，直径约1μm。根据细菌繁殖时分裂平面的差异和分裂后菌体之间相互黏附方式的不同，可将球菌分为双球菌、链球菌、葡萄球菌、四联球菌、八叠球菌等。

（二）杆菌

杆菌一般为直杆状或略弯曲。各种杆菌的长短、粗细差别较大。大的杆菌可长达3～10 μm，小的杆菌只有0.4～1.5 μm。多数杆菌菌体两端钝圆，部分杆菌两端平齐（如炭疽芽孢杆菌）或两端尖细（如梭杆菌）；若杆菌末端膨大呈棒状，称为棒状杆菌；菌体短小，两端钝圆，近似椭圆形，称为球杆菌；有的杆菌呈分枝生长，称分枝杆菌；少数杆菌呈链状排列，称链杆菌。

（三）螺旋菌

螺旋菌菌体弯曲，根据弯曲的数目不同分为以下几种。

1. 弧菌 菌体长2～3μm，只有一个弯曲，呈弧形或逗点状，称为弧菌，如霍乱弧菌。

2. 螺菌 菌体长3～6μm，有数个弯曲，称为螺菌，如鼠咬热螺菌；也有的菌体细长弯曲呈弧形或螺旋形，称为螺杆菌，如幽门螺杆菌。

多数细菌在适宜的生长条件下培养8～18h的细菌形态较为典型。菌龄、各种理化因素可影响细菌的形态。当温度、时间、pH及培养基的成分发生改变或细菌受抗生素等不利因素的作用时，常出现梨形、气球状、丝状等多种衰退型形态，不易识别，在观察和鉴定时应引起注意。

考点：细菌的测量单位及基本形态

第2节　细菌的结构

细菌的结构可分为基本结构和特殊结构。基本结构是所有细菌都具有的、生命活动必需的结构，包括细胞壁、细胞膜、细胞质和核质。特殊结构是某些细菌在一定条件下所形成的特有结构，有鞭毛、菌毛、荚膜、芽孢等（图10-2）。

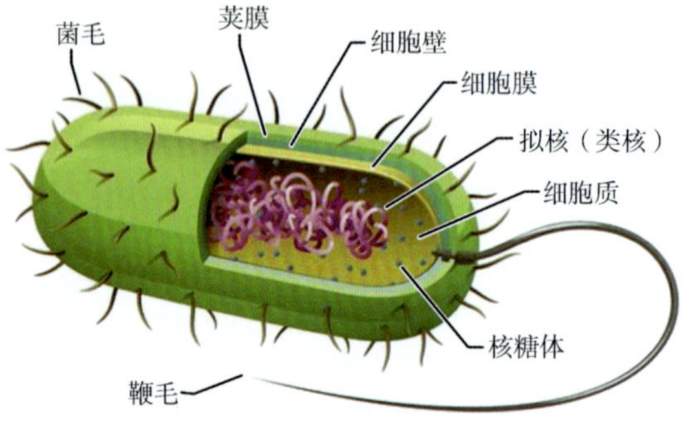

图10-2　细菌结构示意图

一、细菌的基本结构

（一）细胞壁

细胞壁位于细菌的最外层，是一层无色透明，坚韧而富有弹性的膜状结构。细胞壁的厚度因菌种不同而异，平均为15～30nm，占菌体干重的10%～25%。

1. 化学组成和结构 根据革兰氏染色法可将细菌分为革兰氏阳性菌和革兰氏阴性菌。两种细菌细胞壁的化学组成和结构有很大的差异。

革兰氏阳性菌细胞壁主要由肽聚糖和磷壁酸构成（图10-3）。①肽聚糖：由聚糖骨架、四肽侧链和五肽交联桥三部分组成（图10-4）。各种细菌聚糖骨架的组成基本相同，是由*N*-乙酰葡萄糖胺和*N*-乙酰胞壁酸经β-1，4-糖苷键连接，交替排列而成；四肽侧链由四种不同的氨基酸构成，细菌不同，氨基酸的组成不同。四肽侧链连接在聚糖骨架的胞壁酸分子上；五肽交联桥由5个甘氨酸组成，连接相邻的四肽侧链，从而构成了肽聚糖坚韧的三维立体框架结构。革兰氏阳性菌的肽聚糖可多达50层。②磷壁酸：镶嵌于肽聚糖层中，具有黏附机体细胞的作用，与细菌的致病性有关。依据结合部位不同，磷壁酸分为壁磷壁酸和膜磷壁酸，壁磷壁酸连接在细胞壁肽聚糖上，而膜磷壁酸连接在细胞膜磷脂上。

有些革兰氏阳性菌细胞壁表面尚有一些与细菌致病性有关的特殊表面蛋白质，如金黄色葡萄球菌A蛋白（staphylococcal protein A，SPA）、A群链球菌M蛋白等。

革兰氏阴性菌细胞壁主要由肽聚糖和外膜组成（图10-3）。①肽聚糖，仅有聚糖骨架和四肽侧链两部分（图10-4），没有五肽交联桥，形成疏松的二维平面结构。革兰氏阴性菌的肽聚糖仅有1～3层。②外膜，位于肽聚糖的外侧，由内向外依次是脂蛋白、脂质双层和脂多糖。脂多糖（lipopolysaccharide，LPS）是革兰氏阴性菌的内毒素，由三部分组成。一是脂质A（lipid A），为内毒素的毒性部分，无种属特异性，因此不同细菌的内毒素引起的毒性作用相似；二是核心多糖，位于脂质A的外层，具有属特异性；三是特异多糖，位于脂多糖的最外层，由数个至数十个低聚糖重复单位组成的多糖链，具有种特异性，是革兰氏阴性菌的菌体抗原（O抗原）。

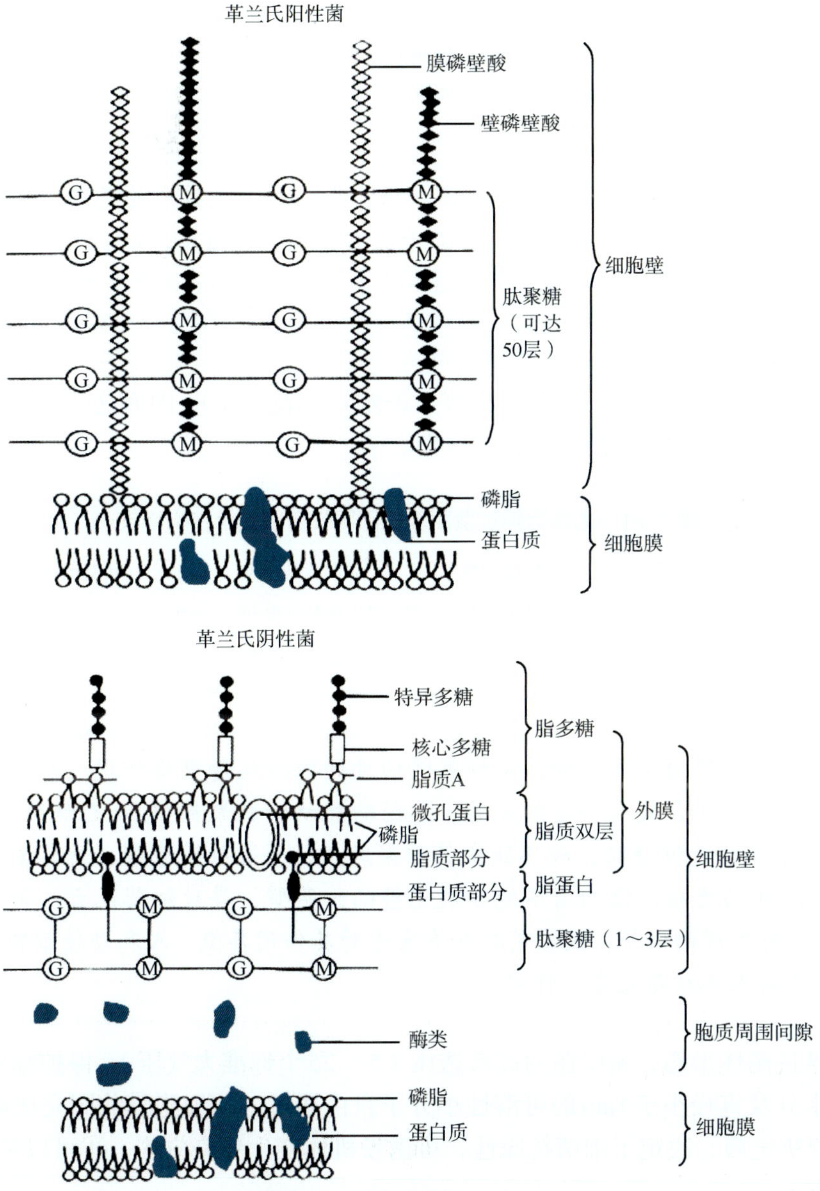

图10-3　细菌细胞壁结构示意图

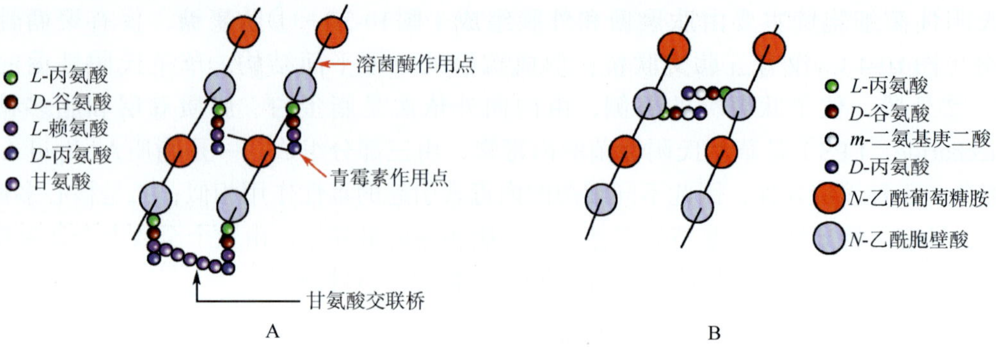

图10-4 肽聚糖结构示意图

A. 金黄色葡萄球菌；B. 大肠埃希菌

链 接 细菌的分类

菌属：细菌的分类方式是界、门、纲、目、科、属、种。最常用的是属和种。菌属是菌种的上一级分类，通常性状相近、亲缘关系密切的若干菌种组成一个菌属，如芽孢杆菌属、葡萄球菌属、乳杆菌属等。菌种是细菌最基本的分类单位，通常指表型特征相似、亲缘关系接近的一类细菌群体，与同属内其他种有着明显差异。

革兰氏阳性菌和革兰氏阴性菌细胞壁结构有显著差异（表10-1），因而这两类细菌在染色性、抗原性、致病性及对药物的敏感性等方面有很大的区别。

表10-1 革兰氏阳性菌和革兰氏阴性菌细胞壁结构比较

区别点	强度	厚度	肽聚糖层数	肽聚糖含量	肽聚糖结构	磷壁酸	外膜
革兰氏阳性菌	较坚韧	厚，20～80nm	多，可达50层	多，可占胞壁干重50%～80%	三维立体	+	-
革兰氏阴性菌	较疏松	薄，5～10nm	少，1～3层	少，可占胞壁干重5%～20%	二维平面	-	+

链 接 肽聚糖结构与抗菌用药

肽聚糖是细菌细胞壁的主要成分，对细菌坚韧度的维持起着重要作用。有些药物就是通过破坏肽聚糖的结构或抑制其合成而杀伤细菌的。溶菌酶能切断肽聚糖中*N*-乙酰葡萄糖胺和*N*-乙酰胞壁酸之间的β-1，4糖苷键连接，破坏肽聚糖骨架结构，引起细菌裂解；青霉素通过干扰四肽侧链与五肽交联桥之间的连接，使细菌不能合成完整的细胞壁，导致细菌死亡。革兰氏阴性菌由于肽聚糖含量少，且有外膜的保护，故溶菌酶和青霉素对其作用甚微。人和动物细胞无细胞壁结构，故溶菌酶和青霉素对人体细胞无毒性作用。

2. 功能 ①维持菌体形态，耐受菌内高渗透压（5～25个标准大气压），保护细菌在低渗环境下不易破裂。②允许水分及直径小于1nm的可溶性小分子自由通过，与细胞膜共同完成菌体内外的物质交换。③有多种抗原决定簇，决定了细菌抗原性，可诱发机体产生免疫应答。④可以黏附到机体细胞上，与细菌的致病性有关。

3. L型细菌 细菌细胞壁的肽聚糖结构在生物或理化因素的作用下被破坏或合成被抑制，在高渗环境下仍可生长繁殖，称为细菌细胞壁缺陷型，又称为L型细菌。1935年，Klieneberger在Lister研究院首先发现此类现象，命名为L型细菌或细菌L型（bacterial L form）。细菌L型的形态因缺乏细胞壁而呈高度多形性，有球形、杆状或丝状等，革兰氏染色阴性，不能在常规培养基上生长，需采用高渗培养基进行培养，生长繁殖缓慢，形成中间厚、四周薄的油煎蛋样菌落。多数细菌L型在适宜条件下能恢复为原型菌。

细菌L型具有致病能力，可导致慢性感染，如尿路感染、骨髓炎、心内膜炎等。临床遇有症状明显而标本常规细菌培养阴性者，应考虑细菌L型感染的可能性，宜作细菌L型的专门分离培养。

考点：细菌的基本结构组成与功能

（二）细胞膜

细胞膜位于细胞壁内侧，紧密包绕着细胞质，是具有弹性的半渗透性脂质双层生物膜，厚约7.5nm，柔韧致密。其主要化学成分为磷脂和蛋白质，但不含胆固醇。蛋白质多为具有特殊作用的酶和载体蛋白。

细胞膜的主要功能：①参与细菌内外物质的转运。②参与多种物质的生物合成，如肽聚糖、磷壁酸、脂多糖等。③参与细胞的呼吸过程，与能量的产生、储存和利用有关。④形成中介体。部分革兰氏阳性菌的细胞膜内陷、折叠、卷曲形成囊状的中介体，其功能类似真核细胞的线粒体，参与细菌的呼吸、生物合成及分裂繁殖。

（三）细胞质

细胞质是细胞膜包裹的溶胶状物质，由水、蛋白质、脂类、核酸及少量糖和无机盐组成。

1. 细胞质中重要结构 质粒、核糖体、胞质颗粒等。

（1）质粒 为闭合环状的双链DNA，是染色体外的遗传物质，控制细菌某些特定的遗传性状，如致育质粒（F质粒）、耐药性质粒（R质粒）、毒力质粒（Vi质粒）等分别决定着细菌的性菌毛、耐药性及毒力等生物学性状。质粒非细菌生长所必需，具有自我复制、传代、丢失及在细菌之间转移等特性。

（2）核糖体 其化学成分为RNA和蛋白质。核糖体数量可达数万个，游离于细胞质中。当mRNA将核糖体串成多聚核糖体时即成为蛋白质的合成场所。链霉素、红霉素可通过干扰蛋白质的合成而导致细菌死亡。

（3）胞质颗粒 胞质中含有多种颗粒，大多为储藏的营养物质。用特殊染色法可将其染成与菌体其他部位不同的颜色，称为异染颗粒，主要成分为RNA和多偏磷酸盐，其嗜碱性强，着色较深。异染颗粒可用来鉴别细菌，如白喉棒状杆菌的异染颗粒。

2. 细胞质的功能 含有核酸和多种酶系统，是细菌新陈代谢的重要场所。通过新陈代谢合成菌体物质，产生供细菌生长繁殖所需的能量。

（四）核质

核质又称拟核，为细菌的遗传物质，决定细菌的遗传特征，是由单一密闭环状双链DNA分子反复回旋卷曲盘绕组成的松散网状结构，集中于细胞质的某一区域，无核膜、核仁和有丝分裂器。一个菌体内一般含有1～2团核质。

二、细菌的特殊结构

（一）荚膜

荚膜是某些细菌生长时合成并分泌到细胞壁外的一层黏液性物质（图10-5）。荚膜对碱性染料的亲和力低，普通染色法不易着色，可用荚膜染色法观察。多数菌体荚膜的化学成分为多糖，如肺炎链球菌；少数的为多肽，如炭疽杆菌；个别的是透明质酸，如链球菌。

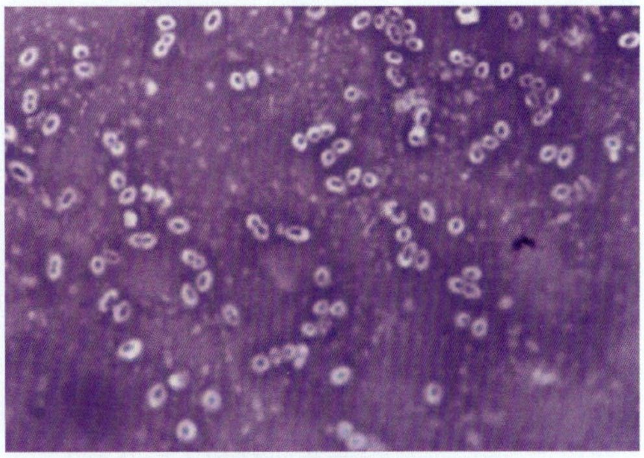

图10-5 细菌的荚膜
荚膜染色，1000×

菌体不同，荚膜的有无及形态特点不同，因此荚膜可以作为细菌鉴别与分型的依据；荚膜与细菌的致病性有关，可黏附于组织细胞或无生命物体表面，形成生物膜，引起机体的感染；能抵抗吞噬细胞的吞噬与消化作用；还可以

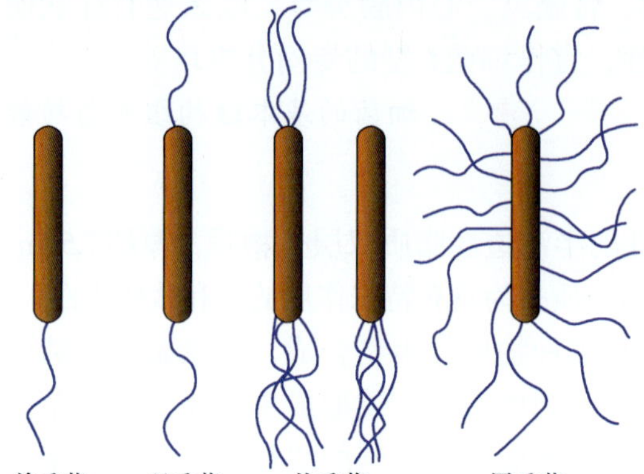

图10-6 细菌鞭毛的类型

保护菌体，避免或减少抗体、药物等杀菌物质对菌体的损伤，从而增强细菌的侵袭力。

（二）鞭毛

鞭毛是附着在某些细菌的细胞膜上并游离于菌体外的细长呈波浪状弯曲的丝状物。由于鞭毛纤细，直径为12～18nm，需用电子显微镜直接观察。经特殊鞭毛染色后，才能在光学显微镜下看到。还可通过暗视野显微镜观察细菌运动，或在半固体培养基上观察细菌生长现象，间接判断细菌是否有鞭毛存在。

根据鞭毛位置和数量的差异可将此类细菌分为四类（图10-6）：单毛菌、双毛菌、丛毛菌、周毛菌。

鞭毛为菌体的运动器官；鞭毛的化学成分为蛋白质，具有免疫原性，称H抗原。

有些菌体的鞭毛与致病性有关，活泼的鞭毛运动可以使菌体迅速到达并黏附于易感的组织细胞表面，产生毒性物质而致病，如霍乱弧菌；鞭毛亦可以作为细菌鉴别与分型的依据。

（三）菌毛

许多革兰氏阴性菌与少数革兰氏阳性菌表面有一种细而短、多而直硬的蛋白性丝状物，称为菌毛。菌毛的化学成分为蛋白质，称为菌毛素。菌毛必须在电子显微镜下才可以被观察到。菌毛分为普通菌毛和性菌毛两种。普通菌毛遍布菌体表面，可达数百根，具有很强的黏附性，可以牢固地与呼吸道、消化道或泌尿生殖道的黏膜上皮细胞受体结合并定植，进而侵入细胞内，引起感染，若菌毛消失，菌体侵袭力也随之丧失；性菌毛由F质粒编码产生，又称F菌毛，比普通菌毛长而粗，仅有1～4根，中空呈管状，可以在细菌间传递质粒，进而传递耐药性等生物学性状（图10-7）。

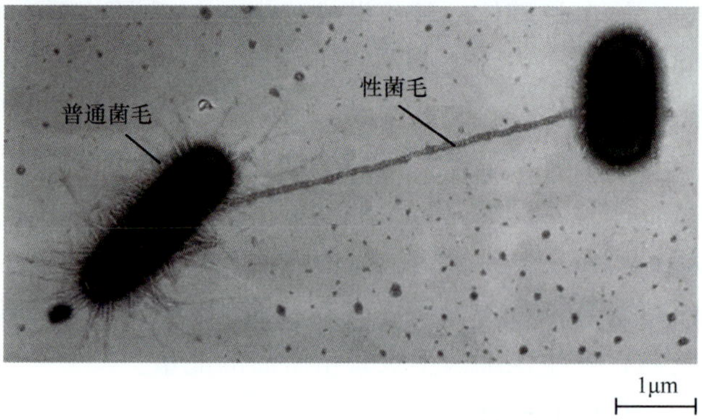

图10-7 细菌的菌毛电镜图（透射电镜）

（四）芽孢

某些革兰氏阳性菌在营养缺乏等不利条件下，胞质脱水浓缩，在菌体内形成具有多层膜包裹，通透性低，折光性强，不易着色的圆形或椭圆形小体，称为芽孢（图10-8）。

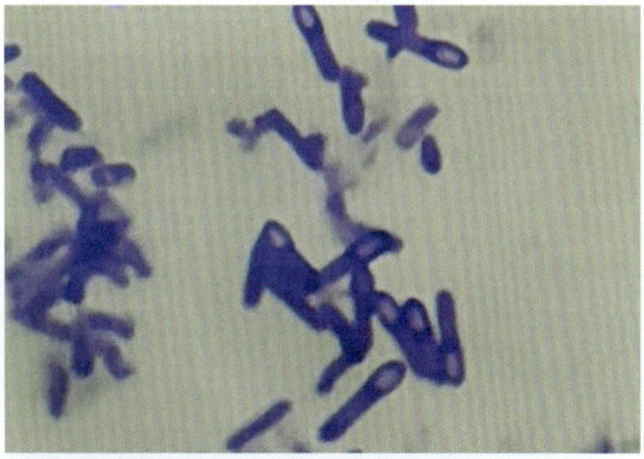

图10-8 细菌芽孢的形态和位置
芽孢染色，1000×

1. 芽孢的主要特点

（1）芽孢是细菌的休眠状态，具有完整的核质、酶系统及合成菌体组分的结构，保存了细菌全部生命活动的必需物质，但代谢缓慢，不能繁殖。一个细菌（繁殖体）只能形成一个芽孢，芽孢成熟后从菌体上脱落、游离，菌体随之崩解。在适宜条件下，一个芽孢可以形成一个繁殖体。

（2）芽孢对理化因素的抵抗力强，可在自然界中存活几年甚至数十年。若医疗物品被其污染，用一般消毒灭菌方法难以将其杀死，杀灭芽孢最可靠的方法是高压蒸汽灭菌。

（3）芽孢不能直接引起疾病，只有其出芽转变为繁殖体后，后者经大量繁殖而导致疾病的发生，如人体外伤形成深部创口，若被泥土中的破伤风梭菌芽孢污染，创面上的芽孢出芽成繁殖体，繁殖体在伤口内大量生长繁殖，引起破伤风。

2. 芽孢的主要作用

（1）消毒灭菌时，以杀死芽孢作为灭菌的判断指标。

（2）可作为鉴别细菌的指标之一，因为不同芽孢菌形成芽孢的大小、形态和位置不同，因而可用来鉴别细菌。

考点：细菌的特殊结构及其医学意义

自　测　题

一、单选题

1. 细菌的特殊结构不包括
   A. 荚膜　B. 菌毛　C. 鞭毛　D. 芽孢　E. 核糖体
2. 维持细菌形态的主要结构是
   A. 细胞壁　B. 细胞膜　C. 细胞质　D. 芽孢　E. 荚膜
3. 关于芽孢描述正确的是
   A. 芽孢可以繁殖
   B. 所有的细菌均能形成芽孢
   C. 芽孢的抵抗力强，是消毒灭菌的指标
   D. 芽孢一般在体内形成
   E. 芽孢容易着色
4. 革兰氏阴性菌和革兰氏阳性菌细胞壁共有的成分是
   A. 肽聚糖　B. 外膜　C. 磷壁酸　D. 脂质A　E. 以上都不对
5. 可作为检测灭菌是否彻底指标的是
   A. 荚膜　B. 菌毛　C. 鞭毛　D. 芽孢　E. 核糖体
6. 可在细菌之间传递质粒的结构是
   A. 普通菌毛　B. 鞭毛　C. 性菌毛　D. 荚膜　E. 外膜

二、名词解释

芽孢

三、简答题

1. 简述细菌的特殊结构及其功能。
2. 比较革兰氏阳性菌和革兰氏阴性菌细胞壁结构的主要异同点。

（刘　莉）

第11章 细菌的增殖、代谢与培养

学习目标

1. 素质目标　具有科学的思维习惯、严格无菌操作的意识；树立科学观，具有创新精神。

2. 知识目标　掌握细菌生长繁殖的规律；掌握细菌的合成代谢产物及其医学意义；熟悉细菌人工培养的条件、在培养基中生长的特点；了解细菌人工培养的临床应用。

3. 能力目标　能认识细菌生长的特点，能根据细菌培养结果对细菌的生长状态进行描述。

第1节　细菌的生长繁殖

细菌的生长繁殖与环境条件关系密切。在适宜的条件下，细菌代谢旺盛、繁殖迅速，当条件不利时，细菌的生命活动就会受到抑制甚至死亡。了解细菌的生长繁殖条件与规律对细菌的人工培养、分离鉴定，以及细菌的致病性、诊断方法、防治措施的研究都具有重要的意义。

一、细菌的化学组成

细菌和其他生物细胞的化学组成相似，由水、无机盐、蛋白质、糖类、脂类、核酸等组成。水是细菌的重要组成部分，占了细菌总重量的75%～90%。去除水分后，主要为有机物，包括碳、氢、氮、氧、磷和硫等。还有少数的无机离子，如钾、钠、铁、镁、钙、氯等，用以构成细菌的各种成分及维持酶的活性和跨膜化学梯度。细菌尚含有一些原核细胞型微生物所特有的化学组成，如肽聚糖、胞壁酸、磷壁酸、D型氨基酸、二氨基庚二酸、吡啶二羧酸等，这些物质在真核细胞中还未发现。

二、细菌生长繁殖的条件和规律

（一）细菌生长繁殖的条件

1. 营养物质　水、碳源、氮源和无机盐是细菌主要的营养物质。某些细菌还需要生长因子，即细菌生长繁殖所必需而自身又不能合成的有机化合物，如某些氨基酸、维生素、嘌呤、嘧啶等。

2. 酸碱度　在细菌的新陈代谢过程中，酶在一定的pH范围才有活性。多数病原菌的最适pH为7.2～7.6，个别细菌如霍乱弧菌在pH 8.4～9.2的碱性条件下生长良好，也有的细菌如结核分枝杆菌在pH 6.5～6.8的弱酸条件下生长良好。

3. 温度　各类细菌对温度的要求不同。病原菌最适宜的生长温度为人体体温，故实验室一般在37℃培养细菌。个别细菌如鼠疫耶尔森菌在28～30℃条件下生长最好。

4. 气体环境　细菌生长繁殖需要的气体主要是O_2和CO_2。大多数细菌自身代谢所产生的CO_2即可满足其需要。少数细菌如脑膜炎球菌、淋病奈瑟球菌在初次分离时需要较高浓度的CO_2（5%～10%）才能更好生长。根据细菌对氧的需求不同，可将其分为四类。

（1）专性需氧菌　菌体必须在有氧的环境下生存，如结核分枝杆菌。

（2）专性厌氧菌　菌体只能在无氧环境中才能生存，如破伤风梭菌。

（3）兼性厌氧菌　菌体在有氧或无氧环境中都能生长，但有氧时生长更好。大多数病原菌属于此类。

（4）微需氧菌　菌体在低氧压（5%～6%）的环境中生长最好，氧浓度超过10%则对其有抑制作用，如幽门螺杆菌。

（二）细菌生长繁殖的规律

1. 细菌个体的生长繁殖规律　细菌以二分裂的方式进行无性繁殖。球菌沿一个或多个平面分裂，可形成链状、葡萄串状等多种排列方式；杆菌一般沿横轴进行分裂。在适宜的生长条件下，绝大多数细菌的繁殖速度很快，20～30min繁殖一代，个别细菌如结核分枝杆菌则相对较慢，需18～20h繁殖一代。

2. 细菌群体的生长繁殖规律　将一定量的细菌接种于适宜的培养基后，间隔一定时间取样，检查细菌数。以培养时间为横坐标，培养物中细菌数的对数为纵坐标，可绘出一条细菌生长曲线（图11-1）。根据细菌生长曲线，细菌群体生长繁殖可分为四期。

（1）迟缓期　细菌对新环境的适应阶段。

（2）对数期　细菌生长繁殖最迅速的阶段，其形态、染色性、生理活性等都较典型，对环境因素的作用敏感。

（3）稳定期　细菌繁殖速度减慢，繁殖数与死亡数基本相等，活菌数保持相对稳定。

（4）衰亡期　细菌的繁殖速度越来越慢甚至停止，死亡细菌数超过新增活菌数，细菌形态显著改变，如变形、肿胀或自溶，难以辨认。

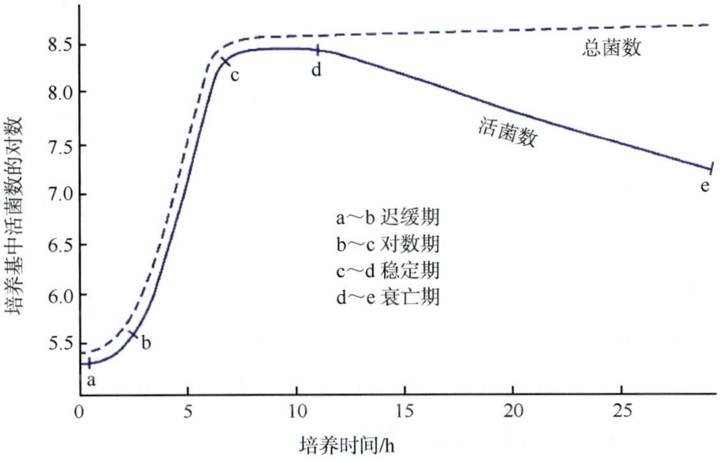

图11-1　细菌生长曲线

三、细菌的代谢产物和意义

细菌与其他生物一样，具有独立的生命活动能力，可从外界环境中摄取营养物质，合成自身成分并获得能量，同时不断排出代谢产物。细菌的新陈代谢包括分解代谢与合成代谢，故其代谢产物包括分解产物和合成产物两类。

（一）细菌合成代谢产物

细菌除了不断合成菌体自身的成分外，还合成一些在医学上有重要意义的代谢产物。

1. 与致病有关的合成代谢产物

（1）热原质　是由大多数革兰氏阴性菌和少数革兰氏阳性菌合成的，能引起人体或动物体发热反应的一种多糖。革兰氏阴性菌的热原质即其细胞壁中的脂多糖，革兰氏阳性菌的热原质为致热性多糖。

热原质可作用于下丘脑的体温调节中枢，使体温调定点上移，导致机体的发热反应。注射液、器皿等若被热原质污染，可引起输液反应，因此在制备和使用注射液等的过程中必须严格无菌操作，防止细菌污染，保证无热原质存在。

热原质耐高温，不被高压蒸汽灭菌所破坏，玻璃器皿需经250℃高温干烤才能破坏热原质。吸附、过滤可除去液体中大部分热原质，蒸馏法效果最好。

考点：热原质的概念

（2）毒素　细菌产生的毒素有内毒素和外毒素两种。内毒素是革兰氏阴性菌细胞壁的脂多糖，在菌体死亡崩解后游离出来。外毒素是革兰氏阳性菌及少数革兰氏阴性菌在代谢过程中产生并释放出菌体外的一种蛋白质。

（3）侵袭性酶　是某些细菌产生的能增强其侵袭力的胞外酶。例如，金黄色葡萄球菌产生的血浆凝固酶对菌体有保护作用；链球菌产生的透明质酸酶能破坏组织，利于细菌扩散。

2. 与治疗疾病有关的合成代谢产物

（1）抗生素　是某些微生物在代谢过程中产生的，能抑制、杀灭其他微生物和肿瘤细胞的物质。抗生素大多数由放线菌和真菌产生，少数可由细菌产生，广泛应用于感染性疾病的治疗。

（2）维生素　某些细菌能合成维生素，除供自身需要外，还能分泌到周围环境中，供人体吸收利用。例如，大肠埃希菌在肠道内合成的维生素B_6、维生素B_{12}、维生素K等。

3. 与鉴别细菌有关的合成代谢产物

（1）色素　某些细菌在营养丰富、氧气充足、温度适宜的条件下，能产生各种色素。色素可分为水溶性和脂溶性两种。水溶性色素能溶解到培养基或组织液中，使培养基或组织液及菌落均呈现一定的颜色，如铜绿假单胞菌产生的绿色色素可使培养基或感染的脓液呈绿色；脂溶性色素不扩散于水，只存在于菌体，使菌落着色，如金黄色葡萄球菌产生的金黄色色素。不同的细菌产生不同的色素，有助于鉴别细菌。

（2）细菌素　是由某些细菌产生，仅对有亲缘关系的细菌具有抗菌作用的蛋白质。例如，大肠埃希菌产生的大肠菌素，铜绿假单胞菌产生的绿脓菌素等。其抗菌谱窄，具有种和型的特异性，可用于细菌分型和流行病学的调查。

（二）细菌分解代谢产物

不同的细菌具有的酶不同，对糖和蛋白质的分解能力不同，产生的代谢产物也不同。因此可以利用生物化学的方法，通过检测细菌的分解代谢产物来鉴定细菌。

1. 细菌对糖的分解　各种细菌分解糖的种类、能力和产物均不相同。例如，糖发酵试验中，大肠埃希菌能分解葡萄糖和乳糖产酸产气，而伤寒沙门菌不分解乳糖，分解葡萄糖产酸不产气，借此可以鉴别两种细菌。

2. 细菌对蛋白质的分解　蛋白质和氨基酸的分解蛋白质分子量较大，通常先由细菌分泌胞外酶将其分解为短肽或氨基酸，然后再吸收入细胞。进入细菌细胞的氨基酸在胞内酶的作用下，以脱氨、脱羧的方式进一步被分解为各种产物。用的检测蛋白质和氨基酸分解产物的试验有吲哚（靛基质）试验、硫化氢试验、苯丙氨酸脱氨酶试验等。

（1）靛基质试验（吲哚试验）　某些细菌如大肠埃希菌、霍乱弧菌等含有色氨酸酶，能分解培养基中的色氨酸产生无色的靛基质（吲哚），当加入对二甲基氨基甲苯醛后，生成玫瑰色靛基质，此为靛基质试验阳性。

（2）硫化氢试验　有些细菌能分解含硫氨基酸产生硫化氢，后者能与培养基中乙酸铅或硫酸亚铁结合，生成黑色的硫化铅或硫化亚铁沉淀，此为硫化氢试验阳性。

3. 细菌对其他物质的分解　细菌除能分解糖和蛋白质外，还可分解利用一些有机物和无机物，如变形杆菌可分解尿素，产气肠杆菌可分解枸橼酸钠。

第2节 细菌的人工培养

细菌的人工培养是根据细菌生长繁殖的条件和规律，用人工方法为细菌提供营养物质和适宜的环境条件。

一、培 养 基

培养基是人工配制的适合细菌生长繁殖的营养基质。按培养基的用途分为基础培养基、营养培养基、选择培养基、鉴别培养基和厌氧培养基等。按培养基的物理性状分为固体培养基、液体培养基、半固体培养基。

二、细菌在培养基上生长的菌落形态和特点

将细菌接种到培养基中，经37℃培养18～24h后，可肉眼观察到生长现象。个别生长缓慢的细菌经数周培养后，方可观察到生长现象。不同的细菌在同一类培养基中有不同的生长现象，所以细菌生长现象的观察有助于细菌的鉴别。

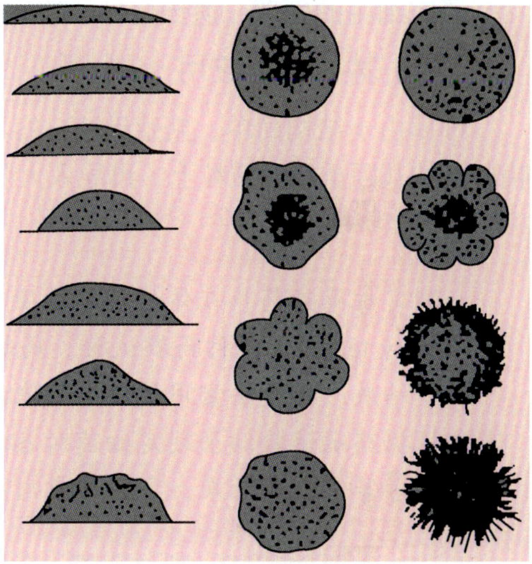

图11-2 细菌的菌落形态模式图

（一）固体培养基

固体培养基是在液体培养基中加入2%～5% 的琼脂制成。细菌在固体培养基表面经过 18～24h分离培养后，由单个细菌繁殖后形成的肉眼可见的细菌集团，称为菌落。多个菌落融合成片则形成菌苔。不同细菌菌落的大小、形状、颜色、边缘、透明度、湿润度及在血琼脂培养基上的溶血情况各不相同（图11-2），因此可根据菌落的特征对细菌进行初步鉴定。

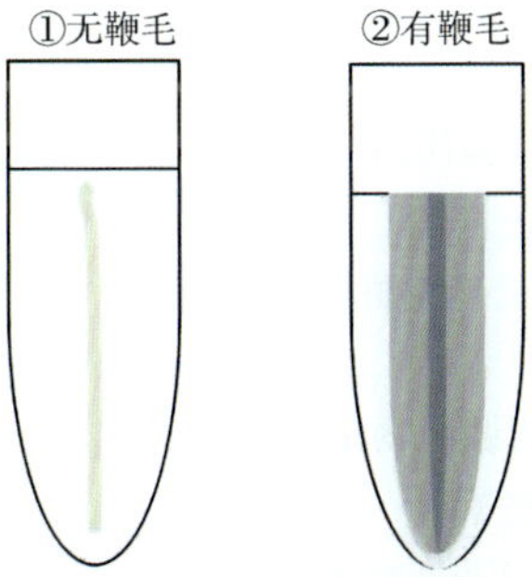

图11-3 细菌在半固体培养基中的生长现象

（二）半固体培养基

半固体培养基是在液体培养基中加入0.2%～0.5%的琼脂制成。用穿刺接种法，纯种细菌接种在半固体培养基中培养后，可能有两种生长现象（图11-3）。

1. 有鞭毛的细菌 由穿刺线向四周扩散生长，使培养基呈放射状或云雾状。

2. 无鞭毛的细菌 沿着穿刺线生长，而穿刺线四周的培养基清澈半透明。

观察细菌在半固体培养基中的生长现象可以判别细菌有无动力。

（三）液体培养基

液体培养基是将细菌所需的营养物质按一定比例配方制成。不同细菌在液体培养基中可呈现三种生长现象（图11-4）。

1. 混浊 多数细菌在液体培养基中出现均匀混浊生长，如葡萄球菌。

2. 沉淀 少数呈链状生长的细菌沉积于培养基底层，出现沉淀生长，如链球菌。

3. 菌膜 专性需氧菌在液体培养基中出现表面生长，即在液体表面形成菌膜，如铜绿假单胞菌。

临床使用的澄清的药液或其他液体制剂，若出现上述任何一种现象，则表明已被细菌污染，不能继续使用。

三、细菌人工培养在临床的应用和意义

细菌的人工培养在医学领域主要应用于以下几方面。

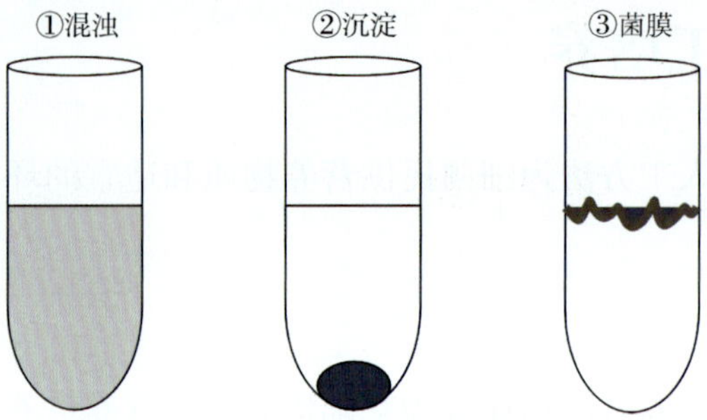

图 11-4　细菌在液体培养基中的生长现象

（一）病原学诊断和治疗

从患者标本中分离并鉴定出细菌是诊断感染性疾病最可靠的依据；对细菌进行药物敏感试验，为感染性疾病的治疗提供合理的选择用药。

（二）生物制品的制备

利用细菌及其代谢产物制备的生物制品，可用于诊断、治疗和预防疾病，如制备疫苗、抗毒素、诊断用标准菌液。

（三）细菌学研究

研究细菌的生理、遗传变异、致病性、免疫性和耐药性等，均需人工培养细菌。

（四）基因工程应用

细菌由于结构简单，繁殖迅速，容易培养，故常用作基因受体细胞。例如，将人或动物细胞中编码胰岛素的基因重组到质粒上，再导入大肠埃希菌，就可以从后者的培养液中获得大量基因工程胰岛素。

链 接　药物敏感试验

测定抗感染药物在体外对病原微生物有无抑菌或杀菌作用的方法称为药物敏感试验（drug susceptibility test），简称药敏试验。药敏试验有纸片扩散法和稀释法两种。纸片扩散法常用抑菌环直径表示结果。稀释法常用最低抑菌浓度（MIC）表示，即体外能够抑制细菌生长的最低药物浓度。通常根据药敏试验结果划定细菌对各种抗生素敏感或耐药的界限，给出 S（敏感）、I（中介）、R（耐药）等定性的结果，方便临床用药。

自 测 题

一、单选题

1. 细菌生长过程中，生物学性状最典型的时期是
   A. 迟缓期　B. 对数期
   C. 减数期　D. 稳定期
   E. 衰亡期
2. 有鉴别意义的细菌代谢产物是
   A. 热原质　B. 色素
   C. 毒素　D. 侵袭性酶类
   E. 维生素
3. 有鞭毛的细菌在半固体培养基上的生长现象是
   A. 菌落　B. 菌苔
   C. 沿穿刺线生长　D. 菌膜生长
   E. 沿穿刺线扩散生长
4. 能杀死细菌用于治疗疾病的细菌代谢产物是
   A. 抗生素　B. 色素
   C. 维生素　D. 侵袭性酶类
   E. 内毒素
5. 能引起机体发热反应的细菌代谢产物是
   A. 热原质　B. 色素
   C. 抗生素　D. 侵袭性酶类
   E. 维生素

二、名词解释

热原质

三、简答题

简述细菌的合成代谢产物及其医学意义。

（刘　莉）

第12章 细菌的遗传与变异

学习目标

1. 素质目标　树立科学观，具有探索、发展、与时俱进、不断学习的理念。
2. 知识目标　掌握细菌常见的变异现象；熟悉细菌变异的机制；了解细菌变异的物质基础及临床意义。
3. 能力目标　具有对常见的细菌变异及临床应用做出解释的能力。

细菌同其他生物一样，具有遗传和变异的生命特征。细菌在一定条件下将其生物学性状传给子代的现象称为遗传。遗传保持了每种细菌的生物学性状相对稳定。在一定条件下，子代与亲代之间及子代与子代之间的生物学性状出现差异则称为变异。变异使细菌产生变种和新种，有利于细菌的进化。

细菌的变异分为遗传性变异和非遗传性变异。遗传性变异是由于细菌的基因结构发生了改变，形成的新性状可稳定地遗传给后代，且不可以逆转，又称基因型变异，常发生于个别细菌。非遗传性变异是外界环境条件作用引起的变异，不能遗传给后代，且可以逆转，又称表型变异，常发生于菌群中所有细菌。

第1节　细菌遗传变异的物质基础

细菌遗传与变异的物质基础包括细菌的染色体和质粒、转位因子、噬菌体等。

一、细菌的染色体

染色体DNA是细菌主要的遗传物质，由一条闭合环状的双螺旋DNA长链紧密缠绕成较致密的不规则小体，称为拟核，有核蛋白，缺乏组蛋白，无核膜包绕。核蛋白与基因的活化及DNA的复制有关。

二、质　粒

质粒是细菌染色体外具有自我复制的遗传物质，可赋予细菌某些遗传性状（详见第10章第2节）。细菌所携带的重要质粒有F质粒、R质粒、Vi质粒和Col质粒等。

1. 致育质粒（F质粒）　可编码细菌性菌毛，F^+菌可通过性菌毛把某些遗传物质（R质粒、F质粒）以接合的方式传递给F^-菌，使其获得某些遗传性状。

2. 耐药性质粒（R质粒）　又称R因子，带有一种或多种耐药基因，可使细菌获得对药物的耐药性。例如，大肠埃希菌、沙门菌、铜绿假单胞菌等都可通过R质粒传递耐药性。

3. 毒力质粒（Vi质粒）　编码与细菌致病有关的毒力因子。例如，金黄色葡萄球菌产生的表皮剥脱毒素、破伤风梭菌产生的破伤风痉挛毒素等。

4. 细菌素质粒（Col质粒）　编码各种细菌素。例如，大肠埃希菌产生的大肠菌素，可以对近缘的肠道细菌产生抑制作用。

三、转位因子

转位因子是存在于细菌染色体或质粒DNA上一段可移动的核苷酸序列片段。转位因子可以从染色体或质粒的一个位置转移到另一个位置，或者在同一细胞的两个复制子之间转移，DNA片段的这种运动过程称为转位。由于转位因子的转位行为，DNA分子发生插入突变和广泛的基因重排，这在促使生物变异及进化上具有重大意义。同时，转位因子也可作为遗传学和基因工程的重要工具。

四、噬 菌 体

噬菌体（bacteriophage）是感染细菌、真菌、放线菌或螺旋体等微生物的病毒，因能裂解细菌，故称为噬菌体。

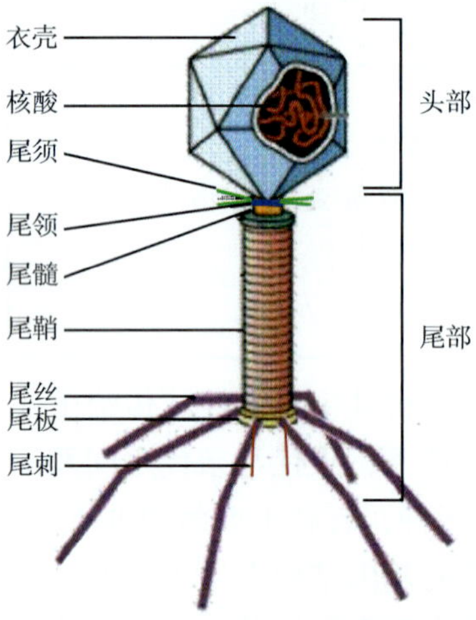

图12-1 噬菌体结构模式图

（一）噬菌体的生物学性状

噬菌体是侵袭细菌、真菌、放线菌或螺旋体等微生物的病毒的总称。其个体微小，不具有细胞结构，只含有单一核酸，形态有蝌蚪形、微球形和细杆形，以蝌蚪形多见。蝌蚪形噬菌体有头部和尾部，由尾领、尾须等连接（图12-1）。头部为正二十面体立体对称的衣壳，内含核酸。尾部由中空的尾髓及外面包裹的尾鞘组成，末端由尾板、尾刺和尾丝组成，尾丝是噬菌体的吸附器官，能识别宿主菌体表面的特异性受体。噬菌体由核酸和蛋白质构成。核酸存在于头部，大部分噬菌体的核酸是双链DNA。蛋白质组成头部的外壳和尾部。噬菌体具有严格的宿主特异性，一种噬菌体只能感染某一种微生物，甚至只感染其中某一型。因此，可以利用噬菌体对细菌进行鉴定与分型。

（二）噬菌体与宿主菌的相互关系

1. 毒性噬菌体 在宿主菌体内复制增殖，产生大量子代噬菌体，并最终裂解细菌。毒性噬菌体的增殖方式是复制，其增殖过程经历吸附、穿入、生物合成、组装与释放几个阶段。进入宿主细胞内的噬菌体核酸，首先经早期转录产生早期蛋白质，并复制子代核酸，再进行晚期转录产生噬菌体的结构蛋白。子代噬菌体达到一定数量时，由于噬菌体合成酶类的溶解，宿主细胞突然裂解，释放出的噬菌体再感染其他宿主或敏感细菌（图12-2）。

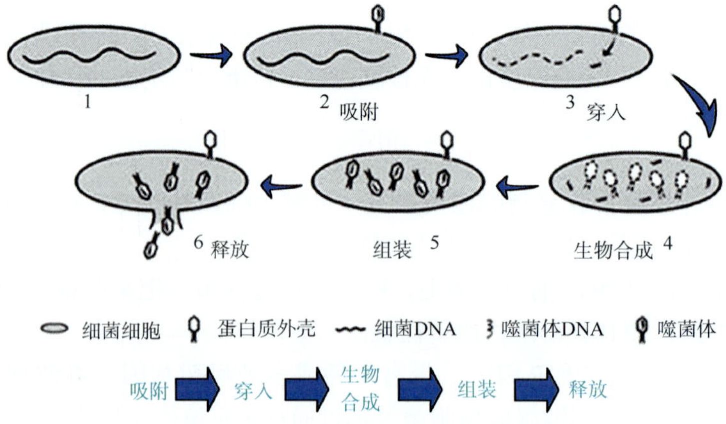

图12-2 毒性噬菌体侵染细菌的过程

2. 温和噬菌体 感染宿主菌后并不增殖，不引起宿主菌裂解。温和噬菌体的基因整合于细菌染色体上，形成前噬菌体，随细菌染色体的复制而复制，并随细菌分裂而分配至子代细菌的染色体中。温和噬菌体有溶原性周期和溶菌性周期，可偶尔自发地，或在某些理化、生物因素的影响下，整合的前噬菌体脱离宿主菌染色体，进入溶菌性周期导致细菌裂解，并产生新的成熟噬菌体（图12-3）。

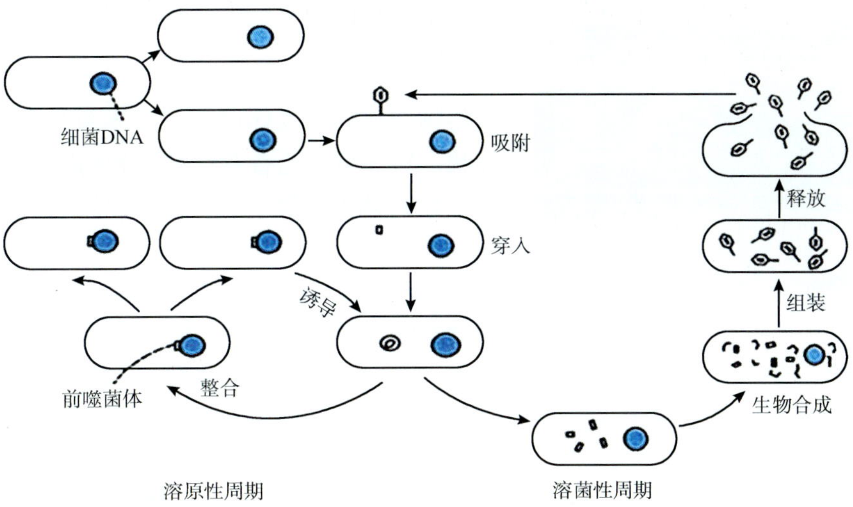

图12-3　温和噬菌体侵染细菌的过程

第2节　细菌变异的发生机制

一、基因突变

突变（mutation）是指细菌的遗传物质核酸的结构发生突然而稳定的变化，导致细菌的性状发生遗传性变异。突变包括基因突变和染色体畸变。基因突变是指一个基因内部由于一对或少数几对碱基的置换、缺失或插入而引起的突变，其涉及的变化范围很小，所以又称为点突变。染色体畸变是指大段DNA的缺失、重复、易位和倒位，即较大范围内遗传物质结构的改变。在细菌生长繁殖过程中，受高温、紫外线、X线、烷化剂、亚硝酸盐等理化因素的诱导，可使突变率提高。

二、基因的转移与重组

细菌从外源取得DNA，并与自身染色体DNA进行重组，细菌原有基因组发生改变，导致细菌遗传性状的变化，称基因的转移与重组。在某种情况下，两个不同性状细菌的基因可以发生部分转移，经过基因间的重组（recombination），形成新的遗传型个体。接受基因的细菌为受体菌，提供基因的细菌为供体菌。细菌的基因转移和重组的主要形式有转化、接合、转导和溶原性转换。

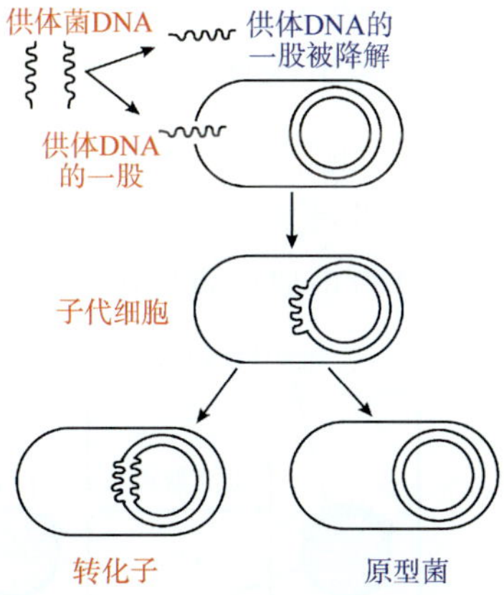

图12-4　细菌的转化示意图

（一）转化

转化（transformation）是指受体菌直接摄取来自供体菌游离的DNA片段并整合到自身基因组中，从而获得部分新的遗传性状的过程。在转化过程中，被转化的DNA片段称为转化因子。经转化后，稳定地表达供体菌部分遗传性状的重组子称为转化子（图12-4）。

（二）接合

接合（conjugation）是指遗传物质（如质粒）通过性菌毛由供体菌传递给受体菌，使受体菌的遗传性状发生改变（图12-5）。介导接合作用的质粒称为接合性质粒，如F质粒接合、R质粒接合。接合作用广泛存在革兰氏阴性菌中，几乎包括了所有的肠杆菌科的细菌；在某些革兰氏阳性细菌，如链球菌和枯草杆菌等也有报道。

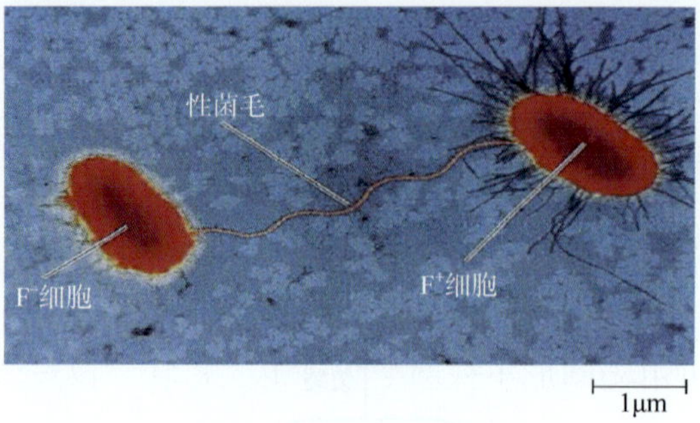

图12-5 细菌的接合

（三）转导

转导（transduction）是以噬菌体为媒介，将供体菌的遗传物质转移入受体菌，使受体菌获得供体菌的部分遗传性状。转导可分为普遍性转导和局限性转导两种类型。

1. 普遍性转导 噬菌体可以转导供体菌染色体的任何部分到受体菌中（图12-6）。根据噬菌体转导的供体细胞DNA是否整合到受体细胞染色体上，又可将普遍性转导分为完全转导和流产转导。转导的DNA整合到受体细胞染色体上，并能产生稳定的转导子的转导称为完全转导；转导的DNA不整合到受体细胞的染色体上，虽然不能继续复制，但仍然表达基因功能的转导称为流产转导。

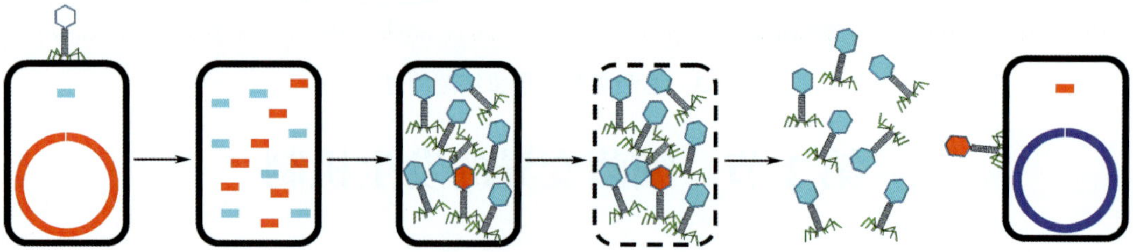

图12-6 细菌的普遍性转导示意图

2. 局限性转导 温和噬菌体进入溶原期时，以前噬菌体形式整合在细菌染色体的某一位置，当其自发或经诱导终止溶原状态，前噬菌体脱离细菌染色体时，脱离的碱基位置发生差错，携带出与它紧密连锁的细菌DNA片段，并转移、整合到受体菌中去，使受体菌获得供体菌的某种遗传性状。如大肠埃希菌K12的噬菌体在溶原期整合在细菌染色体的半乳糖基因（*gal*）和生物素基因（*bio*）之间、当前噬菌体终止溶原周期从细菌染色体脱离时发生偏差，可连同*gal*或*bio*一起脱离染色体，这样的噬菌体进入并整合到新宿主菌中，可使受体菌获得供体菌的某些遗传性状（图12-7）。由于这种转导只限于供体菌DNA上个别的特定基因（*gal*或*bio*），故称为局限性转导。

（四）溶原性转换

溶原性转换（lysogenic conversion）是指侵入细菌的噬菌体在溶原期，以前噬菌体形式与细菌的染色体发生重组，导致细菌的基因型发生改变。例如，无毒性的白喉棒状杆菌、产气荚膜梭菌、肉毒梭菌、A群溶血性链球菌均可因噬菌体感染呈溶原状态而产生外毒素（图12-8）。

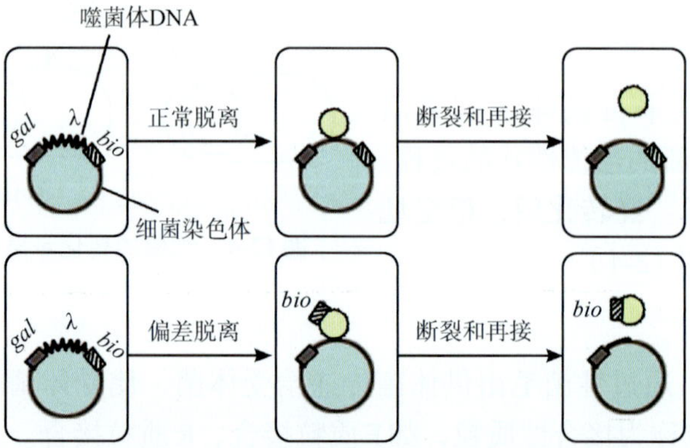

图12-7 细菌的局限性转导示意图

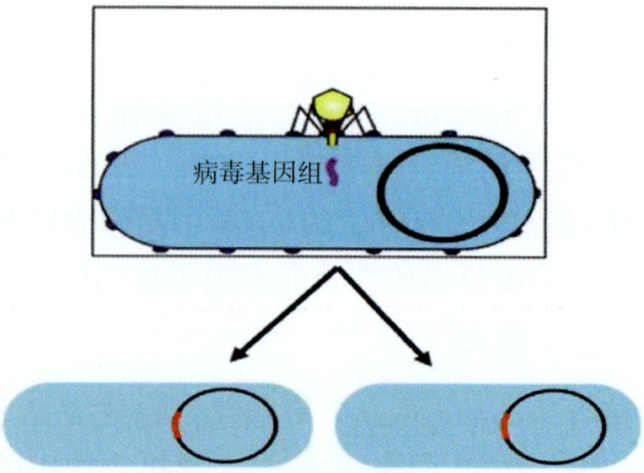

图12-8 细菌的溶原性转换示意图

考点：细菌的基因转移和重组方式

第3节　细菌变异现象

一、形态结构的变异

细菌的形态结构容易受环境因素的影响而发生变异，常见的如下。

（一）形态变异

鼠疫耶尔森菌在3%～6%的高盐琼脂培养基中生长，可由椭圆形小杆菌变成球形、杆状、逗点状等多种形态。一些细菌在某些因素如青霉素、溶菌酶等的影响下，细胞壁合成受到抑制，形成细菌L型，因细胞壁缺失而呈多形性。

（二）荚膜变异

肺炎链球菌在体内或含血清培养基上能形成荚膜，而在普通培养基上荚膜逐渐变薄或消失。

（三）芽孢变异

毒力强的炭疽杆菌能形成芽孢，在42～43℃的条件下培养10～20天失去形成芽孢的能力，毒性降低。

（四）鞭毛变异

将有鞭毛的变形杆菌接种于含1%苯酚培养基中培养，细菌会失去鞭毛。细菌鞭毛由有到无的变异称为H-O变异。

二、菌落变异

细菌的菌落可分为光滑型（S）和粗糙型（R）两种。通常由患者体内新分离的菌落为S型菌落，其表面光滑、湿润、边缘整齐。经多次人工培养后，菌落可逐渐变异为R型菌落，其表面粗糙、干皱、边缘不整齐。细菌菌落由光滑型转变为粗糙型的变异称为S-R变异。菌落的变异伴随着细菌的理化性状、抗原性、酶活性及毒力的改变。

三、毒力变异

细菌的毒力变异表现为毒力的减弱或增强。有毒菌株长期在人工培养基上传代，或在培养基中加入少量对其生长不利的化学物质如免疫血清、抗生素等，细菌的毒力可减弱或消失。毒力变异可用于疫苗研制，如用于预防结核病的卡介苗（BCG），就是将有毒力的牛型结核分枝杆菌接种在含有胆汁、甘油、马铃薯培养基中培养，经过13年传230代而得到的一种毒力减弱、免疫原性完整的变异株。

四、耐药性变异

细菌对某种抗生素由敏感变成耐药的变异称为耐药性变异。自抗生素广泛应用以来，耐药菌株逐年增多，如金黄色葡萄球菌耐青霉素菌株已高达80%以上。抗生素滥用是导致耐药性变异的原因之一。有些细菌表现为同时耐受多种药物，即多重耐药性菌株。甚至还有的细菌变异后产生对药物的依赖性，如痢疾志贺菌链霉素依赖株离开链霉素不能生长。耐药性的变异给临床感染性疾病的治疗带来了极大的困难，成为现代医学广为关注的问题。临床应通过药物敏感试验选择抗生素，合理使用抗生素，减少耐药菌株的出现。

考点：细菌的变异现象种类

第 4 节　细菌遗传变异在医学上的应用

一、在诊断疾病方面的应用

由于细菌在形态结构、染色性、生化反应、抗原性及毒力等方面可发生变异，所以在临床细菌学检查中，医务人员不仅要熟悉细菌的典型特性，还要了解细菌的变异现象，才能对疾病作出正确的诊断。例如，耐药的金黄色葡萄球菌产生的色素为灰白色，而不是通常的金黄色，因此以产生金黄色色素作为致病性的指标已不再适用。

二、在治疗疾病方面的应用

由于抗生素的广泛使用，细菌的耐药菌株日益增多，为感染性疾病的治疗带来很大的困难。为了提高抗生素的疗效，防止耐药菌株的扩散，患者必须在药物敏感试验指导下正确选择用药，切忌滥用抗生素。对于患结核等慢性感染性疾病需要长期用药者，医务人员应考虑将几种药物联合应用，以避免耐药性的产生。一般细菌对两种以上抗生素同时产生耐药性的突变率，相对一种药物小得多。

三、在预防疾病方面的应用

将毒力减弱而保留免疫原性的菌株制成减毒活疫苗如卡介苗等，可用于多种传染病的预防。在制备灭活疫苗时，应选择光滑型菌落的细菌，才能取得较好的免疫效果。

四、在检测致癌物质方面的应用

基因突变是导致细胞癌变的重要原因，凡是能诱导细菌突变的物质均为可疑的致癌物。例如，埃姆斯实验（Ames实验）是以细菌作为诱变对象，以待测的化学因子作为诱变剂，作用于鼠伤寒沙门菌的组氨酸营养缺陷型细菌，将此菌接种于无组氨酸的培养基中。如果有少数细菌发生突变，则获得在无组氨酸培养基上生长的能力，说明该化学因子作为诱变剂为可疑致癌物。

五、在基因工程方面的应用

基因工程是根据遗传变异中细菌可通过基因转移和重组而获得新性状的原理，从供体菌的DNA上切取一段需要表达的目的基因，将其结合在载体质粒或噬菌体上，通过载体将目的基因转移到受体菌内，随着受体菌的大量繁殖表达出大量的目的基因产物。目前通过基因工程已能大量生产胰岛素、干扰素、生长激素、乙肝疫苗等生物制品。随着医学和生命科学的发展，基因工程技术必将得到更广泛的应用。

自　测　题

一、单选题

1. 遗传物质通过性菌毛的传递方式为
   A. 转导　B. 接合　C. 转化
   D. 突变　E. 重组
2. H-O变异是
   A. 形态变异　B. 菌落变异　C. 毒力变异
   D. 耐药性变异　E. 结构变异
3. S-R变异是指
   A. 形态变异　B. 菌落变异　C. 毒力变异
   D. 耐药性变异　E. 结构变异

二、名词解释

转导

三、简答题

1. 简述细菌的变异现象。
2. 简述细菌的变异机制。

（孙运芳）

第13章 消毒与灭菌

学习目标

1. 素质目标　强化无菌操作的能力和始终把人民群众生命安全与身体健康放在首位的观念。

2. 知识目标　掌握正常菌群、条件致病菌及菌群失调、消毒、灭菌、无菌操作的概念，熟悉常见的消毒、灭菌、无菌操作的方法。

3. 能力目标　能够选用合适的方法对污染物消毒灭菌。

案例 13-1

1976年7月，在美国费城某饭店召开了一个年会，会议期间在参会人员及住在同一饭店的其他人员中暴发了一种主要症状为发热、咳嗽及肺部炎症的疾病，共计有221人发病，死亡34人，病死率高达15%。动物实验表明弥散于饭店内的空气中的细小雾气中含有致病因子，之后分离鉴定出一种新型的革兰氏阴性杆菌，并根据上述会议的名称和患者的症状，将其命名为嗜肺军团菌，简称军团菌。

问题：空气中的微生物分布如何?

第1节　微生物的分布

人类生活在一个充满微生物的环境中。土壤、水体、空气、暴露在空气中的各种物体的表面、人类的皮肤和与外界相通的腔道均有微生物的分布。这些微生物与人类直接或间接接触，都有可能对人类健康带来积极的或不良的影响。

一、微生物在自然界的分布

（一）微生物在土壤中的分布

土壤中的微生物大部分是土壤在形成过程中，能适应土壤环境的微生物，如固氮菌、硝化细菌等，绝大多数对人类有益。土壤中也可存在一些病原微生物，往往来自其他生态系统，随着动植物尸体、施肥、污水、垃圾等物质进入土壤中。其可与伤口或破损的皮肤接触引起感染，如破伤风梭菌、炭疽芽孢杆菌，也可附着于飞扬的尘埃，引起呼吸道疾病，如结核分枝杆菌、白喉棒状杆菌等。

（二）微生物在水中的分布

水中的微生物大多是水中固有的，多数对人类无致病作用。致病微生物大部分是来源于外界环境。

（三）微生物在空气中的分布

空气中的微生物一般与空气中的颗粒物如扬尘、煤烟灰等结合在一起，以气溶胶的形式存在于空气中。空气中的病原微生物可通过呼吸道传播、接触传播等增加易感人群呼吸道、伤口等的感染风险。空气中的微生物还可造成诊疗器械、器具、物品等的污染，因此对手术室、制剂室、病房、微生物实验室等场所应经常进行空气消毒。

二、微生物在人体的分布

（一）人体正常菌群

正常人体的体表，以及与外界相通的腔道如口腔、鼻咽腔、外耳道、肠道、前尿道、阴道等表面存在着一定种类和数量的微生物，这些微生物在正常情况下对人体无害，甚至有益，称为正常菌群（normal flora）。分布在人体各部位的主要正常菌群见表13-1。

表13-1　人体各部位的正常菌群

部位	主要正常菌群
皮肤	葡萄球菌属、八叠球菌、痤疮丙酸杆菌等
口腔	链球菌属、肺炎链球菌、奈瑟菌属、卡他莫拉菌、嗜血杆菌属、类白喉棒状杆菌、念珠菌等
鼻咽腔	葡萄球菌属、链球菌属、肺炎链球菌、奈瑟菌属、嗜血杆菌属、大肠埃希菌、腺病毒、念珠菌等
外耳道	葡萄球菌、类白喉棒状杆菌、铜绿假单胞菌
眼结膜	表皮葡萄球菌、丙酸杆菌属等
肠道	大肠埃希菌、克雷伯菌属、变形杆菌属、铜绿假单胞菌、葡萄球菌属、八叠球菌、肠球菌属、产气荚膜杆菌、拟杆菌属、双歧杆菌、真杆菌、具核梭杆菌、消化链球菌、念珠菌等
前尿道	表皮葡萄球菌、肠球菌属等
阴道	乳杆菌、大肠埃希菌、拟杆菌属、肠球菌属等

由于人体内有正常菌群分布，在采集待检者标本时，需注意避免正常菌群的污染。另外，若从有正常菌群存在的部位采集标本培养出细菌，需结合临床进行分析，分辨是致病菌还是正常菌群。

（二）正常菌群的生理意义

在正常情况下，人体与正常菌群之间、体内微生物与微生物之间互相制约、互相依存，构成微生态平衡。

1. 生物拮抗作用　正常菌群可通过与外来入侵的病原菌竞争营养物质、占位保护、分泌某些杀菌抑菌物质等方式拮抗病原菌，从而构成一个防止外来细菌侵入与定居的生物屏障。

2. 营养作用　正常菌群参与机体物质代谢、营养转化和合成。如大肠埃希菌能合成维生素B、维生素K等，除供细菌自身利用外，还供宿主吸收利用。

3. 免疫作用　正常菌群可促进机体免疫系统的发育和成熟。

4. 抗衰老和抗肿瘤作用　双歧杆菌、乳杆菌、肠球菌等肠道正常菌群产生的超氧化物歧化酶（SOD），可以催化宿主体内自由基的歧化反应，消除自由基毒性，保护细胞免受活性氧的损伤，因此具有一定的抗衰老作用。肠道正常菌群还有一定的抗肿瘤作用。

考点：正常菌群的概念及作用

（三）条件致病菌

正常情况下正常菌群与其宿主间保持相对平衡，但在某些条件下这种平衡被打破，原来不致病的正常菌群可引起人体疾病，称为条件致病菌或机会致病菌。条件致病菌致病的特定条件如下。

1. 机体免疫力降低　常见于宿主先天或后天免疫功能缺陷（如艾滋病）、慢性消耗性疾病（如结核病、糖尿病、肿瘤等）、大面积烧伤或烫伤、接受放射治疗与化疗、大剂量使用皮质激素、器官移植后使用免疫抑制剂等导致机体局部或全身免疫功能降低时，正常菌群中的某些细菌会引起感染，导致疾病的发生。

2. 正常菌群寄居部位发生改变　如拔牙或鼻插管时，正常寄居在口腔或鼻咽部的甲型链球菌可侵入血液引起菌血症；外伤、手术等可使肠道中的大肠埃希菌进入腹腔、泌尿系统或血液，引起相应部位感染。

3. 菌群失调 正常菌群中微生物的种类和数量比例发生大幅度改变称为菌群失调。临床常见于长期或大量使用广谱抗生素，对抗生素敏感的部分正常菌群被抑制或杀灭，使原处于数量劣势的菌群或外来耐药菌乘机在体内生长繁殖而引起感染。由菌群失调导致的一系列临床症状称菌群失调症。菌群失调症往往是在抗菌药物治疗某种原发感染性疾病的过程中，又感染了另一种或多种病原微生物，临床上又称二重感染。常见引起二重感染的细菌有金黄色葡萄球菌、白假丝酵母菌（白念珠菌）及一些革兰氏阴性杆菌。若发生二重感染，应停用原来的抗生素，另选用合适的敏感药物，同时，可使用相关微生态制剂协助调整菌群，以恢复正常菌群的生态平衡。

考点：条件致病菌的概念及条件

第2节 消毒与灭菌的概念、方法与职业防护

人类在与有害微生物的斗争中，不仅需要杀灭侵入机体内部的病原微生物，以使受感染者恢复健康，还应该控制或清除外环境中存在的病原微生物，以保护人群免受感染。

一、与消毒灭菌有关的基本概念

（一）清洁与清洗

1. 清洁（cleaning） 去除物体表面有机物、无机物和可见污染物的过程。

2. 清洗（washing） 去除诊疗器械、器具和物品上污物的全过程，流程包括冲洗、洗涤、漂洗和终末漂洗。

（二）消毒与灭菌

1. 消毒（disinfection） 清除或杀灭传播媒介上的病原微生物。用于消毒的化学制剂称为消毒剂，一般消毒剂在常用浓度下只对细菌的繁殖体有效。

2. 灭菌（sterilization） 杀灭或者消除传播媒介上的一切微生物，包括致病微生物和非致病微生物，也包括细菌芽孢和真菌孢子。进入人体无菌组织、器官、腔隙，或接触人体破损皮肤、破损黏膜、组织的诊疗器械、器具和物品应进行灭菌。

（三）防腐

防腐（antisepsis）是指防止或抑制微生物生长繁殖的方法。防腐通常使用防腐剂，在生物制品，如疫苗、类毒素等中加入防腐剂，以抑制杂菌生长。许多消毒剂低浓度时可用作防腐剂。

（四）无菌和无菌操作

1. 无菌（asepsis） 是指没有活的微生物存在。

2. 无菌操作 防止微生物进入机体或其他操作对象的方法称为无菌操作。在进行微生物实验、外科手术，以及注射、插管等医疗操作时，必须严格无菌操作以防止微生物的侵入。

考点：消毒灭菌相关概念

二、常用消毒和灭菌法

（一）物理消毒和灭菌法

利用某些物理因子抑制或杀灭微生物的方法。常用的有热力消毒和灭菌、电磁波消毒和灭菌、干燥法、滤过法等。

1. 热力消毒和灭菌 通过高温杀灭微生物的方法。

（1）干热消毒和灭菌 干热法是利用火焰、热空气或电磁波产热等杀灭微生物的方法，适用于耐热、不耐湿物品的灭菌，如玻璃、金属等医疗用品和油类、粉剂等制品。

1）干烤：一般为160℃，120min；170℃，60min；180℃，30min。适用于玻璃器皿、金属制品、陶瓷制品等耐高温物品的消毒或灭菌。

2）红外线辐射：红外线是一种光波（电磁波），波长0.77～1000μm，有良好的热效应。物体吸收红外线可直接转化为热能，不需经空气传导，加热速度快。如红外线接种环灭菌器。

3）烧灼：是直接用火焰加热物品以达到消毒或灭菌要求，适用于接种环、接种针、试管口等的灭菌。

4）焚烧：适用于废弃的污染物的灭菌。

（2）湿热消毒和灭菌 湿热法是以水或蒸汽作为热的传导介质杀死微生物的方法。湿热灭菌效果比干热强，主要原因是蛋白质在有水分的环境中更易发生变性和凝固，且湿热对物品的热穿透力强，可使被灭菌物体内外受热均匀。

1）煮沸消毒：方法简单、方便，适用于金属、玻璃制品、餐饮具等耐热、耐湿物品的消毒。需数小时才能将细菌芽孢杀灭。水中加入碳酸氢钠，配制成浓度为1%～2%的溶液时，沸点可达105℃，可增强杀菌作用。高海拔地区，应适当延长煮沸时间，一般海拔每增高300m，煮沸时间延长2min。

2）流通蒸汽消毒：又称为常压蒸汽消毒，是指用未加压的水蒸气进行消毒。蒸汽温度100℃，作用时间15～30min。

3）高压蒸汽灭菌：是目前最常用、最有效的灭菌方法，适用于耐热、耐湿诊疗器械、器具和物品的灭菌。

一般为温度121.3℃，压力103.4kPa，灭菌最短时间为20～30min。

4）巴氏消毒法：采用较低的温度来杀死物品中的病原菌或特定微生物，同时又不破坏其中的营养成分。起源于“微生物学之父”巴斯德对酒加热60℃以防止其腐败的研究，目前主要用于牛奶等物品消毒。消毒方法有两种，一种是在61.1～62.8℃加热30min，另一种是在71.7℃加热15～30s。

2. 电磁波消毒和灭菌

（1）紫外线消毒 紫外线可分为长波紫外线（320～400nm）、中波紫外线（290～320nm）和短波紫外线（190～290nm）。其中240～280nm的紫外线具有杀菌作用，尤其是265～266nm杀菌能力最强。紫外线作用于微生物的核酸，使DNA、RNA的碱基受到破坏，还可作用于微生物的蛋白质，使蛋白质的结构破坏。紫外线穿透力弱，普通玻璃或纸张、空气中的尘埃、水蒸气等均可阻挡紫外线，因此，紫外线只适用于室内空气和物体表面的消毒。采用紫外线灯悬吊式或移动式直接照射消毒，灯管吊装高度距离地面1.8～2.2m，照射时间≥30min。消毒空气的适宜温度20～40℃，相对湿度低于80%。当温度低于20℃或高于40℃，相对湿度大于60%时，应适当延长照射时间。日光中含有紫外线，因而也具有一定的杀菌作用。紫外线对眼睛和皮肤有损伤作用，使用时应注意防护。

（2）微波消毒 微波是一种频率高、波长短、穿透性强的电磁波，可杀灭包括芽孢在内的所有微生物。医疗微波消毒装置主要用于牙钻和手术器械包的灭菌。

（3）电离辐射法 利用放射性同位素^{60}钴（^{60}Co）或^{137}铯（^{137}Cs）产生的γ射线和高能电子加速器产生的X线杀灭微生物。γ射线、X线等具有电离辐射作用，电离辐射穿透力很强，不受物品包装、形态的限制，可对包装后的产品进行消毒。适用于一次性应用的医疗卫生用品、密封包装需长期储存的器材、精密器械和仪器，以及人工器官如高分子聚合物制作的生物医学制品、输液器、塑料注射器、手套等的灭菌处理。

（4）脉冲强光法 是用相当于地面日光数千乃至数万倍强度的白色光线进行短暂的脉冲式照射，脉冲光中发出的光谱包括紫外光、可见光和近红外光。脉冲强光技术是一种杀菌效率高、安全节能的新型杀菌技术，可用于对包装外表面、空气等的处理。

3. 其他物理消毒技术

（1）过滤除菌　是将待消毒的介质，通过规定孔径的过滤材料，物理阻留去除气体或液体中的微生物，但不能将微生物杀灭。主要用于空气净化，以及不适用于压力蒸汽灭菌的液体，如血清、抗生素、维生素等制品的除菌。此法一般不能除去病毒、支原体和细菌L型。

（2）干燥与低温抑菌法　干燥可使细菌脱水、菌体蛋白变性和盐类浓缩，从而干扰细菌代谢、生长繁殖，产生抑菌杀菌的作用，常用于保存食品、药材、菌种等。多数细菌可以耐受低温，在低温状态下，细菌的新陈代谢减慢，当温度回升至适宜范围内，又能恢复生长繁殖，因此，常用于保存菌种。为防止解冻时对细菌的损伤，可在低温状态下真空抽去水分，这种方法称为冷冻真空干燥法，是目前保存菌种最好的方法，一般可保存微生物数年至数十年。

（二）化学消毒与灭菌法

化学消毒与灭菌就是运用适宜种类和浓度的消毒剂、灭菌剂杀灭微生物的方法。消毒剂与灭菌剂不仅能杀死病原体，对人体细胞也有损害作用，所以只能外用。

1. 消毒剂的分类

（1）按照消毒与灭菌能力

1）高效消毒剂：能杀灭一切细菌繁殖体（包括分枝杆菌）、病毒、真菌及其孢子等，对细菌芽孢也有一定杀灭作用的消毒制剂。

2）中效消毒剂：能杀灭分枝杆菌、真菌、病毒及细菌繁殖体等微生物的消毒制剂。

3）低效消毒剂：能杀灭细菌繁殖体和亲脂病毒的消毒制剂。

（2）按照化学成分　可分为含氯类、碘类、过氧化物类、醛类、醇类、酚类、季铵盐类等。

（3）按照使用时的状态　可分为液体消毒剂、固体消毒剂和气体消毒剂。

2. 常用消毒剂的抑菌杀菌机制

（1）使菌体蛋白质变性或凝固　大多数重金属盐类、氧化剂、醇类、酚类、醛类、酸、碱等均有此种作用。

（2）干扰细菌的酶系统和代谢　如某些氧化剂、低浓度重金属盐类。

（3）改变细胞膜的通透性　如阳离子表面活性剂（苯扎溴铵）、脂溶剂、酚类等，能降低细菌细胞的表面张力并增加其通透性，胞质内物质溢出，胞外液体内渗，致使细菌破裂。

常用的消毒剂与灭菌剂见表13-2。

表13-2　常用的化学消毒剂与灭菌剂

名称	种类	消毒效力	用途与方法	注意事项
碘酊	氧化剂	高效	2%碘酊用于皮肤消毒，涂擦后20s再用70%乙醇脱碘	不能用于黏膜消毒；皮肤过敏者禁用
过氧乙酸（PPA）	氧化剂	高效	①0.2%溶液用于手的消毒，浸泡2min。②0.5%溶液用于餐具消毒，浸泡30～60min。③1%～2%溶液用于室内空气消毒。④1%溶液用于体温表消毒，浸泡30min	①易氧化分解而降低杀菌力，应现用现配。②浓溶液有刺激性及腐蚀性，配制时要戴口罩和橡胶手套
漂白粉（含氯石灰）	氧化剂	高效	①水溶液用于浸泡、喷洒或擦拭，如0.5%溶液用于消毒餐具、便器等，浸泡30min，1%～3%溶液喷洒或擦拭地面、墙壁及物品表面。②干粉用于消毒排泄物，与粪便以1∶5用量搅拌后，放置2h，尿液每100ml加漂白粉1g，放置1h	①有腐蚀性及漂白作用，不宜用于金属制品、有色衣服及油漆家具的消毒。②配制的溶液性质不稳定，应现用现配。③保存于密封容器内，置于阴凉、干燥、通风处，减少有效氯的丧失

续表

名称	种类	消毒效力	用途与方法	注意事项
戊二醛	烷化剂	高效	2%溶液用于浸泡器械、内镜等，消毒30～60min，灭菌10h	①中性溶液浸泡金属器械时，应加防锈剂0.5%亚硝酸钠。②一经碱化，稳定性降低，应现配现用
甲醛	烷化剂	高效	①40%甲醛熏蒸消毒空气和某些物品。②4%～10%甲醛用于浸泡器械及内镜	①甲醛蒸气穿透力弱，消毒物品须悬挂或抖散；②对呼吸道和眼有刺激作用，注意防护
乙醇	醇类	中效	①70%～75%乙醇用于皮肤消毒。②95%乙醇用于烧灼灭菌	①易挥发，需加盖保存，定期测试，保持有效浓度。②有刺激性，不宜用于黏膜及创面消毒。③易燃，应存放于阴凉、避火处
碘伏	氧化剂	中效	①5%溶液用于皮肤消毒。②20%溶液用于消毒体温计，前后两次各浸泡30min后，用冷水冲净，揩干	①碘伏为碘与表面活性剂的不定型络合物，易受溶液中拮抗物的影响。②稀释后稳定性差，应现配现用。③避光密封保存于阴凉处
氯己定（洗必泰）	表面活性剂	低效	①0.02%溶液用于手的消毒，浸泡3min。②0.05%溶液用于黏膜消毒。③0.1%溶液用于器械消毒，浸泡30min	忌与肥皂及盐类相遇，以免减弱消毒作用
苯扎溴铵	表面活性剂	低效	①0.05%溶液用于黏膜消毒；②0.1%溶液用于皮肤消毒，亦用于消毒金属器械，浸泡30min	①是阳离子表面活性剂，与阴离子表面活性剂如肥皂有拮抗作用。②有吸附作用，溶液内勿投入纱布、毛巾等。③对铝制品有破坏作用，不可用铝制容器盛装

3. 影响消毒剂、灭菌剂作用的因素 掌握影响因素的有关规律，采取适当措施，可以保证消毒灭菌的效果。反之，处理不当则将导致消毒灭菌失败。

（1）消毒剂与灭菌剂的性质、浓度和作用时间 消毒剂与灭菌剂性质不同，作用机制不同，对细菌的作用效果有差异。同一种消毒剂作用浓度（或剂量、强度）和时间不同，消毒效果也有差异，只有使用规定剂量的消毒剂达到一定时间才能达到预期杀菌效果。

（2）微生物的种类和数量 不同微生物其结构和化学组成差异很大，对化学消毒剂、灭菌剂的耐受力有所不同。细菌芽孢对化学因子耐受力最强，其次为含有大量脂质的分枝杆菌。

（3）环境影响 环境因素主要是温度、湿度、酸碱度的影响。一般温度越高消毒效果越好。如含氯消毒剂，温度每提高10℃，杀芽孢时间可减半。

（4）有机物 蛋白质、油脂类等有机物包围在微生物外面可阻碍消毒因子的穿透并消耗一部分消毒剂，使杀菌效果下降。因此，应将污染物品清洗后进行消毒，或提高浓度，或延长作用时间。受有机物影响较大的消毒剂有含氯消毒剂类、季铵盐类、氯己定、醇类等；受有机物影响较小的消毒剂有戊二醛、碘类等。对粪便、痰液、脓液等含有大量有机物的消毒，应选择受有机物影响较小的消毒剂，也可适当提高消毒剂浓度或延长作用时间。

（5）拮抗作用 某些化学物质可能与消毒剂发生发应，或者两种消毒剂同时使用时发生化学反应，从而降低消毒剂的杀菌效果。

三、消毒灭菌职业防护

消毒灭菌时，应根据不同的消毒与灭菌方法，采取适宜的职业防护措施。

1. 热力消毒、灭菌 操作人员接触高温物品和设备时应使用防烫的棉手套、着长袖工装；排除压力蒸汽灭菌器蒸汽泄漏故障时应进行防护，防止皮肤的灼伤。

2. 紫外线消毒 应避免对人体的直接照射，必要时戴防护镜和穿防护服进行保护。

3. 气体化学消毒、灭菌 应预防有毒有害消毒气体对人体的危害，使用环境应通风良好。环氧乙烷灭菌时应严防发生燃烧和爆炸。环氧乙烷、甲醛气体灭菌和臭氧消毒的工作场所，应定期检测空气

四、消毒与灭菌效果的监测

为了保证灭菌与消毒工作达到预期的效果，必须加强有关的监测工作。消毒与灭菌效果监测的方法可分为3个方面。

（一）微生物学监测法

微生物学监测法是通过检测消毒或灭菌后样本中相关微生物（细菌与真菌）存活情况来判断处理是否合格。微生物学监测法是最经典、最准确的方法。

（二）指示物监测法

指示物监测法是将一些化学物、生物等制作成特定的器材，根据消毒处理后该器材的颜色等特性变化情况来判断消毒灭菌效果。根据指示器材的性质不同分为化学指示物、生物指示物及混合指示物。

（三）程序监测法

程序监测法是预先通过化学和生物学的反复，确定所设定的程序在规定的条件足以达到消毒或灭菌的要求，以后根据每次处理程序和有关参数的记录，判断是否达到相应的消毒或灭菌要求。这种监测法在制订有效程序时工作量很大，但以后的常规监测则相对简便、快速，非常适合于工业和医院中日常大量消毒灭菌监测。

自 测 题

一、单选题

1. 下列不属于热力消毒灭菌法的是
   A. 烧灼法　B. 干烤法
   C. 煮沸法　D. 压力蒸汽灭菌法
   E. 日光暴晒
2. 煮沸消毒时加入下列哪种物质可将水的沸点提高至105℃
   A. 碳酸钠　B. 碳酸氢钠
   C. 碳酸钙　D. 碳酸氢钙
   E. 亚硝酸钠
3. 下列处理中能达到灭菌目的的是
   A. 煮沸后加热5min
   B. 床单、衣服暴晒6h
   C. 2%碘酊在皮肤上涂擦20s后用70%乙醇脱碘
   D. 0.2%过氧乙酸溶液浸泡手
   E. 2%戊二醛溶液浸泡金属器械10h

二、名词解释

1. 正常菌群
2. 条件致病菌
3. 消毒
4. 灭菌
5. 无菌操作

（胡秀秀）

第14章 细菌的致病性与防治原则

学习目标

1. 素质目标　弘扬“敬佑生命，救死扶伤，甘于奉献，大爱无疆”的医学精神，具有质量意识、安全意识、创新思维。

2. 知识目标　掌握细菌致病性的概念，细菌的毒力，细菌内、外毒素的主要区别；熟悉感染的类型；了解细菌感染的防治原则。

3. 能力目标　具备防治细菌感染的能力。

第1节　细菌的致病性

细菌的致病性（pathogenicity）是指细菌对宿主致病的能力。细菌致病性的强弱程度可用毒力（virulence）来表示，毒力主要由侵袭力和毒素构成。测定细菌毒力的指标常采用半数致死量（median lethal dose，LD_{50}）或半数感染量（median infective dose，ID_{50}）表示。LD_{50}是指在一定条件下能引起50%的实验动物死亡的细菌数量或毒素剂量，ID_{50}则是指能引起50%实验动物或组织培养细胞发生感染的细菌数量。细菌毒力越强，LD_{50}或ID_{50}数值越小。

一、细菌的毒力

（一）侵袭力

侵袭力是指病原菌突破宿主皮肤、黏膜等生理屏障，进入机体并在体内定居、繁殖和扩散的能力，如菌体表面结构和侵袭性物质等。

1. 菌体表面结构

（1）黏附素　黏附是大多数细菌致病的第一步，细菌致病首先必须黏附并定植在宿主皮肤、黏膜上皮细胞表面，然后才能侵入组织细胞生长繁殖并进行扩散。黏附素（adhesin）是一类存在于细菌表面与黏附有关的分子，分为菌毛黏附素和非菌毛黏附素两大类。菌毛黏附素是存在于细菌菌毛顶端并与黏附有关的分子，如大肠埃希菌的菌毛黏附素。非菌毛黏附素是指存在于菌毛之外与黏附有关的分子，如某些革兰氏阴性菌的外膜蛋白（outermembraneprotein，OMP）和革兰氏阳性菌表面的某些分子。鼠疫耶尔森菌的外膜蛋白、金黄色葡萄球菌的脂磷壁酸（LTA）等均为非菌毛黏附素。细菌的黏附作用，使细菌能抵抗呼吸道纤毛运动、肠蠕动、尿液冲洗及黏液的冲刷等。

（2）荚膜　具有抗吞噬作用及抗体液中杀菌物质的作用，使致病菌能在宿主体内生存、繁殖和扩散。

2. 侵袭性物质

（1）侵袭性酶类　细菌在代谢过程中产生的侵袭性酶类本身无毒性，却能破坏机体的组织屏障，有利于细菌抗吞噬并向周围组织扩散。例如，金黄色葡萄球菌产生的血浆凝固酶能使血浆中的液态纤维蛋白原变成固态的纤维蛋白包绕在菌体周围，抵抗吞噬细胞的吞噬作用。A群链球菌产生的透明质酸酶、链激酶和链道酶等，能分解细胞间质透明质酸，溶解纤维蛋白，液化脓液中高浓度DNA等，有利于细菌在组织中扩散，感染部位与周围组织的界限模糊、脓汁稀薄。

（2）侵袭素　是一类由细菌质粒基因编码产生的蛋白质，与细菌入侵宿主细胞并向周围细胞组织扩散密切相关。

考点：细菌致病性的决定因素

（二）毒素

毒素（bacterial toxin）按其来源、性质和作用特点的不同，可分为外毒素（exotoxin）和内毒素（endotoxin）两种。

1. 外毒素

（1）来源　外毒素主要是由革兰氏阳性菌和部分革兰氏阴性菌产生并释放到菌体外的毒性蛋白质。

（2）化学成分　外毒素的化学成分是蛋白质，性质不稳定，对热、酸、碱、蛋白酶敏感。例如，白喉外毒素在58～60℃经1～2h，破伤风外毒素在60℃经20min可被破坏。但葡萄球菌肠毒素例外，能耐热100℃ 30min。

（3）毒性与选择性　外毒素的毒性强，且对机体组织器官具有高度的选择性，常见的毒素类型为肠毒素、细胞毒素和神经毒素。1mg纯化的肉毒毒素能杀死2亿只小鼠，比氰化钾毒性强1万倍，是目前已知的毒性最强的物质。不同细菌产生的外毒素，通过与靶细胞表面相应受体结合，引起特殊的病变和症状。例如，破伤风痉挛毒素结合抑制神经突触前膜，阻止抑制性介质释放，引起骨骼肌强直性痉挛；而肉毒毒素能阻断胆碱能神经末梢乙酰胆碱的释放，引起眼肌、咽肌等肌肉弛缓性瘫痪，严重者可因呼吸麻痹而死亡。

（4）免疫原性　外毒素具有良好的免疫原性。外毒素经0.3%～0.4%的甲醛溶液处理，可以脱去毒性而保留免疫原性，称为类毒素（toxoid）。两者能刺激机体产生特异性中和抗体，即抗毒素抗体。因此，类毒素和抗毒素在预防传染病中有重要意义，前者主要用于人工自动免疫，后者主要用于治疗和紧急预防。

2. 内毒素

（1）来源　内毒素是革兰氏阴性菌细胞壁中的脂多糖（lipopolysaccharide，LPS）成分，细胞死亡裂解后释放出来，对机体有毒性作用。

（2）化学成分　内毒素化学成分是脂多糖，理化性质稳定，加热160℃ 2～4h，或用强碱、强酸或强氧化剂加热煮沸30min才灭活。这一性质提示严格无菌操作的重要性，因为生物制品等一旦受污染，难以用加热方法使其灭活。内毒素的分子结构由*O*-特异性多糖、非特异性核心多糖和脂质A三部分组成，脂质A是内毒素的主要毒性组分。所有革兰氏阴性菌脂质A高度保守，结构基本类似，所以不同细菌产生的内毒素致病作用相似。

（3）毒性和选择性　内毒素毒性作用相对较弱，对组织器官的选择性不强。各种细菌产生的内毒素致病作用相似，由内毒素引起的毒性作用主要有①发热反应：极微量内毒素即可致机体出现发热反应。其机制是内毒素作为外源性致热原刺激巨噬细胞、中性粒细胞等吞噬细胞，使之释放IL-1、IL-6和TNF-α等内源性致热原作用于下丘脑体温调节中枢，导致产热增加、微血管扩张、炎症反应等。②白细胞反应：内毒素引起的白细胞反应特点是开始短暂降低而后迅速持续升高。即内毒素促使大量的中性粒细胞移动并黏附于组织毛细血管壁，引起血液循环中的中性粒细胞数骤减。1～2h后，内毒素诱生的中性粒细胞释放因子刺激骨髓释放出大量中性粒细胞补充入血，又使中性粒细胞数量显著增加，12～24h达到高峰。但伤寒沙门菌例外，血液循环中的白细胞总数减少，其机制尚未明了，可能与伤寒沙门菌抑制骨髓造血有关。③内毒素血症与内毒素休克：血液中或病灶内革兰氏阴性菌释放大量内毒素入血时可导致内毒素血症。内毒素诱发组胺、IL-1、IL-6、5-羟色胺、前列腺素、激肽等多种生物活性介质，使小血管功能紊乱而导致微循环障碍，表现为微循环衰竭、血压下降、主要组织器官血液灌注不足、缺氧、酸中毒等，严重时可发展为以微循环衰竭和低血压为特征的内毒素休克。④弥散性血管内凝血（disseminated intravascular coagulation，DIC）：是指微血栓广泛沉着于小血管中，可发生在多种疾病过程中。发生机制是内毒素直接或通过损伤血管内皮细胞间接激活凝血因子，并刺激血小板聚集，释放生物活性介质引起广泛性血管内凝血和大量凝血因子迅速消耗而导致的广泛性出血。内毒素还可直接激活并促进纤溶系统，使血管内的凝血又被溶解。DIC可引起皮肤、黏膜出血和渗血及内脏的广泛出血，严重者可导致死亡。

（4）免疫原性　内毒素免疫原性弱，刺激机体产生中和抗体的作用较弱，且不能用甲醛脱毒成类毒素。外毒素与内毒素的主要区别可总结为表14-1。

表14-1　外毒素与内毒素的主要区别

区别要点	外毒素	内毒素
来源	革兰氏阳性菌与部分革兰氏阴性菌	革兰氏阴性菌
存在部位	活菌分泌，少数由细菌崩解后释放	细胞壁成分，裂解后释放出
化学成分	蛋白质	脂多糖
稳定性	差，60～80℃ 30min被破坏	好，160℃ 2～4h才被破坏
毒性作用	强，对组织器官有选择性毒害作用，引起特殊临床症状	较弱，引起发热、白细胞反应、休克、DIC等
免疫原性	强，产生抗毒素，甲醛脱毒处理制成类毒素	弱，产生抗体作用较弱，不能脱毒处理制成类毒素

考点：内毒素、外毒素的特点

二、细菌的侵入数量

侵入的细菌数量越多，引起疾病的可能性越大。通常，细菌毒力越强，引起感染所需的细菌数量越少；反之，细菌的毒力越弱，引起疾病所需的细菌数量就越多。例如，毒力强大的鼠疫耶尔森菌，有数个菌侵入就可引发鼠疫；而某些毒力弱的可引起食物中毒的沙门菌，常需摄入数亿个菌才能引起急性胃肠炎。

三、细菌的侵入途径

各种致病菌都有其特定的侵入门户与部位，这与致病菌生长繁殖需要特定的微环境有关。即使具有一定毒力且有足够数量的致病菌，若侵入易感机体的门户不对，仍然不能引起感染。例如，痢疾志贺菌必须经口进入才能引起人体痢疾，而经皮肤伤口则不会引起疾病；而破伤风梭菌必须在有创伤的厌氧环境才能引起破伤风；还有一些病原菌，如结核分枝杆菌等可通过呼吸道、消化道、皮肤创伤等多种侵入门户造成感染。

第2节　感染的来源、传播途径和类型

一、感染的来源

感染的发生首先要有感染源，根据其来源不同，可将感染分为外源性感染和内源性感染。

（一）外源性感染

患者遭受非自身存在的病原体侵入而发生的感染，称外源性感染。外源性感染的传染源多来自以下3种。

1. 患者　感染后从疾病潜伏期一直到病后恢复期都具有传染性，是外源性感染传染源的主要来源。一般在患者感染初期，其传染性最强，因此，对患者及早做出诊断并采取防治措施，对控制外源性感染具有重要意义。

2. 带菌者　某些人被病原体感染后，不表现出任何临床症状或症状很轻，不易被察觉，从而成为带菌者。故其危害大于患者，为重要的传染源。还有些患者恢复后在一段时间内仍继续带菌、排菌，由于带菌者没有临床症状，不易被人们察觉，因此成为重要的传染源。例如，脑膜炎球菌、白喉棒状杆菌感染常有健康带菌者，伤寒沙门菌、志贺菌等感染可有恢复期带菌者。

3. 病畜和带菌动物　某些细菌可引起人兽共患病，病畜或带菌动物可将病原菌传播给人类。常见的人兽共患病的病原菌有鼠疫耶尔森菌、炭疽芽孢杆菌、布鲁氏菌属、牛分枝杆菌及引起食物中毒的沙门菌等。

（二）内源性感染

由来源于患者自身体内或体表的病原体所引起的感染。引起内源性感染的病原菌大多是体内的正常菌群，少数是曾感染并以潜伏状态存在于体内的病原菌（如结核分枝杆菌）。各种原因导致的免疫功能下降，如恶性肿瘤患者，艾滋病患者，器官移植患者在使用免疫抑制剂时常发生内源性感染。因广谱抗生素的大量广泛使用导致的菌群失调可造成内源性感染。

二、感染的传播途径

不同的感染源可经过不同的传播途径在人与人之间、人与环境之间或动物与人体之间引起传播。常见的传播途径如下。

（一）呼吸道感染

病原菌从传染源的痰液、唾液等分泌物，通过气溶胶、空气飞沫和带有病原体的尘埃等方式进入呼吸道引起感染。经呼吸道感染的病原菌有结核分枝杆菌、白喉棒状杆菌、百日咳鲍特菌、嗜肺军团菌等。

（二）消化道感染

病原菌从患者或带菌者的粪便、尿液等排泄物中排出，直接或间接污染食物、水源，经消化道途径感染他人。经消化道感染的病原菌主要有伤寒沙门菌、志贺菌、霍乱弧菌等。手及苍蝇等昆虫是消化道传染病传播的重要媒介。

（三）创伤感染

皮肤黏膜的损伤、烧伤、动物咬伤等可导致病原体侵入而引起感染，如金黄色葡萄球菌、链球菌等引起的化脓性感染。存在于泥土、人类和动物粪便中的破伤风梭菌、产气荚膜梭菌等细菌的芽孢若进入深部伤口，微环境适宜时即可繁殖产生外毒素而致病。

（四）性传播

主要指通过性行为引起的传播，这些疾病称为性传播疾病（sexually transmitted disease，STD）。

（五）节肢动物叮咬感染

有些病原菌的感染是通过吸血昆虫叮咬传播的。例如，人类鼠疫就是鼠疫耶尔森菌通过鼠蚤叮咬而感染人。有些病原菌，如结核分枝杆菌、炭疽芽孢杆菌等可通过呼吸道、消化道、皮肤创伤等多途径感染。

三、感染的类型

案例 14-1

患者，男，20岁。发热4天，胸闷1天，昏迷入院。查体T 40℃，P 172次/分，R 35次/分，BP 59/22mmHg；呼吸音减弱，双肺偶可闻及哮鸣音，左肺叩击清音，右肺叩击浊音。辅助检查：血常规WBC 26.02×10^9/L，Hb 115g/L；肝功能，丙氨酸转氨酶（ALT，谷丙转氨酶）115U/L，天冬氨酸转氨酶（AST，谷草转氨酶）159U/L，总胆红素47.1μmol/L，白蛋白32.1g/L；胸片显示右侧气胸、右下肺炎症。给予右胸闭式引流术，可抽出气体及黄褐色胸腔积液。经引流、退热、抗感染治疗，患者病情日趋稳定，经治疗后出院。

问题：该患者最可能的是哪种类型的全身感染？

感染的发生、发展与结局，是宿主与病原菌在一定条件下相互作用和较量的过程。根据两者力量的对比，可以出现隐性感染（inapparent infection）、显性感染（apparent infection）和带菌状态（carrier state）等不同感染类型和临床表现，并可随着双方力量的增减而出现动态变化。

（一）隐性感染

隐性感染也称亚临床感染，当机体的抗感染免疫力较强，或侵入的病原菌数量较少、毒力较弱时，感染后对机体损害轻微，不出现或仅出现不明显的临床症状。隐性感染后，机体常可获得足够的特异免疫力，可抵御相同病原菌的再次感染。有的传染病流行过程中，感染人群中90%以上为隐性感染者。

（二）显性感染

当机体的抗感染免疫力较弱，或侵入机体的病原菌数量较多、毒力较强，感染后机体组织细胞受到不同程度的损害，生理功能发生改变，出现一系列临床症状和体征，称为显性感染。由于病原菌毒力及机体抗感染能力等存在个体差异，使显性感染有不同的表现。

1. 根据病情缓急不同，显性感染可分为急性感染和慢性感染

（1）急性感染　发病急，病程短，一般只有数日至数周。

（2）慢性感染　发病慢，病程长，常持续数月至数年。胞内菌往往引起慢性感染，如结核分枝杆菌、麻风分枝杆菌等。

2. 根据感染部位不同，可分为局部感染和全身感染

（1）局部感染　病原菌侵入机体后，局限在一定部位生长繁殖并引起局部病变，如化脓性球菌所致的疖、痈等。

（2）全身感染　病原菌或其毒性代谢产物向全身扩散，引起全身症状。临床上常表现为以下几种情况。①菌血症（bacteremia）：指病原菌由原发部位一时性或间断性侵入血流，一般不在血液中繁殖，如伤寒早期的菌血症。②毒血症（toxemia）：指病原菌侵入机体后，只在机体的局部生长繁殖，不侵入血流，但其产生的外毒素侵入血流，经血液循环到达易感的组织细胞，引起特殊的中毒症状。例如，白喉棒状杆菌、破伤风梭菌引起的毒血症。③败血症（septicemia）：指病原菌侵入血流并在其中大量繁殖，产生毒性物质，引起严重的全身性中毒症状，如高热、皮肤黏膜瘀斑、肝脾大等。例如，金黄色葡萄球菌、鼠疫耶尔森菌、炭疽芽孢杆菌等可引起败血症。④脓毒血症（pyemia）：指化脓性细菌在引起败血症的同时，经血流扩散至机体其他组织或器官，产生新的化脓性病灶。例如，金黄色葡萄球菌所致的脓毒血症，常引起多发性肝脓肿、皮下脓肿和肾脓肿等。⑤内毒素血症（endotoxemia）：指革兰氏阴性菌侵入血流，在其中大量繁殖，崩解后释放大量内毒素，或病灶中大量革兰氏阴性菌死亡崩解，释放内毒素入血，引起发热、内毒素休克等症状。在严重革兰氏阴性菌感染时，常发生内毒素血症。

考点：败血症、菌血症、毒血症、脓毒血症的概念

（三）带菌状态

病原菌在隐性感染或显性感染后并未及时消失，在体内持续存在一定时间，与机体免疫力处于相对平衡状态，称为带菌状态，处于带菌状态的宿主称为带菌者。带菌者没有临床症状，但经常或间歇排出病原菌，成为重要的传染源。因此发现并治疗带菌者，对控制和消灭传染病具有重要意义。

第 3 节　细菌感染的实验室诊断与防治原则

案例 14-2

患者，男，26 岁。盗汗，午后低热，咳嗽，痰中带血 2 月余。查体：患者双肺呼吸音低，未闻及干、湿啰音。胸片：左肺尖见一直径为 2cm 的结节。临床初步诊断为肺结核，连续采集患者痰标本送检。

问题：该痰标本镜检前应选择的染色方法是什么？

一、细菌感染的实验室诊断

细菌感染检查的目的是通过对临床标本中病原菌进行分离和鉴定、药物敏感试验等，为细菌感染的临床诊断、指导合理用药及疗效观察、流行病学的调查提供可靠依据。细菌感染的实验室诊断主要包括以检测病原菌及其抗原、代谢产物或核酸为目的的细菌学诊断和检测患者血清中特异性抗体的血清学诊断。

（一）细菌学诊断

1. 细菌学标本的采集与运送原则　细菌学检测标本的质量直接关系到检测结果的准确性及抗菌药物的选择，所以，标本的采集及运送应注意以下原则。

（1）标本采集原则　①早期采集：尽可能在疾病早期、急性期或症状典型时及使用抗菌药物之前采集标本。②无菌采集：严格进行无菌操作，尽量避免标本被杂菌污染。③采集合适的标本：根据不同疾病及疾病的不同时期采集标本。例如，流行性脑脊髓膜炎患者取脑脊液、血液或出血瘀斑；肠热症患者在病程1～2周内取血液，2～3周时取粪便和尿液。④采集双份血清：检查病原体的特异性IgG抗体时，应采集双份血清，恢复期血清抗体效价比急性期的血清抗体效价明显升高4倍或以上时，方有诊断价值。检测特异性抗体的血清标本应保存在-20℃冰箱中。⑤标本做好标记，在相应化验单上详细填写标本种类、检验目的和临床诊断，以保证各环节准确无误。

（2）标本处理及运送原则　标本必须新鲜，采集后要尽快送检。大多数标本可以冷藏送检，但对某些不耐冷的细菌，如淋病奈瑟球菌、脑膜炎球菌送检时要注意保温，为提高检出率，该类细菌最好床旁接种。厌氧菌运送时应该注意隔离空气。怀疑为高危传染病患者的标本应考虑生物安全，应放在密闭不易碎的容器内送检。做好对操作人员的保护。

2. 细菌的形态学检测　形态学检测包括不染色标本镜检和染色标本镜检。

（1）不染色标本镜检　可用暗视野显微镜或相差显微镜观察活体细菌的动力及运动情况，常采用压滴法和悬滴法。如疑似霍乱弧菌或螺旋体的标本。

（2）染色标本镜检　选择不同的染液及染色方法，针对不同的标本进行染色，以细菌的颜色、形态及排列特征为依据，对细菌做出初步鉴定。革兰氏染色是细菌学中最经典和常用的染色方法，通过革兰氏染色对细菌进行分类鉴别，对于了解细菌的致病性及指导临床选用抗菌药物都有重要作用。抗酸染色是鉴别结核分枝杆菌和麻风分枝杆菌属等的重要方法。针对细菌的特殊结构的染色如鞭毛染色、荚膜染色和芽孢染色也是细菌染色鉴定的常用方法。凡在形态、排列和染色性上具有特征的病原菌，经染色镜检后可作出初步诊断。如痰中查见抗酸性细长杆菌，脓液中发现革兰氏阳性葡萄串状球菌，或咽喉假膜中有异染颗粒的棒状杆菌时，可分别初步诊断为抗酸杆菌、葡萄球菌或白喉棒状杆菌。

3. 细菌分离培养与鉴定　原则上所有送检标本均应进行分离培养，以获得纯培养后进一步鉴定。

（1）细菌的分离培养　细菌培养时应该有目的性地选择适当的培养基、培养温度及培养环境，培养后根据菌落大小、形态、颜色、表面性状、透明度和溶血性等综合做出初步判断。

（2）生化鉴定　细菌对糖类和蛋白质的分解产物不同，故相关酶类和代谢产物可作为细菌鉴别的重要依据之一。如引起肠道感染的细菌一般为革兰氏阴性菌，它们的染色性、镜下形态和菌落特征基本相同，但不同肠道病原菌对不同的糖类分解能力不同，可利用含不同糖的培养基进行生化反应，其结果作为进一步鉴别的依据。

（3）抗菌药物敏感试验　不同病原菌对抗菌药物的敏感性不同，体外测定药物对病原菌有无抑菌或杀菌作用的方法，称为抗菌药物敏感试验，简称药敏试验，对指导临床选择用药，及时控制感染有重要意义。常用的方法包括纸片扩散法、稀释法、抗生素浓度梯度法（E-test法）和自动化仪器法。

4. 细菌核酸检测鉴定　细菌核酸的检测是采用分子生物学方法检测病原菌的DNA或RNA以确定感染的方法。常用的方法有聚合酶链反应（PCR）、核酸杂交、基因芯片等，具有快速、敏感和特异性强等特点，可用于常规培养困难或耗时太长的病原菌检测，如结核分枝杆菌、淋病奈瑟球菌和军团菌等。

5. 细菌的质谱分析 质谱分析是将有机化合物分子电离、碎裂，再按照质荷比（*m/z*）大小将生成的各种离子分离，检测其强度并排列成谱。每种细菌都由自身独特的蛋白质组成，所以不同菌种的蛋白质质谱图不同。利用质谱仪检测获得细菌的蛋白质质谱图，将得到的质谱图与数据库参考质谱图比对，对细菌进行鉴定和分类。目前检测细菌常用基质辅助激光解析电离飞行时间质谱（matrix assisted laser desorption ionization time of flight mass sectrometry，MALDI-TOF MS），该技术具有快速简便、准确度高、重复性好、自动化和高通量等特点。

（二）血清学诊断

用已知的细菌或其特异性抗原检测患者血清中的抗体及其效价的变化，作为感染性疾病的辅助诊断，称为血清学诊断。一般适用于细菌抗原性较强、病程较长的感染性疾病；也可用于调查人群对某病原菌的免疫应答水平，以及检测疫苗接种后的预防效果。通常采取双份血清进行检测，因为在传染病流行区，健康人群由于某些病原菌的隐性感染或近期曾接受预防接种，其抗体水平普遍较高，单份血清往往不能区分现在感染或既往感染。如果恢复期或一周后血清抗体效价比急性期升高4倍以上（含4倍）时，则可确认为现症感染。常用的血清学诊断方法有凝集试验、补体结合试验、中和试验、免疫荧光试验和ELISA等。

二、常见细菌感染的防治原则

特异性预防是应用获得性免疫的原理，给机体注射或服用某种病原微生物抗原或注射特异性抗体，以达到预防感染性疾病的目的，这种方法称为人工免疫（artificial immunization）。

（一）特异性预防

根据免疫产生的方式不同，人工免疫可分为人工主动免疫和人工被动免疫（见第9章第1节）。

（二）抗菌药物治疗原则

抗菌药物是指具有杀菌或抑菌活性的药物。包括各种抗生素及磺胺类、咪唑类、硝基咪唑类、喹诺酮类等化学合成药物。正确合理应用抗菌药物是提高疗效、降低不良反应发生率，以及减少或减缓细菌耐药性发生的关键。抗菌药物治疗性应用的基本原则：①诊断为细菌性感染者，才能应用抗菌药物。②尽早查明感染源，根据病原体种类及抗菌药物敏感试验结果选用抗菌药物。③按照药物的抗菌作用特点及其体内代谢过程特点选择用药。④抗菌药物治疗方案应综合患者病情、病原体种类及抗菌药物特点制订。

自 测 题

一、单选题

1. 细菌内毒素的化学成分是
   A. 肽聚糖 B. H抗原
   C. 荚膜多糖 D. 脂多糖
   E. O抗原
2. 与细菌侵袭力无关的物质是
   A. 芽孢 B. 磷壁酸
   C. 菌毛 D. 透明质酸酶
   E. 链激酶
3. 可以引起菌血症的细菌是
   A. 肉毒梭菌 B. 霍乱弧菌
   C. 白喉棒状杆菌 D. 破伤风梭菌
   E. 伤寒沙门菌
4. 紧急预防破伤风，应选用
   A. 破伤风类毒素 B. 百白破三联疫苗
   C. 抗生素 D. 破伤风抗毒素

E. 破伤风菌苗

5. 采用悬滴法进行细菌诊断的是

A. 破伤风梭菌　　B. 霍乱弧菌

C. 金黄色葡萄球菌　　D. 结核分枝杆菌

E. 链球菌

二、名词解释

1. 类毒素
2. 感染
3. 侵袭力
4. 败血症
5. 带菌者

三、简答题

简述内毒素的生物学作用。

（曾凡胜）

第15章 生物安全与医院感染

学习目标

1. 素质目标　强化职业道德教育，增强职业责任感，树立始终把人民群众生命安全与身体健康放在首位的观念。

2. 知识目标　掌握生物安全、医院感染等的概念，熟悉医院感染预防控制方法。

3. 能力目标　具有在临床工作中避免或减少医院感染发生的能力，严格执行隔离感染源、切断传播途径、保护易感人群的传染病控制原则。

案例15-1

1967年，在德国马尔堡的一家微生物学实验室出现了出血热病毒感染事故。当时，该实验室从非洲国家乌干达共和国进口了一批猴子，计划作为脊髓灰质炎病毒研究的实验动物。在实验过程中接触过这批实验动物的人先后出现恶心、呕吐、腹泻、高热和大出血症状，进口过同一批猴子的另外两家实验室的部分工作人员也出现了类似病症。事后经统计，总共有37人患病，其中7人死亡。根据从患者体内分离到的病毒毒株和对此次出血热暴发的流行病学调查，德国卫生当局认定这是一起由实验室感染引发的生物安全事故。造成此次事故的病毒被命名为马尔堡病毒。

问题： 1. 此次实验室感染事故的感染源可能是什么？

2. 如何预防实验室感染的发生？

第1节　生物安全

生物安全（biosafety）是指人们避免或控制生物危害的发生所采取的保护自身和环境的要求和行为。由于环境中存在病原微生物，以及现代生物技术开发和应用对生态环境和人体健康造成的潜在威胁，需要人们采取一系列有效预防和控制措施。生物安全主要包括实验室生物安全和突发公共卫生事件的生物安全。

一、病原微生物危害程度分级

生物安全工作的核心是危险度评估，进行微生物危险度评估最有用的工具之一就是列出微生物的危险度等级。世界上很多国家都制定了本国的病原微生物危险性分级标准，国际上通用的分级标准是将微生物分为四级，四级危害程度最高，一级危害程度最小。我国《病原微生物实验室生物安全管理条例》中根据病原微生物的传染性、感染后对个体或者群体的危害程度，将病原微生物分为四类，从第一类到第四类其危害程度逐渐降低（表15-1）。第一类、第二类病原微生物统称为高致病性病原微生物。

表15-1　病原微生物的危害等级分类

等级	感染性微生物的分类
第一类	能够引起人类或者动物非常严重疾病的微生物，以及我国尚未发现或者已经宣布消灭的微生物
第二类	能够引起人类或者动物严重疾病，比较容易直接或者间接在人与人、动物与人、动物与动物间传播的微生物
第三类	能够引起人类或者动物疾病，但一般情况下对人、动物或者环境不构成严重危害，传播风险有限，实验室感染后很少引起严重疾病，并且具备有效治疗和预防措施的微生物
第四类	在通常情况下不会引起人类或者动物疾病的微生物

在进行危害程度评估时，还应适当考虑一些其他因素，如感染途径、计划进行的可能会感染微生物的实验室操作、微生物在环境中的稳定性、当地是否能进行有效的预防或治疗干预等。综合各项因素的评估结果，可以确定所计划开展的研究工作的生物安全水平级别，制订标准操作规范，以确保在最安全的水平下开展工作。

二、实验室生物安全

（一）实验室生物安全的概念、防护和保障措施

1. 实验室生物安全概念　实验活动是指在实验室从事与病原微生物菌（毒）种、样本有关的研究、教学、检测、诊断等活动。在实验活动中，实验室相关感染事故时有发生。实验室生物安全（laboratory biosafety）是指在从事病原生物实验活动的实验室中，为防止发生病原体或毒素意外暴露及释放对工作人员和相关人员造成的危害、对环境的污染和对公众的伤害所采取的原则、技术及实践。

2. 实验室生物安全防护措施　主要通过规范的实验室设计建造、安全设备的配置、使用个体防护装备、执行严格的实验室管理和严格遵循标准化的操作规程，确保实验室工作人员不受实验对象的感染，确保周围环境不受其污染。

（1）安全设备和个体防护　安全设备和个体防护装备的使用可实现操作者和被操作对象之间的隔离，以防止操作者被感染，也称一级屏障。安全设备主要包括生物安全柜、高压蒸汽灭菌器等。

（2）实验室设计与建造　生物安全实验室和外部环境需有隔离措施，称为二级屏障，建立此级屏障的目的是防止实验室外的人员被感染。包括实验室的设施结构、通风空调系统、给水排水、电气和控制系统、消毒和灭菌等。

（3）安全操作规程　针对不同等级的生物安全防护，实验室所制订的安全操作规程包括标准的安全操作规程和针对不同的微生物及其毒素补充的特殊安全操作规程。标准操作规程应包含所有潜在危险材料被处理的整个过程，以及实验室的清洁、消毒、废弃物处理和质量控制，并确保严格实施。

（4）实验室生物安全管理规章制度　应围绕实验活动的开展，制订全面的实验室生物安全防护制度。如实验室准入制度、实验室工作人员的资格和培训制度、仪器设备管理制度、实验室事故处理及上报制度等。对可能的危险因素制订保证安全的工作程序，对于意外事故要能够提供紧急处理、治疗的措施。

3. 实验室生物安全保障措施　即单位和个人为防止病原体或毒素丢失、被窃、滥用、转移或有意释放而采取的安全措施。实验室生物安全保障措施应考虑包括病原体和毒素的储存位置、相关人员责任、接触人员资料、使用记录、运送记录、对材料进行灭活和（或）丢弃等。

（二）病原微生物实验室分级

生物安全实验室（biosafety laboratory）是指通过规范的实验室设计、实验设备的配置、个人防护装备的使用等建造的实验室。我国对实验室实行分级管理，根据实验室对病原微生物的生物安全防护水平，将实验室分为四级：一级生物安全水平（BSL-1）实验室、二级生物安全水平（BSL-2）实验

室、三级生物安全水平（BSL-3）实验室和四级生物安全水平（BSL-4）实验室。

（1）BSL-1实验室 为基础实验室，用来进行我国危害程度第四类的病原微生物的基础教学、研究等工作，也包括一些可能对儿童、老年人或免疫缺陷者造成感染的条件致病菌的实验活动。遵循标准化操作规程，可以进行开放操作。BSL-1实验室不得从事高致病性病原微生物实验活动。

（2）BSL-2实验室 为基础实验室，常用于诊断、研究，适用于操作我国危害程度第三类（少量第二类）的病原微生物。这些病原微生物可能通过不慎摄入，以及接触破损皮肤、黏膜而发生感染。实验室应具备生物安全柜和高压蒸汽灭菌器，以防止泄漏和气溶胶产生。BSL-2实验室不得从事高致病性病原微生物实验活动。医疗机构中的临床微生物实验室，因接触可能含有病原微生物的临床标本，这些标本的感染性是未知的，故应达到BSL-2实验室要求。

（3）BSL-3实验室 为生物安全防护实验室，用于特殊的诊断、研究，适用于操作我国危害程度第二类（个别第一类）的病原微生物（对个体高度危害，可能通过空气传播）。BSL-3实验室在建筑布局上较BSL-2实验室有更高要求，要安装独立的送排风系统以控制实验室气流方向和压力梯度。凡符合BSL-3的微生物均须在生物安全柜内操作。

（4）BSL-4实验室 为最高防护实验室，供危险病原体研究用，适用于操作我国危害程度第一类的病原微生物。这些病原微生物对个体具有高度危害性，能引起人类致死性感染，可通过空气传播或者不明途径传播，目前尚无有效的预防或治疗措施。BSL-4实验室必须与其他实验室隔离，独立设置，并具备特殊的通风装置和废弃物处理系统。通过使用Ⅲ级生物安全柜或Ⅱ级生物安全柜加正压防护服使实验室人员与传染性气溶胶完全隔离。

链 接 生物安全柜

生物安全柜是在操作具有潜在感染性的材料时，为避免操作过程中可能产生的气溶胶和溅出物感染操作者、污染实验室环境及实验材料，而设计的一种负压过滤排风柜。生物安全柜分为Ⅰ级、Ⅱ级和Ⅲ级三个类型。三个不同等级的生物安全柜都通过使用排风HEPA过滤器将安全柜内操作的感染因子有效截留。Ⅰ级生物安全柜可保护操作者和环境而不保护样品。Ⅱ级生物安全柜对操作者、环境和样品都可提供保护，是目前最为广泛应用的柜型。可分为4个级别：A1型、A2型、B1型和B2型。Ⅲ级生物安全柜的所有接口都是“密封的”，为操作人员、环境及样品提供最好的防护，主要用于BSL-4实验室。

（三）感染性物质的操作与处理

1. 感染性物质的操作

（1）标本采集 必须由掌握相关专业知识和操作技能的工作人员进行采集，并根据采集的标本中可能含有病原微生物的危害程度而采取相应的个人防护，采集时遵循生物安全操作规范。

（2）标本运送 采集的标本应采取防止污染工作人员、患者及环境的方式在医疗机构内运送。装标本的容器应坚固、无泄漏，容器上标识明确。为避免意外泄漏或溢出，应将容器直立于固定的架子上，放在盒子等二级容器内运送。申请单不能卷在容器外，最好放在防水袋中。

（3）标本接收和打开 需要接收大量标本的实验室应当设专门的房间或空间。接收人员应对收到的所有临床标本进行核对，检查标本管有无破损和溢漏。对合格标本应及时处理，不合格标本应建立拒收程序，记录不合格标本的原因、处理措施及负责人姓名。有感染风险的标本应在生物安全柜内打开处理。

2. 暴露的处理

（1）锐器伤及其他损伤 受伤人员应立即停止工作，脱防护服，清洗双手和受伤部位。若有伤口，应当在伤口旁端轻轻挤压，尽可能挤出损伤处的血液，再用洗手液和流动水冲洗。受伤部位的伤口冲洗后，使用皮肤消毒剂，如70%～75%乙醇或者0.5%碘伏（聚维酮碘）进行消毒，必要时进行医学处理。应记录受伤原因及相关微生物，并保留完整的医疗记录。

（2）食入潜在感染性物质 应立即脱防护服并进行医学处理，要报告食入材料的特性和暴露细节，并保留完整的医疗记录。

（3）潜在危险性气溶胶释放 所有人员必须立即撤离现场，并及时通知实验室负责人和生物安全负责人，对暴露者进行处理。应张贴“禁止进入”的标志，待气溶胶排出、粒子沉降（约1h）后方可入内，清除污染时应穿戴适当的防护装备。

（4）潜在感染性物质溢出 处理溢出的人员必须穿防护服，戴手套，必要时需对面部和眼睛进行保护。首先用布或纸巾覆盖，由外围向中心倾倒消毒剂，作用一定时间（约30min）后，将布、纸巾及破损物品清理掉，玻璃碎片应用镊子或硬的厚纸板等工具清理并置于锐器盒中，切勿直接用手，以免刺破皮肤，然后再用消毒剂擦拭污染区域。用于清理的布、纸巾、抹布及厚纸板应放在盛放污染性废弃物的容器内。

（5）离心管破碎 应关闭机器电源，盖上离心机，密闭离心桶约30min，待气溶胶沉降后开盖。操作应戴结实手套（如厚橡胶手套），玻璃碎片用镊子等工具清除。所有破碎的离心管、玻璃碎片、离心桶、十字轴和转子都应放在无腐蚀性、具有杀灭活性的消毒剂内消毒30min。未破损的带盖离心管应放在另一个装有消毒剂的容器内，然后回收。离心机内腔应用适当浓度的同种消毒剂反复擦拭，然后用水擦洗并干燥。

3. 感染性物质的运输 感染性物质运输要求按内层、中层、外层3层进行包装，安排专人进行护送。内层容器应密闭，防水、防渗漏，贴指示内容物的标签。中层容器同样要求防水、防渗漏，能保护内层不会破损、被刺穿或将内容物泄漏在中层包装中。在内层和中层容器之间应填充适宜的吸收材料，确保意外泄漏时能吸收内层容器中的所有内容物。第三层为强度满足其容积、质量及使用要求的刚性外包装，主要保证样品在运输过程中的安全性。

4. 感染性废弃物的处理 感染性废弃物是指丢弃的感染性或潜在感染性的物品，感染性废弃物应收集于符合标准的医疗废物包装袋中。病原微生物实验室废弃的病原体培养基、标本、菌种和毒种保存液及其容器，应在产生地点进行压力蒸汽灭菌或者使用其他方式消毒，然后按感染性废物收集处理。隔离传染病患者或者疑似传染病患者产生的医疗废物应当使用双层医疗废物包装袋盛装。收集后应交由具备相应资质的医疗废物处置单位或者危险废物处置单位等进行处置。

三、突发公共卫生事件的生物安全

突发公共卫生事件是指突然发生，造成或者可能造成社会公众健康严重损害的重大传染病疫情、群体性不明原因疾病、重大食物和职业中毒，以及其他严重影响公众健康的事件。生物安全不仅保护实验室内人员的生命健康，更重要的是保护人群和社会的公共卫生安全。《中华人民共和国传染病防治法》将传染病分为甲类、乙类和丙类3类（表15-2）。

表15-2 我国传染病分类

类别	传染病
甲类	鼠疫、霍乱
乙类	传染性非典型肺炎（严重急性呼吸综合征）、艾滋病、病毒性肝炎、脊髓灰质炎、人感染高致病性禽流感、麻疹、流行性出血热、狂犬病、流行性乙型脑炎、登革热、炭疽、细菌性痢疾和阿米巴性痢疾、肺结核、伤寒和副伤寒、流行性脑脊髓膜炎、百日咳、白喉、新生儿破伤风、猩红热、布鲁氏菌病、淋病、梅毒、钩端螺旋体病、血吸虫病、疟疾、人感染H7N9禽流感、新型冠状病毒感染、猴痘
丙类	流行性感冒、流行性腮腺炎、风疹、急性出血性结膜炎、麻风病、流行性和地方性斑疹伤寒、黑热病、包虫病、丝虫病、手足口病，除霍乱、细菌性和阿米巴性痢疾、伤寒和副伤寒以外的感染性腹泻病

上述规定以外的其他传染病，根据其暴发、流行情况和危害程度，需要列入乙类、丙类传染病的，由国务院卫生行政部门决定并予以公布。

为了有效预防、及时控制和消除突发公共卫生事件的危害，保障公众身体健康与生命安全，维护正常的社会秩序，国家制定了《突发公共卫生事件应急条例》，对突发事件防治实行预防为主、常备不懈的方针，贯彻统一领导、分级负责、反应及时、措施果断、依靠科学、加强合作的原则。

考点：实验室生物安全保障措施

第2节 医院感染

医院感染指患者在医院内获得的感染，包括在住院期间发生的感染和在医院内获得、出院后发生的感染，但不包括入院前已开始或者入院时已处于潜伏期的感染。医院工作人员在医院内获得的感染也属于医院感染。门诊患者、探视者、陪护家属及其他流动人员由于在医院内停留的时间短暂，院外感染因素较多，其感染常难以确定是否来自医院，所以医院感染对象主要是住院患者。

考点：医院感染的概念

一、医院感染常见的病原微生物及流行病学特点

（一）医院感染常见的病原微生物

引起医院感染的病原体主要是条件致病菌，这些病原体中细菌占90%以上，且以革兰氏阴性杆菌为主。此外，病毒、真菌、衣原体及原虫等也可导致医院感染。从医院感染患者体内分离的细菌，大多具有耐药性，而且部分还是多重耐药。同一病原体可引起多部位感染。免疫功能低下的患者容易发生病原体的混合感染。常见医院感染的病原微生物见表15-3。

表15-3 常见医院感染的病原微生物

部位	常见病原微生物
下呼吸道	铜绿假单胞菌、金黄色葡萄球菌、白假丝酵母菌、肺炎克雷伯菌、鲍曼不动杆菌、大肠埃希菌、阴沟肠杆菌、嗜麦芽窄食单胞菌
胃肠道	沙门菌属（德尔卑沙门菌、乙型副伤寒沙门菌、斯坦利沙门菌、鼠伤寒沙门菌、猪霍乱沙门菌、C群伤寒沙门菌）、大肠埃希菌、志贺菌属、耶尔森菌属、轮状病毒、诺如病毒、柯萨奇病毒
血液系统	丙型肝炎病毒、艾滋病病毒、乙型肝炎病毒、大肠埃希菌、白假丝酵母菌、凝固酶阴性葡萄球菌某些种、金黄色葡萄球菌、肺炎克雷伯菌、铜绿假单胞菌、肠球菌属、阴沟肠杆菌、鲍曼不动杆菌
手术部位	龟分枝杆菌等非结核分枝杆菌、大肠埃希菌、金黄色葡萄球菌、铜绿假单胞菌、凝固酶阴性葡萄球菌某些种、粪肠球菌、阴沟肠杆菌、鲍曼不动杆菌
眼部	流感嗜血杆菌、铜绿假单胞菌、变形杆菌、化脓链球菌、金黄色葡萄球菌、凝固酶阴性葡萄球菌某些种
皮肤软组织	金黄色葡萄球菌、铜绿假单胞菌、大肠埃希菌、表皮葡萄球菌、阴沟肠杆菌、白假丝酵母菌、鲍曼不动杆菌、粪肠球菌
泌尿系统	大肠埃希菌、阴沟肠杆菌、产气肠杆菌、白假丝酵母菌、粪肠球菌、屎肠球菌、热带假丝酵母菌、铜绿假单胞菌、肺炎克雷伯菌、鲍曼不动杆菌
中枢神经系统	大肠埃希菌、克雷伯菌属、沙门菌属、弯曲菌属、金黄色葡萄球菌、凝固酶阴性葡萄球菌某些种、铜绿假单胞菌

（二）医院感染的流行病学特点

医院感染主要包括：①内源性感染：又称为自身感染，指患者被自身体表、口腔、呼吸道、肠道、泌尿生殖道等部位的正常菌群引起的感染。②外源性感染：又称为交叉感染，指患者被医院内存在的各种病原微生物侵袭而发生的感染。③母婴感染：指在分娩过程中胎儿通过产道所发生的感染。

医院感染一般多为散发性，有时亦可出现暴发流行。医院感染的过程包括三个环节，即感染源、

感染途径和易感人群，缺少或中断任何一个环节，将不会发生医院感染。

1. 感染源　医院感染的感染源主要有患者自身，其他无症状病原携带者或患者，感染的医务人员，污染的医疗器械、器具或物品，污染的环境及动物感染源，但动物感染源少见。

2. 感染途径　常见的有接触传播、空气传播、医源性传播。

（1）接触传播　是医院感染中最常见也是最重要的感染方式之一，包括直接接触感染和间接接触感染。

1）直接接触感染：指病原体从感染源直接传播给接触者，如通过手的直接接触而感染病原体。患者的自身感染也可认为是自身直接接触感染，如病原体从已感染的切口传递至身体的其他部位。

2）间接接触感染：是指经过某种或某些感染媒介或医务人员手、医疗仪器设备、病室内的物品等传播给易感者。

（2）空气传播　是以空气为媒介，空气中带有病原微生物的微粒子或气溶胶随气流流动而发生感染。

（3）医源性传播　是指由各种诊疗活动所致的医院感染。常因使用污染的诊疗器械和设备、血液及血制品、输液制品、药品及药液、一次性医疗用品等而发生感染。

3. 易感人群　病原体传播到宿主后，是否引起感染取决于病原体的毒力和宿主的易感性。

（1）年龄　婴幼儿因免疫功能尚未发育成熟，老年人常因患基础疾病、生理防御功能减退等而易感。

（2）基础疾病　各种造血系统疾病、恶性肿瘤、糖尿病、慢性肾病及肝脏疾病等患者对感染敏感性增加。

（3）免疫状况　缺乏麻疹、水痘、百日咳等保护性抗体的患者；接受各种免疫制剂如抗癌药物、皮质激素、放射治疗等治疗者。

（4）继发感染　人类免疫缺陷病毒及其他免疫抑制病毒感染者易继发其他病原体感染；流感病毒易继发细菌性肺炎；疱疹病毒感染损伤部位可继发葡萄球菌感染。

（5）创伤　各种侵袭性操作导致的创伤和意外创伤均可损伤机体皮肤和黏膜屏障作用，给病原微生物的侵入提供了途径。

常见医院感染的感染途径见表15-4。

表15-4　常见医院感染的感染途径

疾病名称	主要感染途径
丙型病毒性肝炎、乙型病毒性肝炎	主要经血液传播的疾病。使用未经规范消毒的内镜、牙科器械、注射器、针头、血液透析机，以及医务人员在使用和处理医疗器械过程中导致的职业暴露
肠道病毒感染	主要经粪-口传播，通过人-人之间的直接接触。通过被肠道病毒污染的医院环境、医用设施、生活用品、医务人员污染的手等间接传播。肠道病毒也可通过呼吸道传播
手术部位感染	主要经接触传播，细菌经手术人员的手、器械、纱布、冲洗液等直接进入手术野；被细菌污染的器械、敷料、消毒液和绷带可将细菌直接传入切口。也可经空气传播，皮屑、飞沫、头发上的细菌通过流动空气和污染的媒介进入切口
新生儿感染	主要通过医务人员污染的手直接或间接接触传播。产程中可以通过污染的羊水吸入获得感染，产后与母体的接触及被污染的环境、医用设备器械、生活用品等的间接传播均可感染。室内空气污染，以及室内的医疗器械和某些固定装置如导管、插管、雾化器、面罩、暖箱、蓝光箱、治疗车、婴儿床及空调机等
血流感染	病原体直接进入血流或间接接触传播。动静脉留置导管、血液透析，以及介入治疗等；或者由血管内注射的药物、液体、血液、血浆不洁引起
烧伤感染	主要经接触传播。环境中一些生活设备如水龙头、床单被服及治疗设备等，工作人员双手污染后等引起病原体的传播
呼吸道感染	主要经空气和飞沫传播，带有病原微生物的飞沫长时间大范围悬浮在空气中导致疾病的传播或感染者在咳嗽、打喷嚏和说话时带有病原微生物的飞沫进入易感人群的眼、口腔、鼻咽喉黏膜等时发生传染。也可经接触传播，病原体污染医务人员的手、医疗器械、纱布、冲洗液等传播

二、医院感染的监测

医院感染监测是指长期、系统、连续地收集、分析医院感染在一定人群中的发生、分布规律及其影响因素，并将监测结果报送和反馈给有关部门和科室，为医院感染的预防、控制和管理提供科学依据。

1. 空气监测

（1）采样时间　Ⅰ类环境（环境分类参见表15-5）在洁净系统自净后与从事医疗活动前采样；Ⅱ、Ⅲ、Ⅳ类环境在消毒或规定的通风换气后与从事医疗活动前采样；怀疑与医院感染暴发有关时进行采样。

（2）采样方法　Ⅰ类环境可选择培养基暴露法和空气采样器法，参照GB 50333《医院洁净手术部建筑技术规范》要求进行检测。空气采样器法可选择六级撞击式空气采样器或其他经验证的空气采样器。检测时将采样器置于室内中央0.8～1.5m高度，按采样器使用说明书操作，每次采样时间不超过30min。房间大于$10m^2$者，每增加$10m^2$增设一个采样点。Ⅱ、Ⅲ、Ⅳ类环境采用培养基暴露法。室内面积≤$30m^2$，设内、中、外对角线3点，内、外点应距墙壁1m处；室内面积＞$30m^2$，设4角及中央5点，4角的布点部位应距墙壁1m处。将普通营养琼脂平皿（直径9cm，下同）放置各采样点，采样高度为距地面0.8～1.5m；采样时将平皿盖打开，扣放于平皿旁，到采样时间（参见表15-5）后盖上平皿盖及时送检。

（3）检测方法　送检平皿置36℃ ±1℃恒温箱培养48h，计数菌落数。若怀疑与医院感染暴发有关时，进行目标微生物的检测。

（4）结果计算

1）培养基暴露法按平均每皿的菌落数报告：CFU/（皿・暴露时间）。CFU（colony-forming unit）指在活菌培养计数时，由单个菌体在固体培养基上生长繁殖所形成的集落，称为菌落形成单位，以此表达活菌的数量。

2）空气采样器法计算公式如下：

$$\text{空气中菌落总数（CFU/m}^3\text{）}=\frac{\text{采样器各平皿菌落数之和（CFU）}}{\text{采样速率（L/min）}\times\text{采样时间（min）}}\times 1000$$

（5）判断标准　参见表15-5。

表15-5　各类环境空气、物体表面菌落总数卫生标准

环境类别	范围		空气平均菌落数[a]		物体表面平均菌落数
			CFU/皿	CFU/m^3	CFU/cm^3
Ⅰ类环境	采用空气洁净技术的诊疗场所	洁净手术部	符合GB 50333—2013要求	≤150	≤5.0
		其他洁净场所	≤4.0（30min）[b]		
Ⅱ类环境	非洁净手术部（室）；产房；导管室；血液病病区、烧伤病区等保护性隔离病区；重症监护病区；新生儿室等		≤4.0（15min）	—	≤5.0
Ⅲ类环境	母婴同室；消毒供应中心的检查包装灭菌区和无菌物品存放区；血液透析中心（室）；其他普通住院病区等		≤4.0（5min）	—	≤10.0
Ⅳ类环境	普通门（急）诊及其检查、治疗室；感染性疾病科门诊和病区		≤4.0（5min）	—	≤10.0

注：a，CFU/皿为沉降法，CFU/m^3为空气采样器法；b，沉降法检测时的培养基暴露时间。

2. 物体表面监测

（1）采样时间　在消毒处理后或怀疑与医院感染暴发有关时进行采样。

（2）采样方法　用5cm×5cm灭菌规格板放在被检物体表面，用浸有无菌0.03mol/L磷酸盐缓冲液

（PBS）或生理盐水采样液的棉拭子1支，在规格板内横竖往返各涂抹5次，并随之转动棉拭子，连续采样4个规格板面积，被采表面＜100cm²，取全部表面；被采表面≥100cm²，取100cm²。剪去手接触部分，将棉拭子放入装有10ml无菌检验用洗脱液的试管中送检。门把手等小型物体则采用棉拭子直接涂抹物体表面采样。采样物体表面有消毒剂残留时，采样液应含相应中和剂。

（3）检测方法　充分振荡采样管后，取不同稀释倍数的洗脱液1.0ml接种平皿，将冷至40～45℃的融化营养琼脂培养基每皿倾注15～20ml，36℃±1℃恒温箱培养48h，计数菌落数。怀疑与医院感染暴发有关时，进行目标微生物的检测。

（4）结果计算

1）规则物体表面菌落总数计算方法

$$物体表面细菌菌落总数（CFU/m^2）=\frac{平均每皿菌落数\times洗脱液稀释倍数}{采样面积（cm^2）}\times1000$$

2）小型物体表面的结果计算，用CFU/件表示。

（5）判断标准　参见表15-5。

3. 医务人员手卫生检查方法

（1）采样时间　采取手卫生措施后，在接触患者或从事医疗活动前采样。

（2）采样方法　将浸有无菌0.03mol/L磷酸盐缓冲液或生理盐水采样液的棉拭子一支在双手指曲面从指跟到指端来回涂擦各两次（一只手涂擦面积约30cm²），并随之转动采样棉拭子，剪去手接触部位，将棉拭子放入装有10ml采样液的试管内送检。采样面积按平方厘米（cm²）计算。若采样时手上有消毒剂残留，采样液应含相应中和剂。

（3）检测方法　把采样管充分振荡后，取不同稀释倍数的洗脱液1.0ml接种于平皿，将冷至40～45℃的熔化营养琼脂培养基每个平皿倾注15～20ml，36℃±1℃恒温箱培养48h，计数菌落数，必要时分离致病性微生物。

（4）结果计算

$$医务人员手表面菌落数（CFU/m^2）=\frac{平均每皿菌落数\times采样液稀释倍数}{30\times2}\times1000$$

（5）结果判断

1）卫生手消毒后医务人员手表面的菌落数应≤10CFU/cm²。

2）外科手消毒后医务人员手表面的菌落数应≤5CFU/cm²。

4. 皮肤消毒效果监测

（1）采样时间　按照产品使用说明规定的作用时间达到消毒效果后及时采样。

（2）采样方法　用5cm×5cm的灭菌规格板，放在被检皮肤处，用浸有含相应中和剂的无菌洗脱液的棉拭子1支，在规格板内横竖往返均匀涂擦各5次，并随之转动棉拭子，剪去手接触部位后，将棉拭子投入10ml含相应中和剂的无菌洗脱液的试管内，及时送检。不规则的皮肤可用棉拭子直接涂擦采样。采样皮肤表面不足5cm×5cm，可用相应面积的规格板采样。

（3）检测方法　将采样管在混匀器上振荡20s或用力振打80次，用无菌吸管吸取1.0ml待检样品接种于灭菌平皿，每一样本接种2个平皿，平皿内加入已熔化的45～48℃的营养琼脂15～18ml，边倾注边摇匀，待琼脂凝固置36℃±1℃恒温箱培养48h，计数菌落数。

（4）结果计算

$$细菌菌落数（CFU/m^2）=\frac{培养基上菌落数\times稀释倍数}{采样面积（cm^2）}\times1000$$

（5）结果判断　菌落数应≤5CFU/cm²。

5. 医疗器材检查方法

（1）采样时间　在消毒或灭菌处理后，存放有效期内采样。

（2）检查方法

1）灭菌医疗器材的检查方法：①可用破坏性方法取样的医疗器材，如一次性输液（血）器、注射器和注射针等按照《中华人民共和国药典》中“无菌检查法”进行。②不能用破坏性方法取样的医疗器材，应在环境洁净度10 000级下的局部洁净度100级的单向流空气区域内或隔离系统中，用浸有无菌生理盐水采样液的棉拭子在被检物体表面涂抹，采样取全部表面或不少于100cm^2；然后将除去手接触部分的棉拭子进行无菌检查。

2）牙科手机的检查方法：应在环境洁净度10 000级下的局部洁净度100级的单向流空气区域内或隔离系统中，将每支手机分别置于含20～25ml采样液的无菌大试管（内径25mm）中，液面高度应大于4.0cm，于旋涡混合器上洗涤振荡30s以上，取洗脱液进行无菌检查。

3）消毒医疗器材的检查方法：①可整件放入无菌试管的，用洗脱液浸没后振荡30s以上，取洗脱液1.0ml接种平皿，将冷至40～45℃的熔化营养琼脂培养基每皿倾注15～20ml，36±1℃恒温箱培养48h，计数菌落数（CFU/件），必要时分离致病性微生物。②可用破坏性方法取样的，在100万级超净工作台称取1～10g样品，放入装有10ml采样液的试管内进行洗脱，取洗脱液1.0ml接种平皿，计数菌落数（CFU/g），必要时分离致病性微生物。③对不能用破坏性方法取样的医疗器材，在100级超净工作台，用浸有无菌生理盐水采样液的棉拭子在被检物体表面涂抹采样，被采表面＜100cm^2，取全部表面，被采表面≥100cm^2，取100cm^2，然后将除去手接触部分的棉拭子进行洗脱，取洗脱液1.0ml接种平皿，将冷至40～45℃的熔化营养琼脂培养基每皿倾注15～20ml，36℃ ±1℃恒温箱培养48h，计数菌落数（CFU/cm^2），必要时分离致病性微生物。

4）消毒后内镜：取清洗消毒后内镜，采用无菌注射器抽取50ml含相应中和剂的洗脱液，从活检口注入冲洗内镜管路，并全量收集（可使用蠕动泵）送检。将洗脱液充分混匀，取洗脱液1.0ml接种平皿，将冷至40～45℃的熔化营养琼脂培养基每皿倾注15～20ml，36℃ ±1℃恒温箱培养48h，计数菌落数（CFU/件）。将剩余洗脱液在无菌条件下采用滤膜（0.45μm）过滤浓缩，将滤膜接种于凝固的营养琼脂培养基上（注意不要产生气泡），置36℃ ±1℃温箱培养48h，计数菌落数。结果计算：①当滤膜法不可计数时，菌落总数（CFU/件）=m（CFU/培养基）×50，式中m为两平行培养基的平均菌落数。②当滤膜法可计数时，菌落总数（CFU/件）=m（CFU/培养基）+mf（CFU/滤膜），式中m为两平行培养基的平均菌落数，mf为滤膜上菌落数。

（3）结果判断

1）高度危险性医疗器材应无菌。

2）中度危险性医疗器材的菌落总数应≤20CFU/件（CFU/g或CFU/100cm^2），不得检出致病性微生物。

3）低度危险性医疗器材的菌落总数应≤200CFU/件（CFU/g或CFU/100cm^2），不得检出致病性微生物。

6. 消毒液的监测

采样分库存消毒剂和使用中消毒液，检测方法分为消毒剂有效成分含量检查和使用中消毒液染菌量检测。

（1）消毒剂有效成分含量检查方法　库存消毒剂的有效成分含量应依照相应规定进行检测；使用中消毒液的有效浓度测定可用前述方法，也可使用经国家卫生行政部门批准的消毒剂浓度试纸（卡）进行监测。

（2）使用中消毒液染菌量检测　①检测方法：用无菌吸管按无菌操作方法吸取1.0ml被检消毒液，加入9ml中和剂中混匀。醇类与酚类消毒剂用普通营养肉汤中和；含氯消毒剂、含碘消毒剂和过氧化物消毒剂用含0.1%硫代硫酸钠中和剂；氯己定、季铵盐类消毒剂用含0.3%吐温80和0.3%卵磷脂中和剂；醛类消毒剂用含0.3%甘氨酸中和剂；含有表面活性剂的各种复方消毒剂可在中和剂中加入吐温80至3%；也可使用该消毒剂消毒效果检测的中和剂鉴定试验确定的中和剂。用无菌吸管吸取一定稀释比例的中和后混合液1.0ml接种平皿，将冷至40～45℃的熔化营养琼脂培养基每皿倾注15～20ml，36℃ ±1℃恒温箱培养72h，计数菌落数；怀疑与医院感染暴发有关时，进行目标微生物的检测。消毒液染菌量计算：消毒液染菌量（CFU/ml）=平均每皿菌落数×10×稀释倍数。②结果判断：使用中灭菌用消毒液应无菌生长；使用中皮肤黏膜消毒液染菌量≤10CFU/ml，其他使用中消毒液染菌量≤100CFU/ml，不得检出致病性微生物。

7. 清洁用品的消毒效果监测

（1）采样时间　消毒后、使用前进行采样。

（2）采样方法　布巾、地巾等物品可用无菌的方法剪取1cm×3cm，直接投入5ml含相应中和剂的无菌生理盐水中，及时送检。

（3）检测方法　将采样管在混匀器上振荡20s或用力振打80次，取采样液检测致病菌。

（4）结果判定　未检出致病菌为消毒合格。

三、医院感染预防与控制

医院感染的微生物学控制关键措施是消毒、灭菌、无菌操作、隔离和合理使用抗生素等。医疗机构应当按照有关医院感染管理的规章制度和技术规范，加强医院感染的预防与控制工作。

（一）消毒灭菌和无菌操作

医疗机构应当严格执行医疗器械、器具的消毒工作技术规范，并达到以下要求：进入人体组织、无菌器官的医疗器械、器具和物品必须达到灭菌水平；接触皮肤、黏膜的医疗器械、器具和物品必须达到消毒水平；各种用于注射、穿刺、采血等有创操作的医疗器具必须灭菌。一次性使用的医疗器械、器具不得重复使用。

（二）手卫生

1. 手卫生相关概念

（1）洗手　医务人员用流动水和洗手液（肥皂）揉搓冲洗双手，去除手部皮肤污垢、碎屑和部分微生物的过程。

（2）手消毒剂　应用于手消毒的化学制剂。

（3）速干手消毒剂　含有醇类和护肤成分的手消毒剂。

（4）免冲洗手消毒剂　主要用于外科手部皮肤消毒，使用后不需用水冲洗的手消毒剂。

（5）卫生手消毒　医务人员用手消毒剂揉搓双手，以减少手部暂居菌的过程。

（6）外科手消毒　外科手术前医护人员用流动水和洗手液揉搓冲洗双手、前臂至上臂下1/3，再用手消毒剂清除或者杀灭手部、前臂至上臂下1/3寄居在皮肤表层、常规洗手容易被清除的暂居菌和减少能从大部分人体皮肤上分离出来的凝固酶阴性葡萄球菌、棒状杆菌属、丙酸杆菌属、不动杆菌属等皮肤上持久寄生、不易被机械摩擦清除的常居菌。

（7）手卫生　为医务人员在从事职业活动过程中的洗手、卫生手消毒和外科手消毒的总称。戴手套不能代替手卫生，摘手套后应进行手卫生。

2. 手卫生的监测　医疗机构应每季度对手术部（室）、产房、导管室、洁净层流病区、骨髓移植病区、器官移植病区、重症监护病房、新生儿室、母婴同室、血液透析中心（室）、烧伤病区、感染性疾病科、口腔科、内镜中心（室）等部门工作的医务人员进行手卫生消毒效果的监测。当怀疑医院感染暴发与医务人员手卫生有关时，应及时进行监测，并进行相应病原微生物的检测，采样时机为工作中随机采样。

链 接　及时洗手，保护健康——手卫生

每年5月5日是“世界手卫生日”，世界手卫生日由世界卫生组织（WHO）于2009年倡议发起，旨在强调医疗护理过程中提高医护人员手部卫生、减少医源性感染的重要性。医务人员的手经常接触各种感染性物品，在不同患者之间操作后不洗手或洗手不规范，容易再经接触将病原体传播给其他医务人员、患者或物品，是造成医院感染的重要途径。加强医务人员手卫生的观念，提高手卫生的质量，是有效降低医院感染最基本、最简单、最有效的措施。每一个医务人员在无菌操作前后、接触患者前后、处理污物后，均应进行手卫生。

（三）隔离

隔离是采用各种方法技术，防止病原体从患者及携带者传播给他人的措施。医疗机构应根据疾病的传播途径（接触传播、飞沫传播、空气传播和其他途径传播），结合本院的实际情况，在标准预防的基础上，制订相应的隔离与预防措施，管理感染源、切断传播途径和保护易感人群。一种疾病可能有多种传播途径时应在标准预防的基础上，采取相应传播途径的隔离与预防措施。隔离病室应有隔离标志，并限制人员的出入。传染病患者或可疑传染病患者应安置在单人隔离房间，受条件限制的医院同种病原体感染的患者可安置于一室。建筑布局应符合相关规定。

（四）合理使用抗菌药物

医疗机构应当严格按照《抗菌药物临床应用指导原则》，加强抗菌药物临床使用和耐药菌监测管理。由于抗生素的广泛应用及不合理使用，给医院感染带来不利影响，表现为病原微生物耐药性的广泛出现和感染微生物谱的变化，以致许多抗生素失去作用。因此，抗生素的合理使用已成为控制医院感染的重要措施之一。在患者具有明确临床指征的情况下，临床医生应合理使用抗生素，选用适宜的抗菌药物和适当的给药途径、给药剂量和治疗周期，有效发挥抗菌药物的治疗与预防感染的作用，达到杀灭致病菌、控制感染的目的。

（五）医院感染监测与管理

医疗机构应当按照医院感染诊断标准及时诊断医院感染病例，建立有效的医院感染监测制度，分析医院感染的危险因素，并针对导致医院感染的危险因素，实施预防与控制措施。发现医院感染病例时，分析感染源、感染途径，采取有效的处理和控制措施，积极救治患者。

自 测 题

一、单选题

1. 关于医院感染的描述正确的是
   A. 医院感染的主要对象是住院患者和医务人员
   B. 患者在出院后发生的感染不属于医院感染
   C. 入院前处于潜伏期而在医院内发病属于医院感染
   D. 在住院期间发生的感染一定是医院感染
   E. 入院前已存在的感染属于医院感染
2. 医院感染最主要的病原体是
   A. 寄生虫　　B. 支原体
   C. 细菌　　D. 病毒
   E. 真菌
3. 医疗机构检验科的临床微生物属于
   A. BSL-1　　B. BSL-2
   C. BSL-3　　D. BSL-4
   E. BSL-5

二、名词解释

1. 医院感染
2. 手卫生
3. 卫生手消毒

（胡秀秀）

第16章 化脓性球菌

学习目标

1. 素质目标　具备高度负责的职业精神，具有疾病预防科普的理念。

2. 知识目标　掌握常见化脓性球菌的致病性与免疫性；熟悉常见化脓性球菌的重要生物学特性及防治；了解常见化脓性球菌的微生物学检查。

3. 能力目标　具有对常见化脓性球菌感染患者的协同防治能力。

化脓性球菌是指引起化脓性炎症的球菌。常引起皮肤、皮下软组织、深部组织的化脓性感染乃至内脏器官的脓肿，也能引起脓毒血症。常见的化脓性球菌有革兰氏阳性的葡萄球菌、链球菌等；革兰氏阴性的脑膜炎球菌、淋病奈瑟球菌等。

第1节　葡萄球菌属

葡萄球菌属（*Staphylococcus*）是创伤感染中最常见的病原菌，为革兰氏阳性球菌，因常堆积成葡萄串状而得名。广泛分布于自然界，如空气、水、土壤、物品，以及人和动物的体表、与外界相通的腔道中，大多数是非致病菌，少数为致病菌。主要致病菌是金黄色葡萄球菌。金黄色葡萄球菌在正常人鼻咽部带菌率为20%～50%，医务人员的带菌率可高达70%以上，是医院感染的重要传染源。

案例16-1

2006年，某市某大学附属小学在课间餐后，有185名学生出现恶心、呕吐、腹痛、腹泻等症状，呕吐较明显，伴有低热、白细胞升高。取呕吐物及剩余食物进行微生物学检查，经选择培养基分离培养，镜下查见革兰氏阳性球菌，呈葡萄串状排列，普通培养基培养可见圆形、中等大小、金黄色菌落。

问题：1. 患者初步诊断是何病？由何菌引起？

2. 如何防治该病？

一、生物学特性

（一）形态与染色

葡萄球菌呈球形或稍呈椭圆形，直径1.0μm左右，典型者呈葡萄串状排列（图16-1），在脓汁或液体培养基常呈单个、成双或短链状排列。葡萄球菌无鞭毛，不能运动。无芽孢，体内多数菌株可形成荚膜，体外培养时一般不形成荚膜。易被常用的碱性染料着色，革兰氏染色为阳性。

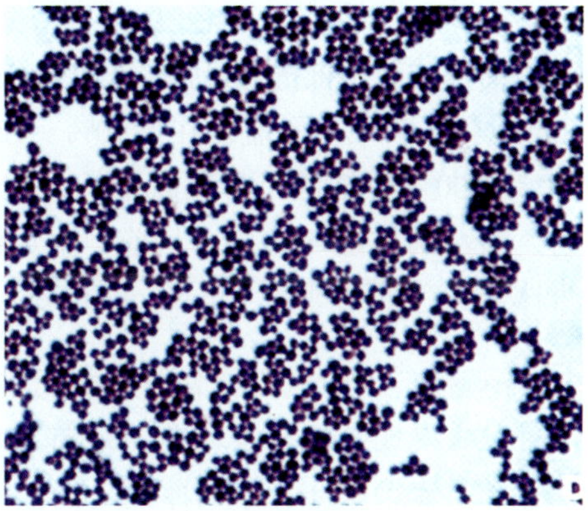

图16-1　葡萄球菌

革兰氏染色，油镜，1000×

（二）培养和生化反应

葡萄球菌对营养要求不高，在普通培养基上生长良好，在含有血液和葡萄糖的培养基中生长更佳，需氧或兼性厌氧。致病菌最适温度为37℃，最适pH为7.4。在液体培养基中24h后呈均匀混浊生长，普通琼脂培养基上可形成直径2mm左右、圆形、隆起、边缘整齐、表面光滑、湿润、不透明的菌落。菌落色素为脂溶性，可呈现金黄色、白色、柠檬色等。血琼脂培养基上，多数致病菌株能形成透明的溶血环。

触酶试验阳性，氧化酶阴性。用触酶试验可与链球菌相区别。多数菌株能分解葡萄糖、麦芽糖和蔗糖，致病性菌株能分解甘露醇。

（三）抗原构造

葡萄球菌有30种以上抗原，其中3种抗原与医学关系密切。

1. 葡萄球菌A蛋白（staphylococcal protein A，SPA） 是存在于细胞壁的一种表面蛋白，90%以上金黄色葡萄球菌株有此抗原。SPA可与人及多种哺乳动物血清中的IgG Fc段结合，将含SPA的葡萄球菌作为载体，结合已知的特异性抗体后，可用以检测相应抗原，阳性结果出现细菌凝集现象，此方法称协同凝集试验。该法操作简便、快速，广泛应用于多种微生物抗原的检测。SPA在体内与IgG结合，影响抗体的调理吞噬作用，对细菌有一定的保护作用。

2. 微荚膜 多数金黄色葡萄球菌可形成微荚膜，含荚膜多糖，有抗吞噬作用，并有利于细菌黏附到细胞或生物合成材料表面（如生物性瓣膜、导管及人工关节等）。

3. 多糖抗原 存在于细胞壁，有群特异性。A群多糖抗原见于金黄色葡萄球菌，B群多糖抗原见于表皮葡萄球菌。有助于金黄色葡萄球菌感染的诊断和预后判断。

（四）分类

根据生化反应和产生色素不同，可分为多种，最常见的为金黄色葡萄球菌、表皮葡萄球菌和腐生葡萄球菌3种。其中金黄色葡萄球菌多为致病菌，表皮葡萄球菌、腐生葡萄球菌多为条件致病菌。3种葡萄球菌的主要生物学特性见表16-1。

表16-1 3种葡萄球菌的主要生物学性状

主要性状	金黄色葡萄球菌	表皮葡萄球菌	腐生葡萄球菌
菌落色素	金黄色	白色	白色或柠檬色
甘露醇发酵	+	–	–
血浆凝固酶	+	–	–
α溶血素	+	–	–
耐热核酸酶	+	–	–
致病性	最强	较弱	较弱

（五）抵抗力

葡萄球菌是抵抗力最强的无芽孢细菌，在干燥的脓汁、痰液中可存活2～3个月；加热60℃ 1h或80℃ 30min才被杀死；耐盐，在含10%～15%NaCl的培养基中仍能繁殖。对碱性染料敏感，如1：20 000～1：10 000甲紫溶液可抑制其生长，故常用2%～4%的甲紫治疗皮肤黏膜的感染。随着抗生素的广泛使用，耐药菌株逐年增多。目前，金黄色葡萄球菌对青霉素G的耐药菌株已达90%以上，尤其是耐甲氧西林金黄色葡萄球菌（methicillin-resistant S. aureus，MRSA）已成为医院内感染最常见的致病菌。

链 接 耐甲氧西林金黄色葡萄球菌

耐甲氧西林金黄色葡萄球菌是医院内感染的重要病原菌。耐甲氧西林金黄色葡萄球菌感染的治疗是临床十分棘手的难题之一。耐甲氧西林金黄色葡萄球菌几乎对所有的β-内酰胺类抗生素耐药，还可能对大环内酯类、氨基糖苷类等多种抗生素表现出耐药性。一旦出现耐甲氧西林金黄色葡萄球菌感染，常选用的抗生素为万古霉素、去甲万古霉素、替考拉宁等，而这些药物副作用较大，一般不作为临床首选的药物。目前又发现了对万古霉素耐药的金黄色葡萄球菌。合理使用抗生素可以减缓细菌耐药性的发生，如何抵制多重耐药性细菌已经成为目前临床用药的重要任务。

二、致病性与免疫性

（一）致病物质

1. 血浆凝固酶（coagulase） 是多数致病菌株能产生的凝固酶，能使含有肝素等抗凝剂的人或兔血浆发生凝固，致病菌株大多数能产生，是鉴别葡萄球菌有无致病性的重要指标。血浆凝固酶能阻止吞噬细胞对细菌的吞噬与杀灭，保护细菌免受体液中杀菌物质的破坏。葡萄球菌引起的感染易于局限化和形成血栓，也与凝固酶有关。

2. 葡萄球菌溶血素（staphylolysin） 多数致病性葡萄球菌产生溶血素，是损伤细胞膜的外毒素，按抗原性不同，至少有α、β、γ、δ、ε五种，对人致病的主要是α溶血素，其除对红细胞有溶血作用外，对白细胞、血小板、肝细胞、成纤维细胞、血管平滑肌细胞等均有损伤作用。

3. 杀白细胞素（leucocidin） 能杀死多种动物白细胞，攻击中性粒细胞和巨噬细胞。

4. 肠毒素（enterotoxin） 约50%临床分离的金黄色葡萄球菌产生肠毒素，耐热，100℃加热30min不被破坏，也不受胃液中蛋白酶的影响。通过污染的牛奶和肉类等食物引起急性胃肠炎，即食物中毒。以呕吐为主要症状。

5. 表皮剥脱毒素（exfoliative toxin，exfoliatin） 也称表皮溶解毒素，为外毒素。能分离皮肤表层细胞，使表皮与真皮脱离，引起烫伤样皮肤综合征，亦称剥脱性皮炎。

6. 毒性休克综合征毒素-1（toxic shock syndrome toxin-1，TSST-1） 引起机体发热，对内毒素的敏感性增高，使毛细血管通透性增加，引起多个组织、器官功能紊乱或毒性休克综合征（TSS）。

（二）所致疾病

所致疾病有化脓性感染和毒素性疾病两种。

1. 化脓性感染

（1）皮肤软组织感染　如毛囊炎、疖、痈、蜂窝织炎、伤口化脓等。特点是病灶局限性，界限清楚，脓汁黄而黏稠。

（2）器官感染　如肺炎、胸膜炎、脑膜炎、心内膜炎、中耳炎等。

（3）全身感染　若外力挤压疖、痈或机体免疫力低下，细菌可由血流和淋巴向全身扩散，引起败血症、脓毒血症等。

考点：金黄色葡萄球菌感染化脓特点

2. 毒素性疾病

（1）食物中毒　进食被葡萄球菌肠毒素污染的食物如牛奶、肉类等1～6 h后出现症状，以恶心和呕吐为主要表现，也可出现腹痛、腹泻等急性胃肠炎症状。大多数患者于1～2天内恢复，预后良好。

（2）烫伤样皮肤综合征　由表皮剥脱毒素引起。多见于婴幼儿和免疫力低下的成年人。患者皮肤先出现弥漫性红斑，1～2天表皮起皱，继而形成水疱，最后表皮上层大片脱落，病死率较高。

（3）毒性休克综合征　主要由毒性休克综合征毒素-1引起，病死率高。主要表现为急性高热、低血压和皮肤猩红热样皮疹伴脱屑，严重时出现休克。

考点：金黄色葡萄球菌感染所致疾病类型

（三）免疫性

人类对葡萄球菌有一定的天然免疫力。只有当皮肤、黏膜受损后，或患有慢性消耗性疾病如结核病、糖尿病、肿瘤及其他病原体感染导致免疫力降低时，才易引起葡萄球菌感染。患者恢复后的免疫力不牢固，难以预防再次感染。

三、微生物学检查

（一）标本采集

根据不同病型可采集不同标本。化脓性病灶采集脓汁；败血症采集血液；脑膜炎采集脑脊液；食物中毒采集呕吐物、可疑食物、粪便等。

（二）直接涂片镜检

革兰氏染色镜检，根据细菌形态、排列和染色性，可作初步诊断。

（三）分离培养和鉴定

分离培养和鉴定是将脓汁标本分离接种在血琼脂培养基上（血液标本需先增菌），培养后观察挑取菌落呈金黄色的可疑菌落进行涂片染色镜检，然后作进一步的鉴定试验。血琼脂培养基培养，菌落周围有透明溶血环。血浆凝固酶和耐热核酸酶阳性，可发酵甘露醇。

（四）葡萄球菌肠毒素检查

葡萄球菌肠毒素检查以ELISA法最为实用，ELISA法可检测到纳克（ng）水平的肠毒素，且能在30min内完成。也可用DNA探针检测产肠毒素菌株。

四、防治原则

注意个人卫生，对皮肤创伤及时消毒处理；加强食品卫生管理；严格无菌操作，防止医院感染；合理使用抗生素，根据药物敏感试验结果选用药物。对反复发作疖痈的患者，可使用自身菌苗或类毒素进行人工自动免疫，有一定疗效。

第2节　链球菌属

链球菌属（*Streptococcus*）是另一类常见的化脓性球菌，为链状排列的革兰氏阳性球菌。广泛分布于自然界和人体鼻咽部、胃肠道等处，多为人体正常菌群，少数为致病性链球菌。

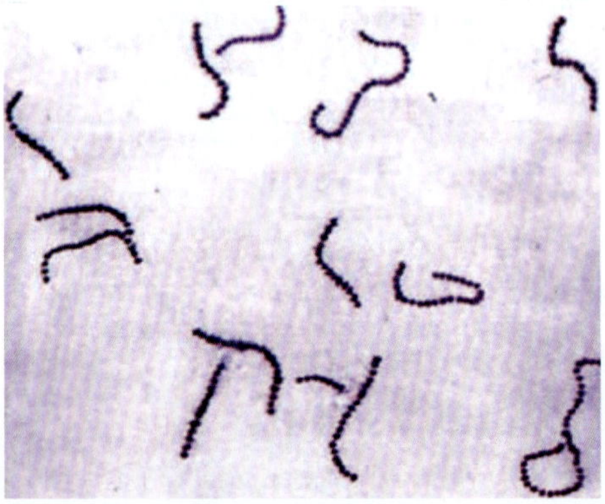

图16-2　链球菌
革兰氏染色，油镜，1000×

一、链　球　菌

（一）生物学特性

1. 形态与染色　呈球形或椭圆形，直径0.6～1.0μm，链状排列，长短不一，链的长短与菌种、生长环境有关。无芽孢和鞭毛，多数链球菌在培养早期（2～4h）形成透明质酸荚膜，随培养时间延长逐渐消失。革兰氏染色阳性（图16-2）。

2. 培养与生化反应　营养要求较高，在含血液、血清的培养基上才能生长，需氧或兼性厌氧，少数为专性厌氧。在液体培养基中形成絮状沉淀；在血琼脂培养基上可形成圆形、灰白色、表面光滑、边缘整齐且直径0.5～0.75mm的细小菌落，不同菌株溶血情况不同。不分解菊糖，不被胆汁溶解，这两种特性可用来鉴定甲型溶血性链球菌和肺炎链球菌。

3. 抗原构造　链球菌抗原构造较复杂，主要有以下几种：多糖抗原（又称C抗原）、蛋白质抗原（又称表面抗原）、核蛋白抗原（又称P抗原）。

4. 分类

（1）根据溶血现象　分为甲型溶血性链球菌、乙型溶血性链球菌、丙型链球菌三种链球菌，其致病性也不同，见表16-2。

表16-2　三种链球菌的溶血现象及致病性

类别	名称	溶血现象	致病性
甲型溶血性链球菌（α-hemolytic streptococcus）	α溶血	草绿色溶血环	条件致病菌
乙型溶血性链球菌（β-hemolytic streptococcus）	β溶血	宽大、透明溶血环	致病性强
丙型链球菌（γ-streptococcus）	γ溶血	无溶血环	一般不致病

（2）根据抗原结构分类　按细胞壁中多糖抗原不同，可分为A～V共20个群，对人有致病性的乙型溶血性链球菌90%属于A群。A群链球菌根据M抗原不同可分成100多个型。

5. 抵抗力　本菌抵抗力不强，加热60℃ 30min死亡；在干燥尘埃中可存活数月；对一般消毒剂敏感；对青霉素、红霉素、氯霉素、四环素等均敏感。

（二）致病性与免疫性

1. 致病物质

（1）致热外毒素　又称红疹毒素或猩红热毒素，是人类猩红热的主要致病物质，属外毒素。对机体具有致热作用和细胞毒作用，引起发热和皮疹。

（2）链球菌溶血素　有溶解红细胞，破坏白细胞、血小板及毒害心肌的作用。分为两种。①链球菌溶血素O（SLO），抗原性强，85%～90%的链球菌感染者，于感染后2～3周至病愈后数月到1年内可检出抗SLO的抗体（ASO），风湿热患者血清中ASO效价明显升高。因此，测定ASO效价可作为风湿热的辅助诊断。②链球菌溶血素S（SLS），无免疫原性，血琼脂培养基所见透明溶血环是由SLS所引起。

（3）M蛋白　具有抗吞噬作用，M蛋白与心肌、肾小球基底膜有共同抗原，可刺激机体产生特异性抗体，损伤心血管等组织，引起超敏反应。

（4）侵袭性酶　①链激酶：又称链球菌溶纤维蛋白溶酶，能使血液中的纤维蛋白酶原转化成纤维蛋白酶，可溶解血块或阻止血浆凝固，有利于细菌扩散。②链道酶：又称链球菌DNA酶，能降解脓液中高黏性DNA，使脓液稀薄，有利于细菌扩散。③透明质酸酶：又称扩散因子，能分解透明质酸，使细菌易在组织中扩散。

2. 所致疾病　链球菌可引起人类多种疾病，其中A群链球菌占90%以上，可分为化脓性感染、中毒性疾病及超敏反应性疾病。

（1）化脓性感染　①皮肤及皮下组织感染：淋巴管炎、淋巴结炎、疖痈、蜂窝织炎、丹毒等。②其他系统感染：扁桃体炎、咽峡炎、中耳炎、乳突炎、气管炎、肺炎、产褥热等。化脓性感染特点是病灶与周围组织界限不清，脓汁稀薄带血性，有明显扩散倾向。

（2）中毒性疾病　猩红热、链球菌毒素休克综合征。

（3）超敏反应性疾病 风湿热和急性肾小球肾炎等。

3. 免疫性 链球菌感染后，可获得一定的免疫力，主要是抗M蛋白抗体。由于型别多，各型之间无交叉免疫，故常反复感染。猩红热患者可产生同型的致热外毒素抗体，对同型菌有较牢固的免疫力。

（三）微生物学检查法

1. 标本 根据不同疾病采取不同的标本，可取脓液、咽拭子、血液标本等。

2. 直接涂片镜检 脓液标本可直接涂片染色镜检。发现典型链状排列的革兰氏阳性球菌可初步诊断。

3. 分离培养和鉴定 将标本接种于血琼脂培养基（血液标本需先增菌），培养后挑取可疑菌落涂片染色镜检，根据菌体形态、染色性、菌落特点、溶血性及相关鉴定试验进行鉴定。

4. 血清学试验 抗链球菌溶血素O试验（ASO test），简称抗O试验，是用链球菌溶血素O作抗原，检测患者血清中ASO，如血清中ASO显著增高，效价在1∶400以上有诊断意义，用于风湿热的辅助诊断。

考点：乙型溶血性链球菌所致疾病；化脓性感染特点；抗O试验

（四）防治原则

对伤口进行消毒，链球菌感染主要通过飞沫传播，应及时治疗患者和带菌者，以减少传染源。注意空气、器械、敷料等的消毒灭菌，预防医院感染。对急性咽炎、扁桃体炎患者，要早期彻底治疗，防止风湿热和急性肾小球肾炎等疾病的发生。

二、肺炎链球菌

肺炎链球菌（*S. pneumoniae*）简称肺炎球菌（pneumococcus）。常寄居于正常人的鼻咽腔中，一般不致病，少数菌株可以引起大叶性肺炎等疾病。

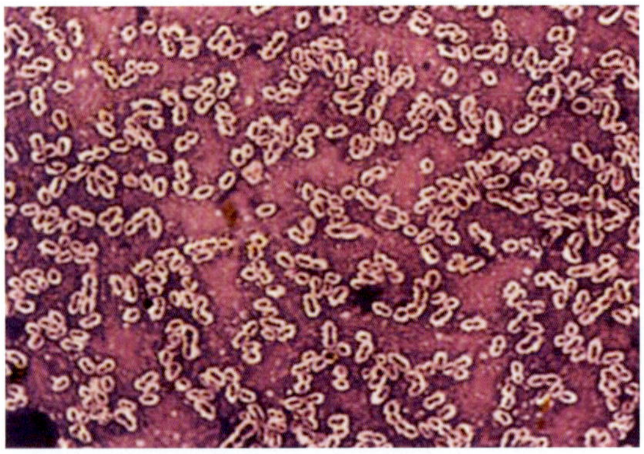

图16-3 肺炎链球菌
荚膜染色，油镜，1000×

（一）生物学性状

1. 形态与染色 革兰氏染色阳性（图16-3）。菌体呈矛头状，钝端相对，尖端相背，多成双排列，在机体或含血清培养基中可形成荚膜，此为本菌的重要特征。无鞭毛和芽孢。

2. 培养特性 营养要求较高，在含血液或血清的培养基中才能生长，兼性厌氧。

3. 抗原构造 荚膜多糖抗原和菌体抗原。

4. 抵抗力 较弱，56℃加热15～30min即被杀死。对一般消毒剂敏感。耐干燥，在干痰中可存活1～2个月。对青霉素、红霉素、林可霉素等敏感。

（二）致病性与免疫性

1. 致病物质 本菌主要的致病物质是荚膜。荚膜有抗吞噬作用，失去荚膜，细菌就失去致病力。此外，该菌产生的溶血素O、脂磷壁酸及神经氨酸酶等物质也与致病性有关。

2. 所致疾病 主要引起大叶性肺炎，其次为支气管炎。可继发胸膜炎、脓胸，也可引起中耳炎、乳突炎、鼻窦炎、脑膜炎及败血症等。

3. 免疫性 肺炎链球菌感染后，机体可建立较牢固的型适应性免疫。

（三）微生物学检查法

1. 标本 根据不同疾病采取不同的标本，如痰液、脓液、血液、脑脊液等。

2. 直接涂片镜检 直接涂片染色镜检，如发现成双排列、有荚膜的革兰氏阳性球菌，有助于作出初步诊断。

3. 分离培养和鉴定 将痰或脓汁标本接种于血琼脂培养基（血液标本需先增菌）分离培养，培养后观察有草绿色溶血环的可疑菌落，做胆汁溶菌试验，与甲型溶血性链球菌区别。

4. 动物试验 小白鼠对肺炎链球菌高度敏感，必要时做小白鼠毒力试验。将标本直接注入小白鼠腹腔，小鼠24h内死亡。取血或腹腔液培养可得肺炎链球菌纯培养。

（四）防治原则

注射多价肺炎链球菌荚膜多糖疫苗是预防肺炎链球菌感染的主要措施。治疗主要采用青霉素治疗，肺炎链球菌耐药菌株日益增多，治疗前做药物敏感试验来指导用药。

考点：肺炎链球菌所致疾病及特异性防治措施

第3节 奈瑟菌属

奈瑟菌属是一群革兰氏阴性双球菌，主要致病菌有脑膜炎奈瑟菌（*N. meningitidis*）和淋病奈瑟球菌（*N. gonorrhoeae*）。

一、脑膜炎奈瑟菌

脑膜炎奈瑟菌简称脑膜炎球菌，是流行性脑脊髓膜炎（简称流脑）的病原菌。

（一）生物学特性

1. 形态与染色 革兰氏阴性双球菌，肾形或豆形，凹面相对。在患者脑脊液中细菌大多位于中性粒细胞内，形态典型，具有早期诊断的价值。无鞭毛和芽孢，新分离菌株多有荚膜和菌毛（图16-4）。

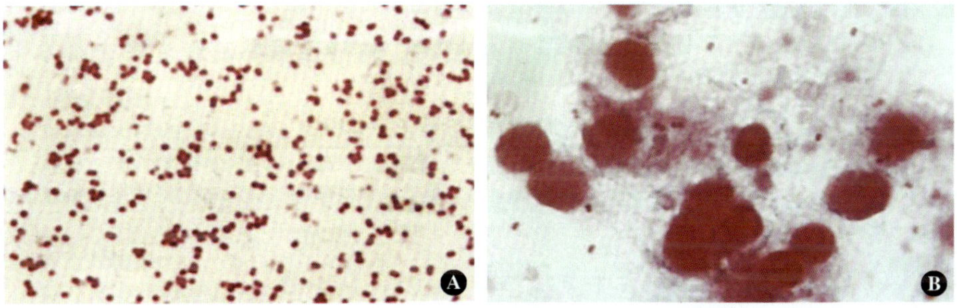

图16-4 脑膜炎球菌

A. 纯培养涂片（革兰氏染色，油镜，1000×）；B. 脑脊液涂片（革兰氏染色，油镜，1000×）

2. 培养特性 专性需氧，营养要求高，常用巧克力琼脂培养基，初次分离需5%～10% CO_2。在巧克力色培养基上形成圆形、隆起、光滑、无色透明似露滴状的细小菌落。因产生自溶酶，超过48h即死亡。

3. 抗原构造与分类 脑膜炎球菌的抗原主要有荚膜多糖群特异性抗原、外膜蛋白型特异性抗原和脂寡糖抗原。

4. 抵抗力 对理化因素抵抗力弱，对热、寒冷、干燥及常用消毒剂均敏感。室温中3h即死亡，可产生自溶酶，标本应注意保温、保湿，最好床边接种。对青霉素、磺胺类药物等敏感，但易产生耐药性。

（二）致病性与免疫性

1. 致病物质 有菌毛、荚膜和脂寡糖。菌毛能使细菌黏附在咽喉黏膜上皮细胞表面，有利于细菌进一步侵入。荚膜具有抗吞噬作用。脂寡糖是最主要致病物质。作用机制与内毒素相同。

2. 所致疾病 引起流行性脑脊髓膜炎。传染源是患者和带菌者，主要通过飞沫传播。脑膜炎球菌首先侵入鼻咽部繁殖，潜伏期一般2～4天。机体免疫力强，多无症状或只表现上呼吸道炎症。机体免疫力低下者，细菌大量繁殖后入血引起菌血症或败血症，患者突然恶寒、高热、恶心、呕吐、皮肤黏膜出现出血点或瘀斑。少数患者可因细菌突破血-脑脊液屏障引起脑脊髓膜化脓性炎症，出现剧烈头痛、喷射性呕吐、颈项强直等脑膜刺激症状。严重者可出现中毒性休克和DIC，甚至死亡。

3. 免疫性 以体液免疫为主。6个月内的婴儿可通过母体获得IgG抗体，故很少发生感染。6个月后，来自母体的抗体水平逐渐下降，婴儿对脑膜炎球菌的易感性逐渐增强，故6个月至2岁年龄组婴儿免疫力最低，且血-脑屏障发育不完全，故发病率高于成人。

（三）微生物学检查法

1. 标本 可取脑脊液、血液或刺破出血瘀斑取渗出物作涂片或培养。标本注意保暖、保湿并立即送检，最好是床边接种。

2. 直接涂片镜检 脑脊液标本离心沉淀后，取沉渣直接涂片染色镜检。例如，在中性粒细胞内、外有革兰氏阴性双球菌时，可初步诊断。皮肤瘀斑消毒，用无菌针头刺破挤出少量血液和或组织液，直接涂片染色镜检，检出率较高。

3. 分离培养与鉴定 血液与脑脊液先增菌，再接种到巧克力色琼脂培养基上，置于含5%～10% CO_2的环境中培养。挑取可疑菌落涂片镜检，并做生化反应及血清学试验进行鉴定。

4. 快速诊断法 脑膜炎球菌易自溶，患者脑脊液及血清中有病菌释放的抗原。可采用已知的抗体通过SPA协同凝集试验、ELISA检测其抗原。

（四）防治原则

及时隔离和治疗患者，控制传染源。流脑的治疗首选药物为青霉素G和磺胺类药物。对儿童接种流脑荚膜多糖疫苗，进行特异性预防。

考点： 脑膜炎球菌所致疾病；流行性脑脊髓膜炎患者标本采集的注意事项

二、淋病奈瑟球菌

案例 16-2

患者，男，24岁。以尿频、尿痛、尿道流脓、排尿困难而就诊，取尿道脓性分泌物，涂片革兰氏染色镜检，发现在中性粒细胞内有革兰氏阴性双球菌。

问题： 1. 患者的初步诊断是什么？

2. 怎样防治该病？

淋病奈瑟球菌（Neisseria gonococcus）简称淋球菌，是淋病的病原体。淋病是性传播疾病，主要侵犯人类泌尿生殖道黏膜，引起化脓性炎症。

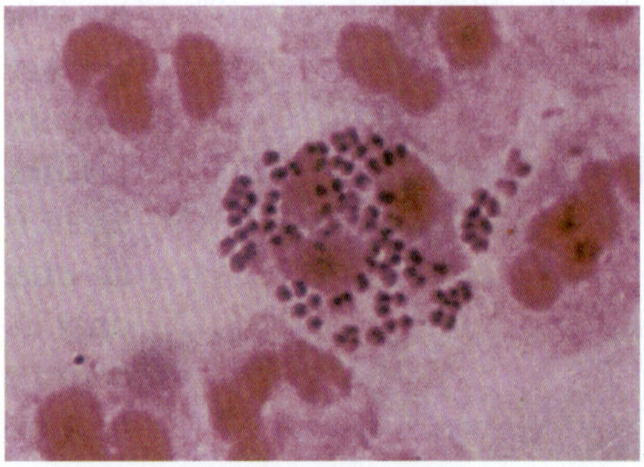

图16-5 淋病奈瑟球菌

革兰氏染色，油镜，1000×

（一）生物学特性

1. 形态与染色 与脑膜炎球菌相似，呈肾形或咖啡豆形，为革兰氏阴性双球菌。急性期标本中细菌常位于中性粒细胞内；慢性期则多位于中性粒细胞外。无芽孢和鞭毛，有荚膜和菌毛（图16-5）。

2. 培养特性 专性需氧，营养要求高，常用巧克力琼脂培养基。初次分离需5%～10% CO_2。在巧克力琼脂培养基上形成圆形、隆起、光滑、半透明、灰白色的细小菌落。

3. 抗原构造与分型 淋病奈瑟球菌的抗原有菌毛蛋白抗原、脂寡糖抗原和外膜蛋白抗原。

4. 抵抗力 抵抗力弱，对热、寒冷、干燥及常用消毒剂极敏感。对青霉素、磺胺和链霉素等均敏感，但耐药菌株越来越多。

（二）致病性与免疫性

1. 致病物质 主要是菌毛、外膜蛋白、脂寡糖、IgA1蛋白酶等。淋病奈瑟球菌经菌毛可黏附至人类泌尿生殖道黏膜，菌毛还有抗吞噬作用。外膜蛋白可损伤吞噬细胞，抵抗吞噬。脂寡糖可使上皮细胞坏死脱落引起急性炎症反应，脂寡糖和内毒素作用类似。IgA1蛋白酶破坏黏膜表面特异性IgA1抗体，使细菌黏附于黏膜细胞表面。

2. 所致疾病 淋病。人是淋病奈瑟球菌的唯一宿主。传染源为患者和带菌者，主要经性接触传染，也可经患者分泌物污染的衣物、毛巾、浴盆等间接传染。潜伏期2～5天，在男性主要引起尿道炎、尿道口流脓，有尿频、尿急、尿痛，排尿困难等症状，还可引起前列腺炎、输精管炎、附睾炎等。在女性主要引起外阴炎、阴道炎、宫颈炎和尿道炎等。如不及时治疗可扩散到生殖系统，引起慢性感染和不孕症。新生儿可通过产妇产道感染，引起淋菌性眼结膜炎，又称脓漏眼。淋病奈瑟球菌通过血行播散至全身，临床罕见，表现为发热、寒战、皮损、关节疼痛等。皮损初起为红色小丘疹、红斑，继而出现水疱或脓疱。关节受累好发于膝、肘、腕等关节，表现为关节疼痛、局部肿胀、关节腔内积液和关节活动受限，即为淋菌性关节炎。可发生致命的并发症如淋菌性脑膜炎、心内膜炎、心包炎、心肌炎、肝周炎甚至败血症等。

3. 免疫性 人类对淋病奈瑟球菌无自然免疫力，均易感。病后免疫力不强，不能防止再感染。

（三）微生物学检查法

1. 标本 采取泌尿生殖道、眼结膜脓性分泌物。

2. 直接涂片镜检 标本直接涂片，革兰氏染色镜检。如发现在中性粒细胞内、外有革兰氏阴性双球菌时，具有诊断意义。

3. 分离培养与鉴定 淋病奈瑟球菌抵抗力弱，标本采集后应注意保湿、保温，并尽快检测。将标本划线接种于预温的巧克力琼脂培养基上，在5%～10% CO_2环境中培养24～48 h，挑选可疑菌落涂片染色镜检，进一步鉴定可做氧化酶试验、糖发酵试验、免疫荧光试验等。慢性淋病的检查多用此法。宫颈管内拭子培养诊断女性淋病。

4. 核酸检测 采用PCR检测淋病奈瑟球菌的核酸序列，具有快速、敏感和特异的特点。

（四）防治原则

开展防治性病知识教育是预防淋病的重要环节，防止不正当的两性关系可减少感染。婴儿出生时，产妇有淋病者，应用1%硝酸银滴眼。对患者要进行彻底治疗，包括其性伴侣。治疗可使用青霉素G、新青霉素等药物，因近年耐药菌株增加，须根据药物敏感试验结果来指导临床用药。

考点：淋病奈瑟球菌所致疾病及防治

自 测 题

一、单选题

1. 下列无芽孢细菌中，抵抗力最强的是
   A. 金黄色葡萄球菌　B. 乙型溶血性链球菌
   C. 百日咳鲍特菌　D. 淋病奈瑟球菌
   E. 肺炎链球菌
2. 链球菌感染后引起的超敏反应性疾病是
   A. 产褥热　B. 风湿热
   C. 猩红热　D. 波状热
   E. 以上都不是
3. 主要引起大叶性肺炎的病原菌是
   A. 金黄色葡萄球菌　B. 肺炎杆菌
   C. 肺炎链球菌　D. 草绿色链球菌

E. A群链球菌

4. 某孕妇产前检查时发现有淋菌性子宫颈炎。分娩后对新生儿采取的措施是
   A. 迅速将新生儿放入无菌隔离室
   B. 用1%硝酸银滴眼
   C. 给新生儿注射青霉素
   D. 给新生儿口服诺氟沙星
   E. 0.01%氯己定清洗新生儿皮肤
5. 流脑患者脑脊液必须立即送检的原因是
   A. 病原体离开人体后得不到营养
   B. 病原体专性厌氧，不能在空气中暴露
   C. 病原体对寒冷、干燥极敏感，易死亡
   D. 标本搁置过久容易污染
   E. 以上都不是
6. 患者，男，13岁。发热、头痛、频繁呕吐2天，查脑膜刺激征（+）。做细菌培养应选用
   A. 罗氏培养基　　B. 庖肉培养基
   C. 巧克力琼脂培养基　　D. 牛乳培养基
   E. 血琼脂培养基
7. 患者，男，18岁。咽部疼痛不适3周，水肿，尿少1周。查BP 160/98mmHg，ASO 800IU/L。诊断为急性肾小球肾炎，可能的病原体是
   A. 乙型溶血性链球菌　　B. 葡萄球菌
   C. 肺炎链球菌　　D. 甲型溶血性链球菌
   E. 淋病奈瑟球菌

二、名词解释

1. 血浆凝固酶
2. 抗O试验

三、简答题

1. 金黄色葡萄球菌、乙型溶血性链球菌在引起局部化脓性感染时各有何特点？为什么？
2. 致病奈瑟菌有哪几种？各引起什么疾病？传播方式是什么？

（孙运芳）

第17章 常见消化道感染细菌

学习目标

1. 素质目标　具备高度负责的职业精神，具有传染病紧急处理的社会责任感和生物安全等相关的法律意识。

2. 知识目标　掌握常见消化道感染细菌的临床致病性；熟悉常见消化道感染细菌的重要生物学特性及防治；了解常见消化道感染细菌的微生物学检查。

3. 能力目标　具有对常见消化道感染细菌的协同防治能力。

消化道感染细菌以粪-口途径进行传播，即细菌随粪便排出，污染食物、饮水等后经口感染。引起的疾病包括肠道感染和肠道外感染，前者以胃肠道症状为主，后者包括泌尿系感染、败血症、脑膜炎等。消化道感染细菌包括肠杆菌科、弧菌属、螺杆菌属和弯曲菌属等，其中肠杆菌科中常见的细菌包括埃希菌属、志贺菌属、沙门菌属、克雷伯菌属等。

第1节　肠道杆菌

肠道杆菌是一大群寄生于人和动物肠道中生物学性状相似的革兰氏阴性杆菌。大多数为肠道正常菌群，也可作为条件致病菌引起疾病。少数为致病菌，可导致人类某些肠道传染病或其他部位的感染。

肠道杆菌均为中等大小的革兰氏阴性杆菌。多数有周鞭毛，少数有荚膜或包膜，致病菌大多有菌毛，无芽孢。需氧或兼性厌氧，在普通琼脂培养基上生长良好。生化反应活泼，能分解多种糖类和蛋白质，一般肠道致病菌不能发酵乳糖，因此乳糖发酵试验可用于初步鉴别肠道致病杆菌。抗原构造复杂，都有菌体（O）抗原，多数有鞭毛（H）抗原，此外，伤寒沙门菌的Vi抗原、大肠埃希菌的K抗原与侵袭力有关。抵抗力不强，对热及一般化学消毒剂敏感。易出现变异菌株，可发生耐药性、毒力、生化反应等的变异。

一、埃希菌属

埃希菌属包括6个种，以大肠埃希菌（*E.coli*）为主要代表菌种。大肠埃希菌在婴儿出生后数小时就进入肠道并伴随终生，对人体有特殊的生理意义。大肠埃希菌一般无致病性，为肠道正常菌群，但当机体免疫力下降或侵入肠外组织器官时可引起肠外感染。少数致病菌株能引起肠道内感染，称为致病性大肠埃希菌。

大肠埃希菌不仅在环境与食品卫生检验中常作为被粪便污染的检测指标，还是分子生物学和基因工程研究中重要的实验材料。

（一）生物学特性

1. 形态与染色　大小为（1～3）μm×（0.4～0.7）μm的革兰氏阴性杆菌（图17-1）。多数菌株有周鞭毛，致病菌有菌毛。有些菌株有荚膜。大肠埃希菌有O、H和K三种抗原，是血清学分群、分型的基础。

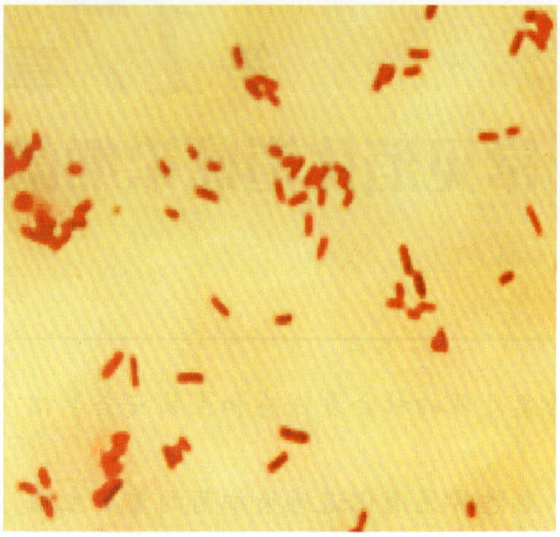

图17-1 大肠埃希菌
革兰氏染色，油镜，1000×

2. 培养特性 对营养要求不高，在普通琼脂培养基上可形成灰白色、中等大小的菌落；在肠道菌选择培养基上，可形成较大有色菌落。

3. 抵抗力 在土壤、水中可存活数周至数月。胆盐、煌绿对其有选择性抑制作用。对磺胺类药物、链霉素、氯霉素敏感，但易产生耐药性。

（二）致病性

1. 致病物质

（1）黏附素 也称定居因子。具有黏附肠黏膜上皮细胞的能力。

（2）K抗原 具有抗吞噬和抗补体溶菌作用。

（3）肠毒素 主要有耐热肠毒素（ST）、不耐热肠毒素（LT）、志贺毒素（Stx）、溶血毒素等。

（4）内毒素 是细胞壁上的脂多糖，具有毒性作用。

2. 所致疾病

（1）肠外感染 病变以化脓性炎症为主，以泌尿系统感染最为常见，还可引起腹膜炎、阑尾炎、胆囊炎、手术创口感染、新生儿脑膜炎等，在婴幼儿及年老体弱者还可引起败血症。

（2）肠内感染 某些血清型可经消化道感染引起人类腹泻，称为外源性感染。根据血清型、毒力和其致病机制可将其分为五种类型：①肠产毒型大肠埃希菌（ETEC），是引起腹泻的重要病原菌；②肠侵袭型大肠埃希菌（EIEC），能侵犯肠黏膜，引起炎症或溃疡；③肠致病型大肠埃希菌（EPEC），是引起婴幼儿腹泻的重要病原菌；④肠出血型大肠埃希菌（EHEC），可引起出血性结肠炎和溶血性尿毒综合征；⑤肠集聚型大肠埃希菌（EAEC），可引起婴幼儿腹泻和慢性腹泻。

考点：大肠埃希菌所致疾病的类型

链 接 “肠道杀手”O157：H7大肠埃希菌

肠出血型大肠埃希菌是危害严重的肠道致病菌。自1982年美国首次发现O157:H7大肠埃希菌感染事件以来，西方国家及日本曾先后报道过该菌的暴发流行。1999年4～9月，我国江苏省和山西省局部地区发生O157:H7大肠埃希菌出血型结肠炎的暴发疫情，造成多例患者肾衰竭、多脏器损害和死亡。O157:H7大肠埃希菌主要通过污染的食物和水源引起传播。在日常生活中，做好饮食卫生的管理对预防此类细菌的感染有重大意义。在医学知识科普时，要重视饮食卫生知识重要性的普及，助力全社会形成高度重视饮食卫生的大环境。

（三）微生物学检查

1. 细菌学检查

（1）标本采集 肠内感染取新鲜粪便。肠外感染可根据情况采取中段尿、血液、脓汁、脑脊液等。

（2）分离培养与鉴定 血液标本应先接种肉汤增菌培养后再转种血琼脂培养基，其他标本可同时接种血琼脂培养基和选择培养基，培养后挑取可疑菌落进行涂片染色镜检、生化反应、血清学反应等。尿路感染还应计数中段尿细菌总数（≥10万/ml）。肠内感染必要时可做肠毒素测定。

2. 卫生细菌学检查 我国规定的卫生标准是每毫升生活饮用水中菌落总数CFU/ml不超过100，每100ml生活饮用水中不得检出总大肠菌群和大肠埃希氏菌。

（四）防治原则

加强饮水、食品卫生及粪便管理；严格医疗无菌操作；及时发现、隔离、治疗患者。目前尚无用于人群免疫的疫苗，菌毛疫苗可用于防止新生家畜腹泻。大肠埃希菌容易产生多重耐药性，在选用磺胺类、链霉素、庆大霉素、氨苄西林、诺氟沙星等药物治疗时，要通过药敏试验选择敏感药物，预防多重耐药性的发生。

二、志贺菌属

案例 17-1

患者，男，44岁。于3年前夏季，被诊断为“急性细菌性痢疾”，给予环丙沙星静脉滴注2天，热退、腹痛缓解出院。半个月后再次出现发热、下腹阵发性疼痛、黏液样粪便，自己口服诺氟沙星后好转。以后上述症状间断发作。近3天，腹痛频繁发作，每天排黏液便或稀水样粪便6～8次，伴明显里急后重，服用诺氟沙星无效，且明显消瘦。白细胞 11.2×10^9/L，粪便常规：褐色黏糊状，红细胞（+），白细胞（+++）。蛔虫卵（–），溶组织内阿米巴（–）。

问题：1. 该患者可能患的是何种疾病？

2. 该病由何种病原体引起？

志贺菌属（*Shigella*）俗称痢疾杆菌，是人类细菌性痢疾最常见的病原菌。

（一）生物学性状

1. 形态与染色 大小（2～3）μm×（0.5～0.7）μm的革兰氏阴性短杆菌（图17-2），有菌毛，无荚膜、芽孢和鞭毛。有O、K抗原。根据O抗原和生化反应不同将志贺菌属分为痢疾志贺菌（A群）、福氏志贺菌（B群）、鲍氏志贺菌（C群）、宋内志贺菌（D群）4个群和40余个血清型（包括亚型），我国主要以B群和D群流行为主。

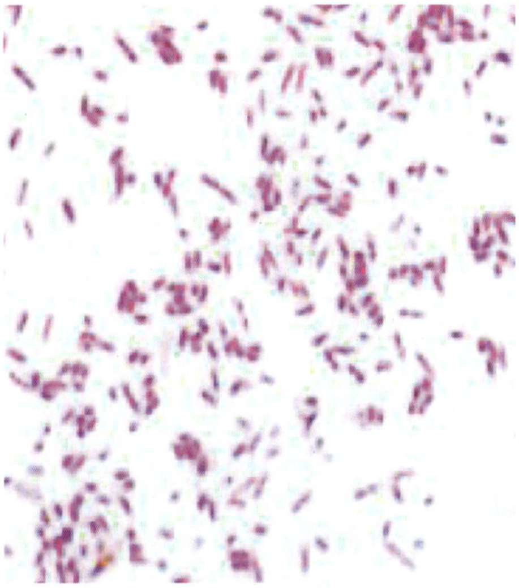

图17-2 志贺菌

革兰氏染色，油镜，1000×

2. 培养特性 需氧或兼性厌氧。在普通培养基上形成中等大小、半透明的菌落。能分解葡萄糖，产酸不产气，除宋内志贺菌能迟缓发酵乳糖外，大多数不分解乳糖，在肠道菌选择培养基上形成无色细小菌落。不分解尿素，不产生 H_2S。

3. 抵抗力 较弱，56℃加热10min即被杀死，对一般消毒剂敏感，如1%苯酚15min可将其杀死。对酸敏感，在粪便标本中因其他肠道细菌产酸在数小时内死亡。

（二）致病性与免疫性

1. 致病物质

（1）侵袭力 借助菌毛黏附于黏膜上皮细胞，并在其中生长繁殖，在黏膜固有层形成感染病灶，引起炎症反应。

（2）内毒素 毒性强烈。损伤肠黏膜上皮细胞，形成溃疡性炎症，表现为典型的脓血黏液便；作用于肠壁自主神经，导致肠功能紊乱，造成肠蠕动失调和痉挛，尤以直肠括约肌痉挛最为明显，出现腹痛、腹泻、里急后重等症状；作用于肠壁，使其通透性增高，促进毒素的吸收，引起全身中毒症状，如发热、神志障碍，甚至中毒性休克等。

（3）外毒素 由A群志贺菌Ⅰ型、Ⅱ型产生，毒性强，具有神经毒性、肠毒性和细胞毒性，能损伤中枢神经系统、肠黏膜细胞、肝细胞等，导致昏迷、细胞变性坏死、水样腹泻。外毒素还可损伤肾小球内皮细胞，引起溶血性尿毒综合征（HUS）。

2. 所致疾病 志贺菌引起细菌性痢疾，是最常见的肠道传染病，全年均可发病，春夏两季易暴发流行。患者和带菌者为传染源。少量（10～200个）菌即可致病。主要通过污染的食物、饮水经消化道感染，人类普遍易感。常见临床类型有三种。

（1）急性痢疾 起病急，潜伏期短（1～3天），患者有发热、腹痛、腹泻、里急后重、脓血黏液便等典型症状。偶有脱水及酸中毒现象，治疗及时则预后良好。

（2）中毒性痢疾 各型志贺菌均可能引起，多发生于儿童。发病急，常无明显肠道症状而表现为全身严重中毒症状，病死率较高。

（3）慢性痢疾 病程超过2个月。

3. 免疫性 病后免疫以肠黏膜表面的sIgA为主，免疫力不持久，易反复发生感染。

（三）微生物学检查

1. 标本采集 取患者用药前的新鲜脓血黏液粪便，立即送检。若不能及时送检，可将标本保存于30%甘油缓冲盐水中或增菌培养液中。中毒性痢疾可取肛拭子。

2. 分离培养与鉴定 将标本直接或增菌后接种于肠道选择培养基，挑取无色半透明可疑菌落，进行生化反应和血清学试验，以确定菌群和菌型。

3. 快速诊断法 主要有免疫荧光菌球法、协同凝集试验、乳胶凝集试验等。

考点：志贺菌引起急性痢疾的症状；标本采集方法及注意事项

（四）防治原则

对患者及带菌者要做到早发现、早隔离、早治疗；特殊行业人员定期体检，带菌者不能从事饮食和幼儿保育工作；加强饮水、食品卫生管理和监督；在春夏流行季节口服多价减毒活疫苗进行特异性预防。可选用庆大霉素、诺氟沙星、呋喃唑酮、氨苄西林等治疗，应警惕耐药性变异。中草药马齿苋、黄连、黄柏等有一定疗效。

三、沙门菌属

案例 17-2

患者，女，19岁。发热10天，腹胀、食欲不振、乏力、表情淡漠。查体：T 38.5℃，肝脾略大，相对缓脉，胸前有玫瑰疹。实验室检查：白细胞 4.1×10^9/L，中性粒细胞 0.70×10^9/L，淋巴细胞 0.04×10^9/L。血、便标本均未培养出致病菌。肥达反应结果：O凝集效价为1∶640，H凝集效价为1∶320。

问题：1. 该患者诊断为何种传染病？由何种病原体引起？

2. 指出此病原体的传播途径。

沙门菌属（*Salmonella*）种类繁多，目前已发现2500种以上的血清型。常见的致病菌主要有伤寒沙门菌，甲、乙、丙型副伤寒沙门菌，鼠伤寒沙门菌，肠炎沙门菌，猪霍乱沙门菌等。

（一）生物学特性

1. 形态与染色 大小（2～4）μm×（0.5～1.0）μm的革兰氏阴性杆菌，无芽孢和荚膜，大多有周鞭毛和菌毛（图17-3）。

2. 抗原构造 抗原构造复杂，主要有O、H两种抗原，是细菌分群、分型的依据，通常O抗原特异性弱，不同型别之间有交叉免疫性，H抗原特异性强。少数有Vi抗原。

3. 培养特性与生化反应 对营养要求不高，兼性厌氧。在肠道选择培养基上形成无色半透明细小菌落。生化反应对沙门菌属的鉴定有重要意义。

4. 抵抗力　抵抗力较弱，65℃加热15min即被杀死。粪便中可存活1～2个月，水中能存活2～3周。对含氯消毒剂、生石灰及一般消毒剂敏感。对氯霉素极敏感。

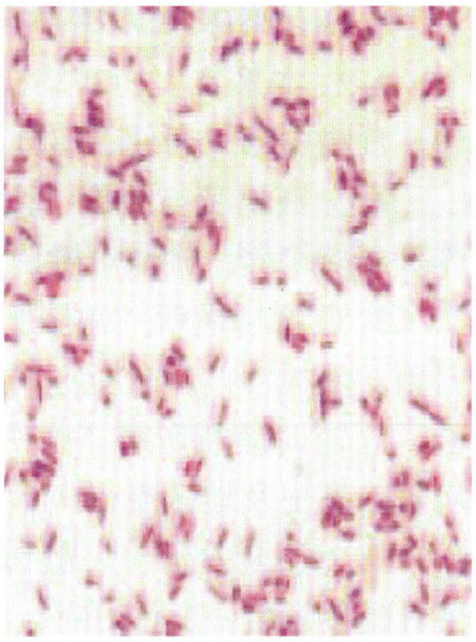

图17-3　沙门菌
革兰氏染色，油镜，1000×

（二）致病性与免疫性

1. 致病物质

（1）侵袭力　可通过菌毛黏附于小肠黏膜上皮细胞上，并穿越上皮细胞到达黏膜下层。Vi抗原有抗吞噬作用。

（2）内毒素　毒性较强，是主要的致病物质，可引起发热、白细胞减少、中毒性休克，并能激活补体系统，导致肠道局部炎症反应。

（3）肠毒素　有些沙门菌（如鼠伤寒沙门菌）可产生肠毒素，可引起水样腹泻。

2. 所致疾病　患者和带菌者为传染源，人群对沙门菌普遍易感，主要经消化道感染。人类沙门菌感染主要有以下类型。

（1）肠热症　包括伤寒沙门菌引起的伤寒，以及甲型副伤寒沙门菌、乙型副伤寒（肖氏）沙门菌、丙型副伤寒（希氏）沙门菌引起的副伤寒。伤寒和副伤寒的致病机制和临床症状基本相似，但副伤寒病程较短，病情较轻。伤寒发病过程如图17-4所示。

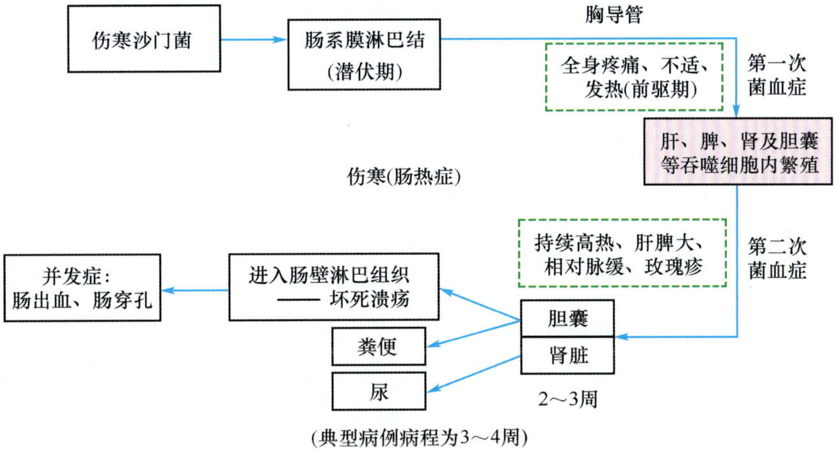

图17-4　伤寒发病过程示意图

（2）食物中毒（急性胃肠炎）　是最常见的沙门菌感染。因食入大量被鼠伤寒沙门菌、猪霍乱沙门菌、肠炎沙门菌等污染的食物引起，常可发生集体食物中毒。潜伏期短（4～24 h），主要有发热、头痛、恶心、呕吐、腹痛、腹泻等症状，病程较短，一般3～5天可恢复。少数严重者可因脱水、休克、肾衰竭而死亡。

（3）败血症　常由猪霍乱沙门菌、鼠伤寒沙门菌、希氏沙门菌、肠炎沙门菌等引起，多见于儿童和免疫力低下的成人。细菌侵入肠道后，很快进入血流并迅速繁殖。患者有高热、寒战、厌食、贫血等严重症状，还可引起全身器官化脓灶，如骨髓炎、脑膜炎及心内膜炎等。

（4）无症状带菌者　部分伤寒或副伤寒患者，病后可成为恢复期带菌者（排菌3周至3个月）或慢性带菌者（排菌超过3个月）。带菌者是危险的传染源，不能从事饮食业等工作。

3. 免疫性　病愈后可获得以细胞免疫为主的牢固免疫力。特异性体液免疫中 sIgA 可发挥局部抗感染作用。

（三）微生物学检查

1. 标本采集 伤寒第1～2周取外周血，第3～4周起取粪便，第3周起还可取尿液，全程可取骨髓；食物中毒取粪便、呕吐物及可疑食物；败血症取血液。

2. 分离培养与鉴定 血液和骨髓标本可以先增菌，再分离培养。其他标本直接接种于肠道选择培养基分离培养，挑取可疑菌落涂片染色镜检，然后进一步做生化反应及血清学鉴定。

3. 血清学诊断 常用肥达反应。用已知伤寒沙门菌O抗原、H抗原及甲型副伤寒沙门菌、肖氏沙门菌、希氏沙门菌H抗原与患者血清做半定量试管凝集试验，以测定患者血清中有无相应抗体及其效价，以辅助诊断伤寒、副伤寒。肥达反应结果的解释必须根据抗体含量及增长情况并结合临床表现、病程、病史及地区流行病学情况等综合分析。

（1）诊断效价 一般伤寒沙门菌O凝集效价≥1∶80，H凝集效价≥1∶160，引起副伤寒的沙门菌H凝集效价≥1∶80时，才有诊断价值。

（2）动态观察 单次效价增高不能做定论，可在病程中逐周复查，若效价逐次递增或恢复期效价比初次≥4倍才有诊断意义。

（3）O抗体与H抗体的诊断意义 患伤寒和副伤寒后，O抗体（IgM类）出现较早，维持时间短（约半年）；H抗体（IgG类）出现较晚，维持时间长（可达数年），见表17-1。

表17-1 H抗体和O抗体的诊断意义

O抗体（IgM）	H抗体（IgG）	意义
↑	↑	伤寒和副伤寒的可能性大
↓	↓	伤寒和副伤寒的可能性小
↑	↓	感染早期或其他沙门菌感染
↓	↑	预防接种或非特异性免疫反应

（4）其他 个别病例在整个病程中，抗体效价始终在正常范围内或低于正常值，其原因可能是感染早期使用大量抗生素或患者免疫功能低下。

4. 伤寒带菌者的检查 一般先对可疑者血清中Vi特异性抗体进行检测，若效价≥1∶10时，再取粪便或尿液反复进行病原菌分离培养，以确定是否为伤寒带菌者。

考点：肥达反应及结果解释

（四）防治原则

对患者及带菌者要做到早发现、早隔离、早治疗；加强对饮水、食品的卫生监督和管理，消灭苍蝇；目前我国使用Vi荚膜多糖疫苗，副作用小，免疫效果好。治疗选用氯霉素、氨苄西林、诺氟沙星、环丙沙星等。

四、其他菌属

其他菌属的特点见表17-2。

表17-2 其他菌属的主要生物学特性、致病性、所致疾病和防治原则

菌名	主要生物学特性	致病性	所致疾病	防治原则
肺炎克雷伯菌（克雷伯菌属）	革兰氏阴性球杆菌，成双或短链排列。有荚膜，无鞭毛。在普通培养基上形成较大、灰白色黏液型菌落、用接种环挑菌落易拉成长丝	条件致病菌	肺炎亚种可引起支气管炎、肺炎、尿道和创伤感染，严重时可引起败血症、脑膜炎、腹膜炎等	易产生多重耐药性，合理使用抗生素

续表

菌名	主要生物学特性	致病性	所致疾病	防治原则
变形杆菌（变形杆菌属）	革兰氏阴性杆菌，周鞭毛，运动活泼。在普通培养基上呈迁徙生长现象。能迅速分解尿素。进行外斐反应，可辅助诊断相关的立克次体病	条件致病菌	主要引起尿路感染，还可引起创伤感染、慢性中耳炎、肺炎、食物中毒、婴幼儿腹泻等	通过药物敏感试验选择抗生素
肠杆菌属	革兰氏阴性杆菌，周鞭毛，运动活泼。营养要求不高，发酵乳糖	条件致病菌	引起泌尿系、呼吸道等部位感染，还可以引起脑膜炎、败血症等	易产生耐药性，合理使用药物
沙雷菌属	革兰氏阴性小杆菌，周鞭毛，营养要求不高，能产生色素	分布于环境中，属于条件致病菌	可以引起泌尿系、呼吸道等多个部位感染，黏质沙雷菌是细菌中最小的，常用于检查滤菌器的除菌效果	通过药物敏感试验选择抗生素
枸橼酸杆菌属	革兰氏阴性杆菌，周身鞭毛，营养要求不高，发酵乳糖，产生硫化氢	广泛分布于自然界、人和动物肠道，条件致病菌	可以引起胃肠道感染、脑膜炎等	通过药物敏感试验选择抗生素

第2节 螺 形 菌

螺形菌是一群菌体弯曲呈弧形或螺形的革兰氏阴性菌，主要包括弧菌属、螺杆菌属、弯曲菌属。

一、弧 菌 属

案例 17-3

患者，男，40岁。剧烈腹泻，米泔水样粪便伴呕吐1天，无腹痛，无里急后重。患者疲倦面容，皮肤、唇舌干燥，眼窝深陷。

问题：1. 应该采集什么标本做微生物学检验？

2. 最可能的病原体及诊断是什么？

3. 采集标本应注意什么？

弧菌属广泛分布于自然界，以水中居多。该菌属目前有36个种，其中大多数为非致病菌，主要的致病菌有霍乱弧菌和副溶血性弧菌。

链 接 烈性传染病——霍乱

霍乱是由O1群和O139群霍乱弧菌引起的急性消化道传染病，是我国甲类传染病之一，也是当今国际检疫传染病中最严重的一种。O1群霍乱弧菌可分为古典生物型和埃尔托（El Tor）生物型。1817～1923年发生的6次世界性霍乱大流行是由古典生物型引起的，带来巨大的灾难。1961年开始的第七次世界性霍乱大流行，是由El Tor生物型霍乱弧菌引起的，至今已波及五大洲140个以上的国家和地区，报道病例数在400万以上。

（一）霍乱弧菌

霍乱弧菌（*V.cholerae*）是引起烈性传染病霍乱的病原体。

1. 生物学特性

（1）形态与染色　典型的霍乱弧菌多呈弧形或逗点状，为大小（1.5～3）μm×（0.5～0.8）μm的革兰氏阴性菌。有单鞭毛，运动活跃，有菌毛，少数菌株有荚膜，无芽孢（图17-5）。取患者米泔水样粪便做悬滴观察，可见鱼群样穿梭运动。

（2）培养特性　营养要求不高，兼性厌氧，耐碱不耐酸。在pH 8.8～9.0的碱性蛋白胨水中或碱性琼脂培养基上生长良好。

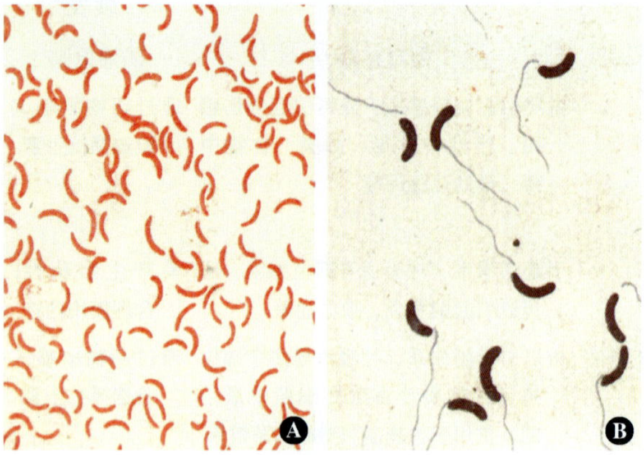

图 17-5 霍乱弧菌

A. 革兰氏染色；B. 鞭毛染色（油镜，1000×）

（3）抵抗力 较弱，耐低温、碱，对热、酸、干燥、一般化学消毒剂敏感。对链霉素、氯霉素、四环素敏感，对庆大霉素耐药。

2. 致病性与免疫性

（1）致病物质

1）侵袭力：霍乱弧菌借助鞭毛运动穿过肠黏膜表面的黏液层；借助菌毛黏附于肠上皮细胞并迅速生长繁殖；黏液素酶液化黏液有助于细菌穿过黏液层。

2）霍乱肠毒素：是目前已知的致泻毒素中最为强烈的外毒素，由1个A亚单位（毒性中心）和5个相同的B亚单位（与受体接合的部位）构成。当B亚单位与肠黏膜上皮细胞表面神经节苷脂受体结合后，A亚单位被导入细胞内裂解活化，活化后的A1能激活腺苷酸环化酶，使ATP转化为cAMP，胞内cAMP浓度的升高使肠黏膜上皮细胞分泌功能亢进，大量肠液潴留于肠腔，导致严重腹泻与呕吐而发生严重脱水和酸中毒。

经研究发现O139群还存在多糖荚膜和LPS，能黏附于小肠黏膜上并可抵抗血清中的杀菌物质。

（2）所致疾病 引起烈性传染病霍乱。患者和带菌者为传染源，主要通过污染的水源或食物经口感染，人是霍乱弧菌的唯一易感者。一次摄入大量细菌（10^8～10^{10}）易发生感染，但胃酸降低时，少量细菌（10^3～10^5）即可感染。霍乱弧菌由消化道进入体内，穿过胃酸屏障黏附在小肠黏膜表面并迅速繁殖，产生霍乱肠毒素而致病。感染后可表现为无症状、轻型腹泻、致死性腹泻几种类型。古典生物型所致疾病较El Tor生物型严重，一般在感染后2～3 天突然出现剧烈腹泻（米泔水样便）、呕吐，导致严重脱水，甚至微循环障碍、电解质紊乱、代谢性酸中毒，严重者可出现肾衰竭和休克。

部分患者病愈后可短期带菌，一般不超过2周，少数El Tor生物型患者病后带菌可长达数月或数年，病菌主要存在胆囊中。

（3）免疫性 病菌感染后诱导机体产生以体液免疫为主的保护性免疫，特别是sIgA在肠黏膜局部免疫中发挥重要的保护性作用，故病后可获得牢固免疫力，很少发生再感染。O139群与O1群无交叉免疫。

考点：霍乱弧菌所致疾病

3. 微生物学检查 霍乱是烈性传染病，流行迅速，危害极大，应快速、准确诊断首例患者并及时上报疫情。

（1）标本采集 采集患者米泔水样粪便、呕吐物或肛拭子，流行病学还应调查水样。在采集过程中应做到：尽早采样；及时送检或放入Cary-Blair保存液中送检；专人运送。

（2）直接涂片镜检 标本用悬滴法观察有无穿梭样的细菌；革兰氏染色镜检观察若有呈鱼群状排列的革兰氏阴性弧菌，可作出初步报告。

（3）分离培养 将标本接种于碱性蛋白胨水，增菌后接种选择培养基分离培养，挑选可疑菌落做生化反应和血清学鉴定。

（4）快速诊断法 用荧光抗体法或协同凝集试验，可将霍乱患者快速检出。

4. 防治原则 早发现、早隔离、早治疗是防治霍乱的基本原则。加强检疫，及时检出患者，严格隔离治疗，必要时实行疫区封锁；加强饮水和食品卫生管理，培养良好的个人卫生习惯；接种霍乱死疫苗，可增强人群免疫力，保护率在50%～90%，维持时间3～6个月，口服霍乱活疫苗或注射类毒素，可提高人群免疫力。及时补充液体和电解质是治疗霍乱的关键，抗生素可使用四环素、多西环素、氯霉素、诺氟沙星等。

（二）副溶血性弧菌

副溶血性弧菌是一种嗜盐性弧菌，主要存在于近海的海水、海底沉积物、鱼和贝壳类等海产品中，是我国沿海地区的夏、秋季海产品食物中毒和急性腹泻最常见的病原菌。

二、螺杆菌属

幽门螺杆菌是螺杆菌属的代表菌种，与胃窦炎、十二指肠溃疡、胃溃疡、胃癌和胃黏膜相关B细胞淋巴瘤的发生关系密切。

（一）生物学特性

1. 形态与染色　革兰氏阴性菌，大小为（2～4）μm×（0.5～1.0）μm，末端钝圆，螺旋形弯曲，有1～2个微小弯曲，呈S形或海鸥状，一端生有多根鞭毛（图17-6）。

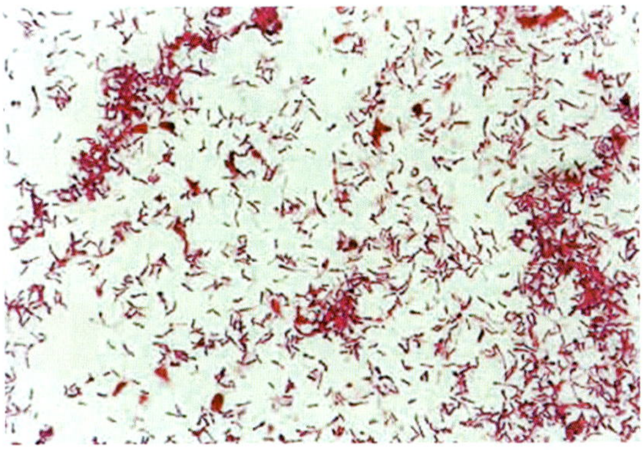

图17-6　幽门螺杆菌
革兰氏染色，油镜，1000×

2. 培养特性　营养要求高，培养时需要动物血清或血液，微需氧，在37℃、相对湿度98%、含5%～10%的CO_2和5%的O_2环境下培养，3～6天可见针尖状无色透明菌落。

生化反应不活泼，不分解糖类，过氧化氢酶和氧化酶阳性。尿素酶丰富，可迅速分解尿素释放氨，是鉴定该菌的主要依据之一。

3. 抵抗力　细菌对外环境的抵抗力不强，对干燥及热均很敏感，多种常用消毒剂很容易将其杀灭。

（二）致病性与免疫性

1. 致病物质　幽门螺杆菌致病物质和致病机制目前尚不完全清楚，但其主要致病物质有侵袭因子（尿素酶、鞭毛和菌毛等）和毒素（空泡毒素A、细胞毒素相关蛋白A）等。尿素酶通过分解胃黏膜组织渗出的尿素产氨，中和胃酸，形成碱性微环境，有利于幽门螺杆菌的生存。幽门螺杆菌通过鞭毛运动穿入胃黏膜表面的黏液层，到达胃黏膜上皮细胞表面，依靠菌体表面的菌毛或黏附素黏附定植于细胞表面，克服宿主防御机制。幽门螺杆可产生两种主要外毒素，即空泡毒素A和细胞毒素相关蛋白A，空泡毒素A可导致胃黏膜上皮细胞产生空泡样病变，诱发人消化性溃疡，细胞毒素相关蛋白A可转移到胃黏膜上皮细胞内，激活细胞癌基因的表达，抑制抑癌基因的表达，诱发恶性转化。

2. 所致疾病　幽门螺杆菌的传染源主要是人，传播途径主要是粪-口途径。该菌专性寄生于人胃黏膜上，人群中的感染非常普遍。幽门螺杆菌与慢性胃炎、十二指肠溃疡和胃溃疡的发生有关；与胃癌及胃黏膜相关B细胞淋巴瘤关联。

3. 免疫性　幽门螺杆菌感染后，机体可产生IgG、IgM和IgA抗体，但对机体是否具有保护作用目前尚不清楚。

（三）微生物学检查

1. 标本采集　患者停服铋剂和抗生素1周后方可采集。经胃镜在近幽门部、胃窦部或病变邻近处多位点采集活标本，立即送检或放入缓冲培养基中，4℃低温条件下，24h内送检。

2. 直接涂片镜检　将胃镜下取得的胃黏膜活检标本经革兰氏染色观察，发现典型幽门螺杆菌形态可初步诊断。

3. 快速检测　给受检者口服^{13}C或^{14}C标记的尿素，如感染了幽门螺杆菌，其产生的尿素酶能分解尿素产生氨和同位素标记的CO_2，通过同位素检测仪可在受检者呼出的气体中检测到，而未感染者则检测不到同位素标记的CO_2。也可采用ELISA法检测幽门螺杆菌特异性抗体，抗体效价高低可作为急性感染诊断或制订治疗方案的依据。不能胃镜检查或同位素呼气检测的患者，可采用ELISA法以多克隆抗体检测粪便中的幽门螺杆菌抗原。

4. 分离培养 将活体组织研碎或直接接种于Skirrow选择培养基，微需氧环境，37℃培养2～7天进行鉴定。

（四）防治原则

幽门螺杆菌疫苗还在研制中；治疗主要以胶体铋剂和质子泵抑制剂为基础来保护胃黏膜、抑制胃酸分泌，选用阿莫西林、克拉霉素或甲硝唑等抗生素进行联合治疗。

三、弯曲菌属

弯曲菌属中以空肠弯曲菌最常见，其为革兰氏阴性菌，菌体弯曲呈弧形、S形、海鸥状。无芽孢、荚膜，有单鞭毛，运动活泼。营养要求高，微需氧，最适温度为42℃。生化反应不活泼，抵抗力弱。经消化道或接触患病动物感染，主要致病物质为黏附素、细胞毒性酶类、肠毒素，引起散发性细菌性胃肠炎。注意饮食卫生，加强粪便管理；治疗常用红霉素、庆大霉素、诺氟沙星等。

自 测 题

一、单选题

1. 伤寒沙门菌引起的是
   A. 伤寒　　B. 副伤寒
   C. 流行性斑疹伤寒　　D. 地方性斑疹伤寒
   E. 以上都不是
2. 以下哪种菌常用作水源的细菌学检查指标
   A. 伤寒沙门菌　　B. 普通变形杆菌
   C. 肺炎克雷伯菌　　D. 大肠埃希菌
   E. 福氏志贺菌
3. 以下无动力的细菌是
   A. 大肠埃希菌　　B. 伤寒沙门菌
   C. 痢疾志贺菌　　D. 霍乱弧菌
   E. 副伤寒沙门菌
4. 肥达反应有诊断价值的抗体效价通常是
   A. O凝集效价≥1：80，H凝集效价≥1：160
   B. O凝集效价≥1：160，H凝集效价≥1：80
   C. O凝集效价≥1：80，H凝集效价≥1：80
   D. O凝集效价≥1：40，H凝集效价≥1：160
   E. O凝集效价≥1：40，H凝集效价≥1：40
5. 4岁男孩在幼儿园进食后，出现严重腹泻和血便，同时进食的儿童还有多人出现相同的症状。在治疗中病情加重，临床诊断为出血性结肠炎，病原菌可能是
   A. 肠侵袭型大肠埃希菌
   B. 霍乱弧菌
   C. 肠出血型大肠埃希菌
   D. 志贺菌
   E. 伤寒沙门菌
6. 患者，男，39岁。发热1周，食欲不振、腹泻、乏力、脾大，外周血白细胞水平偏低，主诉起病后曾服退热药及抗生素，发热不退，临床怀疑为伤寒。为进一步诊断，首选的是
   A. 肥达反应　　B. 血培养
   C. 尿培养　　D. 粪便培养
   E. 胆汁培养

二、名词解释

肥达反应

三、简答题

1. 简述志贺菌所致疾病。
2. 简述沙门菌所致疾病。

（孙运芳）

第18章 分枝杆菌属

学习目标

1. 素质目标　认识结核病预防曲折的探索过程，树立崇尚科学，勇于创新的信念，激发为医疗事业不断努力，任重道远的职业使命。

2. 知识目标　掌握分枝杆菌属的特点，结核分枝杆菌的生物学性状；熟悉分枝杆菌的致病性和免疫学，结核菌素试验；了解结核分枝杆菌的微生物学检查法和防治原则，麻风分枝杆菌的生物学性状和致病性。

3. 能力目标　具有结核分枝杆菌防治宣传能力，具备配合医生对结核分枝杆菌感染进行防治的能力。

案例 18-1

患者，女，35 岁。因下腹痛，乏力，食欲缺乏，消瘦 3 个月入院。查体：贫血貌，腹部无压痛和反跳痛，未触及包块，肝脾肋下未触及。实验室检查结果显示血红蛋白水平低，红细胞沉降率升高，结核菌素试验阳性，结肠镜取样病理学检查提示肉芽肿炎症。

问题：1. 采集标本集菌涂片后，应选用什么染色方法？

2. 考虑患者为什么疾病？

分枝杆菌属（*Mycobacterium*）是一类细长略弯曲的杆菌，因呈分枝状排列而得名。分枝杆菌属细菌种类很多，根据其致病特点，大致可分为结核分枝杆菌复合群、麻风分枝杆菌和非结核分枝杆菌三类。结核分枝杆菌复合群引起人类或动物结核病；麻风分枝杆菌引起麻风病；非结核分枝杆菌大多不致病，有些为条件致病菌。分枝杆菌属的主要特点：①细胞壁中含有大量脂质，超过菌体干重的20%，细菌难以被一般染料染色，需加温并延长染色时间使之着色，而着色后因能抵抗含3% HCl的酸性乙醇脱色，故也称为抗酸杆菌（acid-fast bacilli）；②无鞭毛、无芽孢，也不产生内、外毒素，其主要致病物质是脂质；③生长缓慢，代时为2～20h，所致感染多为慢性感染过程，可形成特征性的肉芽肿。

第1节　结核分枝杆菌

结核分枝杆菌复合群包括结核分枝杆菌、牛分枝杆菌、非洲分枝杆菌和田鼠分枝杆菌。结核分枝杆菌（*M. tuberculosis*）是引起结核病的病原菌，可侵犯全身各器官系统，以肺部感染最常见。目前，结核病仍然是全球重要致死病因之一，每年有数以百万的人口罹患结核病，是细菌性疾病致死的首要原因。结核病是目前全球尤其是发展中国家危害最为严重的慢性传染病之一。

一、生物学性状

（一）形态与染色

结核分枝杆菌菌体细长略弯曲，大小为（1～4）μm×0.4μm，常聚集呈分枝状排列，无菌毛和鞭

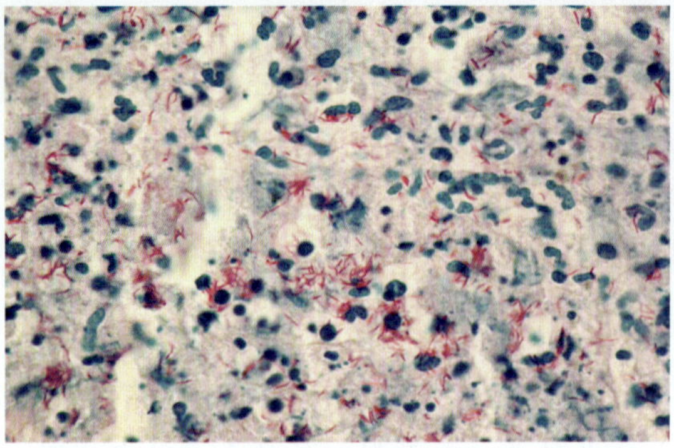

图 18-1 结核分枝杆菌
抗酸染色，油镜，1000×

毛，不形成芽孢，有微荚膜。其为革兰氏阳性菌，细胞壁含有大量脂质，不易着色，常用齐-内抗酸染色法，因能抵抗酸性乙醇的脱色作用，结核分枝杆菌被染成红色，而其他细菌和细胞被染成蓝色（图 18-1）。

（二）培养特性

专性需氧菌，营养要求高，最适生长温度37℃，最适pH 6.5～6.8。结核分枝杆菌生长缓慢，繁殖一代需18～20h，接种后培养3～4周才能出现肉眼可见的菌落。分离培养常用罗氏固体培养基，接种后需培养2～4周后才出现肉眼可见的菌落，菌落干燥坚硬，呈乳酪色或黄色，表面呈颗粒状，形似菜花状（图 18-2）。在液体培养基内，于液面形成粗纹皱膜，培养基保持透明。

考点：结核分枝杆菌的形态与染色、培养特性

（三）抵抗力

结核分枝杆菌对某些理化因素的抵抗力较强，在干燥痰内可存活6～8个月，若黏附于尘埃上，可保持传染性8～10天。在3% HCl、6% H_2SO_4或4%NaOH溶液中能耐受30min，临床上可用酸碱处理污染严重的标本，杀死杂菌和消化黏稠物质，提高检出率。但是，结核分枝杆菌对湿热、乙醇、紫外线和抗结核药物抵抗力弱。75%乙醇作用数分钟即死亡，液体中加热62～63℃，15min死亡，直接日光照射2～3h可被杀死。结核分枝杆菌对链霉素、异烟肼、利福平、环丝氨酸、乙胺丁醇、卡那霉素、对氨基水杨酸等敏感，但长期用药容易出现耐药性。

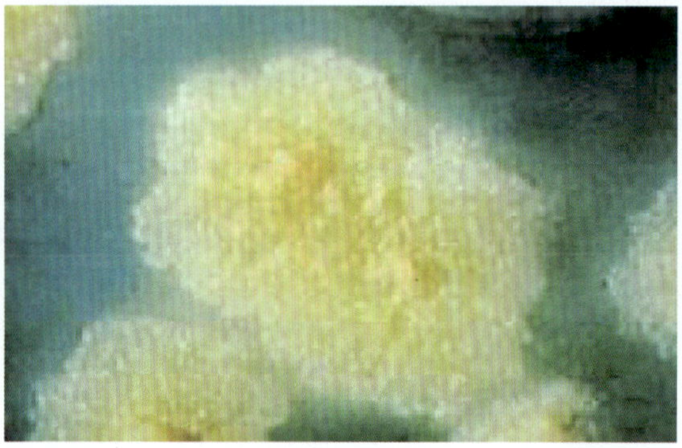

图 18-2 结核分枝杆菌罗氏固体培养基菌落

（四）变异性

结核分枝杆菌可发生形态、菌落、毒力及耐药性等变异。卡介苗（BCG）就是由牛型结核分枝杆菌经13年230次传代后获得减毒菌株制成的，目前广泛用于人类结核病的预防。长期抗结核治疗可发生耐药性变异或毒力变异。近年来结核分枝杆菌的多重耐药菌株有逐渐增多的趋势，给治疗造成困难。

二、致病性与免疫性

结核分枝杆菌不产生内、外毒素和侵袭性酶类。其致病性可能与结核分枝杆菌在机体细胞内大量繁殖引起的炎症，以及诱导机体产生迟发型超敏反应导致的免疫病理损伤有关。致病物质主要包括脂质、蛋白质和荚膜等。

（一）致病物质

1. 脂质 是结核分枝杆菌的主要毒力因子，多呈糖脂或脂蛋白形式。①索状因子：是分枝菌酸和海藻糖结合的一种糖脂，能使细菌在液体培养基中呈索状排列。它能破坏细胞线粒体膜，影响细胞呼吸，抑制白细胞游走和引起慢性肉芽肿。②磷脂：能促使单核细胞增生，并使炎症灶中的巨噬细胞转变为类上皮细胞，从而形成结核结节。③硫酸脑苷脂：可抑制吞噬细胞中吞噬体与溶酶体的结合，使结核分枝杆菌能在吞噬细胞中长期存活。④蜡质D：是一种肽糖脂和分枝菌酸的复合物，具有佐剂作用，可激发机体产生迟发型超敏反应。

2. 蛋白质 有多种蛋白质成分，结核菌素是其中的主要成分，本身无毒，能与具有佐剂活性的糖脂结合，引起较强的迟发型超敏反应。

3. 荚膜 主要成分为多糖，还包括部分脂质和蛋白质，对结核分枝杆菌具有保护作用。荚膜与细菌黏附和入侵细胞、抵抗吞噬及避免其他免疫因子杀伤或耐受酸碱有关。

（二）所致疾病

人对结核分枝杆菌普遍易感，多引起潜伏感染，只有极少部分发展为结核病。主要通过呼吸道进入机体，也可经消化道和破损的皮肤黏膜侵入，可侵犯全身各种组织器官，引起相应器官的结核病，其中以肺结核最常见。

1. 肺结核

（1）原发性肺结核 机体首次感染结核分枝杆菌，多见于儿童。结核分枝杆菌通过呼吸道进入肺泡，被巨噬细胞吞噬后，由于细菌胞壁的硫酸脑苷脂抑制吞噬体与溶酶体结合，逃避吞噬细胞的杀菌作用，而能在细胞内存活并大量生长繁殖，最终导致巨噬细胞崩解，释放出的结核分枝杆菌再被吞噬，重复发生上述过程，引起渗出性炎症病灶，称为原发灶。原发灶内的结核分枝杆菌可经淋巴管扩散至肺门淋巴结，引起淋巴管炎和肺门淋巴结肿大。在X线胸片中，原发病灶、淋巴管炎和淋巴结肿大显示哑铃状阴影，称为原发综合征，原发结核病患者的临床症状体征多不明显。随着感染的持续，机体抗结核免疫力逐渐建立，原发灶多可纤维化或钙化。

（2）血行播散性肺结核 包括急性、亚急性和慢性血行播散性肺结核。少数原发感染者体内的结核分枝杆菌可经淋巴、血液播散至全身。原发灶内可长期潜伏少量结核分枝杆菌，不断刺激机体强化已建立的抗结核免疫力，也可作为以后内源性感染的主要来源。

（3）继发性肺结核 指经过首次感染后再次发生感染，多见于成人，多为内源性感染，少数由外源性感染引起。由于机体已有特异性细胞免疫，病灶局限，常发生在肺尖部位，一般不累及邻近的淋巴结。主要表现为慢性肉芽肿性炎症，形成结核结节，易出现干酪样坏死，甚至有空洞形成，痰中出现大量细菌，是重要的传染源。肺结核的临床表现可有低热、盗汗、乏力、纳差、咳嗽，有时咯血，伴体重降低。重症肺结核，影响呼吸功能，导致呼吸困难。

（4）气管、支气管结核 包括气管、支气管黏膜及黏膜下层的结核病。

（5）结核性胸膜炎 包括干性、渗出性胸膜炎和结核性脓胸。

2. 肺外结核 结核分枝杆菌引起的迟发型超敏反应，可使附近支气管、血管和组织破坏，结核分枝杆菌经血液、淋巴液扩散至肺外组织器官，引起相应的脏器结核，如脑、肾、骨、关节、生殖器官、皮肤等结核。痰菌被咽入消化道可引起肠结核、结核性胸膜炎等。

考点：结核分枝杆菌感染途径和所致疾病

（三）免疫性

人类的结核分枝杆菌感染率很高，但发病率较低，表明人体的固有免疫和适应性免疫在抵抗结核分枝杆菌的感染中具有重要作用。

1. 免疫机制 结核分枝杆菌是胞内感染菌，抗感染主要依靠细胞免疫。$CD4^+$Th1细胞在抗结核分枝杆菌感染中具有重要作用，$CD8^+$T细胞可诱导感染的巨噬细胞裂解或凋亡，或产生颗粒酶直接杀死细菌，还可分泌IFN-γ和TNF-α等细胞因子发挥抗菌作用，在组织结核分枝杆菌潜伏感染的再激活过程中发挥重要作用。虽然机体能产生多种抗体，但这些抗体无免疫保护作用。

2. 免疫与超敏反应 机体获得对结核分枝杆菌产生免疫力的同时，细菌的部分蛋白质和糖脂等也可刺激T淋巴细胞形成超敏状态。体内被致敏的T淋巴细胞再次遇到结核分枝杆菌时，即释放出淋巴因子，引起强烈的迟发型超敏反应，形成以单核细胞浸润为主的炎症反应，容易发生干酪样坏死，甚至液化形成空洞，常见于成人的原发后感染。在结核分枝杆菌感染时，细胞免疫与迟发型超敏反应同时存在，迟发型超敏反应对机体抗感染免疫具有一定的积极作用，也与致病作用有关。

3. 结核菌素试验（tuberculin test，TBT） 是取5单位纯蛋白衍生物（purified protein derivative，PPD）注入受试者左前臂掌侧前1/3中央皮内，72h（48～96h）后查验，注射部位红肿硬结平均直径＜5mm或无反应者为阴性；≥5mm者为阳性；5mm≤硬结平均直径＜10mm者为一般阳性；10mm≤硬结平均直径＜15mm者为中度阳性；≥15mm者或局部出现双圈、水疱、坏死及淋巴管炎者为强阳性。阳性反应表明卡介苗接种成功，或感染过结核分枝杆菌，对结核分枝杆菌有免疫力。强阳性表明可能有活动性结核病，尤其是婴儿。需要注意的是在原发感染早期，患严重的结核病或患其他严重疾病导致细胞免疫低下者（如艾滋病患者、肿瘤患者或用过免疫抑制剂者），可能出现阴性反应。结核菌素试验可用于婴幼儿的结核病诊断、卡介苗接种效果测定和结核分枝杆菌感染的流行病学调查，还可用于肿瘤患者细胞免疫功能测定。

考点：结核菌素试验的原理、结果判断及意义

三、微生物学检查

根据结核分枝杆菌感染的类型，采集适当标本，如肺结核采集痰标本（最好取早晨第一次痰，挑取带血部分或脓痰），肾或膀胱结核采集无菌导尿标本或中段尿液，肠结核采集粪便标本，结核性脑膜炎进行腰椎穿刺采集脑脊液，脓胸、肋膜炎、腹膜炎或骨髓结核等则穿刺取脓汁等。

（一）直接涂片染色检查

标本直接涂片或集菌后涂片，用抗酸染色镜检，如发现抗酸阳性菌，可结合症状作初步诊断。亦可用金胺染色，在荧光显微镜下结核分枝杆菌呈现金黄色荧光，阳性率可提高10～30倍。

（二）分离培养

将处理后的标本接种于改良罗氏固体培养基，37℃培养2～4周后观察菌落生长。根据生长速度和菌落特点，进行初步判断，再进一步采用染色镜检和生化反应等证实。

（三）快速诊断

聚合酶链反应基因扩增技术已应用于结核分枝杆菌基因检测，每毫升标本中仅需几个结核分枝杆菌即能获阳性结果，可以在标本采集后的12h内得到结果。IFN-γ释放试验用于潜伏性结核分枝杆菌的感染和结核病的诊断，但该技术操作要求高，试剂盒价格昂贵。

考点：肺结核诊断依据

四、防治原则

（一）预防

预防重点为进行卫生宣传教育，对结核病患者早期发现、隔离和积极治疗，防止结核病的传播。卡介苗（BCG）是目前临床上唯一批准使用的结核病预防用减毒活疫苗。目前，我国规定新生儿出生后即接种卡介苗，接种后免疫力可维持3～5年。

（二）治疗

抗结核药物治疗原则是早期发现、早期治疗、联合用药、彻底治愈。联合应用抗结核药物能发挥协同作用，降低耐药性的产生。目前，抗结核的药物常用的有异烟肼、利福平、链霉素、吡嗪酰胺、乙胺丁醇等。备选药物为左氧氟沙星、莫西沙星、阿米卡星等。

考点：肺结核的防治措施

第2节　其他分枝杆菌

一、麻风分枝杆菌

麻风分枝杆菌（*M. leprae*）是麻风病的病原体。麻风分枝杆菌主要侵犯皮肤、黏膜和外周神经组织，晚期还可侵入深部组织和脏器，造成严重病损。

（一）生物学性状

麻风分枝杆菌的形态和染色与结核分枝杆菌相似，抗酸染色和革兰氏染色均为阳性，在细胞中可呈束状排列。该菌是典型的胞内寄生菌，患者的渗出物标本中可见有大量麻风分枝杆菌存在于细胞内，这种细胞的胞质呈泡沫状，称为泡沫细胞（foam cell）或麻风细胞，这是与结核分枝杆菌感染的一个主要区别。麻风分枝杆菌至今仍不能人工培养。以麻风分枝杆菌感染小鼠足垫或接种犰狳是研究麻风病的主要动物模型。麻风分枝杆菌的抵抗力较强，在干燥环境中可存活7天；60℃加热1h或紫外线照射2h可将其灭活。

（二）致病性与免疫性

人是麻风分枝杆菌唯一的天然宿主。细菌主要经患者的鼻分泌物和破损的皮肤黏膜排出，乳汁、泪液、精液或阴道分泌物中也有少量细菌。主要通过呼吸道、破损的皮肤黏膜和密切接触等方式传播，以家庭内传播多见。流行地区的人群多为隐性感染，幼年最为敏感。潜伏期长，平均2～5年，长者可达数十年。发病缓慢，病程长，迁延不愈。根据临床表现、免疫病理变化、细菌检查结果等，可分为结核样型麻风、界线类偏结核样型麻风、中间界线类麻风、界线类偏瘤型麻风和瘤型麻风，此外尚有未定类。

1. 结核样型麻风（TT）　有单个或数个局限不对称的浅色、红色或暗褐色斑或丘疹皮损，麻风分枝杆菌侵犯真皮浅层，病变被局限于皮肤和神经，使受累处皮肤丧失感觉，皮肤涂片抗酸染色阴性，麻风菌素强阳性。病情轻而稳定，预后较好，传染性较小。

2. 界线类偏结核样型麻风（BT）　与结核样型类似，有单个或很少卫星状不对称、不广泛的浅色、红褐色斑或橘黄色皮损，麻风分枝杆菌主要侵犯真皮和神经系统，皮肤感觉明显丧失，皮肤涂片抗酸染色阴性或+～++，麻风菌素可疑或弱阳性。病情较不稳定，易发生Ⅰ型麻风反应，预后一般较好。

3. 中间界线类麻风（BB）　有分布广泛，不对称，边缘有的清楚，有的不清楚，呈黄红、淡红或棕褐色的斑疹、斑块、结节和浸润性皮损，有时呈“靶形斑”“徽章样斑”，晚期面部皮损可呈“蝙蝠状面孔”。神经损害较轻，有中度感觉减退。查菌阳性（++～++++），麻风菌素晚期反应阴性。最不稳定，易发生Ⅰ型麻风反应，可向BT或BL转变。

4. 界线类偏瘤型麻风　皮损分布较广泛，有对称倾向的淡红或棕褐色的斑疹、丘疹、斑块、结节和弥漫性浸润等，可见正常皮肤。面部皮损呈倒置的蝶形，晚期可形成“狮面”。轻度感觉障碍，中晚期浸润淋巴结和睾丸等。查菌强阳性（++++～+++++），麻风菌素试验阴性。不稳定，可向BB和LL转变。

5. 瘤型麻风（LL）　患者对麻风分枝杆菌缺乏免疫力，麻风分枝杆菌经淋巴、血液散布全身，传染性强。皮损量大，分布广泛，为淡红色、淡黄色或暗褐色的斑疹、结节和弥漫性浸润等，实际上无正常皮区，有明显的麻风结节，融合后可呈狮面。查菌强阳性（++++～++++++），麻风菌素试验阴性。细胞免疫功能试验显示有明显缺陷，传染性强，易发生Ⅱ型麻风反应，比较稳定，如不治疗，预后差。

6. 未定类（I）　原发麻风的早期表现，皮损常为单发，呈浅色斑或淡红斑。性质不稳定，神经损伤不明显，感觉轻度减退，可自行消退或向其他类型转变。查菌阴性或弱阳性（+），麻风菌素试验阴性或阳性。

（三）微生物学检查

皮肤切刮法涂片，一般取材4～6处部位。应取病情最明显处，如环状损害在其边缘取材；斑块与结节在中央取材；浸润性皮损在浸润明显处取材；有新、老皮损时，应选择在新损害上取材等。齐-内抗酸染色镜检观察有无排列成束的抗酸性杆菌存在。一般瘤型和界线类患者标本在细胞内找到抗酸染色阳性杆菌有诊断意义，而结核样型患者标本中则很难找到抗酸染色阳性杆菌。也可以用金胺染色荧光显微镜检查以提高阳性率。病理活检也是较好的诊断方法。

麻风菌素试验的应用原理与结核菌素试验相同。麻风分枝杆菌至今不能人工培养，因此麻风菌素常由麻风结节病变组织制备。因为大多数正常人对麻风菌素呈阳性反应，此试验在诊断上意义不大，但可用于评价麻风患者的细胞免疫状态和分型。

（四）防治原则

预防主要依靠早期发现、早期隔离及早期治疗患者，特别是对密切接触者要做定期检查。目前尚无特异性的疫苗。因麻风分枝杆菌与牛分枝杆菌有共同抗原，在某些麻风病高发国家和地区用卡介苗来预防麻风病，收到一定效果。

治疗麻风的药物首选氨苯砜，也可用苯丙砜、醋氨苯砜和氯法齐明等。为防止耐药性产生，应采用多种药物联合治疗。

二、非结核分枝杆菌

非结核分枝杆菌（nontuberculous mycobacteria，NTM）是除结核分枝杆菌复合群和麻风分枝杆菌以外的分枝杆菌的统称，又称非典型分枝杆菌。非结核分枝杆菌形态、染色特性酷似结核分枝杆菌，但毒力较弱，目前发现的非结核分枝杆菌大多不致病。

1959年Runyon根据培养产生色素情况和生长速度等特点，将非结核分枝杆菌分为4组：①光产色菌：生长缓慢，菌落光滑，在暗处菌落呈奶油色，接触光线1 h后菌落呈橘黄色，堪萨斯分枝杆菌可引起人类肺结核样病变。②暗产色菌：生长缓慢，菌落光滑，在暗处培养时菌落呈橘黄色，长时间曝光培养呈赤橙色，瘰疬分枝杆菌可引起儿童的颈部淋巴结炎。③不产色菌：生长缓慢，通常不产生色素，对人类有致病性的鸟分枝杆菌复合体常引起鸟、家禽等感染，也可引起免疫功能低下人群感染，是艾滋病患者常见的机会致病菌，偶见于健康人群感染。④快速生长菌：生长迅速，25～42℃均可生长，分离培养5～7天即可见到粗糙型菌落，其中偶发分枝杆菌和龟分枝杆菌可引起皮肤创伤后脓肿，溃疡分枝杆菌可引起人类皮肤无痛性坏死溃疡。

目前流行病学调查资料显示，非结核分枝杆菌菌株的分离阳性率呈上升的趋势，最常见的是鸟分枝杆菌，其次如偶发分枝杆菌和瘰疬分枝杆菌等。许多非结核分枝杆菌对常用的抗结核药物耐药的敏感性有显著差异，应尽可能依据药物敏感试验结果，联合5～6种药物治疗至少一年。最常用的治疗药物是乙胺丁醇和利福平等。克拉霉素和阿奇霉素是治疗鸟-胞内分枝杆菌感染的首选药物。

自 测 题

一、单选题

1. 分枝杆菌属细菌最显著的特点是
   A. 生长迅速　　B. 胞壁中含有大量脂质
   C. 抵抗力弱　　D. 不容易变异
   E. 有芽孢

2. 在固体培养基上生长最慢的细菌是
   A. 麻风分枝杆菌　　B. 结核分枝杆菌
   C. 大肠埃希菌　　D. 布鲁氏菌

E. 破伤风梭菌

3. 可用于区别麻风分枝杆菌与结核分枝杆菌的特性是

A. 抗酸染色阳性　　B. 胞内寄生

C. 脂质含量较高　　D. 细长杆菌

E. 泡沫细胞形成

二、名词解释

1. 卡介苗

2. 原发综合征

三、简答题

简述结核菌素试验方法及结果判断。

（曾凡胜）

第19章
厌氧菌

学习目标

1. 素质目标　培养医者责任感，体恤患者的痛苦，树立良好职业道德。

2. 知识目标　掌握破伤风梭菌和产气荚膜梭菌的生物学性状、致病物质、所致疾病、防治原则，肉毒梭菌的形态、致病物质和所致疾病，无芽孢厌氧菌的致病条件、感染特征及所致疾病；熟悉肉毒梭菌的防治原则，无芽孢厌氧菌的微生物学检查和防治原则；了解无芽孢厌氧菌的种类和分布。

3. 能力目标　具有归纳各种伤口与厌氧菌引起疾病的关系，具备分析临床病例和开展厌氧菌防治的能力。

厌氧菌（anaerobic）是指一群在无氧条件下才能生长繁殖的细菌。根据能否形成芽孢，可将厌氧性细菌分成两大类：有芽孢厌氧菌和无芽孢厌氧菌。临床常见致病的有芽孢厌氧菌仅见于梭菌属，如破伤风梭菌、产气荚膜梭菌、肉毒梭菌及艰难梭菌。无芽孢厌氧菌包括多个属，大多为人体正常菌群的成员。

第1节　厌氧芽孢梭菌

厌氧芽孢梭菌属（*Clostridium*）是一群厌氧、革兰氏染色阳性、能形成芽孢的大杆菌。由于芽孢直径比菌体宽，菌体膨大呈梭状，故得此名。芽孢对热、干燥和消毒剂等均有强大的抵抗力，能在体外环境生存。芽孢侵入机体后，在适宜条件下发芽形成繁殖体，产生强烈的外毒素，引起人类和动物疾病，主要引起破伤风、气性坏疽和食物中毒等严重疾病。此外，还与皮肤、软组织感染，抗生素相关的腹泻和肠炎有关。除产气荚膜梭菌等极少数细菌外，本属其他细菌均有周鞭毛，无荚膜。不同的厌氧芽孢梭菌的芽孢形态、大小及其在菌体中的位置互不相同，因此在菌种的鉴别方面有意义。

一、破伤风梭菌

破伤风梭菌（*C.tetani*）是引起破伤风的病原菌。破伤风梭菌芽孢感染伤口或脐带残端时，在特定条件下，芽孢发芽形成繁殖体，释放毒素，引起破伤风。发病后机体呈强直性痉挛、手足抽搐，可因窒息或呼吸衰竭死亡。发病可见于各年龄段人群。在发展中国家，新生儿破伤风最为常见和严重，是重要的公共卫生问题之一。

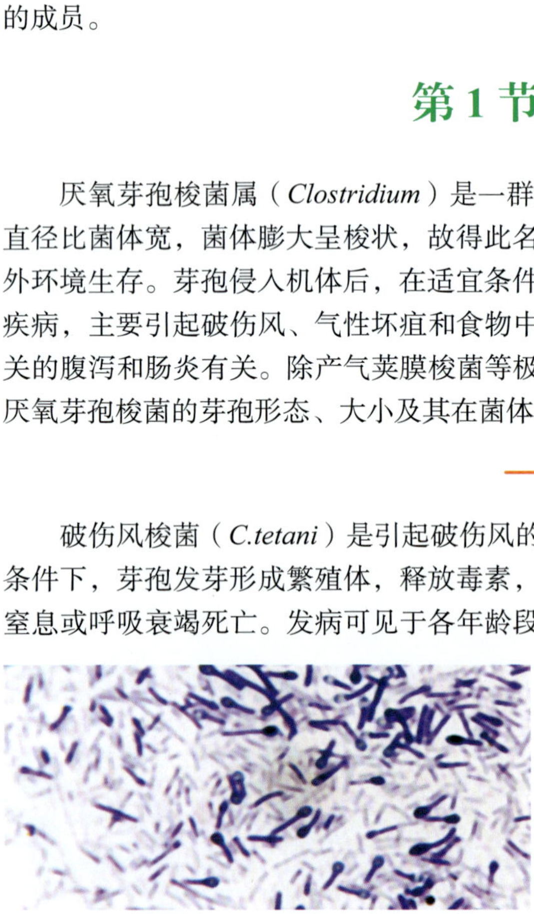

图19-1　破伤风梭菌形态

革兰氏染色，1000×

（一）生物学性状

革兰氏阳性细长杆菌，大小为（0.5～2.0）μm×（2.0～18.1）μm，有周鞭毛，无荚膜。芽孢呈圆形，位于菌体顶端，直径比菌体宽大，使细菌呈鼓槌状，是本菌典型的形态特征（图19-1）。严格厌氧菌，营养要求不高，在血培养基上，37℃培养48h，可形成的菌落较大、扁平、边缘不整齐，似羽毛状，易在培养基表面迁徙扩散，有β溶血环。芽孢抵抗力强，通常能耐煮沸1h，在干燥的土壤和尘埃中可存活数年。对青霉素敏感，磺胺类药物有抑菌作用。

（二）致病性与免疫性

1. 致病条件 感染的重要条件是伤口局部形成厌氧微环境。易造成伤口局部厌氧微环境的因素有：伤口深而窄（如刺伤）；伴泥土或异物污染；大面积创伤、烧伤、坏死组织多，局部组织缺血；同时伴有需氧菌或兼性厌氧菌感染。

考点：破伤风梭菌的致病条件

2. 致病物质 破伤风梭菌的致病作用主要依赖于所产生的两种外毒素，一种是对氧敏感的破伤风溶血毒素（tetanolysin）；另一种为破伤风痉挛毒素（tetanospasmin），是引起破伤风的主要致病物质，属神经毒素（neurotoxin）。

3. 致病机制 破伤风痉挛毒素化学成分为蛋白质，不耐热，可被肠道中蛋白酶破坏。破伤风痉挛毒素的毒性很强，仅次于肉毒毒素。破伤风梭菌只在局部组织中生长繁殖，一般不扩散入血流，但产生的破伤风痉挛毒素可入血引起毒血症。毒素在局部产生后，由末梢神经沿轴突从神经纤维间隙至脊髓前角神经细胞，上达脑干；也可经淋巴吸收，通过血流到达中枢神经。毒素对脑干和脊髓前角神经细胞有高度的亲和力，阻止抑制性神经介质（甘氨酸和γ-氨基丁酸）的释放，从而破坏上下神经元之间的正常抑制性冲动的传递，使肌肉活动的兴奋与抑制失调，导致屈肌、伸肌同时发生收缩，出现强直性痉挛。

4. 所致疾病

（1）破伤风 潜伏期一般为7～8天，多数在外伤后3周内发病。早期典型的症状是咀嚼肌痉挛所造成的苦笑面容和牙关紧闭，逐步出现持续性背部肌肉痉挛、角弓反张。

（2）新生儿破伤风 主要是由分娩时使用不洁器械剪断脐带或脐部消毒不严格，破伤风梭菌芽孢侵入脐部所致。一般出生后4～7天发病，俗称“七日风”或“锁口风”。早期哭闹、张口和吃奶困难等症状，有助于诊断。

5. 免疫性 破伤风免疫为体液免疫，主要是抗毒素发挥对毒素的中和作用。由于破伤风痉挛毒素毒性很强，极少量毒素即可致病，但如此少量的毒素不足以刺激机体产生抗毒素，故病后一般不会获得牢固免疫力。

（三）微生物学检查

根据典型的临床症状和病史即可作出诊断，一般不进行微生物学检查。

（四）防治原则

1. 预防

（1）正确处理伤口 及时清创扩创，清除坏死组织和异物，并用3% H_2O_2 冲洗。

（2）人工主动免疫 采用含白喉类毒素、百日咳死菌苗和破伤风类毒素的百白破三联疫苗，对3月龄至6周岁的儿童进行免疫，可同时获得对这三种疾病的免疫力。

（3）人工被动免疫 伤口较深或较重者及时注射破伤风抗毒素（TAT）进行紧急预防。大剂量使用抗生素可以抑制破伤风梭菌在伤口局部繁殖。

2. 治疗 遵循中和毒素、清除细菌、控制症状和加强护理的原则，对降低死亡率极为重要。早期足量使用TAT，中和游离的外毒素。外毒素一旦与神经组织细胞结合，TAT即失去中和作用。

二、产气荚膜梭菌

产气荚膜梭菌（*C.perfringens*）广泛存在于土壤、人和动物肠道中，是能引起人和动物胃肠疾病常见的病原菌，也是引起人类严重创伤感染的重要病原菌。

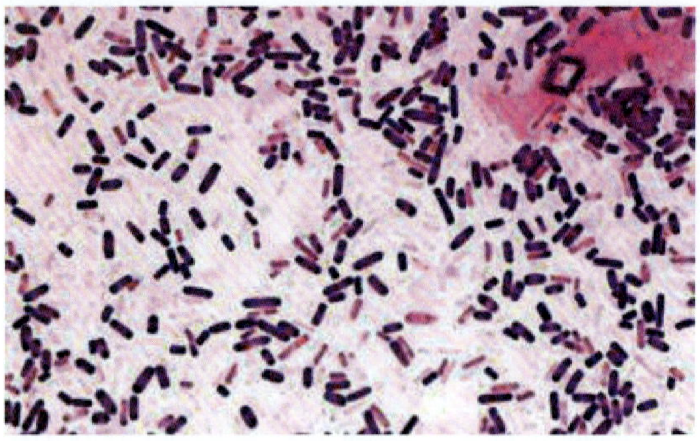

图19-2 产气荚膜梭菌芽孢
革兰氏染色，1000×

（一）生物学性状

革兰氏阳性粗大杆菌，大小为（0.6～2.0）μm×（1.0～19.0）μm。芽孢（图19-2）呈椭圆形，直径略小于菌体，位于次极端。有荚膜，无鞭毛。厌氧，但不十分严格。在血琼脂培养基上形成中等大小的光滑型菌落，多数菌株有双层溶血环。在牛乳培养基中分解乳糖产酸使酪蛋白凝固，并产生大量气体将凝固的酪蛋白冲成蜂窝状，气势凶猛，称为“汹涌发酵”。在卵黄琼脂培养基上，菌落周围出现乳白色混浊圈，是细菌α毒素分解卵磷脂所致，若在培养基中加入特异性抗血清，则不出现混浊，此现象称Nagler反应，是本菌的特点。

（二）致病性与免疫性

1. 致病物质 产气荚膜梭菌既能产生强烈的外毒素和多种侵袭性酶，又有荚膜，构成强大的侵袭力。产气荚膜梭菌能产生10余种外毒素，有些外毒素即为胞外酶。A型菌株和少数C型、D型菌株还能产生肠毒素，能引起食物中毒。

2. 所致疾病

（1）气性坏疽 该病多见于战伤和地震灾害，也可见于工伤、车祸等所致的大面积创伤，致病条件与破伤风梭菌相似。气性坏疽潜伏期短，一般仅为8～48h。临床表现以局部组织坏死、气肿、水肿、恶臭为特征。病情进展和恶化快，死亡率40%～100%。

（2）食物中毒 因食入被本菌大量污染的食物（主要为肉类）而引起，临床表现主要为腹胀、腹泻、水样腹泻等。

（3）坏死性肠炎 由污染食物引起，累及空肠，临床表现为急性腹痛、呕吐、血样腹泻，肠壁溃疡，甚至穿孔导致腹膜炎和休克。

（三）微生物学检查

气性坏疽一旦发生，病情凶险，需尽快作出诊断。从深部创口取标本直接涂片镜检，见到革兰氏阳性粗大杆菌、白细胞甚少且形态不典型、伴有其他杂菌等3个特点即可作出初步诊断，早期诊断能避免截肢或死亡。如需要，还可做进一步的分离培养与鉴定。

（四）防治原则

及时进行清创、扩创处理，切除感染和坏死组织，必要时截肢以防止病变扩散。使用大剂量青霉素等抗生素以杀灭病原菌和其他细菌。有条件可使用多价抗毒素血清和高压氧舱法治疗，后者能部分抑制厌氧菌生长。

三、肉毒梭菌

肉毒梭菌（*C.botulinum*）广泛存在于土壤中，污染食物后，在厌氧条件下产生毒性极强的肉毒毒素，引起特殊中毒症状，最常见的为食源性肉毒中毒和婴儿肉毒中毒。

（一）生物学性状

革兰氏阳性粗短杆菌。有鞭毛，无荚膜。芽孢呈椭圆形，直径大于菌体，位于次级端，使菌体呈汤匙状或网球拍状（图19-3）。严格厌氧，在一般培养基都能生长。肉毒毒素不耐热，煮沸2min即可被破坏，但芽孢抵抗力强，干热180℃ 5～15min或121℃ 30min才能被杀死。

（二）致病性

1. 致病物质 主要致病物质为肉毒毒素。肉毒毒素为嗜神经外毒素，是已知毒素中毒性最强的一种毒物，毒性比氰化钾强1万倍，对人的致死量约为0.1μg。肉毒毒素作用于外周胆碱能神经，抑制神经肌肉接点处神经介质乙酰胆碱的释放，导致肌肉弛缓性瘫痪。

2. 所致疾病

（1）食源性肉毒中毒 食物在制作过程中被肉毒梭菌污染，芽孢在厌氧环境中发芽繁殖，产生肉毒毒素，食入后即引起食物中毒，如发酵豆制品、发酵面制品、罐头、火腿、香肠等。临床特点是很少有消化道症状，而以弛缓性瘫痪为主。一般先有乏力、头痛等不典型症状，接着出现复视、斜视、眼睑下垂等眼肌瘫痪症状；再是吞咽、咀嚼困难、口干、口齿不清等咽部肌肉瘫痪症状；进而出现膈肌瘫痪、呼吸困难，直至呼吸停止导致死亡。

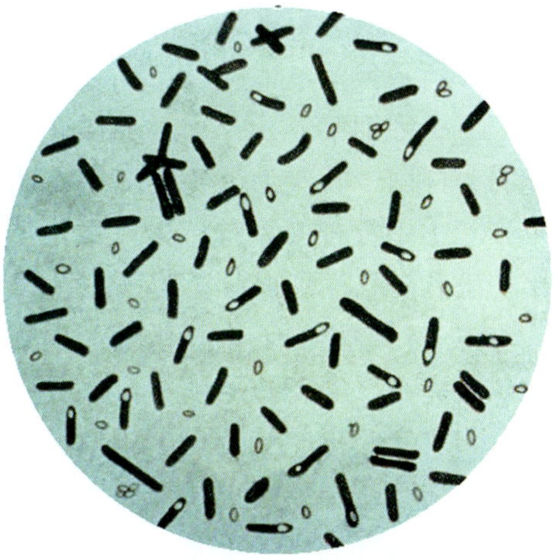

图19-3 肉毒梭菌形态模式图

（2）婴儿肉毒中毒 为1岁以下婴儿食入被肉毒梭菌污染的食品后产生的疾病。早期症状是便秘，吮吸、啼哭无力，也可进展为弛缓性瘫痪，死亡率低（1%～2%）。

（3）创伤、医源性肉毒中毒 伤口被肉毒梭菌芽孢感染后，芽孢在局部厌氧环境中繁殖产生毒素引起；因美容或治疗而应用肉毒毒素超过剂量，可导医源性肉毒中毒。

（三）微生物学检查

食源性肉毒中毒、婴儿肉毒中毒患者取可疑食物、呕吐物分离病原菌，同时检测毒素活性。可疑食物、呕吐物等标本可先80℃加热10min，杀死标本中所有的细菌繁殖体，再进行厌氧培养分离细菌。将毒素注射入小鼠腹腔，观察是否出现四肢瘫痪、呼吸困难等中毒症状，能否被抗毒素中和。

（四）防治原则

加强食品卫生管理和监督。食品应低温保存，防止芽孢萌发；食用前80℃加热食品20min破坏毒素等。治疗应早诊断，注射抗毒素中和毒素，同时加强护理和对症治疗，以降低死亡率。

第2节 无芽孢厌氧菌

无芽孢厌氧菌是一群寄生于人和动物体内的正常菌群。在人体正常菌群中无芽孢厌氧菌占绝对优势，在某些特定条件下，可作为条件致病菌导致内源性感染。无芽孢厌氧菌感染常被忽视，近年发现无芽孢厌氧菌引起的感染逐年增加，引起临床广泛重视。

无芽孢厌氧菌包括革兰氏阳性球菌、杆菌，革兰氏阴性球菌、杆菌四类。临床上以革兰氏阴性无芽孢厌氧杆菌引起的感染最多见，其中以脆弱类杆菌最为重要。

（一）致病性

1. 致病条件 无芽孢厌氧菌是人体的正常菌群，当其寄居部位改变，宿主免疫力下降和菌群失调等情况下，伴有局部厌氧微环境的形成，如因烧伤、放化疗、肿瘤压迫等组织缺氧或氧化还原电势降低，易引起内源性感染。

2. 感染特征 ①内源性感染，为其主要感染形式，感染部位可遍及全身，多呈慢性过程；②无特定病型，大多为化脓性感染，形成局部脓肿或组织坏死，也可侵入血流形成败血症；③分泌物或脓液黏稠，呈乳白色、粉红色、血色或棕黑色，有恶臭，有时有气体；④使用氨基糖苷类抗生素（链霉素、卡那霉素和庆大霉素等）治疗无效；⑤分泌物直接涂片可见细菌，但普通培养法无细菌生长。

3. 所致疾病

（1）败血症　由于抗生素的广泛使用，目前在败血症中厌氧菌培养阳性率只有5%左右，多数为脆弱类杆菌，其次为革兰氏阳性厌氧球菌。

（2）中枢神经系统感染　最常见为脑脓肿，主要继发于中耳炎、乳突炎、鼻窦炎等感染，亦可直接扩散和转移而形成。革兰氏阴性厌氧杆菌最为常见。

（3）口腔感染　主要由革兰氏阴性杆菌引起，可引起牙槽脓肿和下颌骨骨髓炎、急性坏死性溃疡性牙龈炎和牙周炎。

（4）呼吸道感染　可感染上、下呼吸道的任何部位，如扁桃体周围蜂窝织炎、吸入性肺炎、坏死性肺炎、肺脓肿和脓胸等。感染率仅次于肺炎链球菌。

（5）腹部感染　手术、损伤、穿孔及其他异常引起的肠内容物污染腹腔最为常见，肠道含大量的厌氧菌，因此感染以混合感染为主，主要细菌为脆弱类杆菌。

（6）女性生殖道感染　手术或其他并发症引起的一系列女性生殖道严重感染，如盆腔脓肿、输卵管卵巢脓肿、子宫内膜炎、脓毒性流产等，无芽孢厌氧菌为主要病原体。

（7）其他　皮肤、软组织感染和心内膜炎等。

（二）微生物学检查

1. 采集标本　无芽孢厌氧菌大多是人体正常菌群，采集标本时注意避免其他细菌的污染，标本采集后立刻放入厌氧标本瓶中，迅速送检。

2. 直接涂片镜检　脓汁或穿刺液标本可直接涂片染色后，观察细菌的形态、染色性及菌量，供初步判断结果时的参考。

3. 分离培养与鉴定　标本在厌氧环境中接种于牛心脑浸液为基础的血琼脂培养基上，37℃厌氧培养2～3天。获得纯培养后，进行生化鉴定。

（三）防治原则

无芽孢厌氧菌大多为人体正常菌群，属于条件致病菌，其感染为内源性感染，故缺乏特异有效的预防方法。清创引流是预防厌氧菌感染的一个重要措施。合理使用抗生素，大多数无芽孢厌氧菌对青霉素、氯霉素、克林霉素、头孢菌素敏感，均可用于治疗，但越来越多菌株对此类药物产生耐药性，在治疗时需对分离菌株进行抗生素敏感性测定，以正确指导临床用药。

自　测　题

一、单选题

1. 引起气性坏疽的细菌是

A. 艰难梭菌　B. 炭疽芽孢杆菌
C. 乙型溶血性链球菌　D. 产气荚膜梭菌
E. 结核分枝杆菌

2. 肉毒梭菌的作用部位是

A. 脊髓前角　B. 脊髓后角
C. 外周神经肌肉接头处　D. 呕吐中枢
E. 血管内皮

3. 某患者大面积烧伤，伤口坏死组织多，首先应采取的治疗措施是

A. 清创、扩创、注射TAT
B. 清创、扩创、注射DPT
C. 清创、扩创、注射OT
D. 简单处理伤口以减少患者伤痛
E. 立即注射大剂量链霉素

二、名词解释

1. TAT
2. 汹涌发酵

三、简答题

简述破伤风的防治原则。

（曾凡胜）

第20章 动物源性细菌

学习目标

1. 素质目标　树立生物安全观念，培养职业素质。

2. 知识目标　掌握动物源性细菌的概念，布鲁氏菌、炭疽芽孢杆菌、鼠疫耶尔森菌的致病性和防治原则；熟悉动物源性细菌的生物学性状；了解动物源性细菌的微生物学检查法。

3. 能力目标　具有解析动物源性细菌来源、传播方式和流行环节的能力，具备配合医生开展动物源性细菌防治的能力。

以动物作为传染源，能引起人和动物发生人兽共患病的病原菌称为动物源性细菌。动物源性细菌通常以家畜或野生动物作为储存宿主，人类因接触病畜或其污染物及媒介昆虫叮咬等途径感染而引发疾病，主要有布鲁氏菌、炭疽芽孢杆菌和鼠疫耶尔森菌等。

第1节　布鲁氏菌

布鲁氏菌（*Brucella*）是一类人兽共患病的细菌，本属使人致病的主要是羊布鲁氏菌、牛布鲁氏菌、猪布鲁氏菌和犬布鲁氏菌。在我国流行的主要是羊布鲁氏菌病，其次为牛布鲁氏菌病。

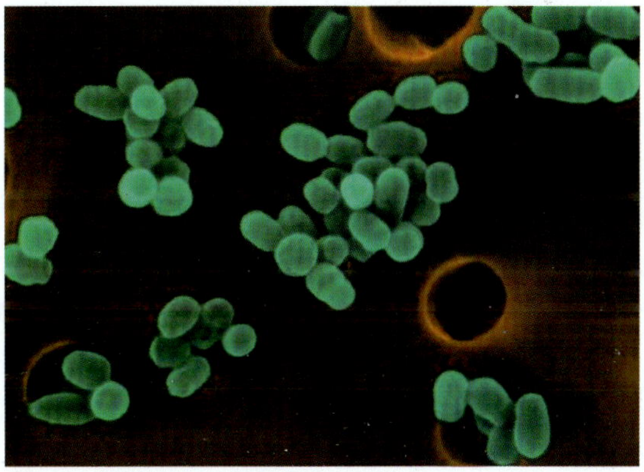

图20-1　布鲁氏菌形态模拟示意图

一、生物学性状

革兰氏阴性短小杆菌，无鞭毛，无芽孢，光滑型菌株有微荚膜（图20-1）。需氧菌，初分离时需5%～10% CO_2。营养要求较高，在普通培养基上生长缓慢，加入血清或肝浸液可促进其生长。布鲁氏菌抵抗力较强，在干燥土壤、皮毛和乳类制品中可生存数周至数月，在水中可生存5日至4个月。对光、热、常用化学消毒剂等均很敏感；日光照射10～20min、湿热60℃ 10～20min、3%漂白粉澄清液等数分钟即可将其杀灭。对链霉素、氯霉素和四环素等均敏感。巴氏消毒法可以有效杀灭牛奶中所有的布鲁氏菌。

二、致病性与免疫性

（一）致病物质

主要致病物质是内毒素。此外，荚膜与侵袭性酶（透明质酸酶、过氧化氢酶等）可增强该菌的侵袭力，使细菌突破完整皮肤、黏膜进入机体，并在机体脏器内大量繁殖和快速扩散入血。

（二）所致疾病

人类主要通过接触病畜及其分泌物或接触被污染的畜产品，经皮肤、黏膜、眼结膜、消化道、呼吸道等不同途径感染。

1. 急性期 布鲁氏菌侵入机体经1～6周的潜伏期，其间细菌被中性粒细胞和巨噬细胞吞噬，成为胞内寄生菌，并随淋巴液侵入局部淋巴结，细菌大量繁殖后释放入血流，引起菌血症。发热2～3周，随后细菌进入肝、脾、骨髓和淋巴结等脏器细胞，发热逐渐消退，间歇数日。细菌在细胞内繁殖到一定程度可再度入血，又引起菌血症而致体温升高。如此反复形成的菌血症，使患者的热型呈波浪式，临床上称为波浪热。急性期病例以发热、乏力、多汗、肌肉痛、关节痛和肝、脾、淋巴结肿大为主要表现。急性期病例经规范治疗多可治愈，治疗不及时或不规范易转为慢性。

2. 慢性期 病程超过1年，全身各处引起迁移性病变，伴随发热、关节痛和全身乏力等症状，体征有肝脾大。神经系统病变和泌尿生殖系统病变也常见，如周围神经炎、脑膜炎、睾丸炎、卵巢炎等。

（三）免疫性

布鲁氏菌为细胞内寄生，故机体感染后以细胞免疫为主。且各菌种和生物型之间有交叉免疫。病后机体产生IgM和IgG型抗体，可发挥免疫调理作用。对再感染有较强的免疫力。此外，细胞免疫和Ⅳ型超敏反应所导致的免疫保护及病理损害，在慢性与反复发作的病程中往往交织存在。

考点：布鲁氏菌病的传染源

三、微生物学检查

（一）标本采集

常用血液标本，急性期血培养阳性率可高达70%。在急性期、亚急性期患者可取骨髓分离。病畜的子宫分泌物、羊水，流产动物的肝、脾、骨髓等也可作为分离培养的标本。

（二）分离培养与鉴定

将标本接种于双相肝浸液培养基，置37℃、5%～10% CO_2孵箱中培养，菌落多在4～7天形成，若30天仍无菌生长可报告阴性。

（三）血清学检查

（1）凝集试验 发病1～7天后患者血清中开始出现IgM抗体，将患者血清倍比稀释进行试管凝集试验，滴度为1∶100及以上有诊断意义。用胶乳凝集试验可在6min内判定结果，方法简易可靠。抗人免疫球蛋白试验，滴度为1∶400及以上有诊断意义。

（2）补体结合试验 一般发病3周后出现IgG抗体，由于此抗体维持时间较长，故对诊断慢性布鲁氏菌病意义较大。试验特异性高，试验结果为1∶10即为阳性。

四、防治原则

控制和消灭家畜布鲁氏菌病，切断传播途径和免疫接种是主要的预防措施。免疫接种以畜群为主，对疫区人群接种减毒活疫苗。治疗时，若是急性期和亚急性期患者，WHO推荐的首选方案是利福平与多西环素联合使用，或四环素与利福平联用。若是慢性期患者，除采用上述治疗外，尚需进行脱敏和对症治疗。

第2节 炭疽芽孢杆菌

案例20-1

患者，男，30岁。突发高热、寒战，右臂外侧有一个浅表溃疡，溃疡表面有凹陷的黑色焦痂。溃疡初起为丘疹，后转为水疱，周围组织水肿，疱疹中心出血性坏死，周围有成群小水泡，水肿区继续扩大。局部疼痛不明显，无脓性分泌物。

问题： 目前患者最可能被诊断的疾病是什么？

炭疽芽孢杆菌（*B.anthracis*），是引起人和动物炭疽病的病原菌。炭疽病是典型的人兽共患病，牛羊等食草动物的发病率最高，人可通过摄食或接触患炭疽病的动物及畜产品而感染。

一、生物学性状

致病菌中最大的革兰氏阳性粗大杆菌，两端截平，有荚膜，无鞭毛。其呈链状排列，形似竹节状。有氧条件下形成椭圆形芽孢，位于菌体中央（图20-2）。受低浓度青霉素作用，菌体可肿大形成圆珠，称为“串珠反应”，这也是炭疽芽孢杆菌特有的反应。需氧或兼性厌氧，最适温度35～37℃，最适pH 6.6～6.8，营养要求不高，在普通琼脂培养基上培养24h，形成灰白色粗糙型菌落，边缘不整齐。芽孢抵抗力强，在干燥土壤或皮毛中可存活20余年，牧场一旦被污染，传染性可持续数十年。炭疽芽孢对碘及氧化剂特别敏感，对青霉素、头孢菌素、链霉素、卡那霉素等高度敏感。

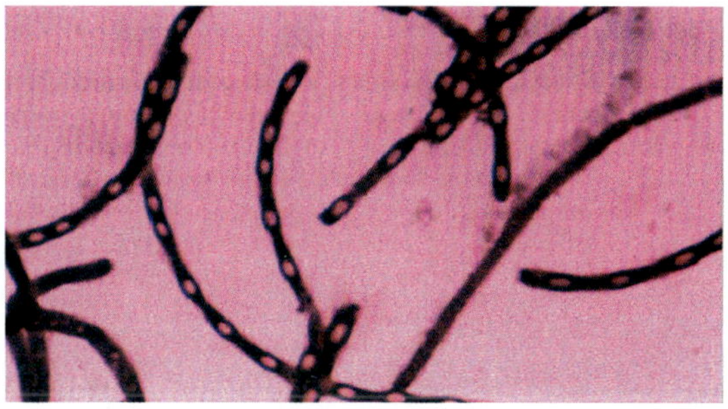

图20-2　炭疽芽孢杆菌
革兰氏染色，油镜，1000×

二、致病性与免疫性

（一）致病物质

主要致病物质为荚膜和炭疽毒素。荚膜有抗吞噬作用。炭疽毒素为外毒素，是感染者致病和死亡的主要原因，毒素直接损伤微血管内皮细胞，增加血管通透性而形成水肿，引起患者微循环障碍和弥散性血管内凝血，甚至死亡。

（二）所致疾病

炭疽病主要是食草动物（牛、羊、马等）的传染病，人因接触病畜或进食病畜肉，细菌经皮肤、呼吸道或消化道侵入机体，引起炭疽病。临床类型包括皮肤炭疽（图20-3）、肠炭疽和肺炭疽，这三型均可并发败血症，偶见引起炭疽性脑膜炎，死亡率极高。

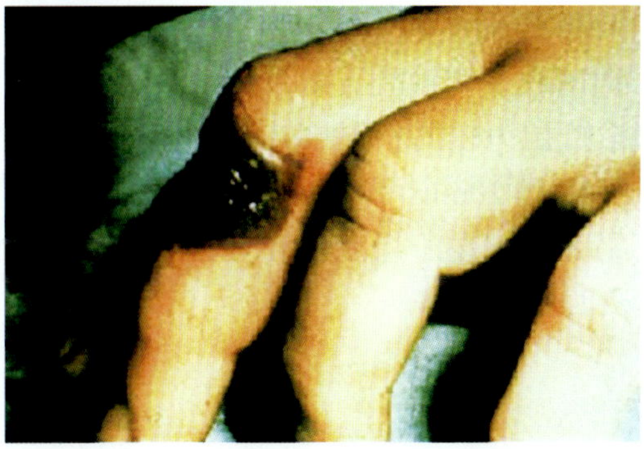

图20-3　皮肤炭疽

1. 皮肤炭疽　约占病例的95%以上，人因接触患病动物或受染毛皮而引起皮肤炭疽，细菌由颜面、四肢等皮肤小伤口侵入，经1天左右局部出现小疖，继而周围形成水疱、脓疮，最后出现坏死和黑色焦痂，故名炭疽。

2. 肠炭疽　食入未煮熟的病畜肉类、奶或被污染食物引起肠炭疽，潜伏期为12～18 h，突然出现恶心、呕吐、肠麻痹、腹胀、腹痛及血便，但以全身中毒症状为主。

3. 肺炭疽　吸入含有大量病菌芽孢的尘埃可发生肺炭疽。出现呼吸道症状，很快也出现全身中毒症状而死亡。

（三）免疫性

炭疽病后可获得持久性免疫力，很少发生再感染。

考点：炭疽病的传播途径

三、微生物学检查

根据炭疽病型别采集不同标本，应当在抗生素使用之前采集，可分别取渗出液、脓液、痰、粪便及血液检查。炭疽芽孢杆菌感染的动物尸体严禁剖检，以防形成芽孢污染牧场或环境。一般在无菌条件下割取耳尖或舌尖送检。将标本直接涂片革兰氏染色后镜检，发现有荚膜或呈竹节状革兰氏阳性大杆菌，结合临床症状可初步诊断。可进一步做青霉素串珠试验、动物试验等鉴定。

四、防治原则

防治重点是控制家畜感染及牧场污染。病畜应严格隔离或处死深埋2m以下，严禁剥皮或煮食。对易感染家畜，应进行预防接种。特异性预防用炭疽减毒活疫苗，皮上划痕接种，免疫力可持续一年。治疗首选青霉素G，可与庆大霉素或链霉素联用；也可选用其他广谱抗生素如环丙沙星、红霉素等。

第3节　鼠疫耶尔森菌

鼠疫耶尔森菌（*Y. pestis*），俗称鼠疫杆菌，是鼠疫的病原菌。鼠疫是一种自然疫源性的烈性传染病，历史上曾发生过三次世界性大流行。本菌通常先引起啮齿类动物感染，人类通过接触已感染的动物、食入污染食物或节肢动物叮咬等途径而感染。

一、生物学性状

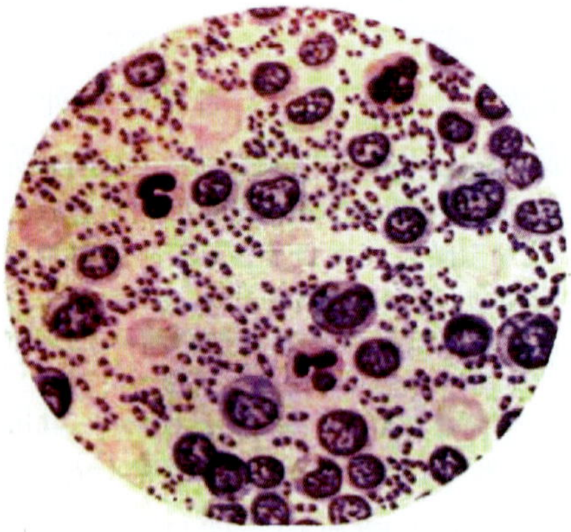

图20-4　鼠疫耶尔森菌
革兰氏染色，油镜，1000×

两端钝圆，两极浓染的卵圆形革兰氏阴性短小杆菌。无鞭毛，无芽孢，有荚膜（图20-4）。兼性厌氧菌，最适温度为27～30℃，初次分离需在培养基中加入动物血液、亚硫酸钠等以促进生长，在血琼脂培养基上，28℃培养48h后，长成不透明的、中央隆起、不溶血、边缘呈卷发样的菌落，这种菌落形态为本菌的特征。在液体培养基中24h孵育逐渐形成絮状沉淀，48h在液表面形成薄菌膜，稍加摇动菌膜呈“钟乳石状”下沉，此特征有一定鉴别意义。对理化因素抵抗力较弱，湿热70～80℃ 10min或100℃ 1min可被杀灭；10g/L苯酚20min可杀死痰中病原菌。该菌在寒冷、潮湿的条件下不易死亡，在干燥痰液和蚤粪中可存活数周，对链霉素、卡那霉素及四环素敏感。

二、致病性与免疫性

（一）致病物质

致病性主要与F1抗原、V-W抗原、外膜抗原及鼠毒素等相关。鼠疫耶尔森菌的毒力很强，少量细菌即可使人致病。鼠毒素主要对鼠类致病。

（二）所致疾病

鼠疫是人兽共患病，啮齿类动物（如家鼠、黄鼠等）是鼠疫耶尔森菌的储存宿主，鼠蚤是主要的传播媒介。一般先在鼠类间发病和流行，通过鼠蚤叮咬而传染人类，当大批病鼠死亡后，失去宿主的鼠蚤转向人群或其他动物（如旱獭、绵羊等）。人患鼠疫后，又可通过人蚤或呼吸道等途径在人群间流行。临床常见有腺鼠疫、肺鼠疫和败血症型鼠疫。

1. 腺鼠疫　以急性淋巴结炎为特点。鼠疫耶尔森菌能在吞噬细胞内生长繁殖，通过淋巴管到达局部淋巴结，多在腹股沟和腋下引起严重的淋巴炎，局部肿胀、化脓和坏死。

2. 肺鼠疫　吸入染菌的尘埃引起原发性肺鼠疫，也可由腺鼠疫或败血症型鼠疫蔓延而致继发性肺鼠疫。患者高热寒战、咳嗽、胸痛、咯血，患者多因呼吸困难或心力衰竭而死亡。死亡患者的皮肤常呈黑紫色，又有“黑死病”之称（图20-5）。

3. 败血症型鼠疫　重症腺鼠疫或肺鼠疫患者的病原菌可侵入血流，导致败血症型鼠疫，体温升高至39～40℃，发生休克和弥散性血管内凝血，皮肤黏膜见出血点和瘀斑，全身中毒症状和中枢神经系统症状明显，死亡率高。

（三）免疫性

感染鼠疫耶尔森菌后能获得牢固免疫力，极少发生再感染。

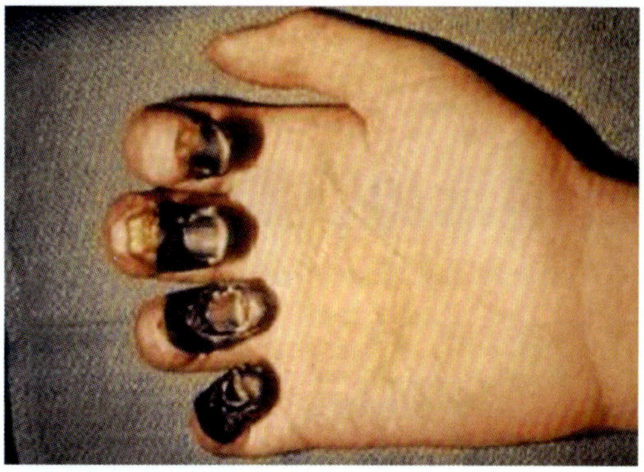

图20-5　肺鼠疫（黑死病）

三、微生物学检查

检查须严格执行甲类传染病的病原菌管理规则，应由专业人员在有严格防护措施的生物安全实验室进行检测。按不同病型采取淋巴结穿刺液、痰、血液等。标本涂片进行革兰氏染色、镜检观察典型形态与染色性。标本接种于血液琼脂培养基（血标本应先增菌再接种）培养，取可疑菌落涂片，染色镜检。必要时做噬菌体裂解试验、血清学试验、动物实验、PCR检测等进一步鉴定。

四、防治原则

灭鼠灭蚤是切断鼠疫传播环节，消灭传染源的根本措施。一旦发现患者，应尽快采取隔离措施，以阻断鼠疫在人与人之间的传播。对疫区的人群可用无毒株EV活疫苗进行特异性预防接种。治疗必须早期足量使用抗生素，腺鼠疫采用链霉素加磺胺类药物治疗；肺鼠疫和败血症型鼠疫则用链霉素或阿米卡星联合四环素治疗。

自　测　题

一、单选题

1. 布鲁氏菌感染人体后，使机体呈波浪热是因为
   A. 内毒素的释放
   B. 反复形成菌血症
   C. 细菌进入血液
   D. 细菌被中性粒细胞吞噬
   E. 细菌被巨噬细胞吞噬
2. 鼠疫耶尔森菌的传播媒介是
   A. 鼠蚤　B. 人虱
   C. 恙螨　D. 蚊
   E. 蜱
3. 人类感染炭疽芽孢杆菌引起的疾病多见于
   A. 肺炭疽　B. 肠炭疽
   C. 皮肤炭疽　D. 炭疽性脑膜炎
   E. 败血症

二、名词解释

1. 波浪热
2. 黑死病

三、简答题

简述布鲁氏菌对人和动物的致病特点。

（曾凡胜）

第21章 其他常见病原菌

学习目标

1. 素质目标　培养热爱医学和严谨求实的工作态度。
2. 知识目标　掌握白喉棒状杆菌、流感嗜血杆菌的致病性及防治原则。
3. 能力目标　通过其他常见病原菌所致疾病的学习，在日常生活中养成良好的卫生习惯。建立所学知识与临床之间的关系，会用现有的知识去分析临床上的相关疾病。

第1节　白喉棒状杆菌

白喉棒状杆菌（*C.diphtheriae*）属于棒状杆菌属，是人类白喉的病原菌。白喉是一种急性呼吸道传染病，因患者咽喉部常出现灰白色的假膜而得名。白喉棒状杆菌能产生强烈的外毒素，进入血流后引起全身中毒症状。

一、生物学特性

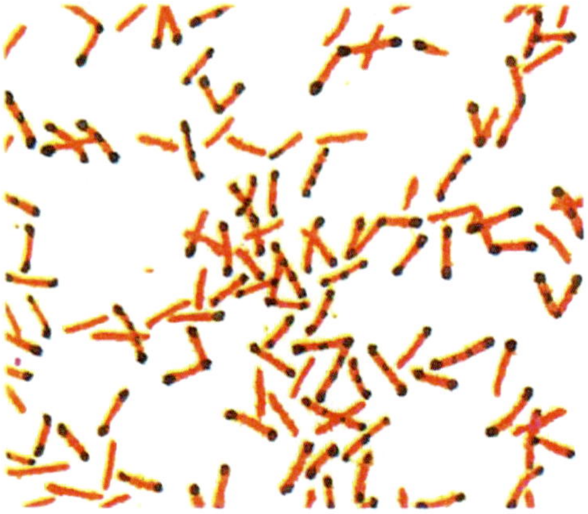

图21-1　白喉棒状杆菌
奈瑟染色，1000×

白喉棒状杆菌为革兰氏染色阳性，菌体一端或两端稍膨大似棒状，排列不规则。无芽孢、无荚膜、无鞭毛。亚甲蓝或阿氏（Albert）、奈瑟（Neisser）染色后，可见菌体两端着色较深的异染颗粒，是本菌的特征之一（图21-1）。

本菌对湿热、常用消毒剂抵抗力较弱，但对干燥、寒冷、日光的抵抗力较强，对青霉素及广谱抗生素敏感。主要致病物质是白喉外毒素。白喉棒状杆菌无编码此毒素基因，是由携带β-棒状杆菌噬菌体的外毒素基因编码产生。白喉外毒素是一种毒素很强的蛋白质，属于细胞毒素，进入机体易感细胞内，特别是心肌和神经细胞，灭活肽链合成中必需的延长因子2（EF-2），使细胞蛋白质合成受阻，从而破坏细胞的正常生理功能，引起细胞死亡，产生病变。

二、致病性与免疫性

白喉棒状杆菌引起人类白喉。传染源是白喉患者和带菌者，经飞沫传播。白喉棒状杆菌侵入易感者鼻咽黏膜表面生长繁殖，产生毒素，引起局部炎症和全身中毒症状。细菌及其产生的毒素可使感染局部的黏膜上皮细胞产生炎性、渗出性和坏死性反应，血管渗出液中的纤维蛋白将炎性细胞、黏膜坏死组织和白喉棒状杆菌凝结在一起，形成灰白色的假膜。喉部或气管部位的假膜容易脱落而引起呼吸道阻塞，导致呼吸困难甚至窒息，是白喉患者早期死亡的主要原因。白喉毒素被吸收入血后，迅速与易感组织结合，引起各种临床症状，如心肌炎、软腭麻痹、肾上腺功能障碍、周围神经炎等。在病后的2～3周，约有2/3患者的心肌受损，是白喉患者晚期死亡的主要原因。

三、微生物学检查

患者病变部位假膜边缘取鼻咽拭子直接涂片，用亚甲蓝、革兰氏染色法或者奈瑟染色法染色后镜检。若见典型的白喉棒状杆菌，结合临床症状即可做初步诊断。

四、防治原则

注射白喉类毒素是预防白喉的主要措施。目前我国主要使用百白破三联疫苗（DPT，白喉类毒素、百日咳菌苗、破伤风类毒素的混合制剂）对儿童进行免疫接种，效果良好。

第2节　百日咳鲍特菌

百日咳鲍特菌（*B. pertussis*）为鲍特菌属细菌，是百日咳的病原体。

一、生物学特性

百日咳鲍特菌为革兰氏阴性小球杆菌，无芽孢，无鞭毛，有毒菌株有荚膜、有菌毛。最适生长温度为37℃。pH为6.8～7.0，在含适宜营养的液体培养基中呈均匀浑浊生长，管底有少量黏性沉淀。百日咳鲍特菌抵抗力较弱。56℃ 30min，日光照射1h可死亡。干燥的尘埃中可存活3天。对多黏菌素、红霉素、氨苄西林敏感。对青霉素不敏感。

二、致病性与免疫性

百日咳鲍特菌致病物质有荚膜、菌毛及产生的多种毒素等，此外尚有多种生物活性物质，如不耐热毒素、血凝素等，可引起纤毛上皮细胞炎症和坏死。

本菌经呼吸道感染，主要引起呼吸道感染，5岁以下儿童为易感者，早期患者，尤其是症状轻微的非典型患者是重要的传染源。临床表现主要为痉挛性咳嗽。百日咳的潜伏期为7～10天，临床病程可分为三个时期：①卡他期：临床症状类似普通感冒，传染性强，持续1～2周；②痉挛性咳嗽期：表现为阵发性痉挛性咳嗽，表现出特殊的高音调鸡鸣样吼声，同时有呼吸困难、发绀等症状，可持续2～3周；③恢复期：症状逐渐减轻，完全恢复需要数周。全病程较长，故名百日咳。百日咳鲍特菌不进入血液。

三、微生物学检查

百日咳鲍特菌检查以分离培养为主，培养应在疾病早期进行，晚期不易获得阳性结果。快速诊断用荧光标记的抗百日咳杆菌抗体直接染色检查标本中的百日咳杆菌，阳性者仍需分离培养来确定。

四、防治原则

广泛使用百日咳菌苗预防接种可使发病率和死亡率显著下降。主动免疫在我国常用百白破三联疫苗。治疗可使用红霉素、氨苄西林等。

第3节　流感嗜血杆菌

流感嗜血杆菌（*Haemophilus influenzae*）为嗜血杆菌属，俗称流感杆菌，曾被误认为是流感的原因，可引起原发感染，同时也是其他呼吸道疾病继发感染的常见细菌。

一、生物学特性

流感嗜血杆菌为革兰氏阴性短小杆菌，毒力株有荚膜，无芽孢及鞭毛，多数菌株有菌毛。培养较为困难，营养要求高，需新鲜血液，故称为嗜血杆菌，抵抗力弱，需氧或者兼性厌氧。将流感嗜血杆菌与金黄色葡萄球菌在血琼脂培养基共同培养时，可出现“卫星现象”，即葡萄球菌菌落周围生长的流感嗜血杆菌菌落较大，远处的菌落较小。原因是金黄色葡萄球菌可合成V因子，V因子为流感嗜血杆菌生长所必需的营养元素，可促进流感嗜血杆菌生长，此现象有助于流感嗜血杆菌鉴定。

二、致病性与免疫性

流感嗜血杆菌致病因素为荚膜、菌毛及内毒素。主要经呼吸道传播，可引起原发感染和继发感染。原发性化脓性感染多见于婴幼儿，如化脓性脑膜炎、鼻咽炎、化脓性关节炎等。继发性感染多见于成人，常继发于流感、麻疹、肺结核、百日咳等。

三、微生物学检查

标本有痰液、脑脊液、鼻咽分泌物、血液和脓液等。脑脊液和脓液标本可直接，亦可离心沉淀后涂片镜检，分离培养可将检材接种于巧克力色琼脂培养基上，通过35℃ 24～48 h培养出菌落，观察其形态、卫星现象及生化反应等特征，再做荚膜肿胀试验予以鉴定。

四、防治原则

接种流感嗜血杆菌荚膜多糖疫苗。

第4节　嗜肺军团菌

嗜肺军团菌是一类可引起医源性和社区获得性肺炎的病原菌。

一、生物学特性

嗜肺军团菌属多形态性的短小球杆菌，革兰氏阴性，大小（0.3～1）μm×（2～5）μm；两端钝圆，可因培养基营养条件不同呈现链丝状或者短粗状；无芽孢和荚膜，有菌毛和鞭毛。菌体不易着色，其特征为细胞壁含有大量支链脂肪酸，占脂肪酸总量的68%以上。需氧，2.5%～5% CO_2可促进生长，最适生长环境温度为35℃，最适pH为6.7～7.0。初次分离需培养1周左右才出现针尖大小菌落，以后渐增至直径1～2mm，圆形、凸起、灰白色有光泽。

本菌抵抗力强，在蒸馏水中可存活2～5个月，在自来水及夏、秋季池水中存活一年以上。耐酸，在pH 2.0的盐酸中可存活30min；耐热，在70℃温泉中能够存活。对常用化学消毒剂敏感，如1%甲酚皂数分钟即可杀死细菌，2%甲醛、70%乙醇、0.03%戊二醛及1∶8000季铵盐化合物等对本菌都有杀灭作用。

二、致病性与免疫性

致病物质为多种酶类、毒素和溶血素，可引起军团菌病，也称为军团菌肺炎。暴发流行多见于旅馆、医院及建筑物内，通过气溶胶吸入或者直接接触引起感染。老人与儿童易感，机体抵抗力低下及应用免疫抑制剂是重要的发病因素。军团菌肺炎主要表现为亚急性或急性重症肺炎，未经有效治疗病例死亡率可达15%以上。

三、微生物学检查

嗜肺军团菌微生物学检查具有重要的诊断价值，可将患者支气管灌洗液、胸腔积液、肺活检组织、血液和痰等标本接种于活性炭酵母浸液琼脂培养1周分离细菌。快速诊断采用直接荧光抗体或者基因探针和PCR法直接检查标本中细菌或者细菌核酸。

四、防治原则

目前无特异性疫苗，治疗首选红霉素。

第5节　铜绿假单胞菌

铜绿假单胞菌（*P. aeruginosa*）又称绿脓杆菌，广泛存在于自然界及医院的潮湿环境中，也是存在于人体皮肤表面及肠道中的正常菌群。

一、生物学特性

由于生长时能产生绿色水溶性色素，使脓液呈绿色而得名。革兰氏染色阴性，直形或微弯杆菌（图21-2），一端有1～3根鞭毛，运动活泼，无芽孢，有荚膜和菌毛。

专性需氧，营养要求不高，在普通培养基上生长良好。菌落大小不一、圆形、边缘不整齐、扁平湿润，常互相融合，产生蓝绿色水溶性色素，使培养基呈亮绿色，也可使感染后的脓液呈绿色。血琼脂培养基上有透明溶血环。抵抗力强，56℃经1h才被杀死，对多种消毒剂和抗生素具有耐受性。

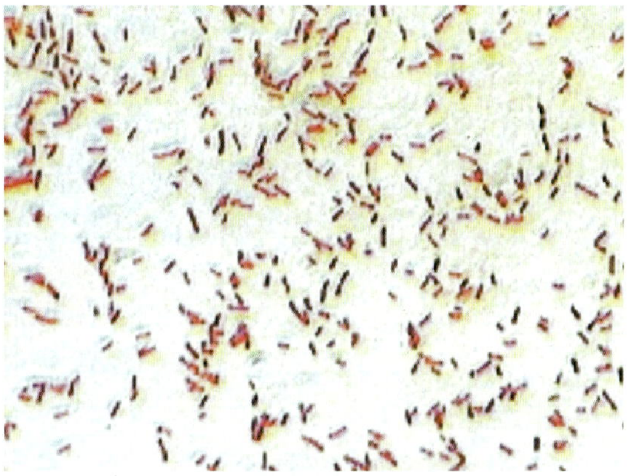

图21-2　铜绿假单胞菌
革兰氏染色，油镜，1000×

二、致病性与免疫性

本菌主要致病物质为内毒素，还有菌毛、荚膜、胞外酶和外毒素等。感染主要为机会性感染，多见于免疫力低下的患者，如长期化疗或者使用免疫抑制剂者；也可见于烧伤、创伤等患者。也可发生在医院接受某些诊疗措施中，如留置导尿、气管切开和插管等，是医源性感染的重要病原体。临床常见的有皮肤和皮下组织感染、呼吸道感染、消化道感染、泌尿系感染、中耳炎、脑膜炎、菌血症、败血症等。

三、微生物学检查

可采集脓液、创面渗出液、痰、尿、血液等标本，或在可疑物品器械上采集。根据形态、染色、菌落特征、色素、生化反应等进行鉴定。

四、防治原则

铜绿假单胞菌分布广泛，主要通过污染医疗器具及带菌医护人员引起医源性感染，因此在医疗工作中必须严格执行无菌操作，防止医院感染。治疗可选用多黏菌素、庆大霉素等。该菌易产生耐药性，治疗前须做药物敏感试验来指导临床用药。

第6节　鲍曼不动杆菌

鲍曼不动杆菌是一种自然界广泛存在的机会致病菌，在正常人体的呼吸道和消化道可检出。

一、生物学特性

鲍曼不动杆菌为革兰氏阴性杆菌，革兰氏染色有时不易脱色，误判为革兰氏阳性杆菌，大小为（0.9～1.6）μm×（1.5～2.5）μm，多为球杆状，常成双排列，可单个存在，有时形成丝状和链状，黏液型菌株有荚膜，没有鞭毛，不运动，没有芽孢，有荚膜。本属细菌专性需氧，最适生长温度为35℃，营养要求不高，在普通培养基、麦康凯培养基上生长良好，对湿热、紫外线、化学消毒剂有较强的抵抗力，耐低温。在干燥的物体表面可以存活25天以上，它是医务人员手上、医疗器械、物体表面最常分离到的革兰氏阴性杆菌之一。

二、致病性与免疫性

当人体免疫力低下或者皮肤损伤时，本菌快速生长繁殖并释放细菌毒素，从而引发炎症，常见的重要类型有呼吸道感染、血液感染、尿路感染、颅内感染、皮肤软组织感染等。

三、微生物学检查

主要的检测方式为显微镜检查、病原分离培养、血清学检查等。

四、防治原则

鲍曼不动杆菌是临床上常见的耐药菌种，呼吸道感染和血液感染死亡率较高。应严格执行手卫生、无菌操作及常用器械消毒等。治疗主要采用对鲍曼不动杆菌有较强作用的药物，如庆大霉素、第三和第四代头孢菌素（主要是头孢他啶、头孢吡肟等）等。

自 测 题

一、单选题

1. 白喉棒状杆菌最重要的致病物质是
   A. 内毒素　B. 外毒素
   C. 芽孢　D. 荚膜
   E. 索状因子
2. 引起烧伤面严重化脓性感染的是
   A. 金黄色葡萄球菌　B. 乙型链球菌
   C. 铜绿假单胞菌　D. 破伤风芽孢梭菌
   E. 产气荚膜梭菌
3. 关于嗜肺军团菌描述不正确的是
   A. 革兰氏阴性
   B. 最适生长环境温度为35℃
   C. 抵抗力弱，在蒸馏水中可存活2h
   D. 对常用化学消毒剂敏感
   E. 治疗首选红霉素
4. 所产毒素与噬菌体有关的细菌是
   A. 大肠埃希菌　B. 白喉棒状杆菌
   C. 嗜肺军团菌　D. 百日咳鲍特菌
   E. 破伤风梭菌
5. 治疗军团菌的首选药物是
   A. 红霉素　B. 青霉素
   C. 罗红霉素　D. 克拉霉素
   E. 卡那霉素
6. 对铜绿假单胞菌生物学性状描述不正确的是
   A. 条件致病菌
   B. 革兰氏阳性杆菌
   C. 菌体的一端有1～3根鞭毛
   D. 专性需氧
   E. 菌体细长
7. 嗜肺军团菌最重要的传播途径是
   A. 与患者接触
   B. 消化道途径
   C. 经呼吸道吸入染菌的飞沫传播
   D. 经烧伤创面感染
   E. 医源性交叉感染
8. 百日咳鲍特菌传播途径是
   A. 垂直传播　B. 经水传播
   C. 接触传播　D. 医源性传播
   E. 飞沫传播

二、简答题

1. 简述流感嗜血杆菌的致病性。
2. 简述白喉棒状杆菌传播途径及所致疾病。

（李　琛）

第22章 其他原核细胞型微生物

学习目标

1. 素质目标　从病毒学家汤飞凡采用鸡胚卵黄囊接种法分离培养出沙眼衣原体的事例中增强职业责任感，热爱医学事业，无私奉献、诚实守信。

2. 知识目标　掌握支原体、衣原体、立克次体、螺旋体的生物学性状。熟悉支原体、衣原体、立克次体、螺旋体的致病性、微生物学检查方法及防治原则。了解支原体、衣原体、立克次体、螺旋体的形态、培养特性。

3. 能力目标　逐步形成严谨、认真的工作态度，将所学理论知识灵活地运用到今后的工作中。具备对其他原核细胞型微生物所致疾病的协同防治能力。

第1节　支　原　体

案例 22-1

患儿，男，6岁。因“间断发热1周、咳嗽3天”入院。患儿于入院1周前受凉后发热，体温最高39℃，口服退热药物后体温可暂时降至正常，病程第2天血常规正常，诊断为“呼吸道感染”并静脉滴注“阿奇霉素”3天，病程中患儿间断发热，后出现咳嗽，为阵发性刺激性咳嗽，少痰，不易咳出，病程1周时拍胸片提示：双肺纹理增粗，右上肺斑片影。复查血常规仍正常。实验室检查：肺炎支原体IgM抗体（+）。

问题： 1. 患儿可能被何种病原菌感染？

2. 应该如何针对此种病原体进行治疗及护理？

支原体（mycoplasma）是一类无细胞壁、高度多形性，可通过滤菌器，并能在无生命培养基中生长繁殖的最小的原核细胞型微生物。因生长时形成分枝状长丝，故称为支原体。

支原体种类繁多，在自然界中分布广泛，人、家畜和禽类及实验动物体内多携带。目前已分离到150余种，其中有寄生性的90余种，人体支原体至少有16种。其中对人致病的主要为肺炎支原体、解脲脲原体等。

一、生物学性状

（一）形态与结构

支原体无细胞壁，呈高度多形性（球形、杆形、丝状、分枝状等多种形态），直径为0.3～0.5μm，长1～10μm，可通过一般滤菌器。革兰氏染色阴性，但不易着色，吉姆萨（Giemsa）染色效果较好，呈淡紫色。

（二）培养特性

支原体为兼性厌氧，主要以二分裂方式繁殖，但繁殖较慢。营养要求高，一般以牛心浸液作基础，再添加适宜浓度的动物血清和新鲜酵母浸液，对pH要求也较严格，一般为pH 7.8～8.0，但解脲脲原体最适pH为5.5～6.5。孵育2～3天出现典型的“油煎蛋”样菌落（图22-1）。

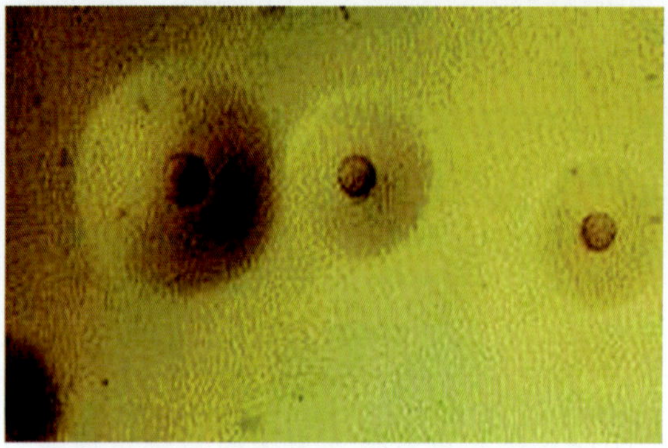

图22-1 支原体典型的“油煎蛋”样菌落
光学显微镜，100×

（三）抗原构造

支原体细胞膜上的抗原结构主要由蛋白质、糖脂组成；各种支原体都有其特有的抗原结构，较少交叉，具有型的特异性，在鉴定时有重要意义。

（四）抵抗力

支原体无细胞壁，因此对理化因素的抵抗力比细菌低，对干扰细胞壁合成的抗生素，如青霉素、头孢菌素等不敏感，但对干扰蛋白质合成的抗生素，如多西环素、红霉素、喹诺酮类等敏感，对一般的消毒剂及热也较敏感。

考点：支原体的生物学特性

二、致病性与免疫性

（一）致病物质

支原体的致病物质有黏附素、荚膜或微荚膜、毒性代谢产物、脂蛋白等。

（二）致病机制

支原体虽广泛存在于人、家畜和禽类及实验动物体内，但绝大多数无致病性。病原性支原体侵入机体后，通过其顶端结构黏附于宿主细胞膜的表面受体上，吸收胞膜上的胆固醇和脂质作为营养；产生有毒的代谢产物，如神经毒素、O_2^-、H_2O_2，导致宿主细胞受损。解脲脲原体具有黏附男性精子的作用，影响精子的运动，引起男性不育；分解尿素产生氨，既具有细胞毒作用，又能促进结石形成。穿透支原体可侵入$CD4^+$T细胞引起免疫损伤。

（三）免疫性

人感染支原体后，可以产生特异的细胞免疫和体液免疫。抗膜蛋白抗体包括IgM、IgG和sIgA。细胞免疫主要是特异性$CD4^+$Th1细胞分泌细胞因子活化巨噬细胞而清除支原体感染。免疫细胞在清除支原体的同时，释放大量炎症细胞因子，也能引起自身组织损伤。

（四）主要病原性支原体

1. 肺炎支原体 主要引起人类原发性非典型肺炎，约占非细菌性肺炎的50%。它主要通过飞沫经呼吸道传播，四季均可发病，多发生于夏末秋初。以5～15岁青少年多见，慢性气管炎患者常合并肺炎支原体的感染。临床症状一般较轻，可出现咳嗽、发热、头痛等症状，X线检查肺部有明显浸润灶，与病毒性肺炎相似，而病理变化以间质性肺炎为主，故称原发性非典型肺炎。个别患者伴有呼吸道外的并发症，如心血管、神经症状和皮疹等。有的患者感染后可出现由IgE介导的Ⅰ型超敏反应，促使哮喘急性发作。肺炎支原体感染后呼吸道黏膜产生的sIgA，对再感染有一定的防御作用，但免疫力不强，仍可反复感染。

考点：肺炎支原体的致病性

2. 解脲脲原体 生长需要尿素，能分解尿素产生氨。主要经性接触或分娩时经产道感染，是引起泌尿生殖道感染的重要病原体之一。引起人类非淋菌性尿道炎（NGU）及前列腺炎、附睾炎、阴道炎、盆腔炎等；还可通过胎盘感染胎儿，引起早产、流产和新生儿呼吸道感染。解脲脲原体可吸附于精子表面，阻碍精子与卵子的结合，它与精子有共同抗原成分，可造成精子的免疫损伤，常有不育症发生。

考点：解脲脲原体的致病性

3. 其他支原体 人型支原体、生殖支原体是引起人类泌尿生殖道感染的病原体，通过性接触传播，引起尿道炎、前列腺炎等泌尿生殖道感染；亦可经胎盘传播引起早产、自然流产、先天畸形、死胎和不孕症等，经产道感染可致新生儿肺炎或脑膜炎；穿透支原体可通过其顶端结构黏附于人的红细胞、单核细胞、$CD4^{+}$T 细胞、尿道上皮细胞，穿入细胞内繁殖，导致宿主细胞受损或死亡。穿透支原体感染可能是艾滋病的一个辅助致病因素。

三、微生物学检查

（一）分离培养

疑为肺炎支原体感染者，取痰或咽拭子接种在含有血清酵母浸膏的培养基中，用青霉素、乙酸铊抑制杂菌生长。初分离生长慢，需较长时间才观察得到。但多次传代后生长加快，呈典型的“油煎蛋”样菌落。

疑为解脲脲原体感染者，取泌尿生殖道标本接种于液体培养基，培养16～18 h，观察酚红指示剂颜色改变与否，再进行进一步的培养和鉴定。

（二）血清学诊断

1. 冷凝集试验 用患者血清与O型血人体红细胞（RBC）或自身RBC混合，4℃隔夜可发生凝集，37℃时凝集消散，但仅50%左右患者出现阳性。此反应为非特异性，呼吸道合胞病毒、腮腺炎病毒、流感病毒等感染时也可出现冷凝集现象。

2. ELISA 采用特异性单克隆抗体ELISA，检测患者痰、鼻洗液、支气管洗液中的肺炎支原体抗原。

四、防治原则

支原体感染的类型不同，其预防措施有所不同。①肺炎支原体引起的上呼吸道感染，一般预防应避免与传染源接触，勤洗手，注意个人卫生，流行季节少去人员密集的超市等场所。目前治疗肺炎支原体的感染常采用大环内酯类药物，如罗红霉素和阿奇霉素等。②溶脲脲原体常引起泌尿生殖系统感染，预防重在注意公共卫生和个人卫生，预防经性传播途径的感染。治疗常采用四环素类、喹诺酮类药物。

第2节 立克次体

案例 22-2

患者，男，25 岁。因“发热 10 余天”入院。患者 10 天前突发高热，39～40℃，伴寒战、头痛、头晕、恶心、纳差、颜面潮红，胸背部皮疹、斑疹，暗红色，压之不褪色、散在分布，3～5mm，逐渐向四肢蔓延。近期有牛羊接触史。

问题： 1. 目前患者可能感染的病原体是哪一种？

2. 应该如何对此种病原微生物感染进行治疗和预防？

立克次体（rickettsia）是一类严格的活细胞内寄生的原核细胞型微生物，为纪念首先发现并在研究斑疹伤寒时不幸牺牲的美国青年医生立克次而命名。立克次体是引起斑疹伤寒、恙虫病、Q热等传染病的病原体。

大多数立克次体的结构与革兰氏阴性菌类似，有细胞壁和细胞膜。细胞壁中含有脂多糖和肽聚糖，以二分裂方式繁殖，有DNA和RNA，酶系统不完善，缺乏细胞器。

立克次体的共同特点：①大多为人兽共患病原体。②与节肢动物关系密切，或为寄生机体，或为储存机体，或同时为传播媒介。③大小介于细菌和病毒之间，革兰氏染色阴性。④有细胞壁，但形态多变，主要为球杆状。⑤专性细胞内寄生，以二分裂方式繁殖。⑥对多种抗生素敏感。

一、生物学特性

（一）形态与染色

立克次体有细胞壁，大小为（0.3～0.6）μm×（0.8～2.0）μm，形态多样，以球杆状或杆状为主，革兰氏染色阴性，但不易着色。常用吉姆萨染色，将立克次体染成紫蓝色。立克次体在感染细胞内排列不规则，可单个、成双或聚集成致密的团块。

（二）培养特性

专性细胞内寄生。大多数立克次体只能在活细胞内生长。常用的接种方法有动物接种、鸡胚卵黄囊接种及细胞培养。最适宜生长温度为32～35℃。

（三）抗原构造

立克次体有群特异性和型特异性两种抗原，用于分群、分型。斑疹伤寒立克次体和恙虫病东方体，与变形杆菌X19、X21、Xk菌株具有共同的多糖抗原，因此，可用这些变形杆菌菌株的O抗原（OX19、OX21、OXK）代替立克次体抗原，检测人或动物血清中的相应抗体，这种非特异性凝集反应称为外斐反应（Weil-Felix reaction），可用于立克次体病的辅助诊断。

（四）抵抗力

大多数立克次体对化学消毒剂较敏感，对低温、干燥的抵抗力较强，如在干燥虱粪中，立克次体的传染性能保持半年以上。立克次体对氯霉素、四环素等敏感。磺胺类药物不仅无杀伤和抑制作用，反而能促进立克次体的生长繁殖。

考点：外斐反应的概念

二、致病性与免疫性

（一）致病物质

立克次体的主要致病物质为脂多糖和磷脂酶A。脂多糖可导致发热、微循环障碍和中毒性休克等。磷脂酶A能溶解红细胞膜或细胞内吞噬溶酶体膜，以利于立克次体穿入机体细胞并生长繁殖。此外，立克次体表面黏液层结构具有黏附宿主细胞和抗吞噬作用，可增强其对易感细胞的侵袭力。

（二）致病机制

多数立克次体自皮肤、消化道、呼吸道等侵入机体后，与局部小血管内皮细胞膜上的特异性受体结合，在局部淋巴组织或小血管内皮细胞中大量生长繁殖，释放立克次体入血，产生第一次菌血症。其磷脂酶A溶解吞噬溶酶体膜，立克次体进入胞质大量繁殖后，可导致细胞破裂。随后在全身脏器小血管的内皮细胞大量增殖，再次入血，引起第二次菌血症。同时，其产生的毒性物质随血流波及全身，引起毒血症并导致一系列病变及临床症状的出现。

考点：立克次体的致病性

（三）免疫性

立克次体的抗感染免疫包括细胞免疫和体液免疫，以细胞免疫为主。病愈后，可获得较牢固持久的免疫力。

（四）主要病原性立克次体

1. 普氏立克次体 是流行性斑疹伤寒的病原体。流行性斑疹伤寒流行于冬春季，患者是唯一传染源，人虱是主要的传播媒介，故所致疾病又称虱型斑疹伤寒。人虱叮咬患者后，立克次体在虱肠管上皮细胞内繁殖，并排出于皮肤上，可由皮肤伤口进入人体。此外，立克次体也可通过飞沫入侵呼吸道或眼结膜导致感染。人感染后经两周左右的潜伏期，骤然发病，主要症状有高热、头痛、皮疹等症状，可伴有神经系统、心血管及其他实质性脏器的损害；病后获得牢固持久的免疫力。

2. 斑疹伤寒立克次体 又名莫氏立克次体，是地方性斑疹伤寒的病原体。鼠是主要储存宿主。鼠蚤和鼠虱作为传播媒介，在鼠群之间进行传播，又称鼠型斑疹伤寒。可经破损皮肤或随尘埃经口、鼻、眼结膜等进入人体而致病，亦可通过叮咬而感染。若人群中有人虱寄生时，也可通过人虱在人群间传播。该病的症状与体征较流行性斑疹伤寒轻，病程较短，有头痛、发热、皮疹等，病变很少累及中枢神经系统、心脏和肾等。

3. 恙虫病立克次体 是恙虫病的病原体，因该病主要流行于东南亚、西南太平洋岛屿，故又称为东方立克次体病。

恙虫病的主要传染源为野鼠和家鼠。恙螨既是传播媒介，又是储存宿主和寄生宿主。恙虫病立克次体寄生于恙螨体内，可经卵传代。恙螨幼虫叮咬人，经过较长的潜伏期后，突然发病，出现高热、头痛等。叮咬处出现红色丘疹，形成水疱后破裂；破裂处形成溃疡，溃疡上覆有黑色焦痂，此为恙虫病的典型特征之一。立克次体在局部繁殖后经淋巴系统入血，释放毒素，引起全身中毒症状和各内脏器官的炎症和变性，但症状和体征较轻，表现为发热、皮疹、全身淋巴结肿大，同时也可有肺、肝、脾、脑部等损害。

4. 贝纳柯克斯体 引起Q热。我国多见于西南地区及吉林、新疆等地。牛、绵羊等家畜是主要传染源和储存宿主，贝纳柯克斯体在动物间的传播，以蜱为主要传播媒介，亦可经卵传代。感染动物的尿、粪污染环境后，人类经接触或经呼吸道、消化道等途径均可导致感染。

三、微生物学检查

立克次体有高度感染性，因此必须在生物安全实验室进行，并严格遵守实验室操作规程，避免实验室感染事故的发生。

（一）标本采集

一般在发病急性期、尚未用抗生素之前采集血液标本，以提高阳性分离率。血清试验需采集急性期与恢复期双份血清，以观察抗体效价是否增长。

（二）分离培养

由于标本中立克次体含量较低，直接镜检意义不大。目前立克次体属的分离培养主要采用细胞培养方法，经细胞培养法分离的立克次体常以分子生物学方法进行鉴定，如属特异性基因的PCR扩增。

（三）血清学检测

血清学诊断立克次体感染的“金标准”是用特异性外膜蛋白抗原或者脂多糖抗原，通过间接免疫荧光法检测特异性抗体。其他方法包括ELISA、乳胶凝集试验、外斐反应等。外斐反应是既往最为广泛使用的诊断立克次体病的方法，但敏感性低、假阳性率高，目前已不推荐使用。

（四）分子生物学检测

可应用PCR或荧光定量PCR法直接检测外周血、节肢动物等样本中外膜蛋白基因、脂蛋白基因或者16S rRNA。

四、防治原则

立克次体病的预防，重点应控制和消灭储存宿主及媒介节肢动物，如灭虱、灭蚤、灭鼠、灭螨及消除家畜的感染。注意个人卫生则是防护和预防立克次体病的有效措施。特异性预防主要用灭活疫苗或减毒活疫苗接种。治疗可选用氯霉素、四环素、多西环素等抗生素。禁用磺胺类药物治疗。

第3节 衣 原 体

衣原体（chlamydia）是一类能通过细菌滤器、严格真核细胞内寄生、有独特发育周期的原核细胞型微生物。

衣原体的共同特征：①大小250～500nm，有细胞壁，但无肽聚糖；革兰氏染色阴性，呈圆形或椭圆形。②具有独特的发育周期，在活细胞内以二分裂方式繁殖。③有核糖体和独立的酶系统，能进行多种代谢，严格细胞内寄生。④有DNA和RNA两种核酸。⑤对多种抗生素敏感。

衣原体广泛寄生于人、哺乳动物及禽类，仅有少数致病。能引起人类疾病的有沙眼衣原体、肺炎衣原体及鹦鹉热衣原体3种。由衣原体感染的性传播疾病增加很快，生殖道感染的发病率已超过淋病奈瑟球菌的感染，成为最常见的性传播疾病。

一、生物学性状

（一）形态染色与发育周期

在普通光镜下观察衣原体，可见两种大小、形态各不同的颗粒。

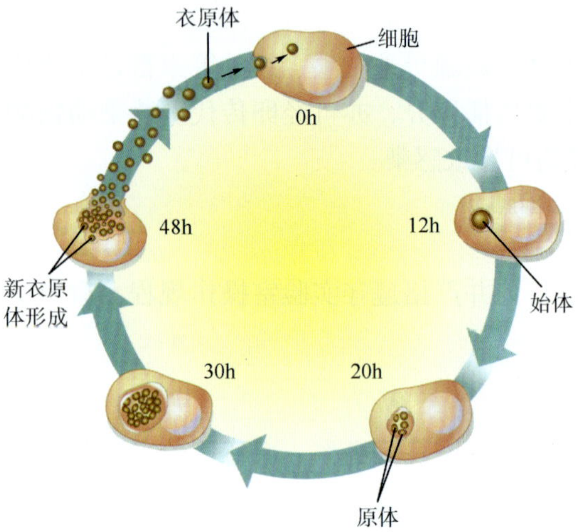

图22-2 衣原体发育周期示意图

1. 原体（elementary body，EB） 小而致密，是发育成熟的衣原体，为细胞外形式，具有感染性，吉姆萨染色呈紫色，麦氏染色呈红色。

2. 始体（reticulate body，RB） 始体又称为网状体，是细胞内形式，无感染性，属繁殖型，麦氏染色呈蓝色。

衣原体在宿主细胞内生长繁殖时具有独特的发育周期。原体能吸附于易感细胞表面，经由宿主细胞的吞饮进入胞内，由宿主细胞膜包围形成空泡。在空泡内，原体逐渐发育、增大，变成网状体。网状体以二分裂方式繁殖，在空泡内形成了子代原体，并聚集成各种形态的包涵体（inclusion body）。子代原体成熟后即从破坏的感染细胞中释出，再感染新的易感细胞，开始新的发育周期。整个发育周期需48～72h（图22-2）。

考点：衣原体的发育周期

（二）培养特性

专性细胞内寄生，不能在无生命的人工培养基上生长。绝大多数能在6～8天龄的鸡胚卵黄囊接种培养。1955年，我国学者汤飞凡，采用鸡胚卵黄囊接种法，在世界上首次分离培养出沙眼衣原体，开创了沙眼衣原体的实验研究工作。此外，各种衣原体均可在原代或传代细胞株中生长。

（三）抵抗力

衣原体耐冷不耐热，56～60℃仅活5～10min，-70℃可保存多年。对70%乙醇、0.5%苯酚等消毒剂敏感，对红霉素、四环素、氯霉素、螺旋霉素、利福平等抗生素均较为敏感。

二、致病性与免疫性

（一）致病物质

不同衣原体可有差别，包括内毒素样物质、主要外膜蛋白等，其中内毒素样物质是最主要的致病物质。

（二）致病机制

衣原体侵入机体后，其表面脂多糖和蛋白能吸附于易感细胞，促进易感细胞对衣原体的内吞作用。衣原体还能产生类似内毒素样的毒性物质，抑制宿主细胞代谢，直接破坏宿主细胞。衣原体的主要外膜蛋白能阻止吞噬体与溶酶体的融合，从而有利于衣原体在吞噬体内繁殖并破坏机体细胞。受染机体产生迟发型超敏反应，造成组织细胞的免疫病理损伤。

考点：衣原体的致病性

（三）免疫性

机体感染后产生的特异性免疫力较弱，持续时间短，易造成反复感染和持续感染。同时，免疫应答还可造成免疫病理损伤。

（四）主要病原性衣原体

1. 沙眼衣原体　呈圆形或椭圆形，不同发育时期沙眼衣原体的大小和染色反应不同。根据某些生物学特性及所致疾病不同分为沙眼生物型、生殖生物型和性病淋巴肉芽肿生物型。

（1）沙眼　对人致病的沙眼衣原体生物变种主要有A、B、Ba、C血清型，主要通过眼-眼及眼-手-眼途径传播。沙眼衣原体感染结膜上皮细胞，并在其中繁殖，主要表现为滤泡（图22-3）、结膜充血、血管翳和瘢痕形成。虽发病缓慢，但影响视力，严重者甚至导致失明。据统计，沙眼是世界致盲病因之首。

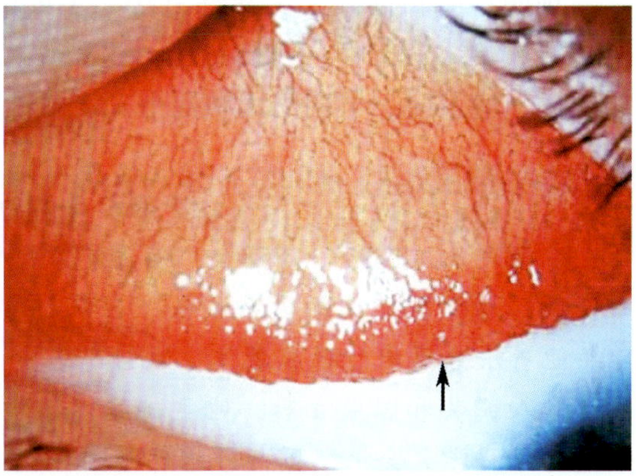

图22-3　沙眼（结膜充血及滤泡增生）

（2）包涵体结膜炎　由沙眼衣原体生物变种的D～K血清型引起。该病有婴儿型和成人型两种，前者是婴儿经产道时受染，引起化脓性结膜炎（也称包涵体性脓漏眼），不侵犯角膜。成人感染可因性接触、手-眼、污染游泳池水而感染，称滤泡性结膜炎。

（3）泌尿生殖道感染　主要由沙眼衣原体生物变种的D～K血清型引起。经性接触引起的非淋菌性尿道炎。在男性表现为非淋菌性尿道炎，可合并附睾炎、前列腺炎、直肠炎等。女性可引起尿道炎、宫颈炎、盆腔炎、输卵管炎等。

（4）性病淋巴肉芽肿（lymphogranuloma venereum，LGV）　由沙眼衣原体的性病淋巴肉芽肿生物变种引起，人是其自然宿主。主要通过性接触传播。在男性，主要侵犯腹股沟淋巴结，可导致化脓性淋巴结炎和慢性淋巴肉芽肿，常形成瘘管。在女性，多侵犯会阴、肛门、直肠，形成肠-皮肤瘘管及会阴-肛门-直肠狭窄与梗阻。

2. 肺炎衣原体　经飞沫或呼吸道分泌物传播，主要引起青少年急性呼吸道感染，如咽炎、鼻窦炎、支气管炎和肺炎等。也可引起肺外的疾病，如心包炎、心肌炎、心内膜炎、红斑结节、甲状腺炎等。抗肺炎衣原体感染以细胞免疫为主，病后可获得相对牢固的免疫力。

3. 鹦鹉热衣原体　可引起肺炎，也称鹦鹉热，野生鸟类及家禽自然感染，多为隐性持续性感染，甚至终生携带。人通过接触鸟粪或呼吸道分泌物而被感染，一般不在人与人之间传播。

三、微生物学检查

（一）直接涂片镜检

根据不同的疾病采集患者的痰液，眼、尿道和宫颈等病灶的刮取物作涂片，用吉姆萨染色直接镜检或免疫荧光检查，观察上皮细胞胞质内有无包涵体存在。

（二）分离培养

将待检标本用链霉素处理后，注射入小鼠腹腔、鸡胚卵黄囊，或采用细胞培养等方法分离衣原体，再用特异性免疫荧光单克隆抗体鉴定衣原体。

（三）血清学诊断

常用微量免疫荧光试验、ELISA检测临床标本中衣原体抗原，该方法敏感、简便快速，但有时可出现假阳性。

（四）PCR技术

采用DNA探针和PCR技术检查衣原体核酸，敏感性和特异性均高。

四、防治原则

预防沙眼目前尚无特异性方法。主要以加强个人卫生，改善卫生状况，不使用公共毛巾及脸盆、避免接触传染源等作为预防措施。生殖道衣原体感染的预防，与其他性传播疾病的预防相同。治疗衣原体病，应及时、早期使用利福平、诺氟沙星及红霉素类抗生素等药物。

医者仁心

沙眼衣原体的发现者——病毒学家汤飞凡

汤飞凡（1897—1958），病毒学家，中国科学院院士。自1929年起在中央大学医学院（上海）任教，后任医学院细菌系主任。在病毒学发展的早期，他用物理方法研究阐明病毒的本质。1955年他首次分离出沙眼衣原体。他创建了中国最早的抗生素生产研究机构和第一个实验动物饲养场。中华人民共和国成立后，他主持组建了中国最早的生物制品质量管理机构。1981年在巴黎召开的国际眼科学大会上，国际沙眼防治组织为表彰他的卓越贡献，追授他金质沙眼奖章。

第4节　螺　旋　体

螺旋体（spirochete）是一类细长、柔软、弯曲呈螺旋状、运动活泼的原核细胞型微生物。其基本结构与细菌类似，有细胞壁、核质，亦以二分裂方式繁殖，且对抗生素敏感。螺旋体种类很多，广泛分布于自然界和动物体内。对人和动物致病的主要有以下3种。

1. 钩端螺旋体（*Leptospira*）　螺旋细密规则，一端或两端弯曲呈钩状；对人致病的主要是钩端螺旋体。

2. 疏螺旋体（*Borrelia*）　螺旋稀疏，有3～10个不规则波状螺旋；对人致病的主要是伯氏疏螺旋体。

3. 密螺旋体（*Treponema*）　菌体硬直，两端尖细，有8～14个规则细密的螺旋，对人致病的有梅毒螺旋体。

一、钩端螺旋体

钩端螺旋体简称钩体，种类很多，分致病性与非致病性两大类。致病性钩体能引起人和动物的钩体病，该病呈世界性分布，为自然疫源性疾病。该病在我国绝大多数地区有不同程度的流行，尤以南方各省最严重，严重危害人民健康，为重点防治的一种传染病。

（一）生物学性状

1. 形态与染色　钩端螺旋体长6～20μm，宽0.10～0.21μm，可通过滤菌器。在电镜下观察呈圆柱形，菌体纤细，有细密、规则的螺旋，长短不一；菌体的一端或两端弯曲成钩状，使菌体呈“C”“S”或“8”形。常用镀银染色法，被染成棕褐色。

2. 培养特性　营养要求高，常用柯氏（Korthof）培养基（蛋白胨、磷酸盐缓冲液、10%血清）进行培养。需氧或微需氧，其适宜生长温度为28～30℃，最适pH 7.2～7.6，但生长缓慢，在固体培养基中28℃培养1～2周后可见不规则、直径＜2mm的扁平、细小菌落。

3. 抵抗力　钩端螺旋体对理化因素抵抗力较其他致病性螺旋体强。在中性水和中性湿土中可存活数周甚至数月。对热、干燥、日光、酸抵抗力弱，常用的消毒剂如0.5%甲酚皂（来苏水）、1%漂白粉、70%乙醇溶液等均能将其杀死。对青霉素敏感。

（二）致病性与免疫性

1. 致病物质　有溶血素、细胞毒因子、内毒素样物质等。

2. 所致疾病　钩体病为人兽共患病。在野生动物和家畜中广泛流行，以鼠类和猪为主要传染源和储存宿主，带菌率高、排菌期长。动物感染后，大多呈慢性或无症状的"带菌状态"。钩端螺旋体主要在动物的肾小管内生长繁殖，并随尿液不断排出，污染水源和土壤及其周围环境。人与污染的水或土壤接触，钩端螺旋体可通过皮肤或黏膜入侵机体并致感染。临床特点为起病急骤，早期有高热，全身酸痛、软弱无力、结膜充血、腓肠肌压痛、表浅淋巴结肿大等症状；中期可伴有肺出血，肺弥漫性出血、心肌炎、溶血性贫血、黄疸，有全身出血倾向、肾炎、脑膜炎，可导致呼吸衰竭、心力衰竭等靶器官损害表现；恢复期，少数病例可出现视网膜炎、脑膜炎等与超敏反应有关的并发症。孕妇感染钩端螺旋体后，可经胎盘感染胎儿导致流产。此外，钩端螺旋体也可通过吸血昆虫传播。

3. 免疫性　隐性感染或病后，可获得对同型菌株的持久免疫力，以体液免疫为主。但抗体对肾脏内钩体的作用较小，患者尿中排菌仍可长达数月甚至数年。

考点：钩端螺旋体的致病性

（三）微生物学监测

1. 螺旋体检查

（1）采集标本　发病10天内取血，第一周后取尿液；有脑膜刺激征者，取脑脊液检查。

（2）直接镜检　作适当处理，可直接暗视野检查，本法简便快速，但阳性率偏低；用Fontana镀银法染色镜检，为棕褐色；也可用直接免疫荧光法或免疫酶染色法检查。

（3）分离培养与鉴定　接种于柯氏培养基中，于28～30℃培养2～4周，或用复方明胶培养基，培养5～7天，培养基呈轻度浑浊，用暗视野显微镜检查有无钩端螺旋体存在。

（4）分子生物学方法　用PCR技术或DNA探针检测标本中钩端螺旋体DNA片段，较培养法快速、敏感。

2. 血清学诊断　一般在疾病初期或起病2～4周各采血一次进行检查，采用显微镜凝集试验、ELISA、间接凝集试验等方法。

（四）防治原则

消灭传染源是钩体病的主要预防措施，切断传播途径和增强机体抗钩体免疫力亦很关键。做好防鼠、灭鼠，加强带菌家畜的管理。保护好水源，避免或减少与污染的水和土壤接触。对易感人群进行多价死疫苗接种，疫苗必须是当地流行的血清型，以提高免疫效果。近年国内试用钩体外膜亚单位疫苗，效果较好。

治疗钩体病首选青霉素，对过敏者可改用庆大霉素或多西环素。钩端螺旋体所致脑膜炎可首选甲硝唑，该药易通过血-脑屏障，能破坏钩端螺旋体的DNA结构。

链 接　夏季防钩体病

夏季不少乡村地区有钩体病的流行，南方为稻田型，北方为洪水型。早期类似感冒症状，如寒战、酸痛、全身乏力三症和眼红、腓肠肌疼痛、淋巴结肿大三征。该病发展快，只要有接触疫水者又有感冒样症状时，应进行早诊断、早治疗，以防发展为肺大出血型。钩体病预防应以灭鼠、猪圈养来控制和消灭传染源；疫区下田农民每年应打钩体病疫苗，一般注射1个月后即有免疫效果。

二、梅毒螺旋体

梅毒螺旋体（*Microspironema pallidum*），又称苍白密螺旋体，是人类梅毒的病原体。

（一）生物学性状

1. 形态与染色 梅毒螺旋体长6～15μm，宽0.1～0.2μm，菌体纤细，有8～14个规则而致密的螺旋，两端尖直，菌体内有轴丝，运动活泼。普通染色不易着色，故常采用Fontana镀银染色法染成棕褐色。若新鲜标本则不需染色，直接在暗视野显微镜下观察其形态和运动方式。

2. 培养特性 梅毒螺旋体人工培养至今尚未成功。近年来研究证明，有些菌株能在家兔睾丸和眼前房内缓慢生长，多用来保种。

3. 抵抗力 梅毒螺旋体的抵抗力极差。对干燥、冷、热均特别敏感。离开人体后，在干燥环境下1～2h后死亡，血液4℃放置3天可死亡，故血库冷藏3天以上的血液无传染梅毒的危险。对一般化学消毒剂敏感。对青霉素、四环素、红霉素或砷剂敏感，近年来已有青霉素耐药株出现。

（二）致病性与免疫性

1. 致病物质 梅毒螺旋体的侵袭力很强，其致病因素可能与其荚膜样物质和透明质酸酶有关。

2. 所致疾病 即梅毒，为一种性传播疾病，在自然情况下，梅毒螺旋体只感染人类，故患者是梅毒的唯一传染源。因传播方式和感染机体的反应性不同，梅毒可分为获得性（后天性）梅毒和先天性梅毒两种，前者通过性接触传染，后者通过胎盘传给胎儿。

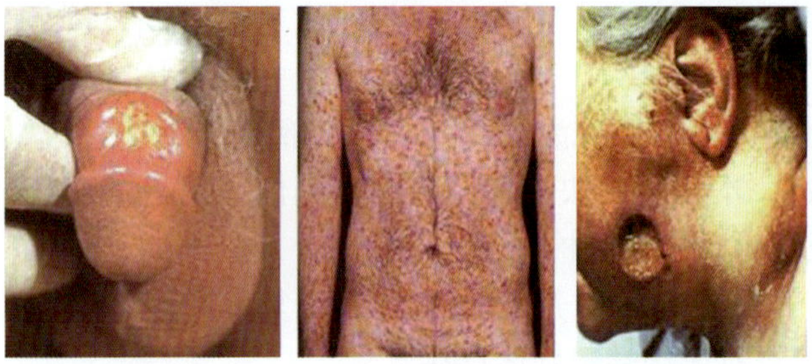
一期梅毒　　二期梅毒　　三期梅毒

图22-4 获得性梅毒

（1）获得性梅毒 分为3期（图22-4），有反复、潜伏和再发等特点。

1）一期梅毒：感染后3周左右，局部出现无痛性硬下疳，起初为小的红斑或丘疹，随后转为硬结，很快糜烂和形成溃疡。硬下疳常不治而愈。但进入血液中的梅毒螺旋体则潜伏体内，经2～3个月后进入第二期。一期梅毒的早期诊断对防治梅毒具有重要意义，如能早期诊断，及时治疗，可达到彻底治愈。溃疡渗出液和分泌液中含有大量梅毒螺旋体，传染性最强。

2）二期梅毒：全身皮肤黏膜出现梅毒疹，口腔、生殖道黏膜白斑，全身淋巴结肿大，也可累及骨、关节、眼和神经系统。在梅毒疹及淋巴结中含有大量梅毒螺旋体，如不治疗，一般在1～3个月后症状可消退，但梅毒螺旋体仍潜伏体内，常发生复发性二期梅毒。传染性强，但破坏性小。

3）三期梅毒：又称晚期梅毒。一般发生在感染后2年，亦可长达10～15年后。病变可累及全身的组织器官。不仅皮肤黏膜出现溃疡性坏死病灶，病愈后可形成瘢痕；并且侵犯内脏器官或组织，出现慢性肉芽肿。严重时还可引起心血管系统及中枢神经系统病变，导致动脉瘤、脊髓瘤或全身麻痹等。此期病灶中不易找到梅毒螺旋体，故传染性小，但病程长，破坏性大，可危及生命。

（2）先天性梅毒 又称胎传梅毒，是孕妇感染后经胎盘传给胎儿，引起胎儿的全身性感染，可导致流产、早产或死胎；出生的梅毒儿逐步可表现为锯齿形牙、间质性角膜炎、马鞍形鼻、先天性耳聋等特殊症状。

考点：梅毒螺旋体的致病性

3. 免疫性 一般认为梅毒的免疫是传染性免疫，有梅毒螺旋体感染才有免疫力。以细胞免疫为主，体液免疫只有一定的辅助防御作用。

（三）微生物学检查

1. 病原学检查 检查梅毒螺旋体，取一期梅毒硬下疳渗出液、二期梅毒疹渗出液或局部淋巴结抽出液。直接在暗视野显微镜下检查，如查见有运动活泼的密螺旋体有助于诊断。或组织切片镀银染色后镜检。

2. 血清学试验

（1）非特异性试验 用正常牛心肌的心脂质为抗原，检测患者血清中的反应素。国内常用方法有不加热血清反应（USR）和快速血浆反应素试验（RPR）。这些方法均用于梅毒的初步筛查。

（2）特异性试验 用梅毒螺旋体抗原检测患者血清中相应抗体，其特异性高。目前应用的方法有荧光密螺旋体抗体吸收试验（FTA-ABS）、梅毒螺旋体明胶凝集试验等。

3. 其他检测方法 用PCR技术可快速检测梅毒螺旋体的基因片段。

考点：梅毒螺旋体的辅助检查

（四）防治原则

梅毒是一种性传播疾病，其预防的根本措施是加强性卫生宣传教育和严格社会管理。对患者要尽早确诊，彻底治疗，以减少传染源。治疗首选青霉素，但剂量和疗程要足够，同时定期检查患者血清中抗体动态变化。

三、其他螺旋体

（一）伯氏疏螺旋体

伯氏疏螺旋体（*B. burgdorferi*）是莱姆病的病原体。莱姆病是一种人兽共患病，主要引起慢性游走性红斑，心、神经、关节等系统受累。该病于1977年在美国康涅狄格州的莱姆镇被首次发现，故而得名莱姆病。1982年从病原学上证实，伯氏疏螺旋体主要经蜱叮咬动物或人而传播。目前我国的山林地区中有莱姆病感染者，少数地区为莱姆病的自然疫源地。

（二）回归热螺旋体

回归热是以周期性反复发作为特征的急性传染病。以节肢动物为媒介，经污染的手接触眼、鼻黏膜也可发生感染。回归热螺旋体有两类：一类是回归热疏螺旋体（*B. recurrentis*），以虱为传播媒介，为虱传播型回归热，亦称流行性回归热的病原体；另一类是杜通疏螺旋体（*B. duttoni*），以蜱为传播媒介，为蜱传播型回归热，亦称地方性回归热的病原体。我国流行的主要是虱传播型回归热。回归热螺旋体侵入人体后经3～10天潜伏期，患者突然高热、头痛、肝脾大、反复周期性发作，引起回归热。也可经结膜、胎盘或输血而传染。

（三）奋森螺旋体

奋森螺旋体（*B. vincenti*）属于疏螺旋体属。其形态与回归热疏螺旋体相类似，有3～8个不规则的螺旋，革兰氏染色阴性，厌氧。奋森螺旋体是体内正常菌群，多寄生在人的口腔、牙龈及咽部，一般不致病。机体免疫力低下时则大量繁殖，协同口腔内梭状杆菌等，引起奋森咽峡炎、牙龈炎、溃疡性口腔炎、口颊坏疽等。

第5节 放 线 菌

放线菌（actinomyces）是一类丝状呈分枝生长的原核细胞型生物，因其菌落呈放射状而得名。在自然界，广泛分布于土壤中，还可寄居于人和动物的口腔、上呼吸道、胃肠道与泌尿生殖道。放线菌是抗生素的主要产生菌，对人致病的主要是放线菌属和诺卡菌属。

一、放线菌属

放线菌属为革兰氏染色阳性、非抗酸性丝状菌，菌丝末端膨大。培养基中生长缓慢，厌氧或微需氧。多存在于口腔等与外界相通的体腔中，为人体的正常菌群。对人致病的主要是衣氏放线菌。在机体免疫力低下或拔牙黏膜受损时，可引发内源性感染，导致软组织的慢性化脓性炎症，若无继发感染则多呈慢性肉芽肿，常伴有多发性瘘管形成，脓汁中肉眼可见黄色小颗粒称硫磺样颗粒，是放线菌在组织中生长形成。根据感染途径和感染器官的不同，可分为面颈部、胸部、腹部、盆腔和中枢神经系统放线菌病，其中以面颈部最常见，约占60%。

放线菌病患者血清中可检测到多种特异性抗体，但这些抗体无免疫保护作用。机体对放线菌的免疫主要靠细胞免疫。

微生物学检查主要是检查脓液和痰液中有无硫黄样颗粒。先通过肉眼观察，如发现可疑颗粒，可将其制成压片革兰氏染色后镜检，检查是否有呈放射状排列的菊花状菌丝。必要时取标本做厌氧培养进行鉴定。

注意口腔卫生、及时治疗口腔疾病是预防放线菌病的主要方法。发生脓肿、瘘管时，应及时进行外科清创，治疗首选青霉素，亦可用磺胺类、红霉素、林可霉素等治疗。

二、诺卡菌属

诺卡菌属为革兰氏染色阳性、抗酸性丝状菌，菌丝末端不膨大。大多数为专性需氧菌，培养基中生长缓慢。广泛分布于土壤中，可引起外源性感染。对人致病的主要是星形诺卡菌，主要通过呼吸道或创口侵入机体，引起化脓性感染，尤其在免疫力低下时，如艾滋病或肿瘤患者等，感染后可引起肺炎、肺脓肿、类似肺结核、肺真菌病，约1/3患者可通过血行播散引起脑膜炎、脑脓肿。该菌经皮肤创伤侵入皮下组织可引起慢性化脓性肉芽肿和形成瘘管。在病变组织或脓液中，可观察到黄、红、黑色等颗粒。微生物学检查主要是在脓液、痰等标本中查找黄色或黑色颗粒。将标本制成涂片或压片，经革兰氏或抗酸染色后镜检。必要时取标本做需氧培养进行鉴定。诺卡菌属的感染无特异性预防方法，对脓肿和瘘管等可外科清创，去除坏死组织。常选用磺胺类、环丝氨酸等药物治疗。

自 测 题

一、单选题

1. 能够独立生活的最小微生物是
   A. 细菌　B. 支原体
   C. 衣原体　D. 立克次体
   E. 病毒
2. 衣原体与细菌的不同点是
   A. 有细胞壁，可用革兰氏染色
   B. 对多种抗生素敏感
   C. 有独特发育周期
   D. 含有DNA、RNA两种核酸
   E. 以二分裂方式增殖
3. 不能通过性接触传播的病原体是
   A. 沙眼衣原体　B. 梅毒螺旋体
   C. 解脲脲原体　D. 淋病奈瑟球菌
   E. 钩端螺旋体

二、名词解释

1. 支原体
2. 衣原体
3. 外斐反应
4. 螺旋体

三、简答题

1. 简述沙眼的传播途径及其防治原则。
2. 简述钩体病的传播途径及其防治原则。
3. 简述梅毒的传播途径及防治原则。

（刘　晟）

第23章 真菌

学习目标

1. 素质目标　对真菌与人类疾病的关系有一个总的认识，对比细菌、真菌的致病特点，具有多方位认识事物的视野、辩证分析问题的能力。

2. 知识目标　熟悉真菌的形态结构、掌握常见真菌的致病、防治原则，了解真菌的微生物学检查方法。

3. 能力目标　能够应用真菌的相关理论和技能，提高生物安全意识，具有防范医院感染的能力。

第1节　概　述

一、真菌的生物学特性

真菌（fungus）是一类真核细胞型微生物，具有典型的细胞核和完善的细胞器，不含叶绿素，无根、茎、叶。少数为单细胞，大多数为多细胞结构。真菌在自然界分布广泛且种类繁多，目前发现有十余万种。其中绝大多数对人类有益无害，如用于发酵、酿酒、生产抗生素和酶类制剂等。许多真菌（如蘑菇、银耳、木耳）还可食用，目前发现引起人类真菌性疾病的有300余种，可引起人类感染性、中毒性、超敏反应性及肿瘤性疾病。近年来，真菌感染率明显上升，这与滥用抗生素引起的菌群失调有关，也与应用激素、介入性诊断治疗、免疫抑制剂及抗癌药物导致机体免疫功能低下有关。

（一）真菌的形态结构

真菌与细菌在大小、结构和化学组成上存在着很大的差异，真菌比细菌大几倍至几十倍，形态多样，大小不一。真菌细胞的最外层是坚硬的细胞壁，主要由多糖、蛋白质和脂质等成分构成，不同真菌细胞壁的结构和化学成分也有差别，但均不含肽聚糖，故其对青霉素和头孢菌素类抗生素不敏感。真菌细胞具有典型的核结构和完整的细胞器，按形态、结构不同分为单细胞真菌和多细胞真菌两大类。

1. 单细胞真菌　单细胞真菌本身即为一个菌体，呈圆形或卵圆形，多为酵母型真菌和类酵母型真菌。多数单细胞真菌由母细胞以芽生的方式繁殖，称为酵母型真菌。某些单细胞真菌以芽生方式繁殖后形成芽管，芽管延长而不与母细胞脱离，可伸入培养基中形成假菌丝，称为类酵母型真菌。

2. 多细胞真菌　多细胞真菌由菌丝和孢子两大基本结构组成，菌丝伸长分支并交织成团，称丝状菌，又称霉菌。菌丝随真菌种类不同而异，是真菌鉴别的重要依据。

（1）菌丝（hypha）　真菌的孢子在环境适宜的条件下长出芽管，芽管逐渐延长呈丝状，称菌丝。大部分真菌的菌丝在一定间距形成横隔，称隔膜，将菌丝分成一连串的细胞，称为有隔菌丝。少数真菌菌丝中无横隔，称为无隔菌丝。菌丝再继续延长，形成许多分支，交织成团，形成菌丝体（mycelium）。其中伸入培养基中吸取营养，以供生长者称为营养菌丝；有的菌丝在空气中生长称为气生菌丝。部分气生菌丝可产生孢子，称生殖菌丝。显微镜下菌丝形态多样，如螺旋状、球拍状、结节状、鹿角状和梳状等。不同的真菌有不同形态的菌丝，故菌丝形态可作为鉴别和分类的依据（图23-1）。

（2）孢子（spore）　是真菌的繁殖结构，是由生殖菌丝产生的，一条菌丝可长出多个孢子。孢子

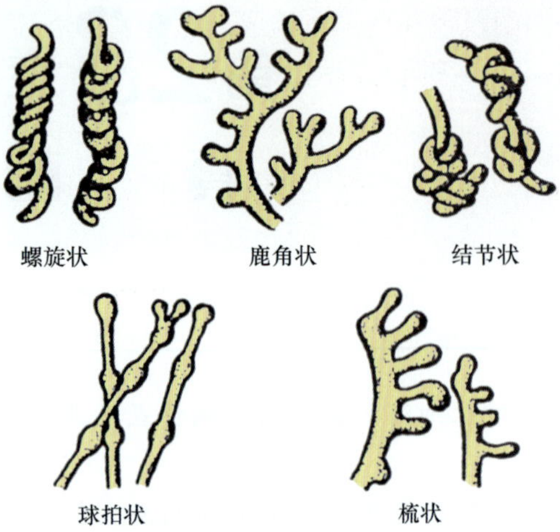

图23-1 真菌菌丝示意图

在适宜的条件下又可发芽，发育成菌丝。孢子也是真菌鉴定和分类的主要依据。真菌孢子分为无性孢子与有性孢子两种。

1）无性孢子：是指由菌丝细胞直接分化或出芽形成，不经过两性细胞的配合而产生的孢子。病原性真菌大多形成无性孢子，根据形态分为3种（图23-2）。①叶状孢子：由菌丝内细胞直接形成，有芽生孢子、厚膜孢子、关节孢子三种类型。②分生孢子：生长在分生孢子梗（菌丝或其分支分化的一种特殊结构）的顶端或侧面，根据其形态、结构和细胞数量分为大分生孢子和小分生孢子。③孢子囊孢子：菌丝末端膨大呈囊状，内含许多孢子，孢子成熟则破囊而出，如毛霉菌、根霉菌的孢子囊孢子。致病性真菌大多为此种类型。

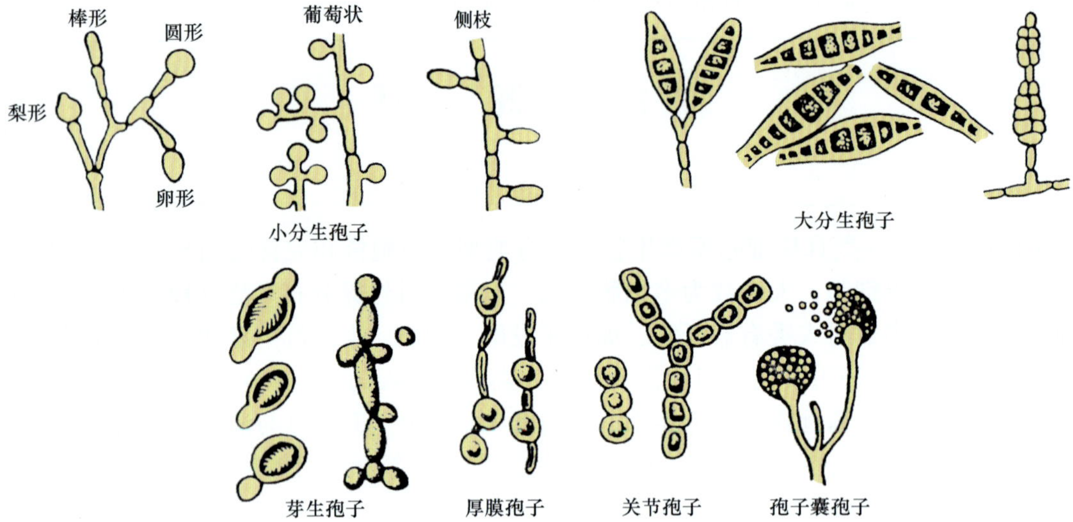

图23-2 真菌孢子形态示意图

2）有性孢子：是由同一菌体或不同菌体上的两个细胞融合形成的孢子，有接合孢子、子囊孢子及担孢子。非致病性真菌绝大多数产生有性孢子。

（二）真菌的繁殖与培养

真菌能有性繁殖和（或）无性繁殖，无性繁殖是其主要繁殖方式。包括芽生、裂殖、芽管、隔殖等四种形式。

真菌的营养要求不高，在一般的细菌培养基上均能生长，常用沙氏葡萄糖琼脂（Sabouraud's dextrose agar，SDA）（主要成分为蛋白胨和葡萄糖），最适酸碱度为pH 4.0～6.0，最适生长温度为22～28℃（丝状真菌）或37℃（酵母型和类酵母型真菌），需要较高的湿度和氧浓度。真菌的生命力极强，多数病原性真菌生长缓慢，特别是皮肤癣菌，需培养1～4周才能形成典型的菌落，故在培养基中加入一定量的抗生素，可抑制杂菌生长。酵母型真菌生长较快，一般经24～48h可形成肉眼可见的菌落。真菌的菌落有两种类型。

1. 酵母型菌落 是单细胞真菌的菌落形式，形态与一般细菌菌落相似。菌落较大、表面光滑、湿润、柔软、边缘整齐、颜色多样。镜下均为卵圆形单个真菌细胞或其所形成的孢子，无菌丝和假菌丝。新型隐球菌菌落属于此型。有些单细胞真菌外观与酵母型菌落相似，但其可形成假菌丝，深入培养基中，称为类酵母型菌落，如白假丝酵母菌。

2. 丝状型菌落 是多细胞性真菌的菌落形式，由许多疏松的菌丝体和孢子所组成。菌落呈棉絮状、绒毛状或粉末状等，菌落正背两面可显示出红、黄、绿等颜色，为多细胞真菌的菌落形式。

（三）真菌的变异性与抵抗力

真菌易发生变异，在进行人工培养时，培养时间过长或者多次传代，均可以导致其形态、结构、菌落、毒力等多种生物学性状发生变异。真菌对干燥、日光、紫外线及一般消毒剂均有较强的抵抗力。对热抵抗力较差，凡杀灭一般细菌的温度均能杀死菌丝和孢子。对2%苯酚、2.5%碘酊、0.1%氯化汞及10%甲醛溶液等均较敏感。对常用抗生素如青霉素、链霉素等均不敏感，制霉菌素、两性霉素B、伊曲康唑、克霉唑、酮康唑等对多种真菌有抑制作用。

二、真菌的致病性

真菌的致病形式主要有以下5种。

（一）病原性真菌感染

主要是外源性真菌感染，包括浅部真菌感染和深部真菌感染，表现为皮肤、皮下组织和全身性真菌感染。浅部真菌感染（皮肤癣菌病最常见）具有嗜角质性，可引起局部炎症和病变。深部真菌感染，真菌被吞噬细胞吞噬而不被杀死，在吞噬细胞内繁殖，可引起组织慢性肉芽肿性炎症、溃疡、坏死等。

（二）机会致病性真菌感染

主要是一些内源性真菌感染，如白假丝酵母菌、曲霉菌目真菌、毛霉菌目真菌。这类真菌致病力不强，只有当机体免疫力降低或菌群失调时致病。例如，肿瘤、糖尿病及免疫缺陷患者，在长期使用广谱抗生素、皮质激素、免疫抑制剂、放射治疗或在应用导管、手术等过程中易引起这类感染。

（三）真菌超敏反应性疾病

有些真菌如青霉菌、镰刀菌等对机体无致病作用，其菌丝、孢子或代谢产物可以起超敏反应，过敏体质者在接触、吸入或食入该类真菌的菌丝、孢子或代谢产物时引起各种类型超敏反应，如荨麻疹、哮喘、接触性皮炎和过敏性鼻炎等。

（四）真菌毒素中毒

某些真菌在代谢过程中产生的毒素污染到粮食、食品或者饲料等，人或者动物食入后可引起急性或者慢性中毒。不同真菌毒素所致病变不同，有的引起肝、肾损害；有的引起血液系统的变化；有的引起神经系统的损害，出现抽搐、昏迷等症状。

（五）真菌毒素与肿瘤

近年来不断发现真菌毒素与肿瘤发生有关。已证明黄曲霉毒素与肝癌发生有关。还有一些曲霉（如棒状曲霉、烟曲霉、红曲霉、棕曲霉等）也可产生类似黄曲霉毒素的致癌物质。

考点：真菌致病形式

三、真菌的免疫学特点

机体对真菌具有较高的非特异性免疫能力。在感染过程中，也可产生特异性细胞免疫和体液免疫，但一般免疫保护作用不强。

（一）非特异性免疫（固有免疫）

真菌感染的发生与机体的固有免疫状态有关，包括皮肤黏膜的屏障效应、正常菌群的生物拮抗力等，对防止真菌感染起到重要的天然免疫作用。健康的皮肤黏膜能阻挡真菌对机体的侵袭；皮脂腺分泌的不饱和脂肪酸具有杀灭真菌作用，学龄前儿童的皮脂腺发育不够完善，因而易患头癣；正常菌群也能拮抗真菌的大量繁殖；中性粒细胞与单核/巨噬细胞在抗真菌感染中起重要作用。

（二）特异性免疫（适应性免疫）

抗真菌特异性免疫主要是细胞免疫，真菌抗原刺激特异性淋巴细胞增殖，释放IFN和IL-2等激活巨噬细胞、NK细胞和CTL等，参与对真菌的杀伤。体液免疫对部分真菌感染亦有一定的保护作用，特异性抗体可阻止真菌转为菌丝相，以提高吞噬能力，可抑制真菌吸附作用，如抗念珠菌抗体可抑制念珠菌吸附于心内膜，从而减少心内膜炎的发病率。

四、真菌的微生物学检查

各种真菌的形态结构有一定的特殊性，一般都通过直接镜检和人工培养进行鉴定，但具体的检查方法应根据标本种类和检查目的而异。

浅部感染真菌的检查可用70%酒精棉球擦拭病变部位，取皮屑、毛发、指（趾）甲等标本置于载玻片上，滴加1～2滴10%～20% KOH微加热处理后镜检。如见菌丝或孢子，即可初步诊断为真菌癣症感染，但一般不能确定其菌种。深部感染的真菌检查则依据病情取痰液、血液和脑脊液等标本，根据菌种和检验要求不同，选用不染色或染色的方法进行直接镜检。

直接镜检不能确诊时应做真菌培养。一般接种在含抗生素和放线菌酮的SDA培养基上 22～28℃（丝状真菌）或37℃（酵母型和类酵母型真菌）培养，观察菌落特征。必要时做小培养，于镜下观察菌丝和孢子的特征，进行鉴定。可用ELISA夹心法、免疫斑点法等方法检查患者血清中白假丝酵母菌甘露糖抗原和新型隐球菌荚膜多糖抗原。

五、真菌感染的防治原则

目前真菌性疾病尚无特异性预防方法。皮肤癣菌等浅部感染真菌的预防主要是注意皮肤卫生，避免直接或间接与患者接触，养成良好的卫生习惯，保持鞋袜干燥，防止真菌滋生，以局部治疗为主，如酮康唑软膏、咪康唑霜、克霉唑等抗真菌药物，但较难根治，容易复发。预防深部感染真菌，首先要以提高机体的抵抗力为主要的措施，除去诱发因素，临床合理使用抗生素，避免二重感染。对使用免疫抑制剂者、肿瘤患者、糖尿病患者、年老体弱者更应防止并发真菌的感染。深部感染治疗药物有两性霉素B、制霉菌素、咪康唑、酮康唑、伊曲康唑、氟康唑等。氟康唑和伊曲康唑对皮肤癣菌与深部真菌均有疗效。

第2节　临床常见的病原性真菌

病原性真菌按其侵犯部位和临床表现不同，可分为浅部感染真菌和深部感染真菌。浅部感染主要由多细胞真菌引起，深部感染多由单细胞真菌引起。

一、浅部感染真菌

（一）皮肤癣菌

皮肤癣菌主要引起皮肤等浅部感染。其均具有嗜角质蛋白的特性，多因接触患者或者患病的哺乳动物、污染物而感染。主要侵犯角化的表皮、毛发和指（趾）甲，引起各种癣症，其病理变化是由真菌的增殖及其代谢产物刺激机体引起的反应。皮肤癣菌病，尤其以手癣、足癣为人类最常见的真菌病。皮肤癣菌分为毛癣菌属（*Trichophyton*）、表皮癣菌属（*Epidermophyton*）、小孢子癣菌属（*Microsporum*）三个属。三者可根据菌落的形态、颜色及所产生的大、小分生孢子的不同进行初步鉴定。同时三者的感染部位也略有不同（图23-3）。目前已知皮肤癣菌有约40多种，对人致病的有20多种。

	大分生孢子	小分生孢子	菌丝体	侵入部位		
				皮肤	指(趾)甲	毛发
毛癣菌属	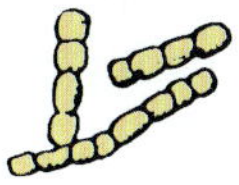	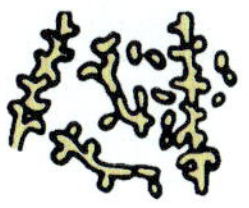	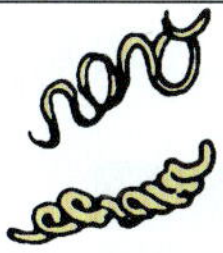	+	+	+
表皮癣菌属	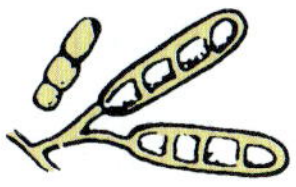		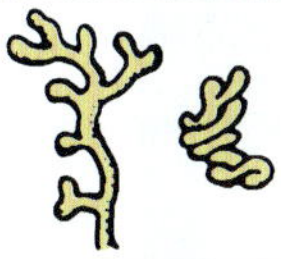	+	+	−
小孢子癣菌属	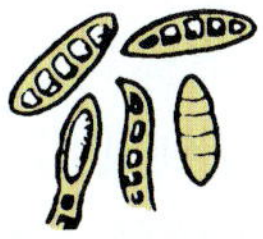	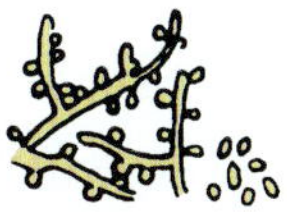	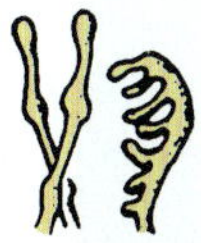	+	−	+

图23-3 皮肤癣菌的孢子、菌丝体和侵入部位

（二）皮下组织感染真菌

皮下组织感染一般由外伤引起，真菌在局部皮下组织繁殖并能够扩散至皮下组织、骨组织等，主要包括着色真菌和申克孢子丝菌。

1. 着色真菌 广泛存在于土壤及植物中，种类繁多，因在分类上接近，临床症状基本相似。感染多发生在肢体暴露部位，病损的皮肤变黑，故称着色真菌病（chromomycosis）。着色真菌主要侵犯机体的皮肤，其潜伏期为1个月至1年。病程可长达几十年，早期皮肤患处发生丘疹，丘疹增大形成结节，结节融合成疣状或菜花状。随着病情继续发展，老病灶形成瘢痕愈合，新病灶又在四周产生，日久瘢痕广泛，影响淋巴回流，形成肢体象皮肿。免疫功能低下时可侵犯中枢神经或经血行扩散至全身。

2. 申克孢子丝菌 属于腐物寄生菌，该菌广泛分布于土壤、尘埃、植物中。标本镜下直接镜检，可见梭形和卵圆形孢子。多因外伤接触带菌的花草或者荆棘而引起感染，经皮肤微小创口侵入，沿淋巴管分布，引起亚急性或慢性肉芽肿，使淋巴管形成链状硬结，称孢子丝菌下疳。也可经口或呼吸道侵入，沿血行扩散至其他器官引起深部感染。此病在我国传播较广，全国各地均有本病报道，东北报道较多。

二、深部感染真菌

（一）白假丝酵母菌

白假丝酵母菌也称白念珠菌（candida albicans），通常存在于人的体表和与外界相通的腔道（口腔、上呼吸道、肠道）中，一般不致病，为人体正常菌群，当机体抵抗力低下或菌群失调时，引起疾病。白假丝酵母菌菌体呈圆形或卵圆形，直径3～6μm，革兰氏染色阳性，以出芽方式繁殖。在组织内易形成芽生孢子及假菌丝。白假丝酵母菌在普通琼脂、血琼脂及SDA培养基上均能生长，37℃或室温培养2～3天形成灰白色或奶油色、表面光滑的类酵母型菌落，在玉米培养基上可长出厚膜孢子，为本菌特征之一。

白假丝酵母菌是机会致病菌，在机体出现菌群失调或抵抗力下降时，可引起各种白假丝酵母菌病。

1. 皮肤黏膜感染 感染好发生于皮肤潮湿、褶皱处，如乳房下、腋窝、腹股沟、肛门周围、会阴部和指（趾）间等。应与湿疹鉴别。黏膜感染有鹅口疮、口角糜烂、外阴与阴道炎等，以鹅口疮最多，好发于初生婴儿。本菌还可侵犯指（趾）甲，引起甲沟炎及甲床炎。

2. 内脏感染 有肺炎、支气管炎、食管炎、肠炎、膀胱炎和肾盂肾炎等，偶可引起败血症。

3. 中枢神经系统感染 主要有脑膜脑炎、脑脓肿等。

4. 对本菌过敏者，可发生皮肤、呼吸道、消化道等过敏症。

目前尚无有效的预防措施。治疗可使用氟康唑、酮康唑、两性霉素B等。

考点：白假丝酵母菌所致疾病

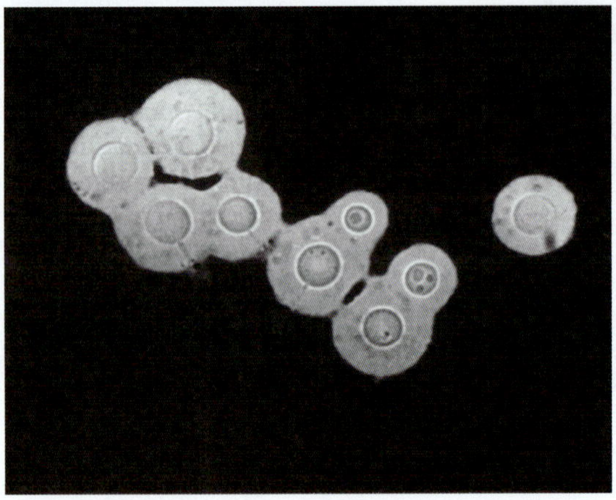

图23-4 新型隐球菌墨汁负染镜下形态（1000×）

（二）新型隐球菌

新型隐球菌（cryptococcus neoformans）广泛分布于自然界，在土壤和鸟粪，尤其是鸽粪中大量存在，正常人体表、口腔、粪便有时也能查见此菌。新型隐球菌为圆形的酵母样细胞，直径4～20μm。菌体外周有一层肥厚的胶质样荚膜，比菌体可大1～3倍。墨汁负染后镜检，可在黑色背景中见到圆形或卵圆形的透明菌体，菌体上常见有出芽，无假菌丝（图23-4）。在沙氏葡萄糖琼脂和血琼脂培养基上，经37℃培养3～5天后形成酵母型菌落，表面光滑黏稠，初为乳白色，逐渐转变成橘黄色，最后转成棕褐色，日久菌落可液化。

新型隐球菌为外源性感染，也可引起内源性感染。荚膜多糖是重要致病物质，有抑制吞噬细胞吞噬能力、降低机体抵抗力的作用。对人类而言，它是机会致病性真菌。人因呼吸道吸入而感染，初发病灶多为肺部，大多数感染者肺部症状不明显，且能自愈。免疫力低下者，肺部感染可播散至全身其他部位，病灶可累及多个脏器，最易侵犯中枢神经系统，主要引起亚急性和慢性脑膜炎，预后不良。严重的隐球菌病常发生于免疫功能低下或者消耗性疾病患者，如艾滋病患者、血液病患者等。近年来，抗生素、激素和免疫抑制剂的广泛使用，也是该菌感染病例增多的原因之一。

预防新型隐球菌的感染主要是控制传染源。治疗药物可用两性霉素B、酮康唑、伊曲康唑，也可两性霉素B和氟胞嘧啶联合应用。

自 测 题

一、单选题

1. 根据微生物的分类，新型隐球菌属于
   A. 立克次体　　B. 病毒
   C. 放线菌　　D. 真菌
   E. 细菌
2. 关于白假丝酵母菌，下述哪项是错误的
   A. 属于单细胞条件致病性真菌
   B. 在玉米粉培养基上可长出厚膜孢子
   C. 在沙氏培养基上形成酵母样菌落
   D. 不引起皮肤黏膜感染
   E. 属于深部真菌
3. 新型隐球菌引起的主要疾病是
   A. 慢性脑炎　　B. 鹅口疮
   C. 流行性乙型脑炎　　D. 食管炎
   E. 流行性脑脊髓膜炎
4. 真菌最适宜的生长温度是
   A. 10～15℃　　B. 0～10℃
   C. 22～28℃　　D. 4～9℃
   E. 以上都是

二、名词解释

1. 真菌
2. 菌丝
3. 孢子

三、简答题

1. 常见的浅部感染真菌有哪些？主要引起何种疾病？
2. 常见的深部感染真菌有哪些？主要引起何种疾病？

（李　琛）

第24章 病毒概述

学习目标

1. 素质目标　了解病毒与人类疾病的关系，培养良好的个人日常行为习惯及职业责任感。

2. 知识目标　掌握病毒的结构组成、增殖与复制，以及病毒的致病性。了解病毒的遗传变异及病毒感染的实验室诊断。

3. 能力目标　能够应用病毒的相关理论和技能，提高生物安全意识，通过对病毒的形态与结构的学习，解析病毒侵染宿主的特异性。能够运用所学的病毒增殖的过程去分析病毒感染的特点及防治方法。

病毒（virus）是一种个体微小，结构简单，只含一种核酸（DNA或RNA），必须在活细胞内寄生并以复制方式增殖的非细胞型微生物。病毒可引起人类很多疾病，病毒的结构简单和基因有限，因而成为研究分子生物和细胞生物学不可缺少的工具。主要特点是基本结构由蛋白质和核酸组成；基因组只含有一种核酸（DNA或者RNA）；缺少产生能量的酶系统，必须在易感的活细胞内以复制方式增殖；对抗生素不敏感，但对干扰素敏感；体积微小，能通过滤菌器；结构简单，无完整细胞结构。具有传染性的结构完整的病毒颗粒成为病毒体。

病毒是重要的病原微生物，人类传染病约有75%是由病毒引起的，近年来不断发现新病毒引起的人类疾病。病毒性疾病具有传染性强、流行广泛、病死率高的特点。有的病毒还与肿瘤、胎儿畸形、老年痴呆及自身免疫病的发生密切相关。由于缺乏特效的治疗药物，预防接种是目前人类控制病毒性疾病的最有效措施。

第1节　概　　述

一、病毒的大小与形态

病毒很小，必须通过电子显微镜放大几万至十几万倍才能观察到。病毒大小的测量单位为纳米（nm）。各种病毒的大小相差很大，病毒的大小在20～300nm，大的可达到300nm，如痘病毒约为300nm×200nm×100nm；小的病毒直径仅为20～30nm，如脊髓灰质炎病毒、鼻病毒等。绝大多数病毒体都在150nm以下。

病毒的形态多种多样，动物病毒大多呈球形，少数呈砖形（如痘病毒）、弹状（如狂犬病毒）或者丝状（如流感病毒）、杆状（植物病毒多见）、蝌蚪状（如噬菌体）（图24-1）。

二、病毒的结构与化学组成

病毒结构非常简单，基本结构由核心和衣壳组成，称为核衣壳（nucleocapsid），仅有核衣壳的病毒称为裸病毒。有些病毒在核衣壳外还有一层包膜（envelope），包膜是病毒的辅助结构，人和动物病毒多数具有包膜，这类病毒又称包膜病毒。裸病毒和包膜病毒都是结构完整的具有传染性的病毒颗粒，即病毒体（virion）。

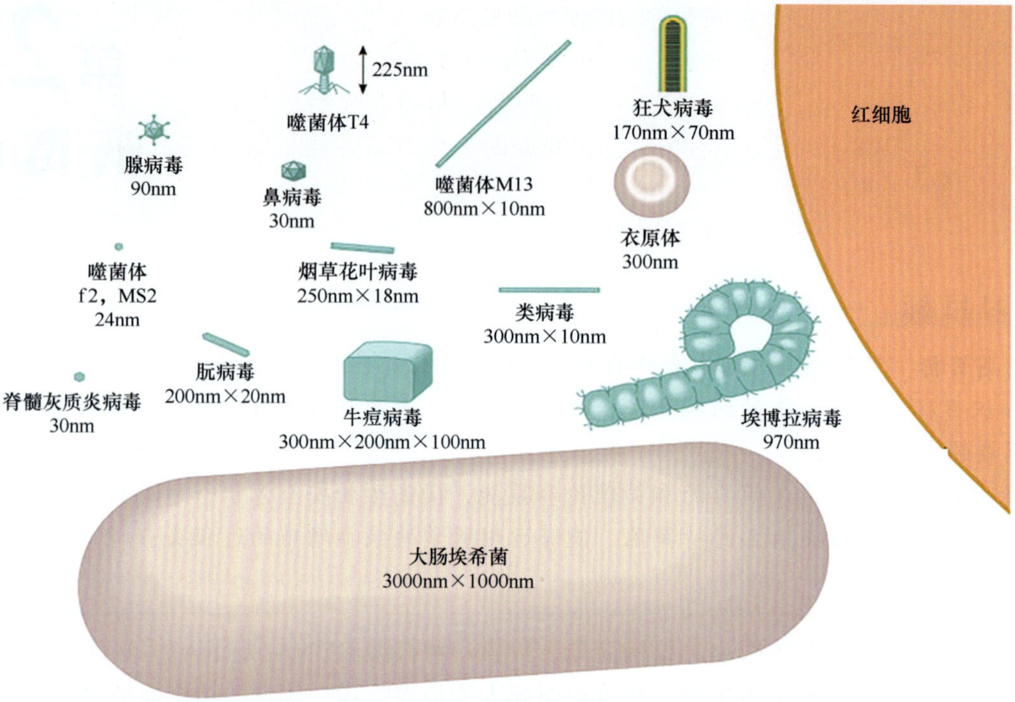

图 24-1 病毒与其他微生物大小的比较

（一）核心

核心位于病毒体中心，主要由核酸组成，某些病毒还含有少量功能性蛋白质，如核酸聚合酶、反转录酶等。一种病毒只含一种类型核酸，DNA或RNA，借此将病毒分成DNA病毒和RNA病毒两大类。核酸即病毒基因组，携带病毒全部的遗传信息，大多数病毒核酸是完整的，可分为单股或者双股，也有的病毒核酸是分节段的，如流感病毒。核酸编码病毒蛋白，决定病毒的遗传、变异、复制、感染等所有生物学功能。有的病毒的核酸具有感染性，称为感染性核酸。

（二）衣壳

衣壳是包围在病毒核心外面的结构，主要化学成分是蛋白质。衣壳是由一定数量的亚单位壳粒聚合而成，每个壳粒又由一个或多个多肽分子组成。电镜下观察，壳粒围绕核酸按一定的对称形式排列，根据壳粒数目和排列不同，病毒衣壳有下列几种对称类型。

1. 螺旋对称 是壳粒沿着盘旋的病毒核酸呈螺旋形对称排列，见于流感病毒、正黏病毒、副黏病毒及弹状病毒等。

2. 20面体立体对称 为病毒核酸聚集在一起形成球状或近似球状结构。大多数球状病毒呈这种对称型，如腺病毒、脊髓灰质炎病毒等。

3. 复合对称 指壳粒排列既有立体对称又有螺旋对称的病毒，如噬菌体、痘病毒。

衣壳的主要生物学功能：①保护作用：衣壳保护病毒体核酸免受环境中的核酸酶和其他影响因素的破坏；②吸附作用：与病毒体的感染性和致病性有关，无包膜病毒通过衣壳蛋白与宿主细胞膜上受体结合，从而使病毒颗粒吸附于宿主细胞表面，介导病毒穿入细胞，这种特异性结合决定了病毒对宿主细胞的亲嗜性；③具有抗原性，衣壳蛋白是良好的抗原，可激发机体产生特异性免疫，又可引起病理性免疫。

（三）包膜

包膜是病毒在成熟过程中穿过宿主细胞，以出芽方式通过细胞膜、核膜或者空泡膜向宿主细胞外释放时获得的一层脂质双层膜，含有宿主细胞膜或核膜的化学成分，主要化学成分为蛋白质、多糖和脂类，蛋白质则由病毒基因编码产生。有些包膜表面镶嵌有不同形状的突起，称包膜子粒（peplomere）或刺突

(spike)，其化学成分为糖蛋白。包膜病毒结构模示图见图24-2。

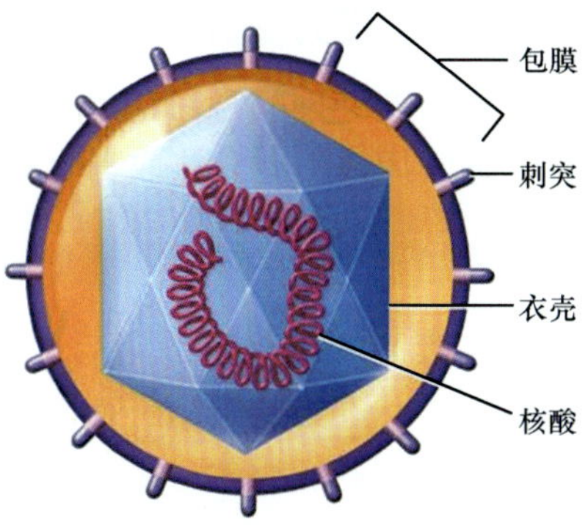

图24-2 包膜病毒结构模式图

包膜的主要功能：①保护核衣壳，但是包膜中的脂类易被脂溶剂如乙醚、三氯甲烷、胆盐等破坏；②参与感染过程，与病毒特异性的吸附、穿入易感细胞表面受体有关；③包膜表面刺突构成病毒的表面抗原，与病毒的分型、致病性、免疫性有关；④包膜脂蛋白是引起机体发热、出现中毒症状的主要原因。

三、病毒的增殖与复制

病毒以复制（replication）的方式进行增殖。病毒没有自己的核糖体和酶系统，只能进入具有相应受体的活细胞内，以病毒基因为模板，借助宿主细胞提供原料、酶系统、能量和场所等进行增殖，然后在宿主细胞质或细胞核内装配成成熟有感染性的病毒，再以不同方式释放到细胞外，病毒的这种增殖方式称为复制。其过程可分为吸附、穿入、脱壳、生物合成、组装与释放六个步骤（图24-3）。

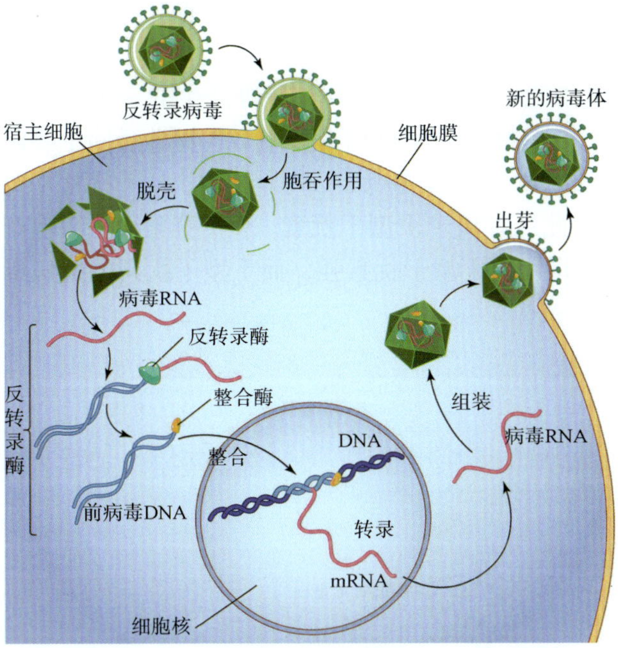

图24-3 病毒的复制

1. 吸附 病毒黏附于易感细胞表面的过程，病毒表面抗原表位与易感细胞受体结合。

2. 穿入 病毒吸附到易感细胞后穿过细胞膜进入细胞内的过程称为穿入。主要有三种穿入方式：融合、胞吞、直接进入。

3. 脱壳 进入易感细胞后的病毒脱去蛋白质衣壳，暴露出病毒核心的过程称为脱壳。

4. 生物合成 脱壳释放的病毒基因组，指令宿主细胞依照病毒基因分别合成病毒的核酸和蛋白质。病毒生物合成部位因病毒种类而异，多数DNA病毒在细胞核内复制其核酸，在细胞质内合成其蛋白质；多数RNA病毒的核酸及蛋白质均在细胞质内合成。

5. 组装 子代病毒核酸与结构蛋白合成后，在宿主细胞内一定部位组装成病毒的核衣壳。包膜病毒是在装配成核衣壳后，以出芽方式释放的，释放时再包上核膜或胞膜后形成成熟的病毒体，成熟的病毒体是感染性病毒。

6. 释放 子代病毒的核衣壳装配完成后，可以2种方式释放子代病毒体：裂解宿主细胞，一次性释放无包膜的子代病毒；出芽方式释放，有包膜的子代病毒以出芽方式释放，在释放过程中获得包膜。

考点：病毒复制周期

四、病毒的遗传变异

病毒和其他生物一样，具有遗传性与变异性。变异可自然发生，也可人工诱导发生，常见的是基因突变和基因重组。病毒的变异可表现在多方面，在医学实践中重要的有以下两种。

（一）抗原变异

在自然界中，有些病毒易发生抗原变异，如甲型流感病毒的血凝素和神经氨酸酶均较容易发生变异，每一次大的变异都引起一次流感大流行；而有些病毒如麻疹病毒和腮腺炎病毒等，迄今为止未发现有明显变异。

（二）毒力变异

毒力变异即病毒对机体致病性的变化，从强毒株变为弱毒或无毒株，或从弱毒或无毒株变为强毒株。通常用人工诱导获取毒力减弱的变异株用于制备疫苗。

五、干扰素与理化因素对病毒的影响

病毒受理化因素作用后失去感染性，称为灭活。灭活后的病毒虽然丧失了感染性，但仍能保留其抗原性、红细胞吸附、血凝及细胞融合等特性。不同病毒对理化因素的敏感性存在差异。大多数病毒耐冷不耐热，56℃ 30min或100℃几秒钟即可使许多病毒灭活；但有些病毒，如乙型肝炎病毒加热100℃ 10min以上才能被完全灭活。而在干冰温度（–70℃）或液氮温度（–196℃）条件下，病毒感染性可保持数月至数年。多数病毒在pH 5.0～9.0稳定，而肠道病毒在pH 3.0～5.0时稳定，鼻病毒则在pH 3.0～5.0时迅速被灭活。X线、γ射线或紫外线均能以不同机制使病毒灭活。乙醚、氯仿、去氧胆酸盐、阴离子去污剂等脂溶剂均可使有包膜病毒的包膜脂质溶解而被灭活，失去吸附能力，但对无包膜病毒几乎无作用。多数病毒对各种氧化剂、酚类、醇类物质敏感，H_2O_2、高锰酸钾、甲醛、苯酚、过氧乙酸等均可灭活病毒。现有的抗生素对病毒无抑制作用。中草药，如板蓝根、大青叶、大黄、贯众等对某些病毒有一定的抑制作用。

干扰素（IFN）是由病毒或干扰素诱生剂刺激巨噬细胞、淋巴细胞、体细胞等产生的一种具有高度活性及多种功能的糖蛋白。干扰素不直接杀伤病毒，而是间接产生抗病毒作用。生物学活性主要包括广谱抗病毒作用（图24-4）；免疫调节作用；抗肿瘤作用。干扰素分为α、β、γ三种。α-干扰素主要由人白细胞产生，β-干扰素主要由人成纤维细胞产生，此二者属于Ⅰ型干扰素。γ-干扰素由T细胞产生，属于Ⅱ型干扰素。Ⅱ型干扰素的免疫调节、抗肿瘤作用比Ⅰ型干扰素强，而Ⅰ型干扰素的抗病毒作用则比Ⅱ型干扰素强。

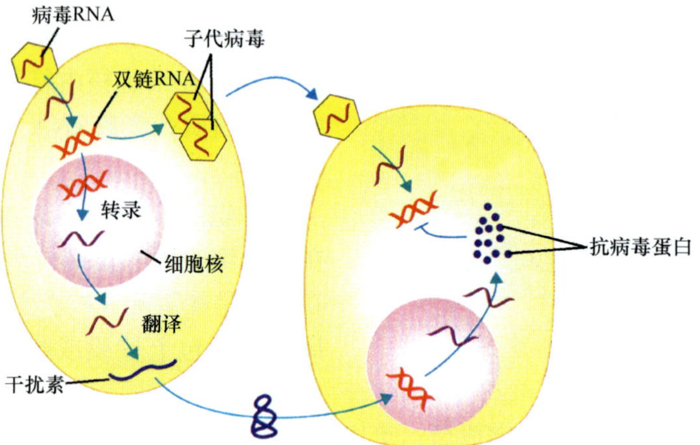

图24-4　干扰素作用机制示意图

干扰素抗病毒作用具有以下特点：①广谱性：干扰素对所有病毒均有一定的抑制作用，没有特异性；②相对种属特异性：干扰素具有种属特异性，动物的干扰素一般来说对人细胞无作用；③间接性：干扰素不直接作用于病毒，而是促使机体细胞合成抗病毒蛋白间接发挥抗病毒作用。

第2节　病毒的致病性

一、病毒的感染

病毒感染是指病毒通过黏膜或者破损的皮肤等途径侵入宿主易感细胞内复制增殖，导致机体不同程度的病理变化的过程。

（一）病毒感染的传播方式

病毒的传播方式可分为水平传播和垂直传播两种。

1. 水平传播（horizontal transmission） 指病毒在人群中不同个体之间的传播，为大多数病毒的传播方式。其途径主要有：①呼吸道传播，如流感病毒、麻疹病毒等；②消化道传播，如脊髓灰质炎病毒、轮状病毒等；③接触（密切接触或性接触）传播，如人类免疫缺陷病毒、人乳头瘤病毒等；④血液传播，如肝炎病毒、人类免疫缺陷病毒等；⑤动物咬伤传播，如狂犬病毒等；⑥节肢动物叮咬传播，如乙脑病毒等。

2. 垂直传播（vertical transmission） 指病毒由宿主的亲代传给子代的传播方式，主要通过胎盘或产道传播，又称母婴传播。垂直传播是病毒感染的特点之一，已知有十多种病毒可通过垂直传播由母体传染给胎儿，其中以风疹病毒、巨细胞病毒、人类免疫缺陷病毒及乙型肝炎病毒等多见。

（二）病毒的感染类型

机体感染病毒后表现出不同的感染类型，这与病毒的种类、数量、毒力和机体的免疫力等不同有关。根据临床表现可分为隐性感染和显性感染。

1. 隐性感染 不引起临床症状的感染称为隐性感染，又称亚临床感染。病毒隐性感染十分常见，因其不出现临床症状，容易造成漏诊和误诊。但病毒仍可在体内增殖并向外界播散，成为重要的传染源。这种隐性感染者也称病毒携带者。

2. 显性感染 出现临床症状的感染称为显性感染。病毒显性感染按症状出现早晚和持续时间长短又分急性感染和持续性感染。

（1）急性感染 潜伏期短、发病急，病程数日或数周，恢复后机体内不再有病毒，并常获得特异性免疫，如流行性感冒等。

（2）持续性感染 是病毒感染中的一种重要类型。病毒在机体内可持续存在数月、数年甚至数十年。可出现症状也可不出现症状，但病毒在体内存在时间长，可成为长期带毒者，长期带毒者不但是重要传染源，也可引起慢性进行性疾病。持续性病毒感染的致病机制不同，而且临床表现各异，可大致分为慢性感染、潜伏感染和慢发病毒感染三种情况。

1）慢性感染：经显性感染或隐性感染后，病毒未完全清除，可持续存在于血液或组织中并不断排出体外，病程长达数月或数十年，患者临床症状轻微或成为无症状病毒携带者。例如，乙型肝炎病毒、巨细胞病毒和EB病毒等常形成慢性感染。

2）潜伏感染：经显性感染或隐性感染后，病毒与机体处于平衡状态，病毒潜伏在特定组织或细胞内，在某些条件下病毒可被激活，增殖而出现临床症状，如单纯疱疹病毒、水痘-带状疱疹病毒。

3）慢发病毒感染：病毒有很长潜伏期，此时机体无症状也分离不出病毒。但以后出现慢性、进行性疾病，常导致死亡。例如，人免疫缺陷病毒引起的艾滋病（AIDS），麻疹病毒引起的亚急性硬化性全脑炎（SSPE）。

考点：病毒的感染类型

二、病毒的致病机制

（一）病毒感染对宿主细胞的致病作用

1. 溶细胞型感染 病毒在机体细胞内增殖成熟后短时间大量释放子代病毒，造成细胞溶解死亡，多见于无包膜病毒，如脊髓灰质炎病毒、腺病毒等。

2. 稳定状态感染 病毒在机体细胞内增殖过程中，以出芽方式释放病毒，不引起细胞溶解死亡，多为有包膜病毒。病毒的稳定状态感染常造成细胞膜成分改变和细胞膜受体的破坏。①细胞融合：某些病毒感染人体可导致感染细胞与邻近细胞的融合，形成多核巨细胞，并借此促成病毒扩散。②细胞膜出现新抗原：病毒在细胞内复制过程中，由病毒基因编码的抗原可表达在机体细胞膜上构成新的抗原。例如，流感病毒抗原出现在细胞膜上后，除引起抗原决定簇改变外，还因有病毒的血凝素存在，使细胞具有吸附红细胞的功能。

3. 形成包涵体 有些病毒感染机体细胞后，可在机体细胞胞质内和细胞核内形成普通显微镜下可观察到的嗜酸性或嗜碱性的团块结构，称为包涵体（inclusion body）。病毒包涵体由病毒颗粒或未装配的病毒成分组成，也可以是病毒增殖留下的细胞反应痕迹。包涵体可破坏细胞的正常结构和功能，有时引起细胞死亡。不同病毒所形成的包涵体特征各异，故检查包涵体可辅助诊断病毒感染。

4. 基因整合与细胞转化 有些病毒的核酸可整合到机体细胞的染色体上，导致机体细胞遗传特性发生变化，即细胞转化。此转化作用与病毒的致肿瘤性密切相关，如EB病毒可能与恶性淋巴瘤及鼻咽癌的发生有关；单纯疱疹病毒Ⅱ型可能与宫颈癌有关。

5. 细胞凋亡（cell apoptosis） 是指机体为维持内环境稳定，由基因控制的细胞自主的有序死亡的生物学过程。某些病毒，如HIV感染$CD4^+T$细胞后，通过信号转导作用，激活细胞凋亡基因，使细胞发生凋亡，导致$CD4^+T$细胞数量的减少。

（二）病毒感染对机体的致病作用

病毒引起机体免疫反应，在清除病毒的同时也会对机体造成免疫病理损伤。

1. 免疫抑制 某些病毒可主动抑制宿主的免疫应答，如抑制免疫效应细胞等，从而降低机体适应性免疫的功能等，如麻疹病毒、巨细胞病毒、风疹病毒及HIV等。病毒感染所致的免疫抑制可激活体内潜伏的病毒或促进某些肿瘤的生长，这是病毒持续感染的原因之一。

2. 免疫病理损伤 病毒本身的抗原及有些病毒感染后使机体细胞膜上抗原改变，出现特异性新抗原，均可刺激机体产生相应的抗体和致敏的T细胞，从而引起免疫病理应答，出现Ⅱ型、Ⅲ型、Ⅳ型超敏反应，导致细胞组织损伤和破坏。

3. 自身免疫反应 有些病毒感染后使自身组织细胞成分改变或隐蔽抗原暴露而诱发自身免疫反应；有些病毒与宿主细胞有共同抗原，通过交叉反应使机体组织细胞受损。

第3节　病毒感染的实验室诊断与防治原则

一、病毒感染的实验室诊断

（一）病毒分离标本的采集与送检

病毒感染检查结果的成败关键取决于标本的正确采集和运输。

1. 标本采集 根据感染部位采集相应的标本。呼吸道感染一般采集鼻咽洗漱液或痰液；肠道感染采集粪便；脑内感染采集脑脊液；病毒血症期采集血液。做病毒分离或抗原检查的标本，应在发病初期或急性期采集，因为此时病毒大量增殖，检出率高。

2. 标本处理 标本采集必须严格无菌操作。本身带有杂菌的标本，如粪便、痰液等，应加入高浓度的青霉素、链霉素、庆大霉素等处理。

3. 标本送检与保存 病毒在室温下很快灭活，标本采集后应立即送检。如实验室距离较远，应将标本放入冰壶内，最好在1～2h内送检。送检组织、粪便标本等可置于含抗生素的50%甘油氯化钠溶液中，低温保存送检。暂时无法送检的，应将标本存放于–70℃低温冰箱保存。

（二）血清学诊断标本的采集

标本应取双份血清，即在发病初期和后期各取血液以便对比双份血清中的抗体效价，血清抗体标本应保存在–20℃。

（三）病毒的分离培养与鉴定

病毒必须在敏感的活细胞内增殖，所以实验室分离培养病毒主要有动物接种、鸡胚培养和细胞培养3种，可根据所分离病毒的种类选择不同方法。

（四）病毒感染的快速诊断

1. 形态学检查法

（1）光学显微镜检查　用光学显微镜可直接观察痘类病毒等大型单个病毒体，也可直接检查被某些病毒感染的组织细胞中的包涵体。

（2）电子显微镜检查　观察病毒的形态、结构，有助于早期诊断；也可将病毒标本与特异性抗体混合后使病毒凝集成团，再用电子显微镜检查即免疫电镜法，可提高检出率。

2. 免疫学检查法

（1）病毒抗原检查　用荧光素、放射性同位素、过氧化物酶等标记抗体，采用免疫学和分子生物学技术，检测标本中的病毒蛋白抗原，具有敏感、特异、快速等优点。

（2）特异性IgM抗体的检测　检测病毒特异性IgM抗体可诊断急性感染，特别是对证实孕妇感染风疹病毒尤为重要，但应注意类风湿因子（IgM）的干扰。

3. 病毒核酸的检测　目前检测方法有核酸杂交技术、PCR技术、基因芯片技术等，均已广泛用于病毒性疾病的诊断。

二、病毒感染的防治原则

目前，对病毒感染缺乏特效治疗药物，因此开发和研制新疫苗进行预防接种是控制和消灭病毒感染最有效的措施。

（一）病毒感染的预防

1. 人工主动免疫　至今人类对病毒感染仍缺乏特效药物治疗，当前应用各种减毒活疫苗或灭活疫苗进行人工主动免疫为病毒感染的主要防治措施（详见第9章第1节）。

2. 人工被动免疫　是指注射含有病毒中和抗体的免疫血清、丙种球蛋白，以及与细胞免疫有关的转移因子、干扰素等细胞因子，使机体立即获得特异性免疫力（详见第9章第1节）。

常用的制剂有抗病毒免疫血清、胎盘球蛋白、血清丙种球蛋白、转移因子等，常用于甲型肝炎、脊髓灰质炎、麻疹、狂犬病、疱疹等病毒感染的紧急预防。

（二）病毒感染的治疗

目前理想的抗病毒药物并不多，因为抗病毒药物要能选择性抑制病毒增殖而不损害宿主细胞。抗病毒治疗的原理主要是抑制或者干扰病毒增殖周期中的任何环节，达到治疗病毒感染的目的。

1. 化学药物治疗　病毒感染目前尚缺少特效治疗药物，原因是病毒在宿主细胞内增殖，凡能杀死病毒的药物，多数对机体细胞也有损害，使用范围有一定局限性。目前已研制成功对一些病毒有较明显抑制作用的药物，有阿昔洛韦（无环鸟苷）、拉米夫定（lamivudine，3TC）、沙奎那韦等，可通过阻抑病毒结构基因的合成与表达，从而抑制病毒的复制，以及选择性抑制蛋白酶等途径起到抗病毒的作用。

2. 免疫治疗　特异性的免疫球蛋白不仅可用于预防，也可用于治疗病毒感染。免疫治疗病毒感染可应用特异性抗体、非特异性调节剂等。早期应用抗病毒的中和抗体可阻断病毒进入易感细胞，我国已用针对乙脑病毒包膜抗原的单克隆抗体治疗乙脑患者，有较好疗效。干扰素或干扰素诱生剂及细胞因子IL-12和TNF等具有抑制病毒复制作用，亦可用于抗病毒治疗。

3. 基因治疗　针对病毒基因组中的靶基因设计的抗病毒基因治疗正在研究开发之中。

自 测 题

一、单选题

1. 对于干扰素的描述以下正确的是
   A. 直接杀伤细胞
   B. 发挥作用较晚
   C. 作用具有明显的特异性
   D. 由宿主细胞产生
   E. 只针对某一种病毒产生作用
2. 病毒的基本结构为
   A. 衣壳　　B. 包膜
   C. 核衣壳　　D. 核心
   E. 核酸成分
3. 以下说法正确的是
   A. 大对数病毒 56℃ 10min 即可以被杀死
   B. 乙型肝炎病毒加热 60℃ 4h 即可被杀死
   C. 大多数病毒在 pH 5～9 稳定
   D. 抗生素对病毒有抑制作用
   E. 病毒对乙醇不敏感
4. 预防病毒感染最有效的方法为
   A. 抗生素　　B. 免疫预防
   C. 干扰素　　D. 化疗药物
   E. 以上都是

二、名词解释

1. 慢性感染
2. 潜伏感染
3. 包膜
4. 包涵体

三、简答题

1. 简述病毒的基本结构和化学组成。
2. 简述病毒侵入宿主细胞进行复制的周期过程。
3. 什么是干扰素，试简述其生物活性。
4. 简述病毒的感染方式与感染类型。

（李　琛）

第25章 呼吸道病毒

学习目标

1. 素质目标　提升对呼吸道病毒的认识，树立科学的思维。

2. 知识目标　掌握流感病毒的生物学性状、致病性和免疫性；熟悉腮腺炎病毒、冠状病毒、风疹病毒的致病性。

3. 能力目标　具备对呼吸道病毒所致疾病的协同诊断能力和防控能力。

呼吸道病毒是指主要以呼吸道为传播途径，能引起呼吸系统及全身感染的一类病毒。据统计，90%以上急性呼吸道感染由病毒引起。多数呼吸道病毒具有传播快、潜伏期短、传染性强、发病急、病后免疫力不持久、易继发细菌性感染等特点。常见的呼吸道病毒包括流行性感冒病毒、麻疹病毒、腮腺炎病毒、风疹病毒、冠状病毒等。

第1节　流行性感冒病毒

流行性感冒病毒（influenza virus）简称流感病毒，有甲（A）、乙（B）、丙（C）、丁（D）四型，是流行性感冒（简称流感）的病原体。甲型流感病毒可引起人类和动物（猪、马、禽类等）的感染，是人类流感最重要的病原体。近100多年来发生的人类世界性流感大流行及近年来发生的禽流感、猪流感均与甲型流感病毒变异有关。乙型流感病毒呈局部流行，丙型流感病毒仅引起散发流行，主要引起婴幼儿感染。丁型流感病毒通常不感染人类。

一、生物学性状

（一）形态与结构

流感病毒是具有包膜的RNA病毒，多呈球形，直径为80～120nm，初次从患者体内分离出的病毒有时呈杆状或丝状；由核心和包膜组成（图25-1）。

1. 核心　由RNA、核蛋白（NP）和RNA聚合酶组成。

2. 包膜　由两层组成，内层为基质蛋白（MP），其抗原结构较稳定，具有型特异性，有保护病毒核心和维持病毒形态的作用；外层是源于宿主细胞膜的脂质双层膜，膜上镶嵌有两种糖蛋白刺突：一种称血凝素（hemagglutinin，HA）；另一种称神经氨酸酶（neuraminidase，NA），分别与病毒的吸附、穿入、扩散有关。HA和NA决定病毒的亚型，是流感病毒划分亚型的依据，其抗原性极易发生变异。

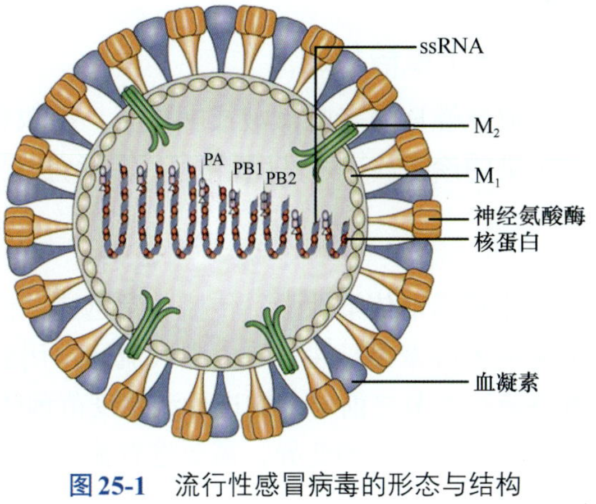

图25-1　流行性感冒病毒的形态与结构

（二）分型与变异

1. 分型　根据核蛋白（NP）和基质蛋白（MP）抗原性的不同可将流感病毒分为甲（A）、乙（B）、丙（C）、丁（D）四型，各型之间无交叉免疫。甲型流感病毒又可根据HA和NA抗原的不同分为若干亚型。目前HA亚型有158个（H1～H18）；NA亚型有11个（N1～N11）。

2. 变异 甲型流感病毒的抗原变异性最强，其中HA变异频率较高，通常每隔十几年发生一次抗原性大变异而出现新的亚型，每次大变异都会引起世界大流行。甲型流感病毒抗原性变异有两种形式：①抗原性漂移（antigenic drift）：是流感病毒基因发生点突变引起的变异，变异幅度小，HA和NA氨基酸的变异率一般小于1%，属于亚型内的变异，属于量变，常导致局部中、小流行。②抗原性转变（antigenic shift）：由于病毒基因重组导致的变异，变异幅度大，属于质变，往往是由于2种不同的流感病毒感染同一细胞时发生基因重组，因人群对新亚型尚未建立特异性免疫，故常导致流感的世界大流行。

考点：流感病毒变异的机制

3. 抵抗力 在外界抵抗力较弱，室温下传染性很快丧失，加热至56℃ 30min即被灭活，0～4℃下流感病毒能存活数周，–70℃下可长期存活。流感病毒对干燥、日光、紫外线、乙醚及甲醛等敏感。

二、致病性与免疫性

流感病毒的传染源主要是患者，病毒通过飞沫或气溶胶传播，侵入呼吸道上皮细胞内增殖，导致黏膜充血水肿、细胞变性、脱落、坏死等局部病变。潜伏期短，1～3天，患者有畏寒、头痛、发热、肌痛、乏力、鼻塞、流涕、咽痛及咳嗽等症状。流感属于自限性疾病，无并发症患者通常5～7天后恢复。并发症发生多见于婴幼儿和免疫力较差的老年人，一般为继发细菌感染所引起的肺炎，病死率较高。

流感病后可获得对同型病毒的免疫力，对不同型流感病毒无交叉免疫力，对新亚型也无交叉保护作用。

三、微生物学检查

流感暴发流行时，根据典型的临床症状即可作出初步诊断。实验室检查主要用于鉴别诊断和分型检测变异株、预测流行趋势和制备疫苗。常用的检查方法如下。

（一）病毒的分离和鉴定

取急性期患者咽漱液或咽拭子，经抗生素处理后接种于9～11天龄鸡胚中，用血凝试验或血凝抑制试验等鉴定病毒的型、亚型和毒株。另外，也可采用细胞培养分离病毒。

（二）血清学诊断

取发病急性期血清及恢复期血清进行血凝抑制试验，若恢复期抗体效价较急性期增长4倍及以上，具有诊断价值。此外尚有红细胞吸附抑制试验、ELISA、免疫荧光试验和补体结合试验等，用于辅助诊断。

（三）核酸检测

取急性期患者咽漱液或咽拭子，提取样品中的总RNA，用RT-PCR的方法检测流感病毒核酸可用于感染的诊断。通过基因组测序可进行流感病毒亚型的鉴定。

四、防治原则

流感病毒传染性强，传播非常迅速。流行期间注意公共卫生和个人卫生，避免直接接触患者，尽量避免人群聚集，注意室内空气流通，用乳酸或食醋熏蒸可进行空气消毒，可切断病毒传播途径。在流感流行季节之前对人群进行流感疫苗预防接种，可有效减少接种者感染流感的机会或减轻流感症状。但由于流感病毒的变异，需要选育流行病毒株及时制备特异性预防疫苗。近年还有了鼻腔喷雾接种的减毒活疫苗，可通过自然感染途径刺激机体产生体液免疫和细胞免疫应答。在流感流行高峰前1～2个月接种流感疫苗可有效发挥保护作用。

目前尚无特效的治疗方法，一般可以进行对症治疗和预防继发细菌感染。盐酸金刚烷胺和金刚乙胺可用于流感治疗，干扰素及中药板蓝根、大青叶等也有一定疗效。

第2节 麻疹病毒

麻疹病毒（measles virus）是麻疹的病原体。麻疹是儿童常见的急性呼吸道传染病之一，传染性极强。自应用麻疹减毒活疫苗以来，其发病率已显著下降。

一、生物学性状

麻疹病毒是具有包膜的单负链RNA病毒，呈球形，直径为100～250nm。抗原性较强且稳定，只有一个血清型。病毒对理化因素的抵抗力较弱，加热56℃ 30min可被灭活，对干燥、高温、日光均敏感，紫外线、脂溶剂、过氧乙酸、乳酸和乙醚等对麻疹病毒均有杀灭作用，但在低温中能长期存活。

二、致病性与免疫性

（一）致病性

人是麻疹病毒唯一的自然宿主。传染源是急性期患者，主要通过飞沫传播，也可通过污染的用具、玩具或密切接触传播。潜伏期为7～21天，病毒首先在呼吸道上皮细胞内增殖，入血之后形成第一次病毒血症。病毒随后进入全身淋巴组织，大量增殖后再次入血，引起第二次病毒血症。病毒随之扩散至全身皮肤、黏膜，少数甚至可达中枢神经系统。临床表现为发热、咳嗽、畏光、流泪、眼结膜充血等前驱症状。患儿在颊黏膜处出现微小的灰白色外绕红晕的黏膜斑，称科氏斑（Koplik斑），有助于早期诊断。此后患者全身皮肤相继出现红色丘疹，从面部至躯干，最后到四肢，病程约1周。无并发症的患者大多可自愈，年幼体弱患儿易并发肺炎，这也是导致麻疹患儿死亡的主要原因之一，最严重的并发症为脑炎，发病率约为1%。

（二）免疫性

麻疹病毒只有一个血清型，且抗原性强而稳定，病后可获得牢固免疫力。麻疹多见于6个月至5岁的婴幼儿，这是由于6个月内的婴儿从母体获得IgG抗体，故不易感染。5岁后的儿童自身免疫建立后则不易感。

三、微生物学检查

典型麻疹病例无须实验室检查，根据临床症状即可诊断。对轻症和不典型病例需要微生物检查进行确诊。病毒分离鉴定复杂费时，因此常用血清学诊断。

（一）血清学诊断

取患者急性期和恢复期双份血清进行血凝抑制试验，可以检测病毒特异性抗体，当抗体滴度增长4倍及以上有诊断意义。

（二）快速诊断

用核酸分子杂交技术等检测感染细胞内病毒核酸可快速诊断麻疹病毒感染。

四、防治原则

预防麻疹的主要措施是隔离患者，对易感人群进行人工自动免疫。麻疹病毒减毒活疫苗是目前最有效的疫苗之一。WHO已将麻疹列入即将消灭的传染病之一。我国对婴儿普遍实行计划免疫接种，对接触过麻疹患者的易感者，可用丙种球蛋白或胎盘球蛋白进行紧急预防，能有效阻止发病或减轻症状。

第3节　腮腺炎病毒

腮腺炎病毒（mumps virus）是流行性腮腺炎的病原体。腮腺炎在世界各地均有流行，主要侵犯儿童。

一、生物学性状

病毒呈球形，直径100～200nm，核酸为单负链RNA，衣壳呈螺旋对称结构，有包膜，包膜上有HA-NA刺突和融合因子刺突。病毒只有一种血清型。腮腺炎病毒可在鸡胚羊膜腔内增殖，或在猴肾细胞中生长，能使细胞融合形成多核巨细胞。该病毒对热、紫外线及脂溶剂均敏感，56℃ 30min可使病毒灭活。

二、致病性及免疫性

流行性腮腺炎多发于学龄期儿童，亦见于青少年，该病毒通过飞沫或唾液污染的食具、玩具传播。潜伏期1～3周。病毒侵入上呼吸道黏膜，并在其上皮细胞内复制增殖，然后释放入血液，进而侵入腮腺及其他器官，引起双侧或单侧腮腺肿痛，若无合并感染，病程经1～2周自愈。青春期感染者，男性易合并睾丸炎，女性易合并卵巢炎，均可能影响其生育功能。腮腺炎病毒感染是导致男性不育和儿童获得性耳聋的常见病因。也可累及中枢神经系统而并发脑炎。

病后机体可获得牢固的免疫力，甚至亚临床感染也能获得终生免疫。婴儿可从母体（胎盘和母乳）获得被动免疫，故6个月以内婴儿很少患腮腺炎。

三、微生物学检查

进行病毒分离或血清学试验以明确诊断。

四、防治原则

及时隔离患者可减少感染机会，接种减毒活疫苗是唯一有效的预防措施，可产生长期的免疫保护作用。目前接种常采用麻疹-流行性腮腺炎-风疹三联疫苗（MMR）。目前尚无有效药物治疗，中药有一定治疗效果。

第4节　风疹病毒

风疹病毒（rubella virus）是风疹的病原体，可垂直传播导致死胎、流产、早产或先天畸形，是重要的致畸病毒之一。

一、生物学性状

风疹病毒呈多形态，以球形多见，直径为60～70nm，核酸为单正链RNA，有包膜。包膜上的短刺突具有血凝素样活性。风疹病毒能在多种细胞中增殖，一般不引起细胞病变。该病毒只有一个血清型，抵抗力弱，对热、紫外线及消毒剂敏感。

二、致病性及免疫性

人是该病毒的唯一自然宿主，儿童风疹最为常见。风疹病毒经呼吸道传播，在局部淋巴结中增殖后，经血液播散全身，通常在2周左右的潜伏期后，出现发热及轻微的麻疹样出疹，伴耳后和枕骨下淋巴结的肿大等症状，预后良好。

风疹病毒易发生垂直感染。孕妇妊娠早期感染风疹病毒，可引起流产、死胎，病毒经胎盘垂直传播感染胎儿可引起先天性风疹综合征（congenital rubella syndrome，CRS）。CRS常见的是新生儿先天性白内障、先天性心脏病、先天性耳聋、视网膜病等。风疹病毒自然感染后可获得稳固的终生免疫。

三、微生物学检查

常用的诊断方法：①通过检测婴儿血液中的特异性IgM抗体进行早期诊断，或通过检测双份血清中病毒IgG抗体，若滴度呈4倍及以上增高有诊断意义；②检测胎儿羊水或绒毛膜中的病毒核酸等可以进行产前诊断；③取羊水、绒毛膜可进行病毒分离，用红细胞凝集抑制试验和免疫荧光试验进行病毒鉴定。

四、防治原则

风疹是一种自限性病毒病，目前尚无特效治疗方法。风疹减毒活疫苗接种是预防风疹的有效措施，常与麻疹疫苗、腮腺炎疫苗组合成三联疫苗（MMR）使用。

链接　TORCH感染筛查

TORCH感染筛查是优生优育的重要检测指标，TORCH感染是指由弓形虫（TOX）、风疹病毒（RV）、巨细胞病毒（CMV）和单纯疱疹病毒（HSV）等导致的感染。孕妇感染TORCH病原体可致流产、死胎、早产和胎儿畸形，对胎儿及孕妇造成严重影响，同时也给家庭及社会造成了极大的经济负担及精神压力。除了血清学检测相关IgM及IgG抗体，病原学检查是TOX、RV、CMV及HSV等感染的“金标准”，能够对临床感染予以确认或排除。分子生物学检测技术也已广泛应用于感染性疾病的实验诊断。一些新的实验诊断技术，如TOX重组抗原应用于TOX感染诊断与全虫裂解抗原比较显示出良好的特异性，为将来TOX病临床诊断试剂及保护性疫苗的研发奠定了基础。

第5节　冠状病毒

冠状病毒（coronavirus）是一类有包膜的RNA病毒，因包膜上有间隔较宽的突起，其外形似日冕或皇冠状，故名冠状病毒（图25-2）。其广泛分布于自然界，可感染人类和野生动物。引起人类疾病的包括严重急性呼吸综合征（SARS）冠状病毒、中东呼吸综合征冠状病毒（MERS-CoV）及新型冠状病毒（SARS-CoV-2）等感染人和动物的冠状病毒。

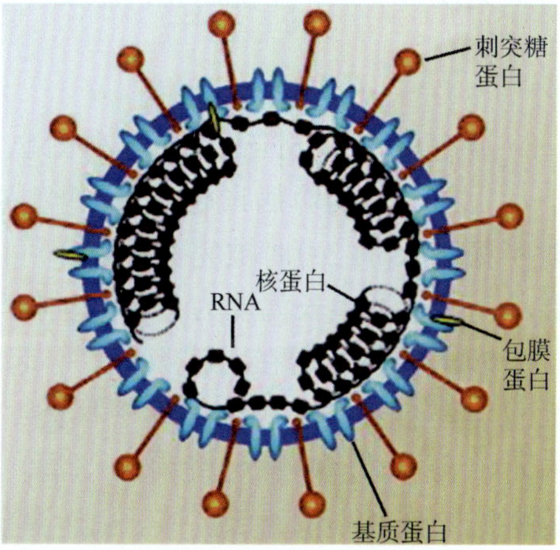

图25-2　冠状病毒的形态与结构模式示意图

一、生物学性状

病毒体呈球形，直径为80～160nm，基因组为单正链RNA，核衣壳为螺旋对称，包膜表面有20nm的长管状或纤维状刺突，呈花冠状突起。冠状病毒对理化因素的抵抗力较弱。对常用消毒剂、紫外线及热均敏感，56℃ 30min或37℃数小时可使病毒失去感染性。

二、致病性与免疫性

冠状病毒具有广泛的宿主范围，可感染人类、哺乳动物及禽类，引起呼吸道、胃肠道、肝脏等器官的疾病。常见的冠状病毒主要感染成人或较大儿童，引起普通感冒、咽喉炎或成人腹泻，病毒经飞沫传播，粪-口途径亦可以传播；主要在冬春季流行，疾病的潜伏期平均3～7天。病后免疫记忆不强，再感染仍可发生。冠状病毒的某些毒株还可引起SARS、MERS和新型冠状病毒感染（COVID-19）等。SARS的主要症状有发热、咳嗽、头痛、肌肉痛及呼吸道感染症状，病死率约14%，尤以40岁以上或有潜在疾病者（如冠心病、糖尿病、哮喘及慢性肺病）病死率高。蝙蝠可能是SARS冠状病毒的自然储存宿主。SARS冠状病毒感染后，可引起特异性体液免疫和细胞免疫。冠状病毒感染一般呈现季节性流行。

三、微生物学检查

SARS冠状病毒感染可结合临床症状及实验室检查进行诊断。可应用免疫荧光试验和ELISA检测患者血清中的IgM与IgG抗体，也可应用RT-PCR快速检测SARS冠状病毒的RNA。SARS相关样品处理、病毒培养和动物实验需在BSL-3实验室进行。

四、防治原则

隔离患者、切断传播途径、提高人群免疫力是主要预防措施。流行期间应尽量避免集会，公共场所保持空气畅通。目前尚无疫苗用于特异性预防。临床治疗主要采用综合性支持疗法和对症治疗。

第6节　其他呼吸道病毒

一、呼吸道合胞病毒

呼吸道合胞病毒（respiratory syncytial virus，RSV）是引起婴儿严重呼吸道感染的重要病原体。因其在细胞培养中能形成特殊的细胞融合病变而得名。

RSV主要经飞沫传播，通过手和污染物，亦可经眼、鼻黏膜传播，冬季流行，人群普遍易感。RSV常引起婴幼儿细支气管炎和细支气管肺炎，感染局限于呼吸道，只引起轻微的呼吸道上皮细胞损伤，不产生病毒血症，但坏死组织和黏液、纤维蛋白等结集在一起，易造成支气管阻塞，死亡率较高。在较大儿童和成人则主要引起上呼吸道感染。另外，RSV也是医院内感染的重要病原体。RSV感染后，免疫力不强，不能阻止再感染。至今尚无安全有效的预防疫苗和特异性的治疗药物。

二、鼻　病　毒

鼻病毒（rhinovirus）属于小RNA病毒科肠道病毒属，主要引起上呼吸道感染、普通感冒。

目前已知的鼻病毒超过150个型别，与肠道病毒许多特点一致，但对酸性环境敏感，pH 5.0～6.0时不稳定，pH 3.0时被完全灭活，可以区别病毒和肠道病毒。鼻病毒对热稳定，在物体的表面可存活数小时。最适生长温度为33℃，类似于人体的鼻咽部温度。

病毒通常寄居在上呼吸道，引起成人普通感冒和上呼吸道感染。在儿童不仅引起上呼吸道感染，而且容易合并细菌感染引起中耳炎、鼻窦炎、支气管炎和肺炎。潜伏期为2～4天，通常持续一周左右不治自愈，但咳嗽可持续2～3周。鼻腔分泌物中的分泌型中和抗体sIgA和血清中和抗体平行出现，但疾病的恢复不依赖于抗体。由于鼻病毒型别多，再感染常见。

鼻病毒的微生物学检查对临床诊断意义不大，较少开展。在疫苗的研制中也遇到困难，如体外培养很难获得高滴度的鼻病毒，免疫力不持久和血清型别多，疫苗接种后的保护作用有限。许多抗病毒药物在体外实验有效，但临床治疗没有效果。使用干扰素对鼻病毒所致疾病的恢复有一定效果。

自 测 题

一、单选题

1. 引起流行性感冒的病原体是
   A. 流感嗜血杆菌　B. 流感病毒
   C. 麻疹病毒　D. 风疹病毒
   E. 冠状病毒
2. 最易发生变异的病毒是
   A. 流感病毒　B. 腮腺炎病毒
   C. 风疹病毒　D. 麻疹病毒
   E. 脊髓灰质炎病毒
3. 儿童预防麻疹最有效的措施是
   A. 接种麻疹病毒减毒活疫苗
   B. 接种麻疹病毒死疫苗
   C. 注射抗生素
   D. 注射干扰素
   E. 隔离
4. 青春期患腮腺炎常见的并发症是
   A. 脑炎　B. 肺炎
   C. 肝炎　D. 肾炎
   E. 睾丸炎或卵巢炎
5. 易导致胎儿畸形、流产、死胎的病毒是
   A. 风疹病毒　B. 腮腺炎病毒
   C. 流感病毒　D. 冠状病毒
   E. 麻疹病毒
6. 甲型流感病毒分亚型的依据是
   A. 核蛋白
   B. 血凝素
   C. 神经氨酸酶
   D. 血凝素和神经氨酸酶
   E. 基质蛋白

二、名词解释

1. 抗原性漂移
2. 抗原性转变

三、简答题

1. 为什么流感病毒可以反复感染？
2. 人类对流感病毒和麻疹病毒免疫力有何不同？为什么？

（包丽丽）

第26章 肠道病毒

学习目标

1. 素质目标　具备职业责任感，具有热爱医学事业、无私奉献的医学精神。

2. 知识目标　掌握脊髓灰质炎病毒、柯萨奇病毒、埃可病毒、新型肠道病毒、轮状病毒、诺如病毒的生物学性状；熟悉其致病性、微生物学检查方法，以及防治原则。

3. 能力目标　逐步形成严谨、认真的工作态度和富有逻辑的思维，将所学理论知识灵活运用到今后的临床工作中。具备对肠道病毒所致疾病的防治能力。

肠道感染病毒是一大类经消化道传播的病毒，包括人类肠道病毒和急性胃肠炎病毒等。人类肠道病毒包括：①脊髓灰质炎病毒（poliovirus），有1、2、3三种血清型。②柯萨奇病毒（Coxsackie virus），分A、B两组，A组包括1～22，24血清型；B组包括1～6血清型。③人肠道致细胞病变孤儿病毒（简称埃可病毒）（enteric cytopathogenic human orphan virus，ECHO）包括1～9，11～27，29～33血清型。④新型肠道病毒，为1969年后陆续分离到的，包括68～71血清型。

人类肠道病毒的共同特征：①病毒颗粒呈球形，直径24～30nm。②核酸为单链RNA，衣壳为20面体对称型，无包膜。③耐酸，在pH 3.0～5.0环境下稳定，不易被胃酸和胆汁灭活。在污水和粪便中可存活4～6个月，56℃ 30min可灭活，对干燥、紫外线敏感。④主要经粪-口途径传播，在肠道细胞中增殖，但很少引起肠道疾病。病毒可经血液循环侵入肠道外器官而引起肠道外疾病，可导致麻痹、无菌性脑炎、心肌损伤、腹泻等多种临床表现。

急性胃肠炎病毒主要包括轮状病毒、诺如病毒、肠道腺病毒等。

第1节　脊髓灰质炎病毒

脊髓灰质炎病毒是脊髓灰质炎的病原体。病毒常侵犯脊髓前角灰质区的运动神经细胞，导致弛缓性肢体麻痹（瘫痪），因本病多见于儿童，故称小儿麻痹症。该病流行于全世界，曾严重威胁人类健康。

链 接　消失的病毒

1988年，WHO宣布，天花已经完全被人类征服。1988年第41届世界卫生大会提出2000年全球消灭脊髓灰质炎。2000年10月，西太平洋地区宣布成为无脊髓灰质炎区域，中国及所属西太平洋地区已实现了无脊髓灰质炎。

一、生物学性状

脊髓灰质炎病毒无包膜，呈球形，衣壳呈20面体对称型。将病毒接种于猴、猩猩脊髓或脑内，可致肢体麻痹，可用此法检查活疫苗的安全性。

脊髓灰质炎病毒有3个血清型，即Ⅰ型、Ⅱ型和Ⅲ型，三型之间无交叉免疫。

脊髓灰质炎病毒抵抗力较强，在污水和粪便中可存活数日，在pH 3.0～9.0的环境中稳定，能耐受胃酸、蛋白酶和胆汁的作用，对紫外线、干燥、热均敏感，56℃ 30min可被灭活。高锰酸钾、过氧化氢、甲醛、碘酒等可使病毒灭活。

二、致病性与免疫性

病毒主要经粪-口途径传播，患者和无症状带毒者均可成为传染源。病毒侵入机体后先在咽喉部、扁桃体、肠黏膜及肠系膜淋巴结中增殖。多数感染者呈隐性或亚临床感染状态，不出现临床症状或仅有轻微发热、咽痛、腹部不适等症状。少数患者因机体抵抗力较弱，在肠道局部增殖的病毒可进入血液循环形成第一次病毒血症，出现发热、头痛、恶心等症状。随后病毒随血液扩散到全身淋巴组织，进一步增殖后再度入血，形成第二次病毒血症，导致全身症状加重。1%～2%的抵抗力较低的感染者可发生中枢神经系统感染，病毒突破血-脑屏障后在脊髓前角运动神经细胞中增殖，轻者引起暂时性肌肉麻痹，以下肢多见；重者可致肢体弛缓性麻痹后遗症，极个别可因延髓麻痹，导致呼吸、循环衰竭而死亡。

感染后机体对同型病毒可产生牢固而持久的免疫力，以体液免疫为主。肠道、呼吸道黏膜局部产生的sIgA，可有效阻止病毒的吸附和增殖，血清中的中和抗体可阻止病毒向中枢神经系统扩散。

考点：脊髓灰质炎病毒传播途径特点、所致疾病

三、微生物学检查

1. 病毒分离与鉴定 取粪便标本，以抗生素处理后接种于人胚肾或猴肾细胞，37℃培养7～10天，若出现细胞病变，再用中和试验定型。

2. 血清学实验 采集患者急性期和恢复期双份血清做中和试验，若恢复期血清抗体效价增加4倍或4倍以上有诊断意义。

3. 快速诊断 用核酸杂交、PCR、序列分析等方法检测病毒核酸，快速、敏感、特异。

四、防治原则

疫苗接种是预防脊髓灰质炎最有效的措施。我国采用的是脊髓灰质炎减毒活疫苗，属三价混合疫苗。脊髓灰质炎减毒活疫苗为口服制剂，其免疫过程类似自然感染，既可诱导机体产生血清抗体，又可刺激肠道局部产生sIgA，故免疫效果良好。

医者仁心

顾方舟——一生做一事，让中国儿童乘上远离脊灰的方舟

顾方舟，中国医学科学院北京协和医学院原院校长，著名病毒学教授。他是我国脊髓灰质炎疫苗研发生产的拓荒者、科技攻关的先驱者。他研发的脊髓灰质炎疫苗“糖丸”护佑了几代中国人的生命健康，使中国进入无脊髓灰质炎时代。荣获全国科学大会成果奖和“全国消灭脊髓灰质炎工作先进个人”等称号。

第2节 柯萨奇病毒和埃可病毒

柯萨奇病毒（coxsackie virus）是1948年从美国纽约州柯萨奇镇两名疑似麻痹型脊髓灰质炎患儿粪便中分离到的一株病毒，故而得名。埃可病毒是从20世纪50年代初在脊髓灰质炎流行期间，在健康儿童粪便中分离而来的，称为人肠道致细胞病变孤儿病毒，简称埃可病毒（ECHO virus）。

一、生物学性状

柯萨奇病毒和埃可病毒的生物学性状与脊髓灰质炎病毒相似，柯萨奇病毒分为A、B两组，A组包

括23个血清型，B组包括6个血清型，埃可病毒有31个血清型。

二、致病性与免疫性

柯萨奇病毒和埃可病毒型别众多。患者与无症状带毒者是传染源，主要通过粪-口途径传播，也可以通过呼吸道或眼部黏膜感染。由于病毒受体广泛分布于中枢神经系统、心、肺、皮肤、黏膜等多种组织，故柯萨奇病毒和埃可病毒可引起多种类型疾病。

柯萨奇病毒和埃可病毒的致病特点：①病毒主要在肠道增殖，但很少引起肠道疾病；②不同型别的病毒可引起相同的临床综合征，如散发性类脊髓灰质炎麻痹症、脑膜炎、脑炎、发热、皮疹和轻型上呼吸道感染等；③同一型别的病毒也可引起几种不同的临床疾病。柯萨奇B组病毒可引起流行性胸痛（pleurodynia）、心肌炎和心包炎等，流行性胸痛的症状为突发性发热和单侧胸痛，心肌炎和心包炎散发于成人和儿童，且病死率较高。

柯萨奇病毒和埃可病毒感染可诱导机体产生特异性抗体，形成对同型病毒的持久免疫力。

三、微生物学检查

柯萨奇病毒和埃可病毒型别较多，临床表现多样，微生物学检查对确定病因尤为重要。根据不同病种采集咽拭子、粪便和脑脊液等标本，接种于猴肾细胞或乳鼠分离病毒，然后用病毒特异性组合和单价血清进行中和试验来鉴定病毒型别。此外，采用RT-PCR检测病毒核酸或ELISA检测病毒抗体等可辅助诊断。

四、防治原则

目前尚无特异性的防治方法。

第3节　新型肠道病毒

新型肠道病毒是指1969年以后鉴定的一些肠道病毒，按抗原排列顺序分别命名为肠道病毒68～71型。

一、生物学性状

新型肠道病毒与其他肠道病毒有相似的形态结构和理化特性，但抗原性有明显不同。

二、致病性与免疫性

新型肠道病毒主要经粪-口途径传播。引起的疾病有人类肺炎（68型）、急性出血性结膜炎（俗称“红眼病”，70型）、脑炎（70型和71型）、手足口病（71型）等。

三、微生物学检查

1. 病毒分离与鉴定　采集患者疱疹液或粪便标本，用易感细胞分离病毒后进行鉴定。

2. 血清学检查　检测IgM抗体进行近期感染的诊断。对已知病毒血清型，可用疾病早期和恢复期双份血清进行中和试验，若血清抗体效价≥4倍增长，有诊断价值。

3. 病毒核酸检测　目前临床主要采用RT-PCR检测病毒基因进行快速诊断。

四、防治原则

目前我国已有EV71疫苗，可用于EV71感染所致手足口病的预防，但无特效抗EV71药物。

第4节 轮状病毒

轮状病毒发现于1973年，主要引起急性胃肠炎，临床表现以腹泻为主，是婴幼儿急性腹泻的主要病原体。有60%以上婴幼儿急性胃肠炎由该病毒引起，是发展中国家导致婴幼儿死亡的主要原因之一。

一、生物学性状

轮状病毒呈球形，直径60～80nm，周围包绕两层衣壳，无包膜。电镜下可见病毒的内衣壳由22～24个呈辐射状的亚单位附着在病毒核心上，并向外延伸与外衣壳汇合形成车轮状，故称轮状病毒（图26-1）。根据其抗原性的差异可将轮状病毒分成A～G 7个组。

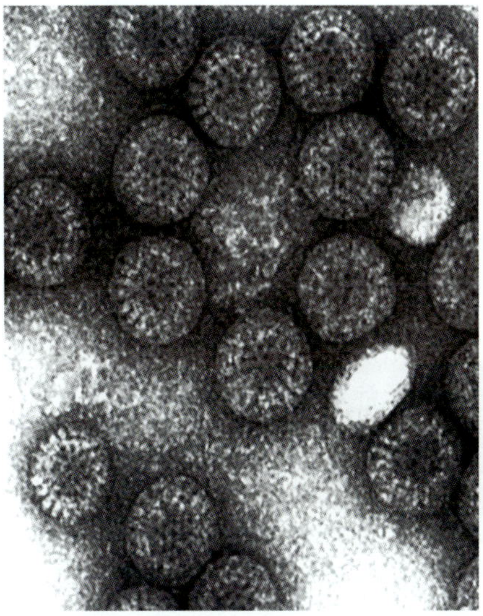

图26-1 轮状病毒（10 000×）

二、致病性与免疫性

A～C组轮状病毒可引起人或动物腹泻，而D～G组轮状病毒仅可引起动物腹泻。A组轮状病毒感染分布广泛，是引起6个月至2岁婴幼儿严重胃肠炎的主要病原体，占病毒性胃肠炎的80%以上。B组轮状病毒可引起成人和年长儿童急性胃肠炎，可呈暴发流行。C组轮状病毒对人的致病性类似A组，但发病率低。

轮状病毒经粪-口途径传播，病毒侵入机体后在小肠黏膜绒毛细胞内增殖，导致绒毛细胞损伤和吸收功能下降，引起严重水样腹泻和电解质平衡失调。患者可因脱水、酸中毒而死亡。患者粪便中可排出大量病毒。

病后可对同型病毒产生免疫力，起保护作用的抗体主要是肠道局部产生的sIgA。

考点：轮状病毒传播途径特点、所致疾病

三、微生物学检查

1. 电镜检测 在粪便标本中用电镜直接检出特殊形态的轮状病毒颗粒，敏感性较高，特异性诊断率可达90%以上，是鉴定轮状病毒的经典方法。

2. 病毒抗原检测 可采用放射免疫技术、直接或间接ELISA检测粪便上清液中的轮状病毒抗原，具有敏感、特异和快速的优点，也可对轮状病毒进行分型。

3. 病毒核酸检测 采用 RT-PCR检测腹泻患者粪便中轮状病毒 RNA，检测结果可用于临床诊断和流行病学调查。

四、防治原则

控制传染源，切断传播途径是预防轮状病毒的主要措施，治疗应及时补液，纠正电解质紊乱，防止脱水和酸中毒发生，可减少婴幼儿的死亡率。

第5节 诺如病毒

诺如病毒（norovirus，NV）又称为诺沃克病毒、诺罗病毒，是一种引起非细菌性急性胃肠炎的病毒。诺如病毒易导致感染性腹泻，并且传染性较强，属于自限性疾病。诺如病毒在世界范围内均有流行，全年都可发生感染，但在寒冷季节高发。在中国5岁以下腹泻的儿童中，诺如病毒的检出率为

15%左右。

一、生物学性状

诺如病毒为无包膜单正链RNA病毒，病毒粒子直径为27～40nm。根据基因特征，诺如病毒被分为6个基因型（genogroup，GⅠ～GⅥ），GⅠ和GⅡ是引起人类急性胃肠炎的两个主要基因群。诺如病毒变异速度快，每隔2～3年即可出现引起全球流行的新变异株。

二、致病性与免疫性

诺如病毒传播途径主要是粪-口途径。具有明显的季节性，人们常把它称为“冬季呕吐病”。诺如病毒的潜伏期相对较短，通常12～48h。感染发病以轻症为主，最常见症状是腹泻和呕吐，其次为恶心、腹痛、头痛、发热、畏寒和肌肉酸痛等。研究发现成人中腹泻常见，而儿童比成人更容易出现呕吐。诺如病毒感染的病程通常较短，症状持续时间平均为2～3天，但高龄人群和伴有基础性疾病患者恢复较慢。诺如病毒感染主要表现为自限性疾病，但少数高龄老人或低龄儿童病例仍会发展成重症，甚至死亡。

诺如病毒感染人体后可诱生相应抗体，仅有一定的保护作用，不足以抵抗再次感染，但再次感染通常无症状。

三、微生物学检查

诺如病毒检测首选粪便标本，也可选择患者的肛拭子、呕吐物、食品、饮水等，进行抗原检测或核酸检测和基因型鉴定。

四、防治原则

目前，针对诺如病毒尚无特异的抗病毒药和疫苗，其预防控制主要采用非药物性预防措施，包括手卫生、环境消毒、食品和水安全管理、风险评估和健康教育等。

自 测 题

一、单选题

1. 小儿麻痹症的病原体是
   A. 脊髓灰质炎病毒　B. 麻疹病毒
   C. 轮状病毒　D. 柯萨奇病毒
   E. 埃可病毒
2. 脊髓灰质炎患者的传染性物质主要是
   A. 鼻咽分泌物　B. 血液
   C. 粪便　D. 尿
   E. 唾液
3. 婴幼儿急性胃肠炎最常见的病原体是
   A. 柯萨奇病毒　B. 埃可病毒
   C. 脊髓灰质炎病毒　D. 大肠埃希菌
   E. 轮状病毒
4. 脊髓灰质炎病毒的特性下列哪项正确
   A. 耐乙醚，但易被胃酸和胆汁灭活
   B. 基因组是单一分子的负链RNA
   C. 仅能在神经细胞中增殖
   D. 利用补体结合试验鉴定有两个血清型
   E. 以隐性感染多见，约占90%以上
5. 预防脊髓灰质炎进行人工主动免疫的对象是
   A. 青壮年　B. 野外工作者
   C. 5岁以内的婴幼儿　D. 林区工作者
   E. 未患过该病者
6. 脊髓灰质炎病毒免疫特点是
   A. 只有显性感染才能获得免疫力
   B. 肠道局部sIgA不能阻止野毒株的入侵
   C. sIgA不能由乳汁分泌
   D. 抗原性稳定，感染后机体免疫力牢固
   E. 血清IgG不能阻止病毒侵入中枢神经系统
7. 不属于轮状病毒特点的是
   A. 为RNA病毒
   B. 电镜下呈车轮状形态

C. 主要经粪-口途径传播
D. 可引起急性出血性结膜炎
E. 可引起婴幼儿腹泻

8. 最易引起病毒性心肌炎的病毒是
A. 脊髓灰质炎病毒　B. 柯萨奇病毒A组
C. 柯萨奇病毒B组　D. 埃可病毒
E. 肠道病毒70型

二、名词解释

1. 轮状病毒
2. 诺如病毒

三、简答题

1. 人类肠道病毒有哪些共同特征?
2. 简述脊髓灰质炎病毒的致病性和免疫性。怎样进行有效的特异性预防?

（刘　晟）

第27章 肝炎病毒

学习目标

1. 素质目标　具有生物安全意识、医院感染防控意识，具有良好的沟通能力和社会适应能力。

2. 知识目标　掌握甲型、乙型肝炎病毒的生物学特性、致病性及防治原则；熟悉其他肝炎病毒的主要生物学特性及致病性；了解其他肝炎病毒的防治原则。

3. 能力目标　具有分析乙型肝炎病毒检测指标及临床意义的能力，具备将肝炎防治知识运用到实际工作中的能力。

肝炎病毒是一群以侵害肝脏为主的、引起病毒性肝炎的病原体，肝炎病毒主要有五种致病类型，即甲型肝炎病毒（HAV）、乙型肝炎病毒（HBV）、丙型肝炎病毒（HCV）、丁型肝炎病毒（HDV）和戊型肝炎病毒（HEV），它们分别属于不同的病毒科，生物学特性、传播途径、所致疾病的发展和结局也不尽相同。HAV、HEV经消化道传播，可引起急性肝炎；HBV、HCV和HDV主要经血液和体液等途径传播，可引起急性肝炎、慢性肝炎，并可发展为肝硬化或肝癌。此外，还有一些病毒如黄热病毒、巨细胞病毒、EB 病毒、风疹病毒等也可引起肝炎，但并不是以肝细胞为主要侵犯的靶细胞，所以不列入肝炎病毒范畴。

链 接　上海甲型肝炎疫情

1988 年，上海市发生了一次甲型肝炎的暴发流行，其全年累计病例超 35 万例，在卫生部门的跟踪检疫下，最终确定是污染毛蚶携带大量甲型肝炎病毒所致，经多方努力，疫情最终被控制。

实验研究表明，毛蚶可浓缩甲型肝炎病毒 29 倍，其可在毛蚶体内存活 3 个月之久。对从毛蚶中分离的甲型肝炎病毒分析证明，上海此次甲型肝炎流行并不是由于甲型肝炎病毒变异所致，而是在上海市人群对甲型肝炎病毒免疫力下降的基础上，生食或食用未经煮熟的、被甲型肝炎病毒污染的毛蚶造成的。

第 1 节　甲型肝炎病毒

案例 27-1

患者，男，14 岁。不明原因的发热、头痛、恶心呕吐、厌油腻、食欲不振伴腹痛，小便黄色 1 天。体征：皮肤及巩膜黄染，肝肋缘下 3cm，压痛（+）。实验室检查：抗 -HAV IgM（+）。

问题：1. 该患者可能感染了何种病原体？

2. 指出该病的病原体及传播途径。

甲型肝炎病毒（hepatitis A virus，HAV）是引起甲型肝炎的病原体。甲型肝炎遍布全世界，主要感染儿童和青少年。人类感染HAV后，大多数表现为隐性感染或亚临床感染，仅少数人发生急性甲型肝炎。急性甲型肝炎绝大多数能完全恢复，不转为慢性肝炎，也不形成长期病毒携带者。

一、生物学性状

（一）形态与结构

HAV病毒体呈球形，直径约27nm，无包膜，病毒基因组为单正链RNA，衣壳呈20面体立体对称结构（图27-1）。衣壳蛋白具有免疫原性，可诱导机体产生抗体。HAV抗原稳定，只有一个血清型。

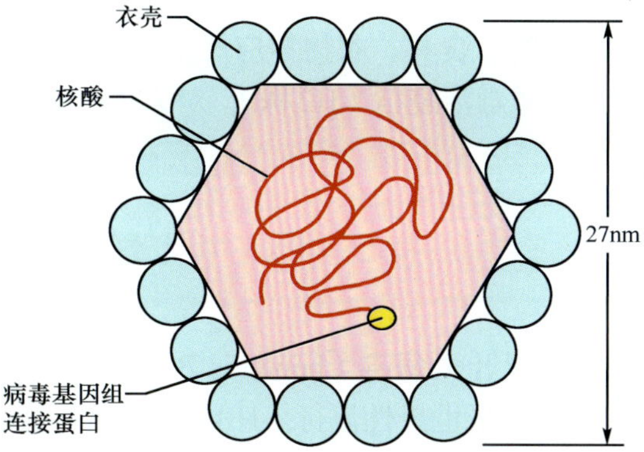

图27-1　甲型肝炎病毒结构模式图

（二）敏感动物与细胞培养

黑猩猩与狨猴对HAV易感，经口或静脉注射可使动物发生甲型肝炎，HAV可在非洲绿猴肝细胞、人胚肾细胞、人胚肺二倍体细胞等细胞内生长。病毒在细胞内增殖，不引起细胞裂解，从细胞释放缓慢。

（三）抵抗力

HAV的抵抗力较强，在粪便和污水中可存活数月，耐热，60℃ 1h不被灭活，100℃ 5min可被灭活，在-20℃可存活多年。对乙醚和氯仿稳定，过氧乙酸（2%，4h）、甲醛（1：4000，72h）等均可消除其传染性，70%的乙醇可迅速灭活HAV。

考点：甲型肝炎病毒的生物学性状

二、致病性与免疫性

（一）传染源

HAV的传染源主要是患者和隐性感染者。甲型肝炎的潜伏期为15～50天，平均30天。在潜伏期末、临床症状出现之前，病毒可出现于患者的血液和粪便中。

（二）传播途径

HAV主要经粪-口途径传播，传染性强。HAV随患者粪便排出体外，通过污染水源、食物、海产品（如毛蚶）、食具等传播而造成散发、流行或大流行。

考点：甲型肝炎病毒的传播途径

（三）致病机制

HAV经口侵入人体，首先在口咽或唾液腺中增殖，然后到达肠黏膜及肠黏膜局部淋巴结并在其中大量增殖，侵入血流引起病毒血症，最终侵犯靶器官肝脏。HAV引起肝细胞损伤的机制除了病毒直接作用外，机体的免疫病理反应也是一个重要因素。

（四）免疫性

无论是HAV的显性或隐性感染，机体都可产生抗-HAV IgM、IgG，前者在急性期和恢复早期出现，后者在恢复后期出现，并可维持多年，可抵抗HAV的再感染。

三、微生物学检查

对甲型肝炎患者一般不进行病原学分离培养，微生物学检查以测定病毒抗原或抗体为主，抗-HAV IgM出现早，消失快，检测患者血清抗-HAV IgM是早期诊断甲型肝炎最常用的方法。也可用核酸杂交法、PCR技术检测HAV的RNA或用免疫学方法查HAV抗原。

考点：甲型肝炎的微生物学检查

四、防治原则

加强粪便管理、保护水源、注意饮食卫生，做好卫生宣教工作是预防甲型肝炎的重要环节。患者的排泄物、食具、衣物等应严格消毒处理。特异性预防主要用灭活疫苗和减毒活疫苗，我国研制的甲型肝炎减毒活疫苗（H2株），对人体有较好保护作用。紧急预防可注射丙种球蛋白。

考点：甲型肝炎的预防

第2节　乙型肝炎病毒

乙型肝炎病毒（hepatitis B virus，HBV）是乙型肝炎的病原体，在分类上属嗜肝DNA病毒科。HBV感染呈世界性流行。HBV感染后可表现为无症状HBV携带者、急慢性乙型肝炎或重症乙型肝炎，部分慢性乙型肝炎可演变为肝硬化或肝癌。乙型肝炎危害大，是我国重点防治的严重传染病之一。

一、生物学特性

（一）形态与结构

在乙型肝炎患者的血清中存在3种形态的颗粒（图27-2），包括大球形颗粒、小球形颗粒和管形颗粒。

1. 大球形颗粒　又称Dane颗粒，是完整的HBV颗粒（图27-3），呈球形，直径约42nm。有双层衣壳，外衣壳相当于一般病毒的包膜，由脂双层与蛋白质组成，HBV的表面抗原（HBsAg）镶嵌于此脂双层中。去掉外衣壳后，暴露呈20面立体对称型结构，相当于一般病毒的核衣壳。内衣壳位于核心的表面，内衣壳蛋白为HBV的核心抗原（HBcAg），HBcAg仅存在于被感染的肝细胞核内，不存在于血液中。病毒的核心含有HBV的双链DNA和DNA聚合酶。大球形颗粒具有传染性。

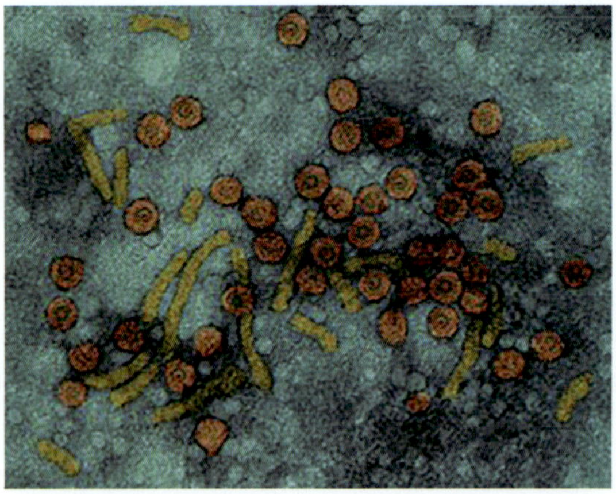

图27-2　乙型肝炎病毒颗粒形态图

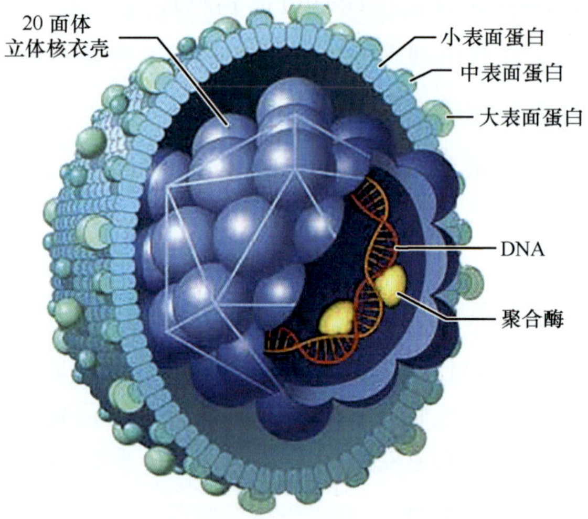

图27-3　乙型肝炎病毒（Dane颗粒）结构模式图

2. 小球形颗粒　直径约22nm，为一中空型颗粒，不含DNA和DNA聚合酶，是病毒装配过程中过剩的衣壳蛋白，不具有传染性，是HBV感染者血清中最常见的颗粒。

3. 管形颗粒　直径约22nm，由若干小球形颗粒串联而成，不具有传染性。

考点：乙型肝炎病毒的形态与结构

（二）抗原组成

HBV具有表面抗原（HBsAg）、前S1（PreS1）抗原、前S2（PreS2）抗原、核心抗原（HBcAg）和e抗原（HBeAg）。

1. 表面抗原（HBsAg） 大量存在于感染者血液中，是HBV感染的主要标志。HBsAg具有免疫原性，可刺激机体产生保护性抗体（抗-HBs），是制备疫苗的主要成分。抗-HBs为中和抗体，具有防御HBV感染的作用，患者血清中出现抗-HBs，是既往感染恢复或注射疫苗产生的免疫效应。

前S1（PreS1）抗原和前S2（PreS2）抗原是附加在HBsAg前的抗原决定簇，具有吸附肝细胞受体的功能，能帮助HBV侵入肝细胞。免疫原性比HBsAg强，能刺激机体产生中和抗体（抗-PreS1，抗-PreS2），抗-PreS1及抗-PreS2能通过阻止HBV吸附肝细胞而发挥抗病毒作用。

2. 核心抗原（HBcAg） 存在于Dane颗粒的内衣壳上，其表面被HBsAg覆盖，不易在血液循环中检出。HBcAg免疫原性强，能刺激机体产生非保护性抗体抗-HBc。抗-HBc IgG在血中持续时间较长但无保护性，抗-HBc IgM出现较快，其阳性提示HBV在肝内复制与增殖状态。

3. e抗原（HBeAg） 是可溶性蛋白质，游离于血清中。因其消长与Dane颗粒及DNA聚合酶的消长基本一致，故将HBeAg作为体内HBV复制及血清具有强传染性的指标。HBeAg刺激机体产生的抗-HBe能与受染肝细胞表面的HBeAg结合，通过补体溶解受染的肝细胞，故抗-HBe对HBV感染有一定保护作用。

考点：乙型肝炎病毒的抗原组成

（三）细胞培养与动物模型

目前采用的细胞培养系统是DNA转染系统，即将病毒的DNA导入肝癌细胞后，病毒核酸与细胞DNA整合，在细胞中表达乙型肝炎病毒抗原，有些细胞株还可以持续地产生Dane颗粒。黑猩猩是对HBV最敏感的动物，接种后可发生与人类相似的急慢性感染，常用其研究HBV的致病机制和检测疫苗的效果与安全性等。

（四）抵抗力

HBV对理化因素的抵抗力较强，对低温、干燥、紫外线、乙醇等均有耐受性。高压蒸汽灭菌（121℃ 20min）、100℃加热10min，0.5%过氧乙酸、5%次氯酸钠、3%漂白粉液、0.2%苯扎溴铵、环氧乙烷等均可使HBV灭活。

二、致病性与免疫性

（一）传染源

HBV的主要传染源是乙型肝炎患者和无症状HBV携带者。在乙型肝炎的潜伏期（可达30～160天）、急性期、慢性活动期，其血液均具有传染性。无症状HBV携带者不易被发觉，作为传染源的危害性更大。

（二）传播途径

1. 血液、血制品传播 输注带有HBV的全血、血浆或血制品，应用被HBV污染、消毒不彻底的医疗器材（如针灸针、注射器、手术刀、内镜、牙科或妇产科器械等）可致医源性传播。日常生活中共用漱口杯、剃须刀等也可通过微小破损黏膜引起HBV感染。

2. 母婴传播 如果母亲是乙型肝炎患者和无症状HBV携带者，可以引起垂直传播，新生儿可经产道接触含有HBV的母血、羊水或分泌物感染，少数婴儿可通过哺乳过程感染。

3. 性接触及密切接触传播 HBV存在于唾液、精液、阴道分泌物及其他体液中，可通过性接触及其他密切接触感染。因HBV有母婴传播和密切接触传播，HBV感染可出现家庭聚集现象。

考点：乙型肝炎病毒的传播途径

（三）致病与免疫机制

乙型肝炎的潜伏期为30～160天。临床表现呈多样性，可表现为无症状HBV携带者、急性肝炎、慢性肝炎及重症肝炎。HBV的致病机制迄今尚未完全清楚，目前认为其主要是通过机体的免疫应答过程造成肝细胞及机体的损伤。由于不同机体免疫应答强弱不尽相同，乙型肝炎的临床表现和转归也存在差异。

1. 细胞免疫介导的免疫病理损伤 被HBV感染的肝细胞膜表面可以表达HBsAg、HBcAg和HBeAg，被这些病毒抗原致敏的T细胞可杀伤表面带有病毒抗原的肝细胞以清除病毒，同时也造成了肝细胞的损伤。细胞免疫应答的强弱与乙型肝炎的临床表现及转归有密切关系。

2. 体液免疫介导的免疫病理损伤 HBV感染后，机体可产生抗-HBs、抗-PreS1、抗-PreS2、抗-HBe等抗体。这些抗体可以直接清除血液中的游离病毒，还能阻断病毒对肝细胞黏附，但血液中游离的HBV可与相应抗体特异性结合形成免疫复合物，这些免疫复合物大量沉积于肝内，可以导致急性重型肝炎。如免疫复合物沉积于肾小球基底膜、关节滑液囊等部位，激活补体，引起Ⅲ型超敏反应，故患者可伴肾小球肾炎、关节炎等肝外表现。

3. 自身免疫反应引起的病理损伤 HBV感染肝细胞后，可引起肝细胞表面自身抗原发生变化，诱导机体对肝细胞发生自身免疫反应，通过Ⅱ型、Ⅳ型超敏反应导致肝细胞损伤。

此外，下列因素亦与HBV的致病性有关：①机体感染HBV后，可使免疫应答能力降低，诱生干扰素能力下降，影响靶细胞的HLA-Ⅰ类抗原的表达而导致CTL作用减弱。②HBV的PreC基因发生变异后，不能正确翻译出HBeAg，受染细胞不能被抗-HBe及相应的细胞免疫所识别和清除，从而使变异株逃逸机体的免疫作用而增殖。

案例 27-2

患者，男，19岁。2018年7月20日以“反复性乏力、食欲不振3年，加重1年”来诊。该患者3年前开始，时感全身无力、食欲不振，时有恶心，但无呕吐。查体：面黄、体瘦，肝区叩、触痛（+），肝大右肋缘下2.5cm。实验室检查示乙型肝炎病毒标志物：HBsAg（+）、HBeAg（+）、抗-HBc（+）。肝功能：ALT 171U/L、AST 120U/L。

既往：慢性乙型肝炎病史不详，患者的父亲、两个姐姐均患有慢性乙型肝炎，其父已经发展到肝硬化。

问题： 1. 该患者可能被诊断为哪种疾病？

2. 说出其病原体及传播途径。

（四）HBV与原发性肝癌

近年研究表明，HBV感染与原发性肝癌的发生有密切关系，其主要依据：①HBV携带率高的地区，原发性肝癌发生率高。②乙型肝炎患者及HBsAg携带者原发性肝癌的发病率明显高于未感染人群。③肝癌细胞的DNA中有HBV DNA的整合，其整合的病毒DNA中常含X基因片段（X基因转译的HBxAg），可反式激活细胞内的癌基因，可能是HBV致癌的启动因子。

三、微生物学检查

（一）HBV抗原抗体检测

目前乙型肝炎的诊断主要靠检测HBV的抗原及其相应抗体。检查项目主要是HBsAg、HBeAg、抗-HBs、抗-HBe、抗-HBc（俗称“两对半”）。乙型肝炎病毒抗原抗体检测系统，主要用于：①诊断乙型肝炎；②筛选献血员；③选择HBV疫苗的接种对象及判断接种效果；④乙型肝炎的流行病学调查；⑤评价乙型肝炎的治疗效果等。由于HBV感染的临床表现多样化，各项检查结果也呈动态变化，临床必须对几项指标同时分析，才能正确判断，HBV抗原抗体检测结果的临床分析见表27-1。

表27-1 HBV抗原抗体检测结果的临床分析

HBsAg	抗-HBs	HBeAg	抗-HBe	抗-HBc	结果分析
+	–	–	–	–	HBV感染或无症状携带者
+	–	+	–	–	急性或慢性乙型肝炎或无症状携带者
+	–	+	–	+	急性或慢性乙型肝炎，俗称"大三阳"，传染性强
+	–	–	+	+	急性HBV感染趋向恢复，俗称"小三阳"
–	+	–	–	+	既往感染恢复期
–	+	–	+	+	既往感染恢复期
–	–	–	–	+	既往感染
–	+	–	–	–	既往感染或接种疫苗

考点：乙型肝炎病毒抗原抗体的检测

（二）血清HBV DNA检测

目前一般采用实时荧光定量PCR法检测HBV DNA。该指标阳性是病毒在复制和具有传染性的最可靠指标，已被广泛用于临床诊断和药物治疗效果评价。

四、防治原则

（一）一般预防

预防乙型肝炎要采取以严格管理传染源和切断传播途径为主的综合性措施，对患者的血液、分泌物和用具等进行消毒；严格筛选献血员，防止血液传播；严格消毒患者用过的注射器、针头、针灸针等医疗器械；对高危人群进行预防接种等措施。

（二）特异性预防

1. 人工主动免疫 接种乙型肝炎疫苗是预防HBV感染最有效的方法。乙型肝炎疫苗的接种对象主要是新生儿，其次为婴幼儿、15岁以下未免疫人群和成年高危人群。我国已将乙型肝炎疫苗接种纳入计划免疫，按0、1、6个月方案共接种3次，获得良好的免疫效果。

2. 人工被动免疫 紧急预防可应用含高效价抗-HBs的人血清免疫球蛋白（HBIg）。HBsAg阳性母亲的新生儿，应在出生后12h内先注射HBIg，然后再全程接种乙型肝炎疫苗，可提高阻断母婴传播率。

（三）治疗

对乙型肝炎的治疗仍尚无特效方法，常用的抗病毒药物有干扰素和核苷类似物（拉米夫定、阿德福韦、恩替卡韦、替比夫定等）两类。此外，清热解毒、活血化瘀的中草药有一定疗效。

考点：乙型肝炎的预防

第3节 丙型肝炎病毒

丙型肝炎病毒（hepatitis C virus，HCV）是丙型肝炎的病原体，在分类上属黄病毒科。

一、生物学特性

HCV呈球形，有包膜（图27-4），基因组为单正链RNA，约9500个核苷酸。HCV体外培养困难，至今仍缺乏稳定高效的细胞培养模型。黑猩猩对HCV易感，是目前常用的动物模型。HCV对各种理

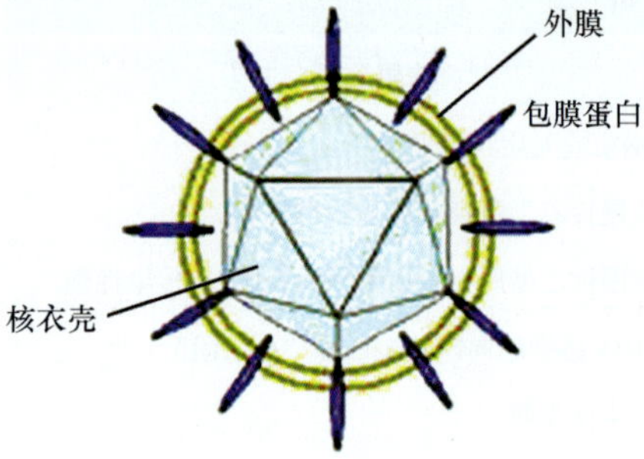

图 27-4 丙型肝炎病毒结构模式图

化因素的抵抗力不强，对酸、热均不稳定，对氯仿、乙醚等有机溶剂敏感，紫外线照射、煮沸5min、20%次氯酸处理均可使HCV失活。

二、致病性与免疫性

（一）传染源与传播途径

HCV的传染源主要是患者和无症状HCV携带者。传播途径主要为输血或血制品传播，是最为常见的输血后肝炎病原体。此外，亦可通过非输血途径的隐性微小创伤、性接触、家庭密切接触及母婴传播。

（二）致病性与免疫性

考点：丙型肝炎病毒的致病性

HCV的致病机制尚未完全明晰，目前认为主要与病毒的直接致病作用、细胞免疫介导的免疫病理反应及NK细胞的杀伤作用有关。

HCV感染的临床表现多样，可表现为急性肝炎、慢性肝炎或无症状携带者。HCV感染极易慢性化，有些患者可不出现症状，发现时已呈慢性过程。多数患者可演变为慢性丙型肝炎，其中约20%可逐渐发展为肝硬化，甚至发生肝癌。

HCV感染后不能诱导机体产生有效的免疫保护反应。

三、微生物学检查

（一）抗体检测

采用快速诊断测试、ELISA法、放射免疫法等检测抗-HCV，抗体检测可用于筛选献血员、诊断丙型肝炎及进行流行病学调查。

（二）病毒核酸检测

可采用RT-PCR法、PCR-ELISA法或PCR-荧光法检测HCV RNA，病毒核酸检测可用于丙型肝炎的早期诊断及疗效评估。

四、防治原则

目前尚无有效疫苗用于丙型肝炎的特异性预防，主要通过切断传播途径预防。严格筛选献血员、加强血制品管理是控HCV感染最主要的预防手段。目前丙型肝炎治疗的最新方案是采用直接抗病毒药物（direct antiviral agents，DAA），首先推荐泛基因型DAA方案。目前常用的药物为索磷布韦/维帕他韦，以及我国自主研发的可洛派韦联合索磷布韦。

第 4 节 丁型肝炎病毒

丁型肝炎病毒（hepatitis D virus，HDV）曾称δ因子，是丁型肝炎的病原体。它是一种缺陷病毒，必须在HBV或其他嗜肝DNA病毒的辅助下才能复制增殖。

一、生物学性状

HDV呈球形，直径35～37nm。核心含单负链RNA和丁型肝炎病毒抗原（HDAg）。RNA仅有约1700个核苷酸，HDAg由两种多肽组成，能刺激机体产生特异性抗体。HDV表面由HBV提供的HBsAg构成其包膜。HDV为缺陷病毒，不能独立复制，必须与HBV或其他嗜肝DNA病毒一起侵入肝细胞才能增殖。其敏感动物有黑猩猩、土拨鼠等。

二、致病性与免疫性

HDV感染呈世界性分布，患者是主要传染源，传播方式与HBV基本相同，主要通过输血和血制品传播，也可通过密切接触（如性交）和母婴传播。

由于HDV是缺陷病毒，而且其包膜为HBV的表面抗原，从而决定了HDV只能感染HBsAg阳性者。其感染方式有两种：①联合感染（coinfection），即HBV和HDV同时感染。②重叠感染（superinfection），即在感染HBV的基础上再感染HDV。感染HDV后可加重HBV感染者的病情，尤其是重叠感染常演变为重症肝炎或肝硬化，病死率高。目前认为，HDV的致病作用主要是病毒对肝细胞的直接损伤，机体的病理性免疫应答对丁型肝炎的发病也有重要作用。

机体感染HDV后可产生特异性抗体，但抗体不能清除病毒。

三、微生物学检查

常用ELISA检测患者血液中的HDAg或抗-HDV，检测血液标本中HDV RNA常采用RT-PCR。

四、防治原则

预防丁型肝炎与预防乙型肝炎相同，主要是切断传播途径。目前尚无特效治疗药物。

第5节　戊型肝炎病毒

戊型肝炎病毒（hepatitis E virus，HEV）是戊型肝炎的病原体，在分类上属戊型肝炎病毒科。

一、生物学性状

HEV呈球形，直径32～34nm。基因组为单正链RNA，无包膜。恒河猴等多种灵长类动物对HEV敏感，口服或静脉注射HEV可使之感染。细胞培养尚在研究中。HEV对氯仿敏感，煮沸可使其灭活，在碱性溶液和液氮中稳定。

二、致病性与免疫性

HEV的传染源为患者和隐性感染者，猪、牛、羊等也可携带HEV，成为散发性戊型肝炎的传染源。HEV主要通过粪-口途径传播。HEV经血液到达肝脏，在肝细胞内增殖，通过病毒对肝细胞的直接损伤和机体免疫应答所造成的损伤两方面的作用，引起肝细胞炎症或坏死。潜伏期为10～60天，平均40天。常见的临床表现有急性黄疸型、急性无黄疸型、胆汁瘀滞型和重症肝炎4个类型。戊型肝炎为自限性疾病，多数患者于发病后6周即好转并痊愈，不发展为慢性肝炎。孕妇感染HEV后病情常较重，尤以怀孕6～9个月最为严重，常发生流产或死胎，病死率达10%～20%。机体感染HEV后可产生一定免疫力，但维持时间不长。

三、微生物学检查

目前临床上常用的检测方法是用ELISA检测抗-HEV，如抗-HEV IgM阳性，可判断为近期感染。此外，可用RT-PCR检测粪便和胆汁中HEV RNA。

四、防治原则

预防戊型肝炎与预防甲型肝炎相同，主要是切断粪-口传播途径。对于易感人群，接种戊型肝炎疫苗。

自 测 题

一、单选题

1. 下列关于甲型肝炎病毒的描述中错误的是
   A. 呈球形
   B. 核酸为正单链RNA
   C. 衣壳为20面体立体对称型结构
   D. 无包膜
   E. 有2个血清型
2. 可高度传染乙型肝炎的血液中含有
   A. HBsAg、HBcAg、HbeAg
   B. HBsAg、抗-HBe、抗-HBc
   C. HBsAg、抗-HBs、HBeAg
   D. 抗-HBe、抗-HBs、抗-HBc
   E. HBsAg、抗-HBc、HBeAg
3. 可传播HBV、HCV和HDV的最主要成分是
   A. 粪便　B. 血液
   C. 鼻咽拭子　D. 脑脊液
   E. 尿
4. 肝炎病毒的传播途径不包括
   A. 粪-口途径　B. 血源传播
   C. 垂直传播　D. 接触传播
   E. 呼吸道传播
5. 乙型肝炎的传播途径主要是
   A. 粪-口途径
   B. 日常生活接触
   C. 血液、性接触和母婴接触
   D. 呼吸道传播
   E. 以上均是
6. 患者，男，40岁。食欲不振、乏力，肝区不适1个月，实验室检查：抗-HAV IgG(+)、HBsAg(+)、抗-HBs(-)、HBeAg(+)、抗-HBe(-)、抗-HBc(+)。该患者的诊断是
   A. 甲型肝炎
   B. 急性乙型肝炎
   C. 乙型肝炎并发甲型肝炎
   D. 丙型肝炎
   E. 丁型肝炎

二、名词解释

Dane颗粒

三、简答题

1. 简述肝炎病毒的种类及其传播途径。
2. 叙述HBV的抗原抗体检测的临床意义。

（盛晓燕）

第28章 其他病毒和朊粒

学习目标

1. 素质目标 通过对HIV、疱疹病毒、虫媒病毒的学习，提升人文关怀意识，具有较高的职业素养。

2. 知识目标 掌握HIV的形态结构、传播途径及致病机制；掌握常见疱疹病毒的致病性；掌握流行性乙型脑炎病毒、登革病毒的致病性；熟悉狂犬病毒的防治原则。

3. 能力目标 学会HIV、虫媒病毒、疱疹病毒、狂犬病毒的基本知识及防治原则，具备对常见病毒传染性疾病的防治和健康宣传教育能力。

第1节 人类免疫缺陷病毒

人类免疫缺陷病毒（human immunodeficiency virus，HIV）归属于反转录病毒科慢病毒亚科，是获得性免疫缺陷综合征（acquired immunodeficiency syndrome，AIDS）即艾滋病的病原体。HIV包括HIV-1和HIV-2两个型别。两型病毒的核苷酸序列相差超过40%。世界上的艾滋病大多由HIV-1所致，HIV-2只在西非呈地方性流行。

一、生物学特性

（一）形态与结构

HIV病毒体呈球形，直径100～120nm。电镜下病毒内部有一致密的圆锥状核心。病毒体外层为脂蛋白包膜，其中嵌有gp120和gp41两种病毒特异性糖蛋白。前者构成包膜表面的刺突，后者为跨膜蛋白。gp120仅与表面有$CD4^+$分子的细胞结合，与该病毒的特异性吸附、穿入有关。病毒内部为20面立体对称型核衣壳，包含核心的两条单正链RNA、反转录酶、整合酶、蛋白酶与核衣壳蛋白（图28-1）。

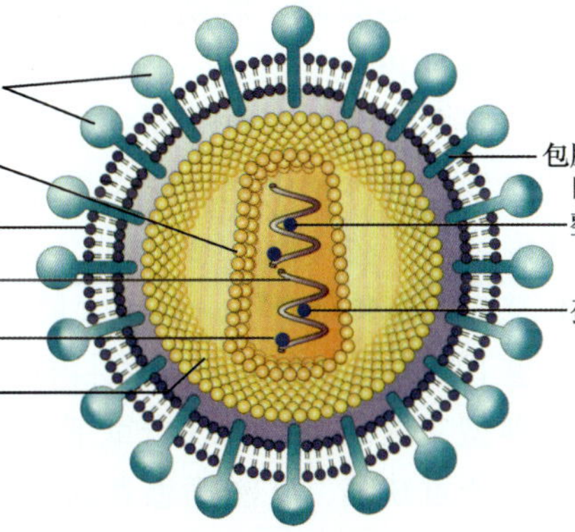

图28-1 HIV结构模式图

（二）培养特性

HIV在体外仅感染表面有$CD4^+$分子的细胞。实验室中常用新分离的正常人T细胞或用患者自身分离的T细胞培养HIV。感染HIV的细胞表面有大量gp120表达，细胞出现不同程度的病变，培养液中可测到反转录酶活性，且在培养细胞中可查到病毒的抗原。

（三）抵抗力

HIV对理化因素的抵抗力较弱。56℃加热30min可被灭活。但病毒在室温（20～22℃）可保存活力达7天。0.2%次氯酸钠、0.1%漂白粉、70%乙醇、50%乙醚、0.3%H_2O_2或0.5%甲酚皂（来苏尔）处理5min，均可灭活病毒。

二、致病性与免疫性

（一）传染源与传播途径

艾滋病的传染源是HIV无症状感染者和艾滋病患者。从感染者的血液、精液、阴道分泌物、乳汁、唾液、脑脊髓液、骨髓、皮肤及中枢神经组织等标本中，均可分离到HIV。主要传播途径如下。

1. 性传播 艾滋病是重要的性传播疾病之一，同性或异性间的性行为是HIV的主要传播方式。

2. 血液传播 通过输入带HIV的血液或血制品、接受器官或骨髓移植、人工授精、注射药瘾者共用污染的注射器及针头等均可造成HIV感染。

3. 垂直传播 包括经胎盘、产道或经哺乳等方式引起的传播。

（二）致病机制

HIV感染和致病的特点是该病毒侵入人体后，能选择性地侵犯表达$CD4^+$分子的细胞，引起以$CD4^+$细胞缺损和功能障碍为中心的严重免疫缺陷病。HIV主要通过破坏人体的$CD4^+$T淋巴细胞，进而阻断细胞免疫和体液免疫过程，致使免疫系统瘫痪，导致严重的免疫功能障碍和免疫缺陷。

考点：HIV的传播途径及引起的疾病

（三）临床表现

HIV感染后的临床表现包括急性感染期、无症状感染期、艾滋病相关综合征及典型艾滋病期四个阶段。

1. 急性感染期 HIV初次感染人体后，经4～11天潜伏期后在$CD4^+$T细胞和单核/巨噬细胞群中增殖，引起病毒血症。此时期从血流中、脑脊液及骨髓细胞可分离到病毒，从血清中可查到HIV抗原。临床上可出现发热、咽炎、淋巴结肿大、皮肤斑丘疹和黏膜溃疡等自限性症状。持续1～4周自然消失，经数周后转入无症状感染期。

2. 无症状感染期 此期持续时间较长，可持续数年至数十年，患者一般无临床症状或症状轻微，可出现无痛性淋巴结肿大。此时外周血中检测不到HIV抗原或很少检测到。组织中的HIV低水平复制，并不断小量释放入血液循环中，形成慢性或持续性感染，随着感染时间的延长，当机体受到各种因素的激发使慢性感染的病毒大量增加，$CD4^+$T细胞数量不断减少，免疫系统的损害加重，慢性感染可迅速发展为艾滋病相关综合征。

3. 艾滋病相关综合征 病毒大量增殖，免疫系统的损伤进行性加重。患者出现发热、盗汗、全身倦怠、体重下降、慢性腹泻及持续性淋巴结肿大等症状，继而表现为免疫功能低下引起的各种合并感染。

4. 典型艾滋病期 出现严重细胞免疫缺陷，主要表现为免疫缺陷合并感染和恶性肿瘤。由于机体免疫功能严重缺陷，艾滋病患者的抗感染能力显著下降，一些对正常机体无明显致病作用的病毒（如巨细胞病毒、疱疹病毒、EB病毒）、细菌、真菌（如白假丝酵母菌、卡氏肺孢菌）等，均可造成艾滋病患者的感染。部分患者还可并发肿瘤，如卡波西肉瘤、恶性淋巴瘤等。也有许多患者出现神经系统疾病，如艾滋病痴呆综合征等。

（四）免疫性

HIV感染后，机体可产生高滴度的抗HIV多种蛋白的抗体，包括抗gp120的中和抗体。这些抗体具有一定的保护作用，主要是能在急性感染期降低血清中的病毒抗原量，但不能清除体内的病毒。

三、微生物学检查

HIV检测已被作为常规医疗检测方法，以明确诊断、指导用药、并通过筛查阻断艾滋病的传播。

1. 抗体检测 常用ELISA法检测HIV抗体，HIV感染2～3个月（或更长）后均可检出抗-HIV，若连续两次阳性，需进行确认试验。确认试验常采用免疫印迹试验检测血清中HIV衣壳蛋白（p24）抗体和糖蛋白（gp41、gp120/160）抗体等。

2. 抗原检测　ELISA法检测HIVp24抗原可用于早期诊断。HIV感染早期可以检测到该抗原。

3. 核酸检测　采用定量RT-PCR法测定血浆中HIV RNA的拷贝数（病毒载量），用于监测疾病进展和评价抗病毒治疗效果。应用核酸杂交法或PCR检测HIV前病毒DNA可确定细胞中HIV潜伏感染的情况。

4. 病毒检测　临床不常用，正常人外周血单核细胞与患者单核细胞混合培养7～14天后，检测培养液中反转录酶活性或p24抗原。HIV培养应在BSL-3实验室条件下进行。

四、防治原则

（一）预防

目前尚无预防艾滋病的有效疫苗，因此最重要的是采取预防措施。WHO和包括我国在内的许多国家都已采取预防HIV感染的综合措施，包括：①开展全民预防控制艾滋病的宣传教育。②杜绝吸毒和性滥交。③建立HIV感染的监测系统，掌握艾滋病流行动态。④对献血者、献器官者和献精液者必须进行严格的HIV抗体检测。⑤禁止共用注射器、注射针、牙刷、剃须刀、刮脸刀等。

（二）治疗

目前批准用于临床治疗艾滋病的药物主要有四类：核苷类反转录酶抑制剂、非核苷类反转录酶抑制剂、蛋白酶抑制剂、融合抑制剂。主要采取联合用药治疗，俗称“鸡尾酒疗法”，常联合应用1种蛋白酶抑制剂和2种反转录酶抑制剂，以防止病毒产生耐药性。通常用核苷类和（或）非核苷类反转录酶抑制剂与蛋白酶抑制剂组合使用，能降低血中HIV含量，控制病情发展，延长患者生存期。

链 接　艾滋病的防治任重道远

最新WHO统计数据显示，2022年全球有3900万艾滋病感染者；2980万人正接受抗反转录病毒治疗；130万新艾滋病感染者；63万人死于艾滋病相关疾病。2022年，大约920万人未获治疗，其中包括66万名艾滋病感染儿童。在抗HIV病毒药物领域，科学家们取得了巨大成就，抗反转录病毒鸡尾酒疗法（combination antiretroviral therapy，cART）的出现成功将艾滋病转变为一种长期可控性疾病，显著提高患者的生存率，但患者终身服药所伴随一系列的副作用如神经性病变、胰腺炎或骨质疏松等显著影响了患者生活质量和寿命。艾滋病尚无有效疫苗，最新的研究发现艾滋病合并血液病患者在接受骨髓移植后，有两例患者体内的HIV消失了，可能是由于移植物抗宿主反应的作用导致对HIV的清除，但总的来说攻克艾滋病仍任重道远。

第2节　虫媒病毒

虫媒病毒是一大类通过吸血的节肢动物（蚊、蜱、白蛉等）叮咬人、家畜及野生动物而传播的病毒。病毒能在节肢动物体内增殖，并可经卵传代，因此节肢动物既是病毒的传播媒介，又是储存宿主。节肢动物通过叮咬自然界的脊椎动物或人而传播疾病，并维持在自然界中病毒的循环，因此，多数虫媒病毒病为人兽共患病，也是自然疫源性疾病。在我国，主要的虫媒病毒有乙型脑炎病毒、登革病毒和森林脑炎病毒，其中森林脑炎病毒仅在东北和西北林区偶有发生。

一、流行性乙型脑炎病毒

流行性乙型脑炎病毒（epidemic type B encephalitis virus）简称乙脑病毒，是流行性乙型脑炎（乙脑）的病原体。乙脑病毒经蚊虫叮咬传播，引起的疾病乙脑是我国夏秋季流行的主要传染病之一，病毒主要侵犯中枢神经系统，临床症状轻重不一，严重者死亡率高，幸存者常留有不同程度的神经系统后遗症。

（一）生物学性状

乙脑病毒呈球状，衣壳为20面体立体对称型，直径30～40nm。核酸为正链RNA，衣壳外有包膜。

乙脑病毒在地鼠肾、幼猪肾等原代细胞及C6/36蚊传代细胞中均能增殖，并引起明显的细胞病变。最易感动物是乳鼠，病毒经脑内接种后，可出现典型神经系统兴奋性增高，肢体痉挛，最后转为麻痹而死亡。

乙脑病毒抵抗力弱，56℃ 30min可灭活。对酸、乙醚和氯仿等脂溶剂敏感。病毒抗原性稳定且单一，因此疫苗预防效果较好。

（二）致病性与免疫性

1. 流行环节

（1）传染源　家畜（特别是幼猪）、家禽、野生鸟类是乙脑病毒的中间宿主和传染源。动物感染乙脑病毒后，虽不出现明显症状，但有短暂的病毒血症期，可成为更多蚊虫感染病毒的传染源。人感染病毒后，仅表现短暂的病毒血症，且血中病毒滴度不高，所以患者不是主要传染源。研究发现，蝙蝠可作为乙脑病毒的传染源和长期宿主。

（2）传播媒介　在我国，乙脑病毒的主要传播媒介是三带喙库蚊。蚊子可携带乙脑病毒越冬，并经卵传代，故蚊子不仅是传播媒介，也是病毒的长期储存宿主。

（3）易感人群　人被带毒的蚊子叮咬后，绝大多数表现为隐性感染，只有少数引起中枢神经系统症状，发生脑炎。好发人群为10岁以下的儿童。

2. 致病性　当带病毒的蚊子叮咬人体后，首先在局部血管内皮细胞和淋巴结等处增殖，随后有少量病毒释放入血，引起短暂的第一次病毒血症。病毒随血流播散到肝、脾的单核/巨噬细胞中继续增殖，经4～7天潜伏期后，在体内增殖的大量病毒再次侵入血流，引发第二次病毒血症，临床表现为发热、寒冷、头痛、全身不适等流感样综合征。绝大多数感染者病情不再继续发展，成为隐性感染。少数免疫力低下的患者，病毒可穿过血-脑屏障而进入脑组织细胞内增殖，造成脑实质和脑膜病变，临床表现为高热、头痛、呕吐、抽搐、惊厥或昏迷等，病死率可达10%，幸存者5%～20%留下神经系统后遗症，表现为痴呆、失语、瘫痪等。

考点：乙型脑炎病毒的传播媒介及引起的疾病

3. 免疫性　乙脑病后免疫力持久而稳定，隐性感染也可获得牢固免疫力。机体对乙脑病毒的免疫包括体液免疫、细胞免疫和完整的血-脑屏障。其中体液免疫起主要作用，感染后机体可产生具有中和作用的特异性IgM抗体、IgG抗体和血凝抑制抗体。

（三）微生物学检查

从血液或脑脊液分离病毒极为困难，不宜用于临床诊断。常采用ELISA技术检测急性期患者血清或脑脊液中的特异性IgM抗体，阳性率可达90%以上，可作出早期快速诊断。近年来，利用RT-PCR技术检测乙脑病毒特异性核酸片段的方法，也广泛用于乙脑的早期快速诊断。

（四）防治原则

目前乙脑尚无特效治疗药物，所以预防特别重要。预防乙脑的关键措施是防蚊灭蚊、疫苗接种和动物宿主管理。

我国目前使用的乙脑疫苗有地鼠肾灭活疫苗和减毒活疫苗两大类，免疫保护率较高。

猪是乙脑病毒的主要传染源和中间宿主，给幼猪接种疫苗，减少幼猪感染乙脑病毒，从而降低乙脑发病率。

二、登革病毒

登革病毒（dengue virus）是登革热、登革出血热/登革休克综合征的病原体。该病流行于热带、亚热带100多个国家和地区，其中以东南亚、西太平洋及中南美洲的流行最为严重。我国在广东、广西、海南、福建、浙江、河南等地区也有本病的流行，而广东省是主要流行区。近年来，由于全球气候变暖和国际人口大量流动的原因，登革病毒的感染范围有不断扩大的趋势。

（一）生物学性状

登革病毒形态结构与乙脑病毒相似，为一种球形颗粒，直径45～55nm，具有包膜。依抗原性不同分为1、2、3和4四个血清型，同一型中不同毒株也有抗原差异。

（二）致病性与免疫性

登革病毒经伊蚊传播。患者及隐性感染者是本病的主要传染源，而丛林中的灵长类动物是维护病毒在自然界循环的动物宿主。人对登革病毒普遍易感，潜伏期为4～8天。病毒感染人体后，先在毛细血管内皮细胞及单核/巨噬细胞系统中增殖，然后经血流播散，引起发热、头痛、乏力，肌肉、骨骼和关节痛，约半数伴有恶心、呕吐、皮疹或淋巴结肿大。部分患者可于发热2～4天后症状突然加重，发生出血和休克。临床上根据上述症状分为登革热和登革出血热/登革休克综合征两个类型。后者多发生于再次感染异型登革病毒后，病情较重，死亡率高。

登革病毒感染后对同型登革病毒有持久免疫力。

（三）微生物学检查

实验诊断中，应用ELISA、斑点免疫测定法检测患者血清中特异性IgM抗体，是最常用的早期诊断技术。应用RT-PCR技术检测登革病毒核酸，用于病毒的分型及快速诊断。

（四）防治原则

目前本病尚无特异防治办法。防蚊、灭蚊是预防登革热的主要手段。

第3节　出血热病毒

出血热（hemorrhagic fever）不是一种疾病的名称，而是一类疾病的统称。这些疾病以发热、皮肤和黏膜出现瘀点或瘀斑、不同脏器的损害和出血，以及低血压和休克等为特征。引起出血热的病毒种类较多，它们分属于不同的病毒科，由节肢动物或啮齿类动物传播。在我国已发现的主要有汉坦病毒、克里米亚-刚果出血热病毒和登革病毒。近年来在非洲由埃博拉病毒、马堡病毒引起的出血热，因发病快、致死率高而引起全球的广泛关注。

一、汉坦病毒

汉坦病毒（hantavirus）是1978年从韩国汉坦河附近流行性出血热疫区捕获的黑线姬鼠首次分离得到，故得名。汉坦病毒引起两种类型的急性传染病，一类以高热、出血、肾损伤为主要临床症状，称为肾综合征出血热（HFRS），另一类以高热、弥漫性肺部炎症和急性呼吸衰竭为主要表现，称为汉坦病毒肺综合征（HPS）。肾综合征出血热流行广泛，全球一半以上人口受威胁，已成为一个世界性的严重的公共卫生问题。

（一）生物学性状

汉坦病毒呈球形，平均直径75～210nm，平均122nm，是一种有包膜、分节段的负链单链RNA病毒。病毒颗粒表面有双层脂质包膜，包膜上有G1和G2糖蛋白组成的突起。

汉坦病毒抵抗力不强。对酸和氯仿、丙酮、乙醚等脂溶剂敏感。56～60℃ 30min可灭活病毒，紫外线照射也可灭活病毒。

（二）致病性与免疫性

肾综合征出血热的传染源主要是黑线姬鼠、褐家鼠和林区的大林姬鼠等，病毒在鼠体内增殖，随唾液、尿、呼吸道分泌物及粪便污染环境，经呼吸道、消化道或直接接触等途径传播给人。

该病毒对毛细血管内皮细胞及免疫细胞有较强的亲嗜性和侵袭力。经1～3周潜伏期，起病急、发病快。典型病例出现发热、出血及肾脏损害为主的临床症状，常伴有“三痛”（头痛、腰痛、眼眶痛）和“三红”（面、颈、上胸部潮红）。典型临床经过可分5期，即发热期、低血压（休克）期、少尿期、多尿期及恢复期，病死率较高。该病的发病机制复杂，一般认为与病毒的直接损伤及免疫病理损伤有关。

人类对汉坦病毒普遍易感，多呈隐性感染，仅少数发病，特别是家鼠型疫区的人群隐性感染率更高。病后可获得稳定而持久的免疫力，主要是体液免疫作用，一般不发生再次感染。隐性感染产生的免疫力多不能持久。

（三）微生物学检查

本病特异性IgM抗体在发病1～2天即可检出，早期阳性率达95%以上，因此用间接免疫荧光法和ELISA法检测患者血清中IgM，用于早期快速诊断。

（四）防治原则

本病的预防主要采用灭鼠、防鼠、消毒和加强个人防护措施。对易感人群接种HFRS灭活疫苗预防，可产生保护性抗体，免疫效果较好。本病尚无特效药物治疗，主要是对症和支持治疗。利巴韦林、免疫球蛋白的早期应用有一定效果。

二、克里米亚-刚果出血热病毒

克里米亚-刚果出血热病毒（Crimean-Congo hemorrhagic fever virus）引起发热、出血、高病死率为主要特征的克里米亚-刚果出血热。新疆出血热病毒（Xinjiang hemorrhagic fever virus）是1965年从我国新疆塔里木地区出血热患者的血液，尸体的淋巴结、肝、脾、肾，以及在疫区捕获的硬蜱虫中分离到的，为克里米亚-刚果出血热病毒中国株。

（一）生物学性状

病毒呈球形或椭圆形，直径85～120nm，其结构、培养特性和抵抗力与汉坦病毒相似，但抗原性不同。该病毒对乙醚、氯仿等脂溶剂敏感，利用冷冻真空干燥法能保存病毒长达数年之久。

（二）致病性与免疫性

克里米亚-刚果出血热是一种自然疫源性疾病，主要分布于有硬蜱活动的荒漠和牧场。牛、羊、马、骆驼等家畜及野兔、刺猬和狐狸等野生动物是储存宿主。传播媒介为硬蜱，特别是亚洲璃眼蜱，实验观察到蜱可经卵传递此病毒，因此蜱又是此病毒的储存宿主。

克里米亚-刚果出血热的发生有明显的季节性，每年4～5月份为流行高峰，与蜱在自然界的消长情况及牧区活动的繁忙季节相符合。人被带毒蜱叮咬而感染。潜伏期7天左右，起病急骤，有发热、头痛、困倦乏力、呕吐等症状。患者早期面部、胸部皮肤潮红，继而在口腔黏膜及其他部位皮肤有出血点，严重患者有鼻出血、呕血、血尿、蛋白尿，甚至休克等，但一般无明显的肾功能损伤。

病后1周左右血清中可出现中和抗体，2周左右达高峰，并可维持多年。病后免疫力持久。

（三）微生物学检查

采集急性期患者的血清、血液或尸检样本，也可采集储存宿主动物的样本，经脑内途径接种小白鼠乳鼠分离病毒，阳性率可达90%以上；采用间接免疫荧光试验、ELISA等检测患者血清中的特异性IgM抗体，可作出早期诊断；也可采用RT-PCR技术检测标本中的病毒核酸。

（四）防治原则

目前对克里米亚-刚果出血热无特效预防及治疗方法，原则上采取综合治疗措施，以控制出血和抗休克为主。主要预防措施是防止被硬蜱叮咬；皮肤破损处避免与患者血液或病畜血液及内脏直接接触。

第4节 单纯疱疹病毒

（一）生物学性状

单纯疱疹病毒（herpes simplex virus，HSV）具有典型疱疹病毒的形态特征，直径为150～200nm。HSV分为两种血清型，HSV-1和HSV-2。两型病毒基因组同源性达50%以上，型间有共同抗原。

HSV有较广的宿主范围，可在多种细胞中生长。常用的实验动物为家兔、小鼠、豚鼠等多种动物，以原代兔肾、人胚肾、人胚肺及地鼠肾细胞等分离培养病毒。HSV感染细胞很快出现明显的细胞病变，并出现嗜酸性核内包涵体。

（二）致病性与免疫性

1. 致病性 患者和健康带毒者是传染源，病毒主要通过直接密切接触和性接触传播。HSV经口腔、呼吸道、生殖道黏膜和破损皮肤等多种途径入侵机体。人感染HSV非常普遍，成人感染率高达80%～90%，以黏膜或皮肤局部集聚的疱疹为常见的临床表现，偶尔也可引发严重的全身性疾病，累及内脏。

单纯疱疹病毒感染新生儿、儿童和成人，通常分为原发感染、潜伏与复发感染、先天性感染及新生儿感染等。

（1）原发感染 HSV-1的原发感染多见于6个月至2岁的婴幼儿。最多见的是龈口炎，以牙龈和咽颊部的成群疱疹、发热、咽喉痛、破溃后形成溃疡为主要的临床表现。此外还可引起唇疱疹、脑炎、疱疹性角膜炎。HSV-2主要引起腰以下部位生殖器感染，主要表现为生殖器疱疹。原发性生殖器疱疹约80%由HSV-2引起，少数由HSV-1所致。

（2）潜伏与复发感染 原发感染后，HSV-1潜伏在三叉神经节和颈上神经节，HSV-2潜伏在骶神经节。HSV常可在感觉神经节中终身潜伏，但在机体受到多种因素如紫外线、发热、创伤和情绪紧张、细菌或病毒感染及使用肾上腺素等情形下，潜伏的病毒可被激活而重新增殖，引起复发性局部疱疹。

（3）先天性感染及新生儿感染 胎儿可通过胎盘感染，影响胚胎细胞的有丝分裂，导致流产、死胎或先天性畸形。在分娩时，HSV-1、HSV-2均可通过产道导致新生儿感染，引起新生儿疱疹，以HSV-2为多见。新生儿疱疹常发生于头部等暴露部位，严重时可累及内脏，发生脑炎、肺炎等导致胎儿的死亡。

（4）与肿瘤的关系 一般认为，HSV-2在宫颈癌发生中起协同作用，即HSV-2感染可促进高危型HPV所致宫颈癌的发生概率。

2. 免疫性 人体感染HSV后产生中和抗体并可持续多年，能中和游离病毒，但不能杀灭潜伏感染的病毒和防止HSV的复发。细胞免疫可破坏被病毒感染的宿主细胞，清除细胞内病毒，不能破坏有病毒潜伏的神经节细胞，故对潜伏病毒无作用。在抗HSV感染中主要依靠细胞免疫。

（三）微生物学检查

1. 病毒分离 采集患者疱疹液、唾液、脑脊液，以及口腔、宫颈、阴道的分泌液，或取角膜、结膜的刮取物等，接种于人羊膜、人胚肾或兔肾等易感细胞中培养1～2天，出现细胞肿胀变圆、相互融合等病变，即可作出初步诊断。

2. 快速诊断 可用电镜直接检查水疱液中的病毒颗粒，或用间接免疫荧光法、ELISA等直接检测上述标本中的抗原，也可用核酸杂交或PCR检测HSV-DNA。

（四）防治原则

目前尚无HSV疫苗，避免与单纯疱疹患者及HSV无症状携带者的密切接触可减少感染机会。抗病毒药阿昔洛韦、更昔洛韦等对生殖器疱疹、唇疱疹、疱疹性脑炎、复发性疱疹病毒感染和疱疹性角膜炎有较好疗效，但以上药物都不能清除潜伏的病毒。

考点：HSV引起的疾病及防治原则

第5节　水痘-带状疱疹病毒

水痘-带状疱疹病毒（varicella-zoster virus，VZV），在儿童初次感染时引起水痘，恢复后病毒潜伏在体内，少数患者在成年后病毒再发而引起带状疱疹，故被称为水痘-带状疱疹病毒。

一、生物学性状

VZV的多数特性与HSV相似。VZV仅有一个血清型。在人或猴成纤维细胞中增殖，形成核内包涵体和多核巨细胞。

二、致病性与免疫性

VZV无动物储存宿主，人是唯一的自然宿主。皮肤是病毒的主要靶器官。VZV感染有两种类型，即水痘（varicella）、带状疱疹（zoster），水痘为原发感染，带状疱疹为复发感染。

水痘是具有高度传染性的儿童常见病，好发于2～6岁，主要传染源是患者。VZV经呼吸道感染，儿童初次感染表现为水痘。经过2周左右的潜伏，全身皮肤出现丘疹、水疱，有的则发展成脓疱疹，病情一般较轻，偶并发病毒性脑炎或肺炎。成人首次感染VZV者，常发生病毒性肺炎，一般病情较重，病死率较高。孕妇感染症状较重，可发生胎儿畸形、流产或死胎。

VZV原发感染后，少量病毒潜伏在脊髓后根神经节或脑神经的感觉神经节中。成年后，当有外伤、发热等发生时，潜伏在神经节内的病毒可被激活，引起复发。由于疱疹沿感觉神经支配的皮肤分布，排列成带状，故称带状疱疹。多见于胸、腹或头颈部，疼痛剧烈，一般呈单侧分布。

儿童患水痘后，机体产生持久的细胞免疫和体液免疫，极少再感染水痘。特异性体液免疫、细胞免疫及细胞因子（如干扰素）等，尤其是细胞免疫，对限制VZV的血液扩散及水痘和带状疱疹的痊愈起主要作用，但并不能阻止带状疱疹的发生。

考点：水痘-带状疱疹病毒的致病性

三、微生物检查法

VZV的感染主要依靠临床诊断。临床上典型的水痘或带状疱疹，一般不需进行实验室诊断。

四、防治原则

VZV减毒活疫苗已用于特异性预防，接种对象为1岁以上健康的易感儿童。紧急预防可采用水痘-带状疱疹免疫球蛋白。阿昔洛韦、阿糖腺苷和大剂量干扰素治疗可限制病情发展及缓解局部症状。

第6节　狂犬病毒

狂犬病毒（rabies virus，RV）属弹状病毒科狂犬病毒属，是一种嗜神经性病毒，可引起犬、猫和多种野生动物的自然感染，并可通过动物咬伤或密切接触等形式，在动物之间或动物与人之间传播而引起狂犬病。狂犬病是一种人兽共患的自然疫源性疾病，是迄今人类病死率最高的传染病，一旦发病，病死率近乎100%，目前尚无有效的治疗方法。因此，狂犬病的预防尤其重要。

一、生物学性状

狂犬病毒形态似子弹，一端钝圆，另一端扁平，直径约为75nm，长度约为180nm。内含有单链RNA，核衣壳呈螺旋对称排列，表面有包膜。包膜上有许多糖蛋白刺突，与病毒的感染性、血凝性和毒力等有关。

病毒的动物感染范围较广。在易感动物或人的中枢神经细胞（主要是大脑海马回的锥形细胞）中增殖时，在细胞质中形成一个或多个嗜酸性包涵体，称内氏小体（内基小体，图28-2），可作为狂犬病的辅助诊断指标。本病毒抵抗力不强，对热、紫外线、干燥、日光的抵抗力弱，病毒经60℃ 30min或100℃ 2min即可灭活。但在脑组织中的病毒，在室温或4℃下其传染性可保持1～2周。冷冻干燥后的病毒可保存数年。酸、碱、去垢剂、肥皂水等具有灭活病毒的作用。

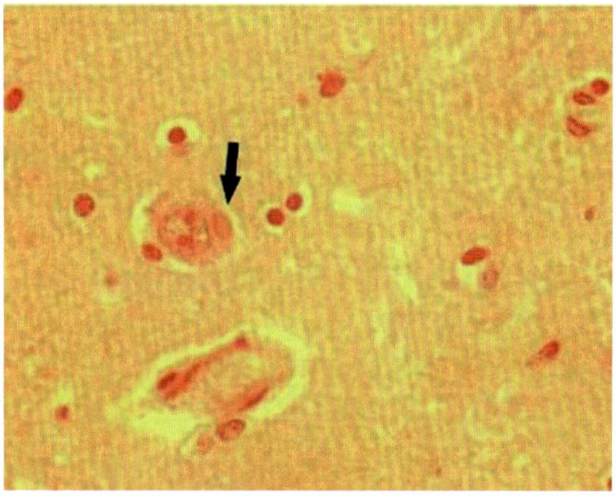

图28-2　内氏小体
HE染色，箭头所示，1000×

二、致病性和免疫性

狂犬病毒能感染多种动物，如犬、猫、牛、羊、猪等家畜，以及狼、狐狸、鹿、臭鼬、野鼠、松鼠等野生动物。吸血蝙蝠及食虫蝙蝠等也可携带病毒。动物间的狂犬病是由患病动物咬伤健康动物而传播。狂犬病整个病程一般不超过6天。病猫症状与犬相似，因其与人接触密切，是重要的传播来源。

狂犬病是一种中枢神经系统急性传染病。人患狂犬病主要是被患病动物咬伤所致，但破损皮肤黏膜接触含病毒唾液或组织也可传播病毒引起感染。犬一般于发病前5天在唾液中出现病毒。人被狂犬咬伤后，病毒随犬唾液经伤口进入人体。病毒在入侵部位的肌肉细胞中增殖，然后通过神经肌肉接头侵入周围神经，并上升到神经节直至中枢神经系统。在脑组织中病毒迅速增殖扩散，沿传出神经传至唾液腺及其他组织。狂犬病潜伏期通常为1～3月，也有短至几天或长至数月或数年。咬伤部位距头部越近、伤口越深、伤者年龄越小，则潜伏期越短；此外，入侵病毒的数量、毒力及宿主免疫力等因素也与狂犬病的发生相关。

在兴奋期，患者早期有不安、发热、头痛、乏力、伤口周围感觉异常、流泪、流涎等，继而狂躁不安，吞咽或饮水时喉部肌肉发生痉挛，甚至对水声或其他轻微的刺激也常常出现特有的痉挛症状，故狂犬病亦称恐水症。发病3～5天后，患者转入麻痹期，出现昏迷，最后因呼吸、循环衰竭而死亡。

狂犬病毒感染机体后可诱发机体产生抗体。但由于病程短，病情进展快，故抗体难以发挥作用。

三、微生物学检查

人患狂犬病，根据被动物咬伤史并结合典型的临床症状可作出诊断。因此，对患者进行微生物学诊断的实际意义不大。被犬或其他动物咬伤后，可将动物隔离观察7～10天。如在观察期间动物发病，可将其杀死取脑组织做切片或涂片，用免疫荧光抗体法检查病毒抗原，同时做组织切片检查内氏小体。

四、防治原则

捕杀野犬，加强家犬的管理和普及接种犬用狂犬病疫苗是预防狂犬病的重要措施。人被可疑患病动物咬伤后，应立即对伤口进行处理。可用清水、3%～5%肥皂水或0.01%苯扎氯铵等充分清洗伤口；对于严重咬伤伤口较深者，应该对伤口深部进行灌流清洗，再用75%乙醇或碘伏涂擦消毒。随后注射狂犬病毒免疫球蛋白，同时立即注射狂犬病疫苗。

常用人二倍体细胞等培养制备的狂犬病毒灭活疫苗进行全程免疫，即分别于第0、3、7、14、28天各肌内注射一次疫苗，免疫效果好。

考点：狂犬病毒的防治原则

第7节　人乳头瘤病毒

人乳头瘤病毒（human papilloma virus，HPV）主要引起人类皮肤、黏膜的增生性病变，如常见的寻常疣、尖锐湿疣等，其中高危型HPV（16型、18型等）还与宫颈癌等恶性肿瘤的发生密切相关。

一、生物学性状

HPV呈球状，直径为52～55nm，衣壳为20面体立体对称型，病毒基因组为双链环状DNA，无包膜。现已发现有100多个型。HPV具有宿主和组织特异性，只能感染人的皮肤和黏膜上皮细胞，目前尚不能在常规的组织细胞中培养。

二、致病性与免疫性

人是HPV的唯一自然宿主，主要通过直接接触感染者的病损部位或间接接触被病毒污染的物品而感染。生殖器感染主要由性接触传播。新生儿可通过母体产道时感染。病毒感染仅停留于局部皮肤和黏膜中，引起该部位多种疣（图28-3、图28-4），不产生病毒血症。

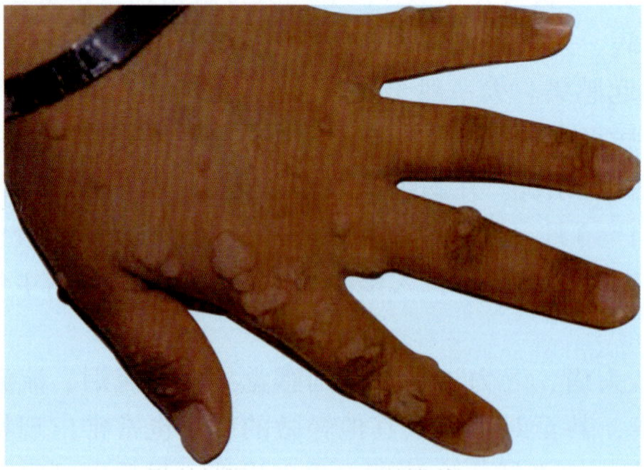

图28-3　寻常疣

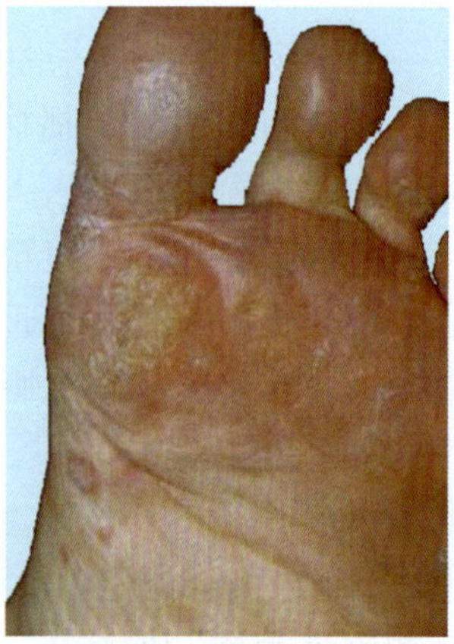

图28-4　跖疣

不同型别的HPV侵犯的部位和所致疾病不尽相同。例如，尖锐湿疣主要由HPV6型和11型引起；跖疣主要由HPV的1型、4型引起；寻常疣主要由HPV的1、2、3和4型引起；扁平疣主要由HPV的3型和10型引起。与宫颈癌的发生密切相关的是HPV16型和18型。感染HPV后，机体可产生特异性抗体，但无保护作用。

三、微生物学检查

对于有典型临床损害的HPV感染，可根据临床表现迅速作出诊断；对于亚临床感染的病例，则需进行细胞学、免疫学和分子生物学等实验室辅助诊断。DNA分子杂交可用于HPV分型和实验室诊断。

四、防治原则

HPV是性传播疾病的重要病原体，加强性安全教育和社会管理。局部药物治疗或冷冻、电灼、激光、手术等疗法，可用于皮肤黏膜的寻常疣和尖锐湿疣的治疗。HPV疫苗对宫颈癌及生殖器疣有预防效果。

第8节　朊　　粒

朊粒（prion），又称朊蛋白（prion protein，PrP），是一种由宿主细胞基因编码的、构象异常的蛋白质，不含核酸，具有自我复制能力和传染性。朊粒（图28-5）对理化因素有很强的抵抗力，目前常用1mol/L NaOH溶液作用1h后，再置高压蒸汽灭菌器（134℃，≥2h）中灭活。朊粒是人和动物传染性海绵状脑病（transmissible spongiform encephalopathy，TSE），即朊粒病的病原体。朊粒病是一类累及人和动物中枢神经系统的退行性脑病，其潜伏期长，致死率达100%。常见的动物朊粒病有疯牛病和羊瘙痒症等，已知的人类朊粒病有库鲁病（Kuru disease）和克-雅病（Creutzfeldt-Jakob disease，CJD）等。

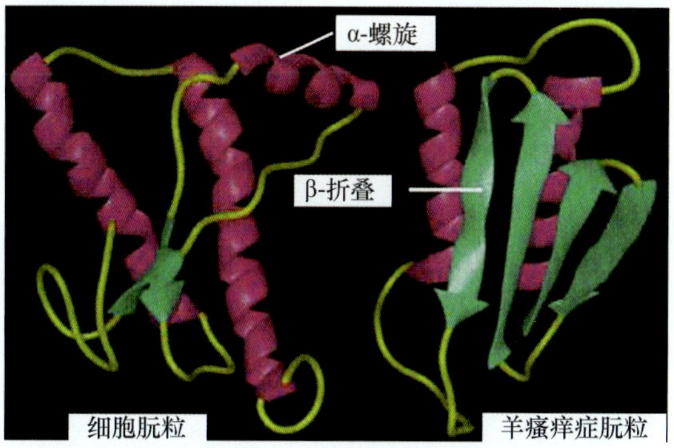

图28-5　朊粒的三维结构示意图

考点：朊粒是什么及引起的疾病

自　测　题

一、单选题

1. HIV的传播途径，不包括
   A. 性行为　B. 输血
   C. 母婴传播　D. 共用注射器
   E. 日常生活中的一般接触
2. HIV主要感染的细胞是
   A. 单核/巨噬细胞　B. 中性粒细胞
   C. B淋巴细胞　D. $CD4^+$T淋巴细胞
   E. $CD8^+$T淋巴细胞
3. 流行性乙型脑炎病毒的传播途径是
   A. 跳蚤叮咬　B. 蜱叮咬
   C. 蚊子叮咬　D. 螨叮咬
   E. 虱叮咬
4. 单纯疱疹病毒潜伏的细胞是
   A. 单核/巨噬细胞　B. T细胞
   C. B细胞　D. 神经细胞
   E. 红细胞
5. 内氏小体是
   A. 狂犬病毒包涵体　B. 腺病毒包涵体
   C. 疱疹病毒包涵体　D. 麻疹病毒包涵体
   E. 虫媒病毒包涵体
6. 被狂犬咬伤后，最正确的处理措施是
   A. 注射狂犬病毒免疫血清+抗病毒药物
   B. 清创+抗生素
   C. 注射大剂量丙种球蛋白+抗病毒药物
   D. 清创+注射狂犬病毒血清
   E. 清创+注射狂犬病毒免疫血清+接种疫苗
7. 引起宫颈癌的病原体是
   A. VZV　B. HPV
   C. HBV　D. HCV
   E. EBV
8. 朊粒的化学本质是

A. 蛋白质　B. 核酸和蛋白质
C. 核酸、蛋白质和多糖　D. 核酸
E. 多糖

二、名词解释

1. 内氏小体
2. 朊粒

三、简答题

1. 简述HIV的传播途径及致病机制。
2. 简述HIV的临床表现。
3. 简述流行性乙型脑炎病毒的致病性和防治措施。
4. 简述狂犬病的防治原则。

（包丽丽）

第3篇
人体寄生虫学

第29章 人体寄生虫学总论

学习目标

1. 素质目标　以人为本，具有职业责任感。

2. 知识目标　掌握寄生虫、宿主、终宿主、中间宿主、保虫宿主、生活史等寄生虫的基本概念；熟悉寄生虫病的流行环节和防治原则；了解寄生虫与宿主的关系。

3. 能力目标　学会预防寄生虫感染。

第1节　人体寄生虫学及其研究现状

人体寄生虫学（human parasitology）是一门研究与医学有关的寄生虫及其与宿主关系的科学。主要研究寄生虫的形态结构，与人体、外界因素间的相互作用，从病原学和病原种群动力学角度揭示寄生虫病发病机制及流行规律，为控制、消灭与预防寄生虫病提供病原学依据。

人体寄生虫学由医学原虫学（medical protozoology）、医学蠕虫学（medical helminthology）和医学节肢动物学（medicalarthropodology）三部分组成，研究对象包括寄生原虫、吸虫、绦虫、线虫及医学节肢动物等。

第2节　寄生虫生物学

自然界中的生物在各自的演化过程中逐步形成了自己的生活方式，有些生物种群间形成了相互依存的关系。

一、寄生现象、寄生虫、宿主

（一）寄生现象

在自然界中，不同的生物都以不同的生活关系生存着，根据不同的利害关系，将生物之间共同生活的现象分为寄生、共栖和互利共生。

1. 共栖　两种生物之间，其中一方受益，另一方既不受益，也不受害的共生关系称为共栖。例如，寄生在肠腔内的结肠阿米巴以肠内细菌为食，对宿主既无利也无害。阿米巴也不被宿主伤害。

2. 互利共生　不同的生物共同生活，双方互相依靠，彼此受益的种间相互关系，称为互利共生。例如，牛、马以植物纤维为食物，在其胃内的纤毛虫能分泌消化酶类，以分解植物纤维，获得营养物质，有利于牛、马消化植物，纤毛虫的迅速繁殖和死亡也可为牛、马提供蛋白质；而牛、马的胃为纤毛虫提供了生存、繁殖所需的环境。

3. 寄生　指两种生物共同生活，一种生物寄居于另一种生物体内或体表，从而摄取营养以维持生命的现象，这种关系称为寄生。例如，有一些多细胞无脊椎低等动物和单细胞原生动物，它们以寄生的方式暂时或永久地生活在其他生物的体内或体表，从对方获取营养和居住场所，同时也给对方造成伤害，这种营寄生生活的多细胞无脊椎低等动物和单细胞原生动物称为寄生虫。被寄生的生物称宿主。

寄生在人体的寄生虫称为人体寄生虫。

（二）寄生虫

根据寄生虫与宿主的关系不同，将寄生虫分为如下几种。

1. 专性寄生虫 生活史中每个阶段或某个阶段必须侵入宿主才能正常发育的寄生虫。如疟原虫必须在人体内和蚊体内寄生才能完成其生活史，离开人体或蚊体都不能正常发育。

2. 兼性寄生虫 既能营自生生活又能营寄生生活的寄生虫，如粪类圆线虫主要在土壤中营自生生活，有时也可侵入人体，在人体肠道内营寄生生活。

3. 偶然寄生虫 因偶然机会侵入非正常宿主内寄生的寄生虫，如某些蝇蛆偶然寄生人体，引起蝇蛆病。

4. 机会致病寄生虫 在宿主体内形成隐性感染，当宿主免疫力降低时，异常增殖而引起宿主致病的寄生虫，如刚地弓形虫。

5. 体内寄生虫和体外寄生虫 前者为寄生在宿主肠道、组织或细胞内的寄生虫，如蛔虫、丝虫和疟原虫等；后者为寄生在宿主体表的寄生虫，如虱子、跳蚤等。

（三）宿主

根据寄生虫不同阶段寄生的宿主不同，将宿主分为如下几种。

1. 中间宿主 寄生虫的幼虫期或无性繁殖阶段寄生的宿主。有的寄生虫有两种以上的中间宿主，按寄生先后分为第一、第二中间宿主等。如华支睾吸虫的第一中间宿主为淡水螺，第二中间宿主是淡水鱼。

2. 终宿主 寄生虫的成虫期或有性繁殖阶段寄生的宿主。如按蚊是疟原虫的终宿主。

3. 储存宿主（保虫宿主） 有些寄生虫既可寄生在人体，也可寄生在其他的脊椎动物体内，是人类寄生虫病的重要传染源，称为储存宿主或保虫宿主。如日本血吸虫成虫可寄生在牛体内，牛可作为日本血吸虫的保虫宿主。

4. 转续宿主 某些寄生虫的幼虫侵入非正常宿主后不能发育至成虫，但能存活并长期维持幼虫状态，只有当该幼虫有机会侵入其正常宿主体内时，才能发育为成虫。此种非正常宿主称为转续宿主。

二、寄生虫生活史

寄生虫完成一代生长、发育和繁殖的全过程及其所需要的外界环境条件，称为寄生虫的生活史。不同的寄生虫生活史不同，有的生活史简单，只需要一个宿主，如蛔虫；有的复杂，需要多个宿主，如华支睾吸虫；有的只有无性繁殖阶段，如溶组织内阿米巴；有的只有有性繁殖阶段，如蛲虫；有的是无性繁殖和有性繁殖交替进行，如疟原虫。

考点：寄生虫相关概念

第3节 寄生虫与宿主的相互关系

在寄生虫生活史的各个阶段中，只有某个特定的阶段能侵入人体，这个阶段称为感染阶段。如蛔虫的感染期虫卵、日本血吸虫的尾蚴等。寄生虫侵入宿主后，对宿主造成不同程度的损害，同时宿主对寄生虫也产生不同程度的防御性作用。

一、寄生虫对宿主的致病作用

（一）夺取营养

寄生虫在宿主体内生长、发育及繁殖所需的营养物质均来自宿主，有些肠道寄生虫，不仅可直接吸收宿主的营养物质，还可妨碍宿主吸收营养，使宿主出现营养不良。有的寄生虫以宿主体内的消化或半消化的物质为食；有的寄生虫可直接吸取宿主血液；也有的寄生虫则可破坏红细胞或其他组织细胞，以血红蛋白、组织液等作为自己的食物。

（二）机械作用

寄生虫在宿主体内移行和定居均可造成宿主组织损伤或破坏。如布氏姜片吸虫以吸盘吸附在肠壁上，可造成肠壁损伤；并殖吸虫童虫在宿主体内移行可引起肝、肺等多个器官损伤；细粒棘球绦虫在宿主体内形成的棘球蚴除可破坏寄生的器官外还可压迫邻近组织；蛔虫在肠道内相互缠绕可堵塞肠腔，引起肠梗阻。有些虫体在人体内的移行或定居，会引起相应组织损伤，如寄生在脑、心、眼等重要器官，则预后相当严重，甚至致命。

（三）毒性作用和超敏反应

寄生虫的排泄物、分泌物、死亡崩解物、蠕虫的蜕皮液等可引起组织损害或诱导宿主产生超敏反应。例如，钩虫成虫分泌抗凝素，使肠壁组织伤口流血不止；寄生于胆管的华支睾吸虫，其分泌物、代谢产物可引起胆管上皮增生，导致附近肝实质萎缩，胆管局限性扩张，管壁增厚，进一步发展可致上皮瘤样增生。寄生虫感染还可引发Ⅰ～Ⅳ型超敏反应。多数寄生虫感染可导致嗜酸性粒细胞升高。

二、宿主对寄生虫的影响

宿主对寄生虫影响有三种情况。

1. 消灭寄生虫　宿主防御能力强于寄生虫的致病力时，宿主将寄生虫清除、防御再感染。

2. 成为带虫者　宿主防御能力与寄生虫致病能力处于相对平衡时，寄生虫不被清除，宿主也不出现相应病变，成为带虫者。

3. 成为患者　宿主防御能力低于寄生虫致病能力时，宿主出现明显症状、体征，成为寄生虫病患者。

三、宿主对寄生虫的免疫作用

宿主对寄生虫感染产生的免疫包括固有免疫和特异性免疫。

（一）固有免疫

固有免疫是指机体在进化过程中形成的先天防御能力，不具有特异性。一般来说，人体对寄生虫的天然免疫十分有限，故普遍易感。构成机体天然免疫防御功能的因素有多种，包括皮肤、黏膜、胎盘等生理性屏障，血液和组织中的吞噬细胞、嗜酸性粒细胞、自然杀伤细胞等细胞成分及补体等可溶性成分。

（二）适应性免疫

适应性免疫是由特定抗原诱发，并针对该特定抗原发生效应的免疫应答过程，适应性免疫的另一个重要特征是形成免疫记忆。适应性免疫有助于清除和限制寄生虫感染。当它不能有效清除寄生虫抗原时，机体则呈现慢性感染状态。

人体对寄生虫的适应性免疫有两种方式。

1. 消除性免疫　宿主清除体内寄生虫，并能完全抵抗相应寄生虫的再感染。

2. 非消除性免疫　是寄生虫感染的常见免疫类型，包括以下几点。

（1）带虫免疫　宿主感染寄生虫后，对寄生虫产生一定的免疫作用，但不能完全清除寄生虫，寄生虫在体内处于低水平，此时宿主对同种寄生虫的再感染具有一定的免疫力，一旦寄生虫从体内清除后，相应免疫力亦消失，这种免疫状态称为带虫免疫。

（2）伴随免疫　感染者产生的免疫力对体内的寄生虫成虫无明显的杀伤作用，但可杀伤再感染时侵入的童虫。这种活动性感染与免疫力并存的现象称为伴随免疫。

第 4 节　寄生虫病的流行与防治原则

一、寄生虫病流行的特点

（一）地方性

寄生虫病的流行常有明显的地方性，这种特点与当地气候条件，中间宿主或媒介节肢动物的地理分布，人群的生活习惯和生产方式有关。

（二）季节性

由于温度、湿度、雨量、光照等气候条件会对寄生虫及其中间宿主和媒介节肢动物种群数量的消长产生影响，寄生虫病的流行往往呈现出季节性。

（三）自然疫源性

有些人体寄生虫病可以在人和动物之间自然地传播，这些寄生虫病称为人兽共患寄生虫病。在人迹罕至的原始森林或荒漠地区，这些人兽共患寄生虫病可在脊椎动物之间相互传播，人进入该地区后，这些寄生虫病则可从脊椎动物传播给人，这种地区称为自然疫源地。

二、寄生虫病流行的环节

寄生虫病在一个地区流行必须具备三个基本条件，即传染源、传播途径和易感人群。这三个条件通常称为寄生虫病流行的三个环节。当这三个环节在某一地区同时存在并相互联系时，就会构成寄生虫病的流行。

（一）传染源

人体寄生虫病的传染源是指有寄生虫寄生的人和动物，包括患者、带虫者和保虫宿主（家畜，家养动物及野生动物）。作为传染源，其体内存在并可排出寄生虫生活史中的某个发育阶段，且能在外界或另一宿主体内继续发育。例如，感染多种蠕虫的带虫者或患者从粪便排出蠕虫卵；溶组织阿米巴带虫者可排出包囊。

（二）传播途径

传播途径指寄生虫从传染源排出，借助于某些传播因素，进入另一宿主的全过程。人体寄生虫病常见的传播途径有以下几个方面。

1. 经水传播　水源如被某些寄生虫的感染期虫卵或幼虫污染，人可因饮水和（或）接触疫水而感染。如接触含血吸虫尾蚴的疫水可感染血吸虫。经饮水传播的寄生虫病具有病例分布与供水范围一致，不同年龄、性别、职业均可发病等特点。

2. 经食物传播　粪便中的感染期虫卵污染蔬菜、水果等是常见的，因此生食蔬菜或未洗净的水果常成为某些寄生虫病的传播方式；生食或半生食含感染期幼虫的猪肉可感染链状带绦虫、旋毛虫；生食或半生食含囊蚴的鱼、虾可感染肝吸虫等。经食物传播的寄生虫病有患者共同分享某一食物而发病，而未进食该食物者不发病的特点。

3. 经土壤传播　有些直接发育型的线虫，如蛔虫、鞭虫、钩虫等产的卵需在土壤中发育为感染性卵或幼虫，人体感染与接触土壤有关。

4. 经空气传播　有些寄生虫的感染期卵可借助空气或飞沫传播，如蛲虫卵可在空气中飘浮，并可随呼吸进入人体而引起感染。

5. 节肢动物传播 某些节肢动物在寄生虫病传播中起着特殊的作用，如蚊传播疟疾和丝虫病，白蛉传播黑热病等。经节肢动物传播的寄生虫病除具有一定的地区性和季节性等特点外，还具有病例分布与媒介昆虫分布一致的特点。

6. 经人体直接传播 有些寄生虫可通过人与人之间的直接接触而传播，如阴道毛滴虫、疥螨。直接传播大多引起个别病例发生，病例的多少视接触的频繁程度而定。

（三）易感人群

人体对寄生虫感染的免疫力多属带虫免疫，未经感染的人因缺乏特异性免疫力而成为易感者。具有免疫力的人，当其体内的寄生虫被清除后，这种免疫力也会逐渐消失，重新处于易感状态。易感性还与年龄有关，在流行区，儿童的免疫力一般低于成年人，非流行区的人进入流行区后也会成为易感者。

三、寄生虫病流行的影响因素

寄生虫病流行除了需具备三个基本环节外，还受生物因素、自然因素和社会因素的影响。

（一）自然因素

地理环境和气候因素，如温度、湿度、雨量、光照等会影响中间宿主的孳生与分布，如肺吸虫的中间宿主溪蟹和蝲蛄只适于生长在山区小溪，因此肺吸虫病大多只在丘陵、山区流行；气候条件会影响到寄生虫在外界的生长发育及其中间宿主和媒介昆虫的孳生，如血吸虫毛蚴的孵化和尾蚴的逸出除需要水外，还与温度、光照等条件有关。

（二）生物因素

有些寄生虫在其生活史过程中需要中间宿主或节肢动物的存在，这些中间宿主或节肢动物的存在与否，决定了这些寄生虫病能否流行。如日本血吸虫的中间宿主钉螺在我国的分布不超过北纬33.7°。因此我国北方地区一般无血吸虫病的流行。

（三）社会因素

社会因素包括社会制度、经济状况、科学水平、文化教育、医疗卫生，以及人们的生产方式和生活习惯等。

四、寄生虫病防治的基本原则

寄生虫病防治的基本原则是控制寄生虫病流行的三个环节。

（一）消灭传染源

在寄生虫病传播过程中，传染源是主要环节。在流行区对患者、带虫者及保虫宿主进行普查普治是控制传染源的重要手段。在非流行区，对来自流行区的人员进行监控也是必要手段。

（二）切断传播途径

不同的寄生虫病其传播途径不尽相同。通过加强粪便与水源管理、爱护环境卫生、消灭有关节肢动物和中间宿主等措施，可切断寄生虫的传播途径。

（三）保护易感人群

人类对各种人体寄生虫的感染大多缺乏先天的特异性免疫力，因此对人群采取必要的保护措施是防止寄生虫感染的最直接方法。通过加强卫生宣教、改变不良生活习惯，必要时给予预防性用药，降低人群感染机会。

由于大多数人体寄生虫的生活史比较复杂，同时影响寄生虫病流行的因素较多，采取单一的防治措施往往难以奏效。实践证明：将控制传染源、切断传播途径和保护易感人群有机结合进行综合防治，是目前控制寄生虫病流行的有效措施。

自 测 题

一、单选题

1. 不属于体内寄生虫的是
   A. 蛔虫　B. 蛲虫
   C. 血吸虫　D. 虱子
   E. 钩虫
2. 没有中间宿主的是
   A. 蛔虫　B. 姜片虫
   C. 肝吸虫　D. 肺吸虫
   E. 血吸虫
3. 寄生虫对宿主的作用不包括
   A. 夺取营养　B. 免疫作用
   C. 清除作用　D. 机械作用
   E. 以上都不是
4. 不属于体外寄生虫的是
   A. 蚊子　B. 虱子
   C. 蛔虫　D. 白蛉
   E. 跳蚤
5. 寄生虫对宿主的作用表现为
   A. 夺取营养　B. 免疫作用
   C. 机械作用　D. 以上都是
   E. 以上都不是
6. 只有一个中间宿主的寄生虫的是
   A. 蛔虫　B. 姜片虫
   C. 肝吸虫　D. 血吸虫
   E. 蛲虫
7. 有两个中间宿主的寄生虫的是
   A. 蛔虫　B. 蛲虫
   C. 肝吸虫　D. 血吸虫
   E. 钩虫
8. 寄生虫的幼虫期或无性繁殖阶段寄生的宿主称
   A. 终宿主　B. 中间宿主
   C. 保虫宿主　D. 转续宿主
   E. 以上都不是
9. 寄生虫的成虫期或有性繁殖阶段寄生的宿主称
   A. 终宿主　B. 中间宿主
   C. 保虫宿主　D. 转续宿主
   E. 以上都不是
10. 寄生虫的感染阶段是指
    A. 寄生虫感染人体的阶段
    B. 寄生虫感染宿主的阶段
    C. 寄生虫感染中间宿主的阶段
    D. 寄生虫感染终宿主的阶段
    E. 以上都不是

二、名词解释

1. 寄生虫
2. 宿主
3. 生活史

三、简答题

1. 简述寄生虫病流行环节。
2. 简述寄生虫病防治原则。
3. 简述寄生虫与宿主相互关系。

（钟伟华）

第30章 医学蠕虫

学习目标

1. 素质目标　树立为全人类健康服务的意识，积极开展健康宣教，弘扬中国精神，热爱伟大祖国。

2. 知识目标　掌握常见医学蠕虫的生活史和致病性；熟悉常见医学蠕虫的形态和防治原则；了解常见医学蠕虫的实验室诊断和流行特点。

3. 能力目标　能识别生活中常见的医学蠕虫，并能运用所学知识解释临床现象及生活现象，具有指导常见蠕虫病防治的能力。

医学蠕虫是一类寄生于人体的多细胞无脊椎动物，借肌肉伸缩而蠕动。主要包括线虫、吸虫和绦虫。在蠕虫的生活史中根据其是否需要中间宿主又可分为土源性蠕虫和生物源性蠕虫。土源性蠕虫在发育过程中不需要中间宿主，其虫卵在外界适宜的环境中直接发育至感染阶段，经口或皮肤侵入人体发育为成虫，如蛔虫、钩虫等；生物源性蠕虫在发育过程中需要中间宿主，其虫卵或幼虫必须在宿主体内发育至感染阶段，人由于接触中间宿主而被感染，如所有的吸虫、大部分绦虫及个别线虫。

第1节　线　　虫

案例 30-1

患儿，男，7岁。3个月来常感脐周间歇性隐痛，一天前突然发生剑突下阵发性钻顶样疼痛，并向右肩放射，伴恶心、呕吐，曾吐出1条蛔虫，急诊入院。体检：痛苦面容，剑突下偏右侧有压痛，腹软，可扪及条索状物，经解痉、止痛治疗后，症状缓解。

问题： 1. 该患儿诊断为何病？

2. 如何防治？

一、线虫概述

线虫（nematode）属于线形动物门，种类多，分布广，常寄生于人体并能导致疾病的线虫有蛔虫、鞭虫、蛲虫、钩虫、丝虫、旋毛虫等。

线虫呈线形或圆柱形，体表光滑。活时呈肉色，死后灰白色。雌雄异体，雌虫大于雄虫，雌虫尾端尖直，雄虫尾端卷曲或膨大呈伞状。生殖器官是细长盘曲的管状结构，消化器官是简单的直管。

二、似蚓蛔线虫

似蚓蛔线虫简称蛔虫，是一种大型线虫。寄生于人体小肠内，引起蛔虫病。本病呈世界性分布，是我国常见的寄生虫病之一。

（一）形态

1. 成虫　虫体呈长圆柱形，形似蚯蚓。体表光滑有不明显的细环纹，虫体两侧有明显的侧线。口孔位于虫体顶端，有3个品字形排列的唇瓣围绕。雌虫长20～35cm，尾端尖直；雄虫较细短，长15～31cm，尾端向腹面卷曲（图30-1）。

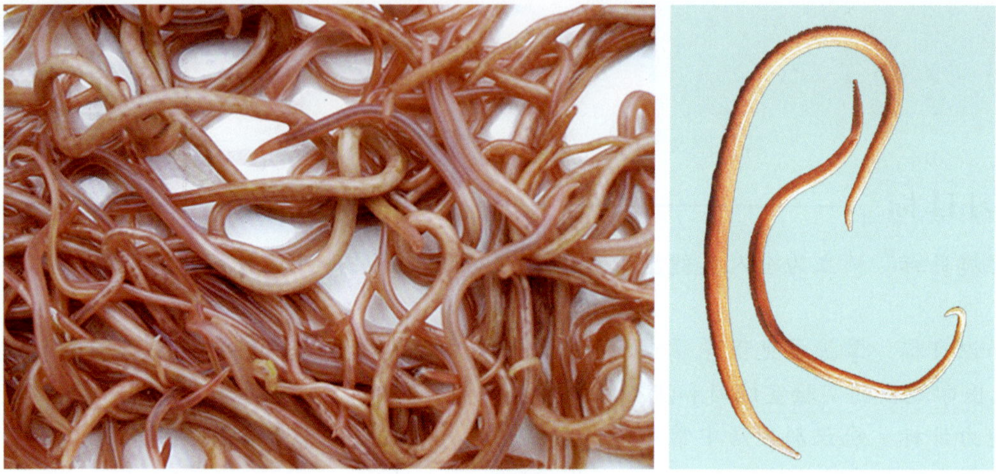

图30-1　似蚓蛔线虫成虫

2. 虫卵　分受精卵、未受精卵和脱蛋白质膜卵（图30-2）。

（1）受精卵　宽椭圆形，大小为（45～75）μm×（35～50）μm，棕黄色，卵壳厚且透明，卵壳表面有凹凸不平的蛋白质膜，卵内含有1个大而圆的卵细胞，其两端与卵壳之间有新月形空隙。

（2）未受精卵　长椭圆形，不规则，棕黄色，大小（88～94）μm×（39～44）μm，卵壳及蛋白质膜均较薄，卵内含有许多大小不等的屈光颗粒。

（3）脱蛋白质膜卵　受精卵和未受精卵的蛋白质膜有时均可脱落，成为卵壳透明的脱蛋白质膜蛔虫卵。此时极易与钩虫卵混淆。

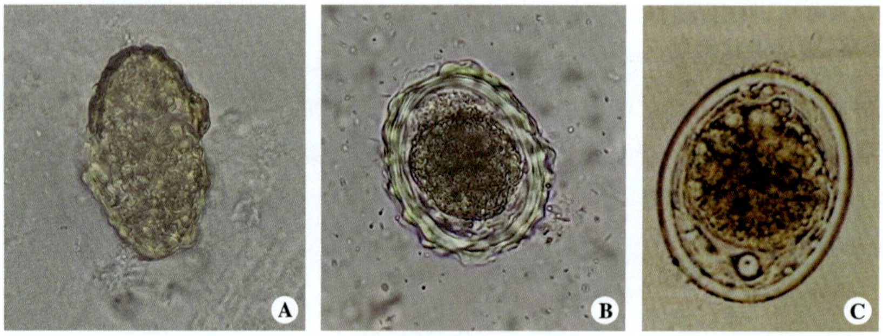

图30-2　蛔虫卵（400×）

A. 未受精蛔虫卵；B. 受精蛔虫卵；C. 脱蛋白质膜蛔虫卵

考点：蛔虫卵的特点

（二）生活史

成虫寄生于人体小肠，以肠内半消化食物为营养。雌、雄交配后产卵，每条雌虫每天可产卵24万个左右，卵随粪便排出体外，受精卵在荫蔽、潮湿、氧气充足及适宜温度（21～30℃）的土壤中，约经3周蜕皮1次发育成含幼虫的感染期虫卵。人误食感染期虫卵后，在消化液的作用下，卵内幼虫自小肠孵出并侵入肠壁毛细血管和淋巴管，经血液循环到达肝、右心，再经右心到肺，穿过肺泡毛细血管进入肺泡，在肺泡内停留2周并蜕皮2次，然后沿支气管、气管上行至咽，被宿主吞咽后经食管、胃又回到小肠，在小肠内再蜕皮1次发育为成虫（图30-3）。从误食感染期虫卵到发育为成虫产卵需60～75天，成虫寿命一般1年左右。

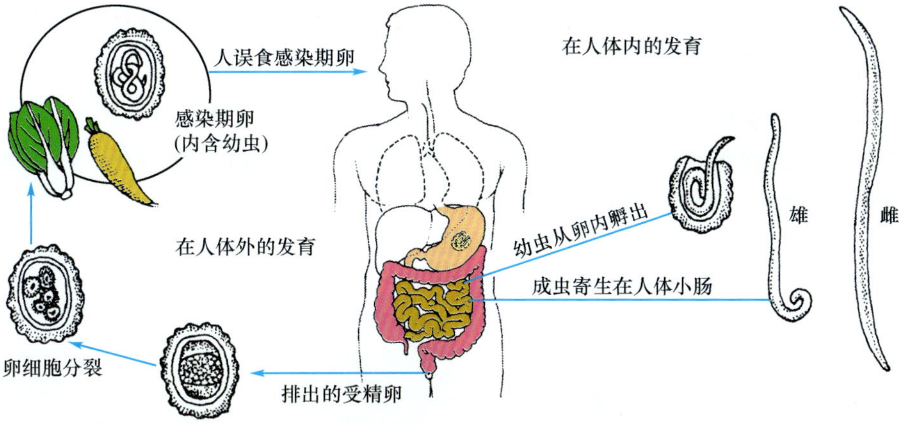

图30-3 蛔虫生活史

（三）致病性

1. 幼虫致病 幼虫在体内移行过程中对组织的破坏主要累及肺。因幼虫在移行过程中，发育、蜕皮、机械损伤、释放变应原物质，导致肺出血、水肿，引起蛔蚴性肺炎，患者可出现发热、咳嗽、胸痛、哮喘甚至出现呼吸困难，还可出现荨麻疹及血中嗜酸性粒细胞升高等症状。

2. 成虫致病 成虫是主要的致病阶段。

（1）夺取营养和损伤肠黏膜 成虫寄生于小肠直接掠夺宿主的营养，损伤肠黏膜，影响消化和吸收。患者表现为腹部不适、阵发性脐周疼痛、恶心、呕吐、食欲减退、腹泻或便秘等症状。儿童重度感染可引起发育障碍。儿童患者常有神经精神症状，如惊厥、夜惊、磨牙，偶尔可出现异食症等。

（2）超敏反应 患者可出现荨麻疹、皮肤瘙痒、结膜炎，以及中毒性脑病等症状，可能是由蛔虫变应原诱导IgE介导的超敏反应所致。

（3）并发症 由于成虫有窜扰、钻孔习性，当人体发热、胃肠病变、食入过多辛辣食物，以及不适当的驱虫治疗时，蛔虫可钻入开口于肠壁的各种管道，引起胆道蛔虫症、蛔虫性胰腺炎或阑尾炎等。胆道蛔虫症是临床上最为常见的并发症。感染虫体数较多时，虫体可扭结成团堵塞肠管造成肠梗阻，严重时，蛔虫穿通肠壁引发肠穿孔，导致腹膜炎。

考点：蛔虫的致病性

（四）实验室诊断

实验室检查包括病原学检查和影像学检查。病原学检查主要依据从粪便中检出虫卵或虫体以及在痰、支气管肺泡灌洗液或呕吐物中查到蛔虫虫体。常用粪便直接涂片法，必要时可用饱和盐水浮聚法或沉淀法提高检出率。若只有雄虫寄生，可通过试验性驱虫进行确诊。

（五）流行与防治

1. 流行 蛔虫病呈世界性分布，主要流行于温暖、潮湿、生活水平低和卫生条件较差的地区。人群感染的特点为农村高于城市，儿童高于成人。

2. 防治 加强粪便管理，使用无害化粪便作肥料，减少虫卵对环境的污染；加强卫生知识的宣传，注意个人卫生和饮食卫生，饭前便后洗手，蔬菜、瓜果等洗净后再吃，防止误食感染期虫卵；消灭苍蝇，减少传播途径。治疗患者与带虫者是减少传染源的主要措施。常用药物有阿苯达唑、甲苯咪唑、伊维菌素等。对于蛔虫引起的并发症，应及时对症处理，待临床症状缓解后方可进行驱虫治疗。

三、毛首鞭形线虫

毛首鞭形线虫简称鞭虫，成虫主要寄生于人体盲肠，引起鞭虫病。

（一）形态

1. 成虫 外形似马鞭，前端3/5细长如鞭绳，后端2/5粗如鞭柄。雌虫长35～50mm，尾端钝圆；雄虫长30～45mm，尾端向腹面呈环状卷曲，末端有交合刺1根（图30-4）。

2. 虫卵 腰鼓形或纺锤形，大小为（50～54）μm×（22～23）μm，黄褐色，卵壳较厚，两端各有一透明栓，卵内含有1个未分裂的卵细胞（图30-5）。

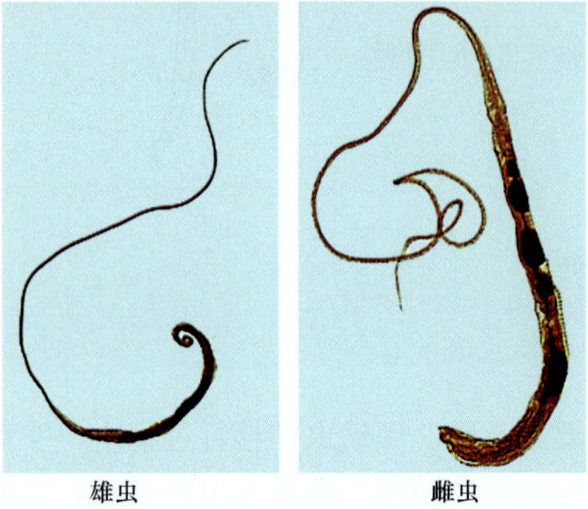

图30-4 毛首鞭形线虫成虫

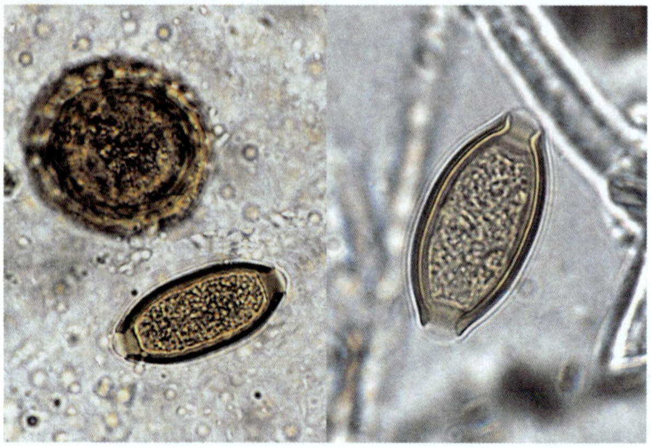

图30-5 毛首鞭形线虫卵（400×）

（二）生活史

成虫主要寄生于盲肠，感染严重时也可寄生于结肠、直肠甚至回肠下端，以血液和组织液为食。虫卵随粪便排出体外，在温暖、潮湿的土壤中，经3～5周发育为含幼虫的感染期卵。感染期卵随被污染的食物、饮水、蔬菜等经口进入人体。在小肠内孵出幼虫，并钻入肠黏膜摄取营养，8～10天后回到肠腔，移行至盲肠发育为成虫（图30-6）。自食入感染期卵到发育为成虫产卵，约需60天，成虫寿命为3～5年。

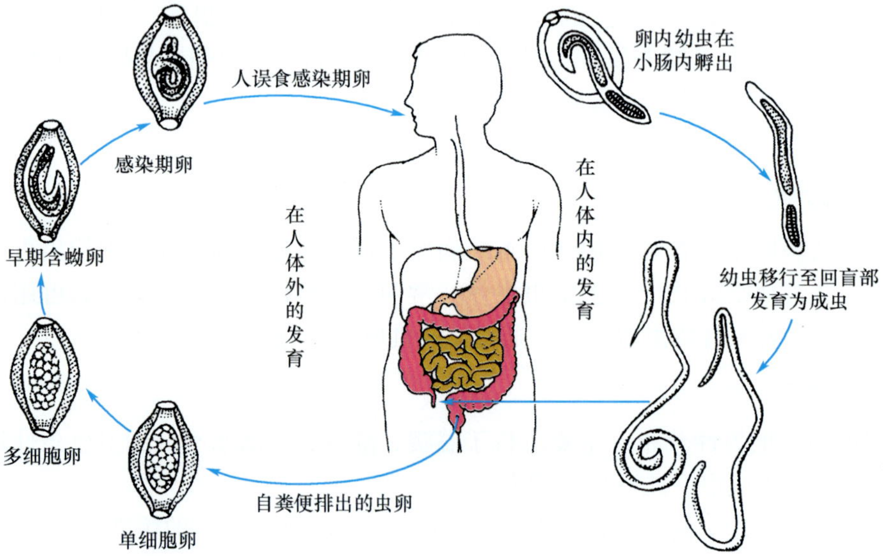

图30-6 毛首鞭形线虫生活史

（三）致病性

由于虫体的机械性损伤和分泌物的刺激作用，引起肠壁局部组织充血、水肿或出血等慢性炎症反应，亦可刺激引起细胞增生，肠壁组织增厚，形成肉芽肿病变。轻度感染一般多无明显症状，严重感染者可出现头晕、腹痛、慢性腹泻、消瘦及贫血等症状。儿童重度感染，可导致直肠脱垂，多见于营养不良或并发肠道致病菌感染者。

考点：毛首鞭形线虫的致病性

（四）实验室诊断

临床上以检获虫卵为依据，常用粪便直接涂片法、沉淀集卵法及饱和盐水浮聚法等检查虫卵。

（五）流行与防治

鞭虫病的分布和流行与蛔虫病基本相同。但虫卵对外界的抵抗力较蛔虫卵低，产卵量也不如蛔虫。因此，感染率低于蛔虫，常与蛔虫感染并存。

防治原则与蛔虫病相同。

四、蠕形住肠线虫

案例 30-2

患儿，女，3岁。因外阴瘙痒、疼痛1周来院就诊。1周来患儿睡眠不安，烦躁，常用手抓挠外阴部。局部检查：外阴红肿，阴道口黏膜充血，有脓性分泌物自阴道流出。阴道分泌物检查：取阴道分泌物，置入饱和盐水中，用漂浮法镜检，查到蛲虫卵，诊断为蛲虫性阴道炎。

问题： 1. 蛲虫的感染方式是什么？

2. 成虫的寄生部位在哪里？

3. 为什么会出现上述症状？

蠕形住肠线虫简称蛲虫，寄生于人体回盲部引起蛲虫病。蛲虫病呈世界性分布，儿童感染率高于成人，尤以集体生活的儿童多见。

（一）形态

1. 成虫 虫体细小如线头，乳白色。前端两侧角皮膨大形成头翼，雌虫大于雄虫，长8～13mm，尾端尖直；雄虫长2～5mm，尾端向腹面卷曲（图30-7）。

2. 虫卵 不规则椭圆形，卵壳厚，无色透明，两侧不对称，一侧扁平，另一侧略凸，形似柿核，大小（50～60）μm×（20～30）μm，刚产出的虫卵内含一蝌蚪期胚胎（图30-8）。

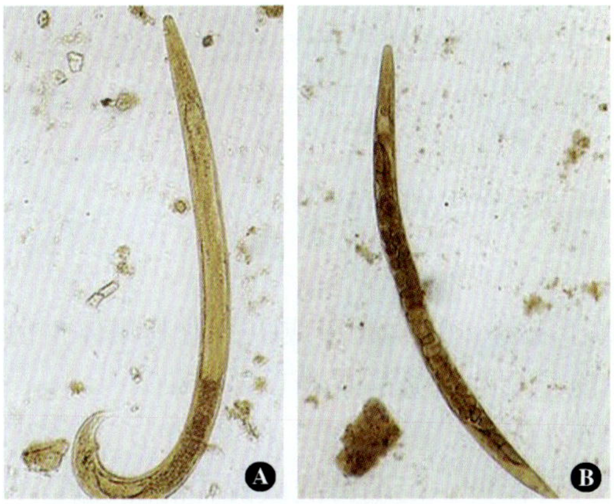

图30-7 蛲虫成虫

A. 雄虫；B. 雌虫

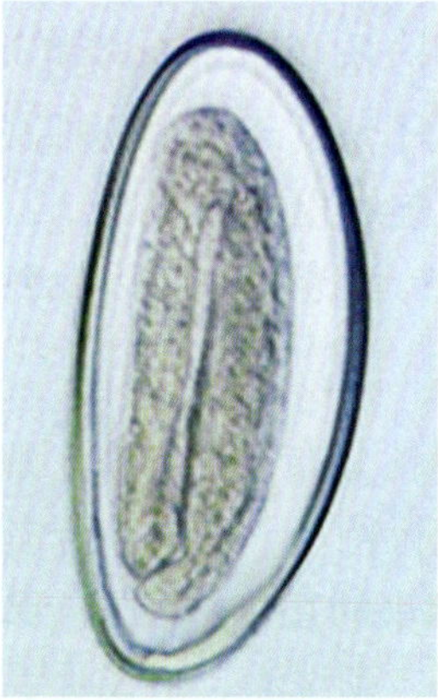

图30-8 蛲虫虫卵（400×）

（二）生活史

成虫主要寄生于人体的盲肠、结肠及回肠下段，以肠腔内容物、组织或血液为食。雌、雄虫交配后，雄虫很快死亡，随粪便排出。雌虫子宫内充满虫卵，并向肠腔下段移行至直肠。当人入睡后，雌虫爬到肛周和会阴部产卵。产卵后的雌虫大多死亡，但少数雌虫可爬回肛门或进入阴道、尿道等处导致异位寄生。黏附在肛门周围的虫卵，在适宜温度、湿度和氧充足的环境下，约经6h，并蜕皮1次，发育为感染期虫卵。感染期虫卵污染手指，以肛门—手—口方式形成自身感染或散落在衣裤、被褥、用具、食物上，经口进入人体，也可随空气吸入咽部向下到达消化道。吞食的虫卵在十二指肠内孵出幼虫，并下行至回盲部蜕皮后发育为成虫（图30-9）。从误食虫卵到发育为成虫产卵需2～4周，雌虫寿命约1个月，一般不超过2个月。

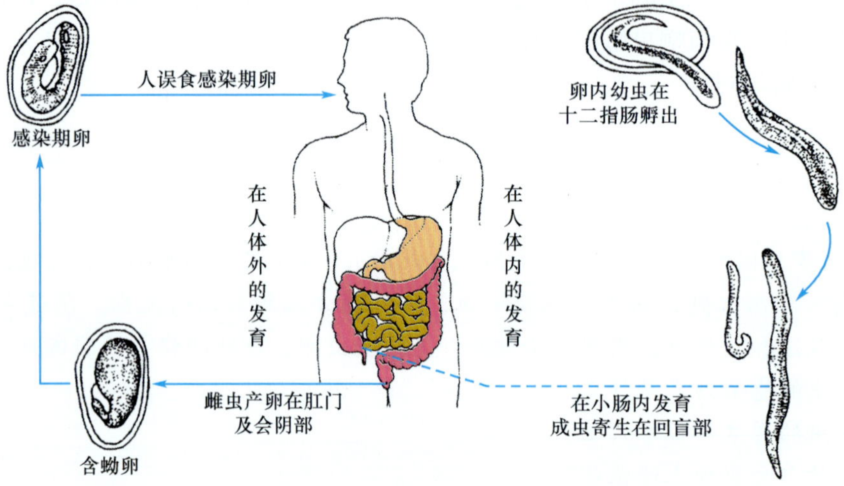

图30-9 蛲虫生活史

考点：蛲虫的感染方式

（三）致病性

雌虫的产卵活动引起的肛门及会阴部皮肤瘙痒是蛲虫病的主要症状。患者常有烦躁不安、失眠、食欲减退、消瘦、夜间磨牙等表现。抓破处的皮肤可继发感染，长期反复感染，会影响儿童身心健康。雌虫若误入阴道、尿道、子宫、阑尾等部位异位寄生，可引起相应部位的炎症。虫体附着肠壁使肠黏膜损伤，可引起消化功能紊乱。

（四）实验室诊断

1. 虫卵的检查 因蛲虫不在肠道内产卵，所以粪便检查虫卵的阳性率极低，诊断蛲虫病常采用透明胶纸法或棉签拭子法，于清晨便前或洗澡前检查。首选透明胶纸法，此法操作简便，检出率高。若首次检查阴性，可连续检查2～3天。

2. 成虫的检查 于患儿入睡后在肛周看到成虫或幼虫即可确诊。

（五）流行与防治

蛲虫病呈世界性分布，感染率一般城市高于农村，儿童高于成人，尤其集体生活的儿童感染率更高。根据本虫的流行特点，采取综合措施，以防止相互感染和自身反复感染。

1. 加强卫生知识的宣传 注意个人卫生、家庭卫生及幼儿园、托儿所的环境卫生，做到饭前便后要洗手、勤剪指甲、勤洗澡、不吸吮手指、不穿开裆裤，定期烫洗被褥和清洗玩具。

2. 普查普治患者、带虫者 常用药物有阿苯达唑、甲苯达唑、噻嘧啶等；用蛲虫膏、2%氯化氨基汞膏等涂于肛周，有止痒杀虫作用。

考点：预防儿童蛲虫病的方法

五、十二指肠钩口线虫和美洲板口线虫

寄生于人体的钩虫（hookworm）主要有十二指肠钩口线虫（简称十二指肠钩虫）和美洲板口线虫（简称美洲钩虫）。钩虫成虫寄生于人体小肠，引起钩虫病，是我国严重危害人民健康的寄生虫病之一。

（一）形态

1. 成虫 虫体细长略弯曲，半透明，长约1cm。十二指肠钩虫略大于美洲钩虫，前者虫体呈C形，后者虫体略呈S形（图30-10）。虫体前端有一发达的口囊，十二指肠钩虫口囊有两对钩齿；美洲钩虫有一对板齿（图30-11）。口囊两侧有一对头腺能分泌抗凝素。咽管较长，管壁肌肉发达有利于吸食血液。雌虫大于雄虫，雌虫尾尖直，雄虫尾端有角质层延伸形成的膜状交合伞和两根交合刺（图30-12）。十二指肠钩虫两根交合刺末端分开，美洲钩虫两根交合刺末端合并。

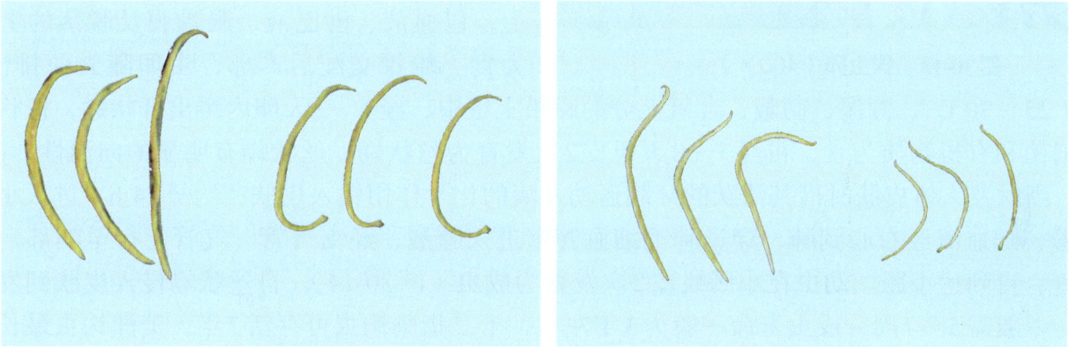

图30-10 十二指肠钩虫（左）和美洲钩虫（右）成虫

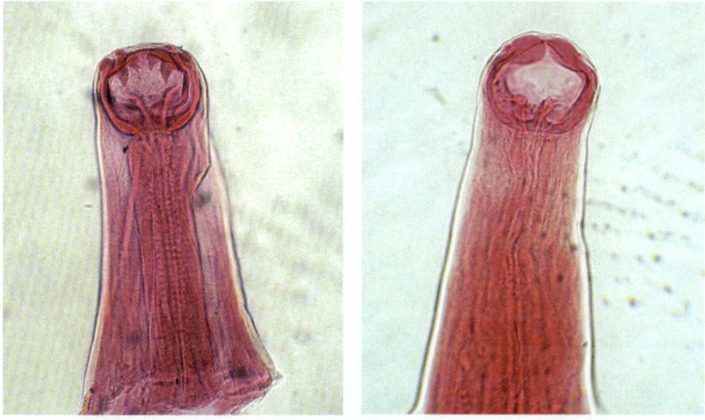

图30-11 十二指肠钩虫（左）和美洲钩虫（右）口囊

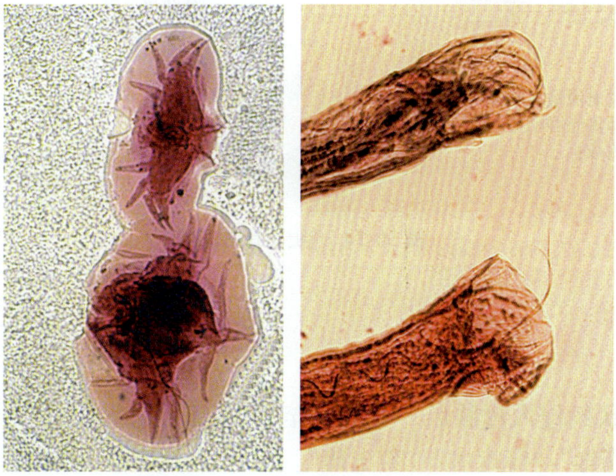

图30-12 十二指肠钩虫（左）和美洲钩虫（右）交合伞、交合刺

2. 丝状蚴 为感染期幼虫，又称第三期幼虫。虫体细长，为（0.50～0.70）mm×0.03mm，细长呈丝状。体表有鞘膜具有保护作用。口腔封闭不能进食，和咽管连接处有一对食道矛，有穿刺皮肤的作用。

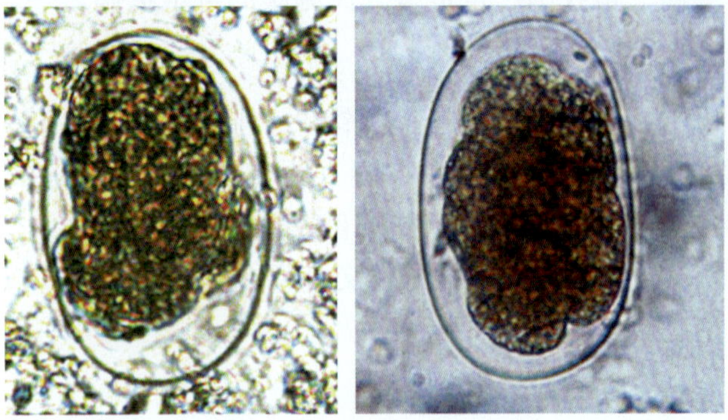

图30-13 钩虫卵（400×）

3. 虫卵 两种钩虫卵形态相似，椭圆形，大小（57～76）μm×（36～40）μm，无色透明，卵壳薄，卵内常含2～8个卵细胞，卵细胞与卵壳间有明显的空隙（图30-13）。

（二）生活史

两种钩虫的生活史基本相同。成虫寄生于人体小肠上段，借口囊内钩齿或板齿咬附在肠黏膜上，以血液、淋巴液、肠黏膜及脱落的上皮细胞为食。雌雄交配后产卵，虫卵随粪便排出体外，在温暖（25～30℃）、潮湿、荫蔽、含氧充分的疏松土壤中，经1～2天卵内孵出杆状蚴，杆状蚴以土壤中的细菌和有机物质为食，再经7～8天蜕皮2次发育为丝状蚴。丝状蚴有明显的向温性、向湿性、向触性，当触及人体皮肤时借其活跃的穿刺运动及酶的化学作用钻入皮肤，约经24 h，进入小血管和小淋巴管，随血流经右心到肺，穿过肺毛细血管壁进入肺泡，经支气管、气管上行至咽部，随吞咽进入食管、胃到达小肠。幼虫在小肠蜕皮2次发育为成虫（图30-14）。自丝状蚴侵入皮肤到发育为成虫产卵，一般需5～7周，成虫寿命一般为3年左右，十二指肠钩虫可存活7年，美洲钩虫最长可生存15年之久。

钩虫主要经皮肤感染，也可经口、经胎盘感染。

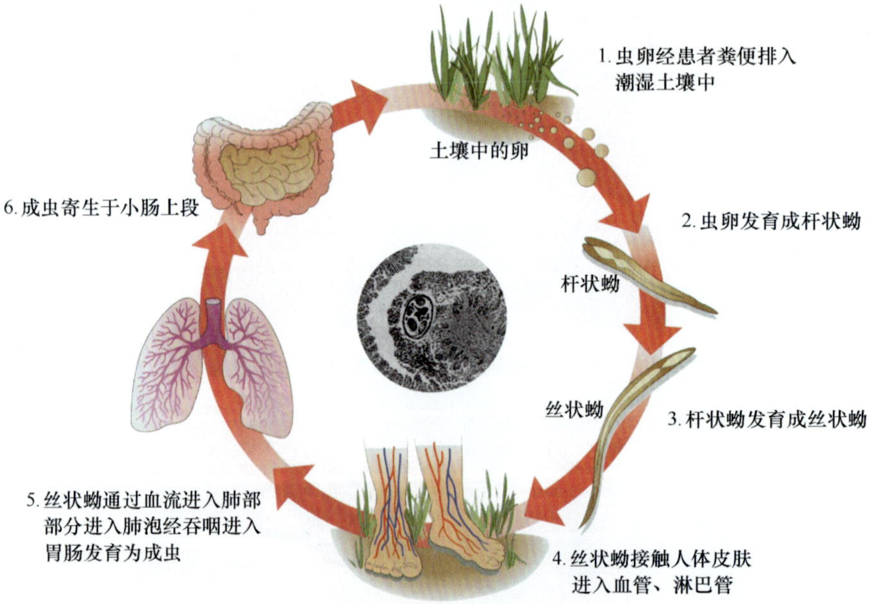

图30-14 钩虫生活史

（三）致病性

1. 幼虫的致病性

（1）钩蚴性皮炎 丝状蚴侵入皮肤后，数分钟至1h即可引起皮肤奇痒、烧灼感、丘疹、水疱等，称为钩蚴性皮炎，俗称“粪毒”“痒疙瘩”“着土痒”。

（2）钩蚴性肺炎　丝状蚴穿过肺毛细血管进入肺泡时，可损伤肺泡及毛细血管，引起局部出血和炎症反应，患者出现发热、咳嗽、咳痰、哮喘、血中嗜酸性粒细胞增多等症状，一般经数日至10余日可自愈，长者可达1～2月。

2. 成虫的致病性

（1）慢性缺铁性贫血　为钩虫对人体最严重的危害。钩虫咬附肠黏膜不断吸食血液，分泌抗凝素，并有更换咬附部位的习性，致使新旧伤口长期慢性出血，患者体内铁和蛋白质不断消耗，从而导致缺铁性贫血。患者表现为皮肤黏膜苍白、头晕、乏力、食欲减退、心慌气短；严重者可出现贫血性心脏病，丧失劳动力等；儿童严重感染可致发育障碍；妇女可出现闭经、流产等。

（2）消化道症状　成虫咬附于肠黏膜，致肠黏膜点状出血及小溃疡。患者表现为上腹部不适及隐痛、恶心、呕吐、腹泻和便秘等症状。严重感染者可出现柏油样黑便、血便和血水样便。

（3）异食症　个别患者出现喜食生米、生豆、泥土、茶叶、破布、石块、瓦片等异常嗜好，又称“异食癖”，可能与铁质的损耗有关，补充铁剂后，症状自然消失。

（4）婴幼儿钩虫病　多由十二指肠钩虫引起。临床表现为急性便血性腹泻，大便呈黑色或柏油样，常伴有消化道功能紊乱、面色苍白、精神萎靡等，可引起严重贫血及生长发育迟缓。

考点：钩虫的致病性

（四）实验室诊断

粪便中查到虫卵或经钩蚴培养检出幼虫是确诊本病的依据。也可从粪便中或通过内镜检出成虫。

1. 检查虫卵　可用直接涂片法、饱和盐水浮聚法和定量透明法，首选饱和盐水浮聚法。

2. 钩蚴培养法　此法检出率和饱和盐水漂浮法相似，可鉴定虫种，可用于流行病学调查。

（五）流行与防治

钩虫病呈世界性分布，多见于热带及亚热带地区。

对钩虫病的防治采取综合性防治措施：①治疗患者及带虫者：常用药物有阿苯达唑和甲苯达唑等。严重贫血者，纠正贫血后再驱虫。钩蚴性皮炎可在感染后的24 h内采用热敷疗法治疗。②加强粪便管理：不随地大便，使用无害化粪便作肥料，以减少虫卵对环境的污染。③加强个人防护：流行季节尽量减少皮肤接触泥土的机会，改善劳作方式，必要时皮肤涂抹防护剂。

考点：钩虫病的主要防治措施

第2节　吸　　虫

一、吸虫概述

吸虫（trematode）属于扁形动物门的吸虫纲。寄生于人体的吸虫主要有华支睾吸虫、布氏姜片吸虫、卫氏并殖吸虫、日本裂体吸虫等。成虫寄生于人和脊椎动物体内。

成虫多数背腹扁平，呈叶状或舌状。吸虫均有口吸盘和腹吸盘。消化系统不完整。生殖系统很发达，除血吸虫外，均为雌雄同体。吸虫可自体受精也可异体受精。虫卵多为椭圆形，除血吸虫卵外，均有卵盖。

吸虫生活史复杂，都要经历世代交替。需要1～2个中间宿主，第一中间宿主均为淡水螺类。吸虫生活史的基本发育阶段包括虫卵、毛蚴、胞蚴、雷蚴（或无）、尾蚴、囊蚴（或无）、童虫、成虫。除血吸虫的感染期为尾蚴外，其余均为囊蚴。

二、华支睾吸虫

华支睾吸虫（*Clonorchis sinensis*）又称肝吸虫。成虫主要寄生于人及哺乳动物的肝胆管内，引起华支睾吸虫病，又称肝吸虫病。

（一）形态

1. 成虫 形似葵花籽，体形狭长，背腹扁平，体薄，半透明，前端较窄、后端钝圆。虫体大小一般为（10～25）mm×（3～5）mm。活时略呈淡红色，死后或经固定后呈灰白色。口吸盘略大于腹吸盘，腹吸盘位于虫体前1/5处。消化器官有口、咽、食管及沿虫体两侧至后端的两根肠支。雄性生殖器官有一对睾丸，呈分支状，前后排列于虫体后端1/3处。雌性生殖器官有一分叶状卵巢，位于睾丸之前，管状子宫盘绕卵巢于腹吸盘之间，其内充满虫卵，开口于腹吸盘前缘的生殖腔。受精囊在睾丸和卵巢之间，呈椭圆形（图30-15）。

2. 虫卵 黄褐色，形似芝麻，大小为（27～35）μm×（12～20）μm，是人体蠕虫卵中最小的。虫卵前端有卵盖，两侧可见突起的肩峰，后端有一结节样的突起称小疣，卵内含一个成熟的毛蚴（图30-16）。

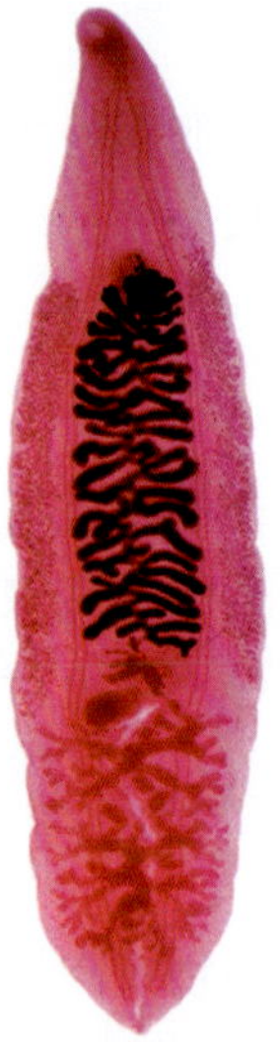

图30-15 华支睾吸虫成虫

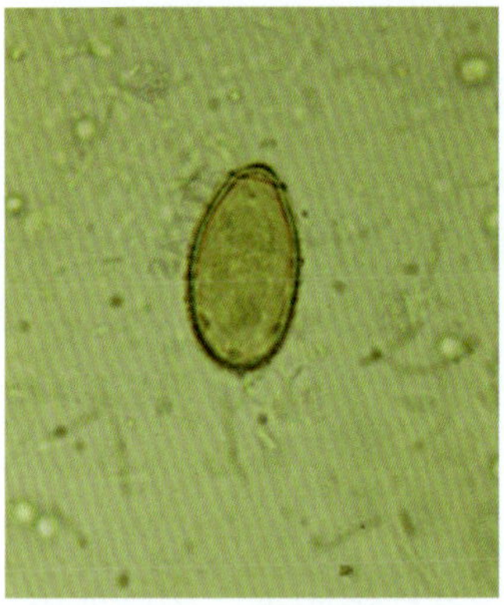

图30-16 华支睾吸虫虫卵（400×）

考点：华支睾吸虫成虫和虫卵的形态特点

（二）生活史

成虫寄生于人或哺乳动物的肝胆管内。虫卵随胆汁进入消化道，随粪便排出体外。虫卵进入水中，被第一中间宿主淡水螺（豆螺、沼螺等）吞食后，在螺体的消化道内孵出毛蚴。毛蚴经胞蚴、雷蚴等无性生殖阶段形成许多尾蚴。尾蚴成熟后从螺体逸出入水，遇到适宜的第二中间宿主淡水鱼、虾，遂进入其体内发育为囊蚴。囊蚴是肝吸虫的感染阶段。当人或猫等哺乳动物食入含有活囊蚴的淡水鱼、虾后，囊蚴在十二指肠脱囊而出成为童虫，童虫经胆总管进入肝胆管发育为成虫（图30-17）。成虫寿命通常为15年以上。

考点：华支睾吸虫的中间宿主

（三）致病性

成虫寄生于人体肝胆管中，虫体机械性刺激，成虫的分泌物、代谢产物等，引起胆管上皮脱落、增生，管壁变厚，管腔狭窄，引起胆汁淤滞，胆管扩张，表现为阻塞性黄疸。肝胆管周围纤维组织增生，导致肝吸虫病。胆汁引流不畅，合并细菌感染，则表现为胆管炎和胆囊炎。虫卵、死亡的虫体及其碎片和脱落的胆管组织，可构成结石的核心，引起胆石症。临床表现一般以消化道症状和体征为主，晚期患者可出现肝硬化。此外，华支睾吸虫感染与胆管上皮癌及肝癌的发生有一定关系。

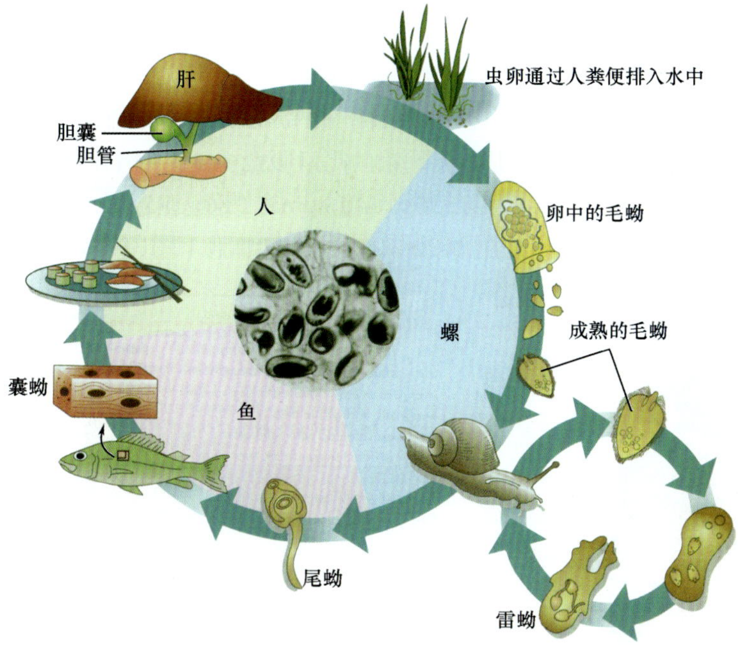

图30-17　华支睾吸虫的生活史

（四）实验室诊断

粪便中找到华支睾吸虫虫卵是确诊的最主要依据，近年来，免疫学检测血清抗体或抗原的敏感性和特异性明显提高，使该病的检出率大大提高。

1. 病原学检查　粪便或十二指肠引流液内查见虫卵是确诊的依据。

（1）粪便直接涂片法　此法操作简单，但轻度感染者易漏检。

（2）集卵法　常用水洗离心沉淀法、乙醚沉淀法。

（3）胶囊拉线法检查虫卵。

（4）手术发现虫卵或虫体。

2. 免疫学检查　常用ELISA和胶体金免疫层析法（GICA）等。

3. 影像学诊断　B超检查、CT检查对华支睾吸虫病诊断具有重要的临床价值。

（五）流行与防治

华支睾吸虫病主要流行于亚洲。华支睾吸虫病的流行，除需要有适宜的第一、第二中间宿主及终宿主外，还与当地居民饮食习惯等诸多因素密切相关。因此，防治本病需要做好宣传教育，使群众了解其危害性和传播途径，不生食或半生食含有囊蚴的淡水鱼、虾，注意生、熟食的厨具要分开使用。治疗药物首选吡喹酮，也可用阿苯达唑。

三、布氏姜片吸虫

布氏姜片吸虫（*Fasciolopsis buski*）简称姜片虫，是一种寄生于人、猪小肠内的大型吸虫，可致姜片虫病。

链 接　布氏姜片吸虫别名

布氏姜片吸虫是人类最早认识的寄生虫之一。我国早在1600多年前的东晋时代就有姜片吸虫寄生于人体的文字记载，中医学称为“肉虫”“赤虫”。因姜片虫病仅在亚洲流行，故又称亚洲大型吸虫。

（一）形态

1. 成虫 虫体肥厚，背腹扁平，前窄后宽，形似姜片，活时为肉红色，死后呈灰白色。虫体长20～75mm，宽8～20mm，厚0.5～3mm，雌雄同体，是寄生在人体中体型最大的吸虫。口吸盘较小，位于虫体前端，腹吸盘呈漏斗状，位于口吸盘下缘，比口吸盘大4～5倍，肉眼可见（图30-18）。

2. 虫卵 长椭圆形，淡黄色，大小为（130～140）μm×（80～85）μm，是最大的人体蠕虫卵。卵壳薄而均匀，卵盖不明显，内含1个卵细胞和20～40个卵黄细胞（图30-19）。

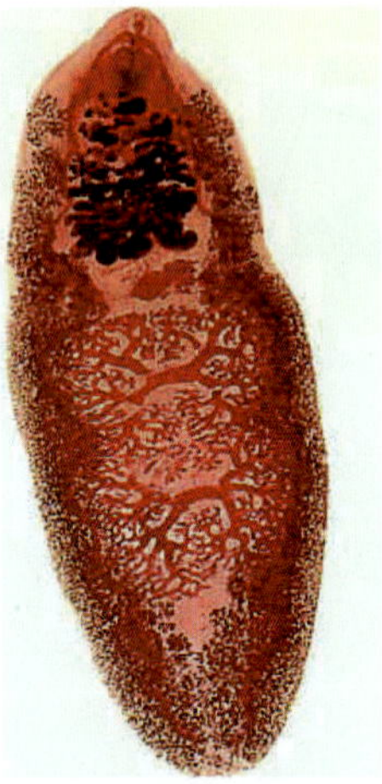

图30-18　姜片虫成虫

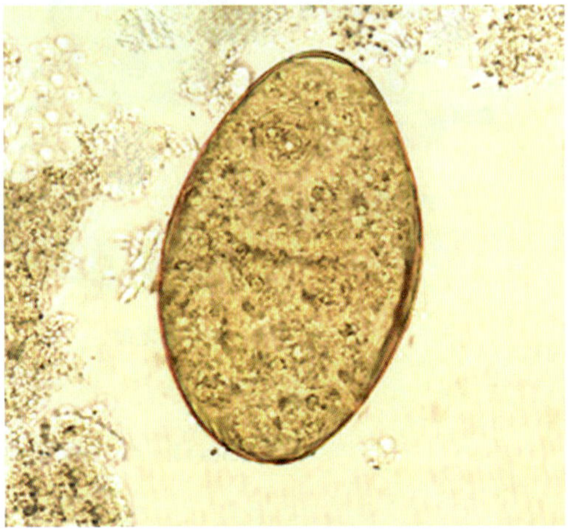

图30-19　姜片虫虫卵（400×）

（二）生活史

成虫寄生于终宿主小肠内，虫卵随粪便排出体外并进入水中，卵在水中发育。在适宜的温度（26～32℃）下经3～7周发育孵出毛蚴。毛蚴侵入第一中间宿主扁卷螺的体内，经1～2个月的发育及无性生殖，形成大量的尾蚴。尾蚴自螺体逸出，附着在水生植物如菱角、荸荠等表面，形成囊蚴。囊蚴是姜片虫的感染阶段。当人或猪食入囊蚴后，虫体脱囊并吸附在小肠黏膜上，摄取小肠内营养物质，经1～3个月发育为成虫（图30-20）。

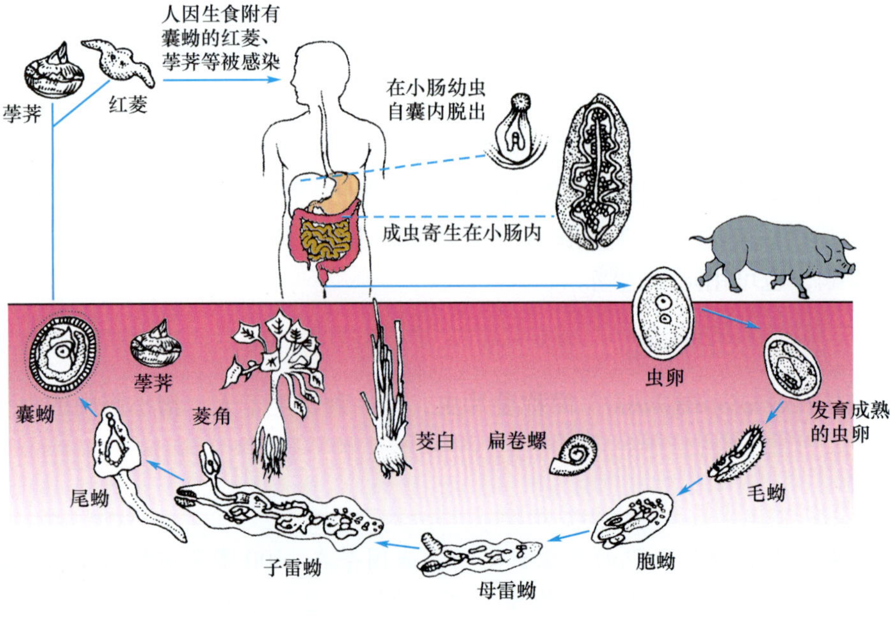

图30-20　姜片虫的生活史

考点：姜片虫的感染方式及其中间宿主

（三）致病性

姜片虫虫体较大，吸盘发达，吸附力强，可使被吸附的肠黏膜发生充血、水肿、出血等炎症反应，继发细菌感染而形成脓肿，进而发生组织坏死、脱落形成溃疡。如果虫数较多，覆盖肠黏膜，影响肠道的消化和吸收，导致营养不良和消化功能紊乱。临床表现为腹痛、腹泻、消化功能紊乱等。重度感染者可出现消瘦、贫血、水肿、发育障碍、肠梗阻等。

（四）实验室诊断

粪便检获虫卵是确诊姜片虫感染的依据，因虫卵大，容易识别，一般用直接涂片法连续查3张涂片即可检出。轻度感染者可采用离心沉淀法、水洗自然沉淀法和改良加藤法。

用免疫学方法对感染早期或大面积普查，有较好的辅助诊断价值。常用的有ELISA和免疫荧光试验等。

（五）流行与防治

姜片虫病主要流行于亚洲。广泛种植水生植物的湖泊水网地区常见。在姜片虫病流行区大力开展卫生宣传教育，普及防治本病的知识，积极查治患者和病畜，首选药物是吡喹酮。

四、卫氏并殖吸虫

卫氏并殖吸虫（*Paragonimus westermani*）又称肺吸虫，成虫主要寄生于人及猫、犬科动物的肺部，引起并殖吸虫病，又称肺吸虫病。

（一）形态

1. 成虫 虫体肥厚，背面隆起，腹面扁平，呈椭圆形，静止时像半粒黄豆，体长7～12mm，宽4～6mm，厚2～4mm。新鲜虫体红褐色，半透明。口、腹吸盘大小相似，口吸盘位于虫体前端，腹吸盘位于虫体中部稍前。子宫与卵巢并列，一对分叶状睾丸，左右并列于虫体后1/3处，故名并殖吸虫（图30-21）。

2. 虫卵 金黄色，呈不对称椭圆形，大小为（80～118）μm×（48～60）μm。卵盖大而明显，常略倾斜，卵壳厚薄不均，无卵盖端增厚。内含1个卵细胞和10多个卵黄细胞（图30-22）。

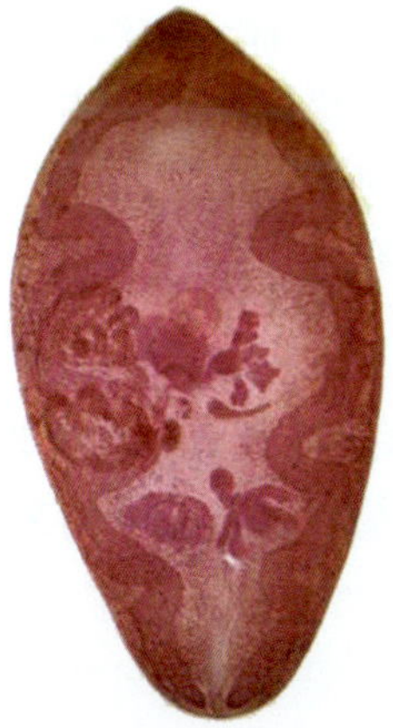

图30-21 卫氏并殖吸虫成虫

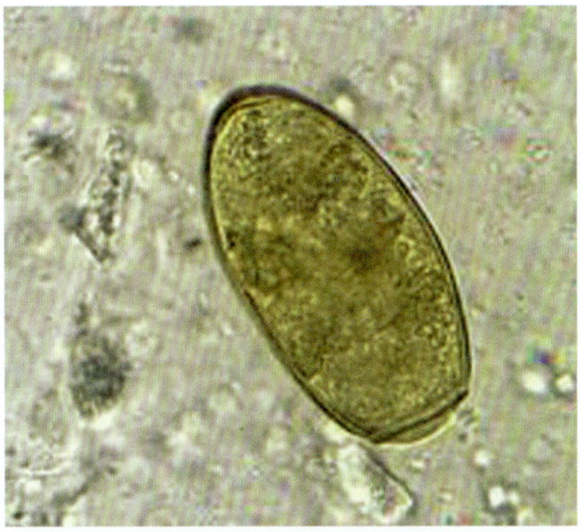

图30-22 卫氏并殖吸虫虫卵（400×）

（二）生活史

成虫主要寄生于人或猫、犬等食肉哺乳动物肺部，以坏死组织和血液为食，产出的虫卵随痰液排出或吞咽后随粪便排出体外。虫卵入水后，在适宜的温度下经3周发育孵出毛蚴。毛蚴在水中活动，遇到第一中间宿主川卷螺并钻入其体内，经过胞蚴、母雷蚴、子雷蚴等无性生殖阶段，发育为尾蚴。成熟尾蚴从螺体逸出，侵入第二中间宿主溪蟹或蝲蛄体内，发育为囊蚴即感染阶段。人或动物因食入含活囊蚴的溪蟹、蝲蛄而感染。囊蚴在小肠内经消化液的作用后幼虫脱囊而出发育为童虫。童虫在脏器及腹腔间移行，穿过横膈经胸腔到达肺部，最后在肺内发育成熟并产卵。本虫亦可侵入皮下、肝、脑、脊髓、心包及眼眶等处，引起异位寄生（图30-23）。自囊蚴进入终宿主到成虫产卵，需2～3个月。成虫在终宿主体内一般可存活5～6年，长者可达20年。

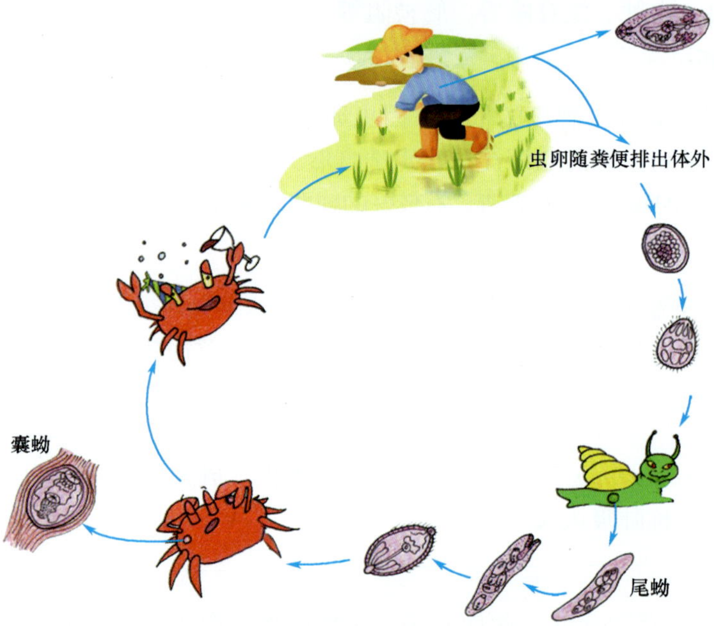

图30-23 肺吸虫的生活史

考点：卫氏并殖吸虫的中间宿主

（三）致病性

卫氏并殖吸虫的致病主要是童虫在组织器官中移行、窜扰、定居造成的机械性损伤，以及其排泄物、分泌物等代谢产物引起宿主的免疫病理损伤。根据病变过程可分为急性期及慢性期。急性期多在感染后数日至1个月左右出现症状。轻者仅表现为食欲减退、乏力、腹痛、腹泻、发热等症状，重者可有全身过敏反应、高热、腹痛、胸痛、咳嗽、气促、肝大等症状。慢性期由于病变常累及多个器官，损伤程度不一，故临床症状复杂。根据损伤部位不同，可分为胸肺型、腹型、肝型、皮下型、脑脊髓型等，以胸肺型最常见，表现为胸痛、咳嗽、咳果酱样痰或铁锈色痰等。

（四）实验室诊断

痰液或粪便中检出虫卵，或摘除的皮下包块或结节中检出虫体即可确诊。免疫学检查常用皮内试验和ELISA，敏感性高，皮内试验可用于普查初筛。胸肺型及脑脊髓型患者可采用X线、CT及MRI等辅助诊断。

（五）流行与防治

卫氏并殖吸虫在世界各地分布较广，宣传教育是控制本病的重要措施。常用治疗药物是吡喹酮，具有疗效高、毒性低、疗程短等优点。

五、血 吸 虫

案例30-3

患者，男，25岁。在南方参加抗洪抢险后，下肢经常出现红色小丘疹，有痒感，未及时诊治。一年后出现腹痛、腹泻，粪便时有黏液、脓血，伴发热、纳差而就诊。粪便查见侧面有小棘的虫卵。

问题： 1. 该患者首先考虑的疾病是？
2. 为确定诊断应该做何种检查？

寄生于人体的血吸虫有埃及血吸虫、日本血吸虫、曼氏血吸虫、间插血吸虫、湄公血吸虫和马来血吸虫6种，在我国流行的只有日本血吸虫。日本血吸虫又称日本裂体吸虫，其成虫寄生于人及牛、马等哺乳动物的门脉-肠系膜静脉内，引起血吸虫病。

（一）形态

1. 成虫 雌雄异体，虫体呈圆柱形，似线虫。雄虫粗短，乳白色，大小为（12～20）mm×（0.5～0.55）mm，口、腹吸盘较发达，自腹吸盘以下虫体两侧向腹面卷曲，形成抱雌沟，睾丸多为7个，呈串珠状排列。雌虫细长，大小为（12～28）mm×（0.1～0.3）mm，前细后粗，灰褐色，口、腹吸盘较小，常寄居于雄虫的抱雌沟内，呈合抱状态（图30-24）。

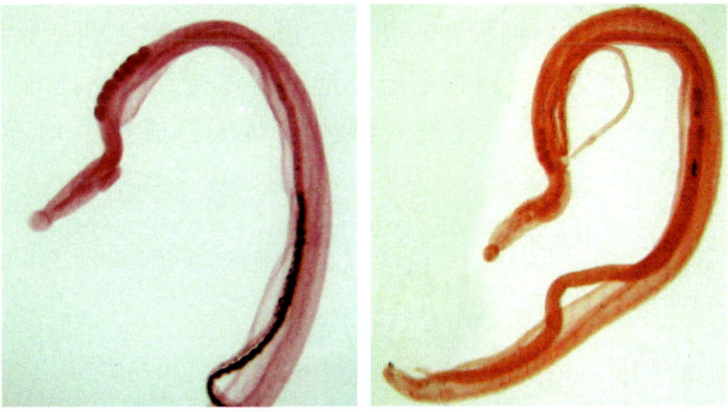

雄虫前段　　　　雌雄合抱

图30-24 日本血吸虫成虫

2. 虫卵 椭圆形，淡黄色，成熟虫卵大小平均为89μm×67μm，卵壳薄，无卵盖，卵壳一侧有一小棘，卵壳周围常附着坏死组织、粪渣等污物。虫卵内含有一个成熟的毛蚴，毛蚴与卵壳间可见大小不等的油滴状分泌物（图30-25）。

3. 尾蚴 分体部和尾部，尾部又分为尾干和尾叉。尾蚴大小为280～360μm。体部前端为头器，内有一单细胞头腺，体部后1/3处腹吸盘周围有5对穿刺腺，开口于虫体前端，能分泌溶组织酶，以利于尾蚴侵入宿主皮肤（图30-26）。

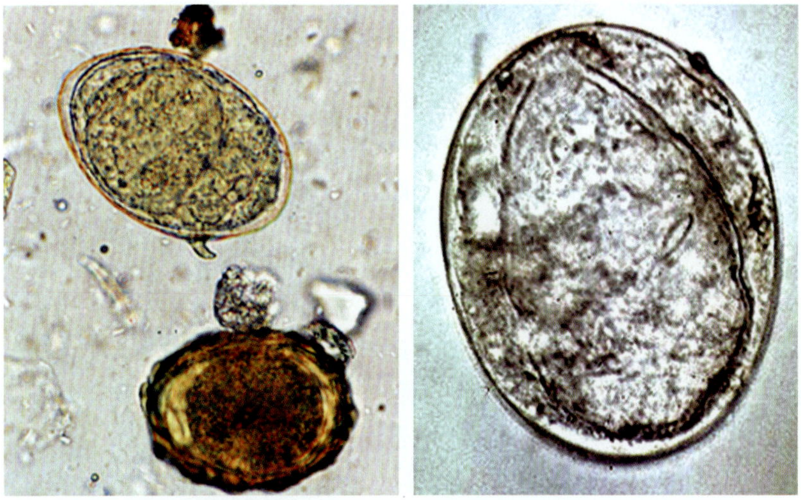

图30-25 日本血吸虫虫卵（400×）

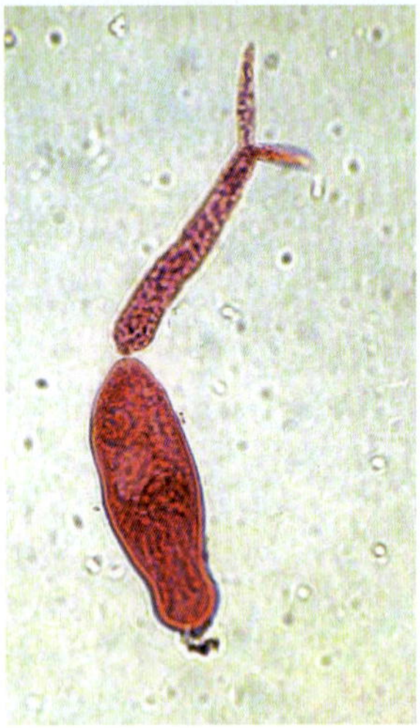

图30-26 日本血吸虫尾蚴

（二）生活史

日本血吸虫生长发育需经过成虫、虫卵、毛蚴、母胞蚴、子胞蚴、尾蚴及童虫7个发育阶段。成虫主要寄生于人或多种哺乳动物的门脉-肠系膜静脉系统内。雌雄虫体逆血流移行到肠黏膜静脉末梢交配产卵，大部分虫卵随血流到达肝脏沉积，少数虫卵沉积于肠壁组织内。卵内的卵细胞经11天发育为毛蚴，并分泌溶组织酶等，可引起肠壁组织坏死，形成以虫卵为中心的嗜酸性脓肿。在肠蠕动、血流压力及腹内压力增高的情况下，虫卵可随破溃组织进入肠腔，并随粪便排出体外。

虫卵入水后，在25～30℃水温条件下孵出毛蚴。当遇到中间宿主钉螺，侵入其体内经母胞蚴、子胞蚴等无性增殖阶段发育为尾蚴。成熟尾蚴从螺体内逸出，活动于水体的表层。当人或牛、马等哺乳动物与含有尾蚴的疫水接触时，尾蚴迅速钻入宿主皮肤，脱去尾部成为童虫。童虫进入血管或淋巴管，随血流经右心到肺，再由左心进入体循环，到达肠系膜动脉后穿过毛细血管进入门静脉，发育到性器官初步分化后，进行雌雄合抱，再移行到肠系膜静脉及直肠静脉寄居、交配、产卵（图30-27）。从尾蚴侵入皮肤至成虫交配产卵约需24天，成虫平均寿命约为4.5年，最长可达40余年。

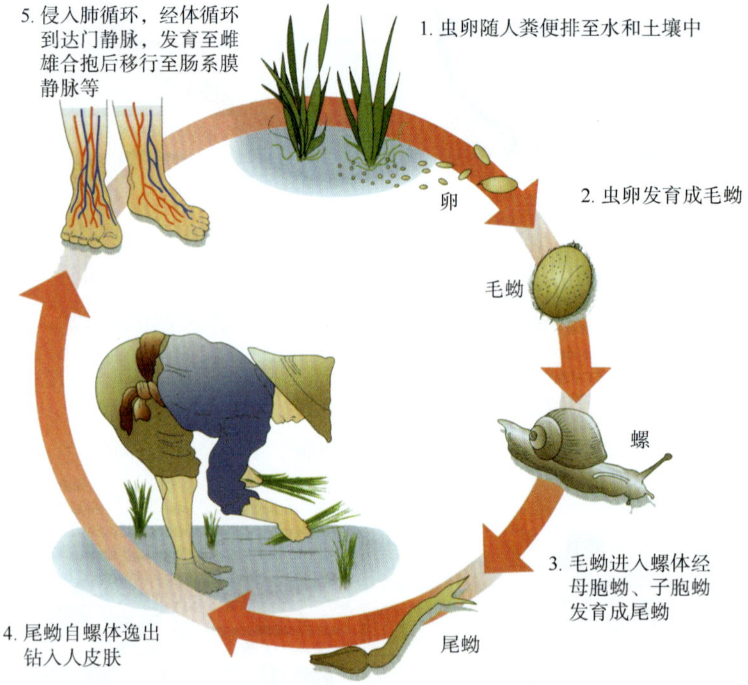

图30-27 血吸虫的生活史

考点：血吸虫的寄生部位及中间宿主

（三）致病性

1. 尾蚴所致疾病 尾蚴钻入宿主皮肤后可引起尾蚴性皮炎。局部皮肤出现丘疹、红斑和瘙痒感。

2. 童虫所致疾病 童虫在宿主体内移行时，所经过的器官（特别是肺）可出现一过性的血管炎，引起点状出血及炎症，患者出现发热、咳嗽、痰中带血等症状。

3. 成虫所致疾病 成虫寄生于血管内，导致机械性损伤，引起静脉内膜炎和静脉周围炎。成虫的代谢产物、分泌物和更新脱落的表膜在宿主体内形成免疫复合物，诱发Ⅲ型超敏反应。

4. 虫卵所致疾病 虫卵是主要致病阶段。虫卵沉积于肝和肠壁血管中，卵内毛蚴可不断释放可溶性抗原，并从卵壳微孔渗出，刺激效应T细胞后产生各种淋巴因子，引起嗜酸性粒细胞、巨噬细胞、中性粒细胞集聚于虫卵周围，形成肉芽肿及组织纤维化，是血吸虫病的主要病变。严重感染时可有异位损害，多见于肺、脑等组织或器官。血吸虫病的临床表现，通常可分为急性期、慢性期和晚期三个不同的病期：急性期血吸虫病临床表现为发热、腹泻、肝脾大及嗜酸性粒细胞增多等；慢性血吸虫病临床表现不明显，表现为间歇性下痢、肝脾大、贫血、消瘦等，90%的血吸虫病患者为慢性血吸虫病；晚期血吸虫病临床表现为肝硬化、腹水、门静脉高压、巨脾等症状，多因上消化道出血、肝性脑病而死亡。儿童重度反复感染可影响生长发育而致侏儒症。

考点：血吸虫的致病性

（四）实验室诊断

1. 病原学诊断 从粪便或组织中检获血吸虫卵或孵出毛蚴，是确诊血吸虫病的依据。

（1）直接涂片法 简便，但检出率低。仅适用于重度感染及急性感染者。

（2）改良加藤厚涂片法 可做虫卵计数，可测定人群的感染度和考核防治效果，是目前我国血吸虫病病原学检查的基本方法之一。

（3）尼龙袋集卵法 此法适用于大规模普查，是推荐的基本方法之一，但应防止因尼龙袋处理不当而造成的交叉污染。

（4）毛蚴孵化法 由于孵化法可采用全部粪便沉渣，发现虫卵的机会较直接涂片法大。

（5）直肠镜活组织检查 适合于慢性和晚期血吸虫病患者的检查。

2. 免疫学诊断 常用间接红细胞凝集试验（IHA）、环卵沉淀试验（COPT）检测抗体，胶体染料试纸条试验（DDIA）、ELISA检测抗体或循环抗原，以及斑点金免疫渗滤试验（DIGFA）等。

（五）流行与防治

日本血吸虫病主要流行于亚洲，在我国，流行于长江流域及其以南地区。

血吸虫病属人兽共患病，终宿主包括人和多种家畜及野生动物，钉螺是唯一中间宿主。防治的指导思想为综合治理、科学防治、因地制宜、分类指导。具体措施如下。

1. 消灭传染源 治疗患者和病畜最有效的药物是吡喹酮。

2. 切断传播途径 加强粪便、水源管理，杀灭钉螺，常用氯硝柳胺。

3. 保护易感者 加强健康教育，引导人们改变自己的行为和生产、生活方式，减少流行区居民直接接触疫水。

第3节 绦 虫

一、绦虫概述

绦虫（cestode）属于扁形动物门的绦虫纲。寄生人体的绦虫有30余种，分属于多节绦虫亚纲的圆叶目和假叶目。成虫背腹扁平，带状，分节，无消化系统，雌雄同体。虫体分头节、颈部和链体三部分。头节细小，呈球形、方形或梭形，上有固着器官。颈部有生发功能，可不断芽生出新的节片形成链体。链体是虫体最显著部分，由数个至数千个节片组成，其节片可分为未成熟节片（幼节）、成熟节片（成节）和妊娠节片（孕节）。

绦虫成虫寄生于脊椎动物的消化道中，虫卵自子宫孔排出或随孕节脱落而排出。圆叶目绦虫生活史只需1个中间宿主，个别种类甚至不需要中间宿主。假叶目绦虫生活史需要2个中间宿主，虫卵排出后必须进入水中才能继续发育。在中间宿主体内发育的幼虫称为中绦期幼虫，常见的有囊尾蚴、似囊尾蚴、棘球蚴、裂头蚴等，其形态结构各异。我国较常见的绦虫有链状带绦虫、肥胖带绦虫、细粒棘球绦虫等。

二、链状带绦虫

案例 30-4

患者，男，35 岁，内蒙古赤峰市某单位工人。1998 年 4 月吃“米猪肉”，8 月突发腹痛并发现大便中有白色节片，到赤峰市某医院就诊，查节片诊断为链状带绦虫病。9 月感到左眼视力下降并感到头痛，以往无抽搐史。10 月到赤峰市医院就诊，检查发现左眼黄斑区视网膜下可见活动的囊虫头节并手术摘除。同时，做补体结合试验呈阳性，MRI 检查发现脑内多发病变，诊断为脑囊虫病。

问题： 1. 叙述该患者得囊尾蚴病的过程。

2. 如何预防绦虫病及囊尾蚴病？

链状带绦虫，又称猪带绦虫、猪肉绦虫或有钩绦虫。成虫寄生于人体小肠内，引起链状带绦虫病。幼虫寄生于人或猪的肌肉及组织内，引起猪囊尾蚴病。

（一）形态

1. 成虫 虫体扁平，带状，乳白色，长2～4m。虫体由700～1000个节片组成，包括头节、颈部和链体。头节近似球形，直径0.6～1mm，除有4个吸盘外，顶端上还有顶突，其上排列两圈小钩（图30-28）。颈部纤细，位于头节之后，与头节无明显界线，颈部具有生发功能。链体依次分为幼节、成节和孕节。幼节内部生殖器官未发育成熟。成节内有发育成熟的雌、雄生殖器官各一套（图30-29）。孕节内仅有充满虫卵的子宫，子宫由主干向两侧分支，每侧7～13支（图30-30）。

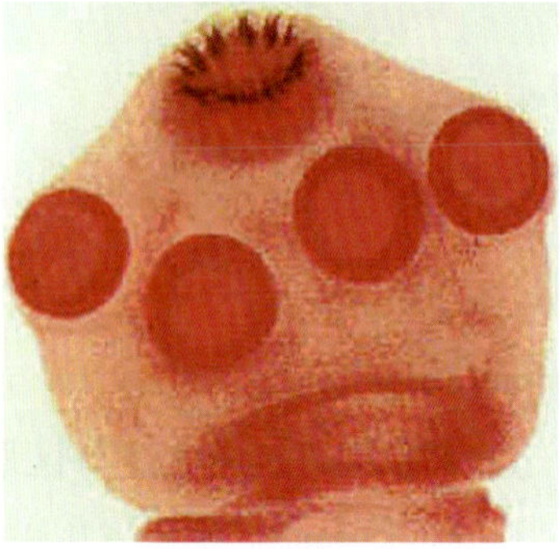

图30-28 链状带绦虫头节

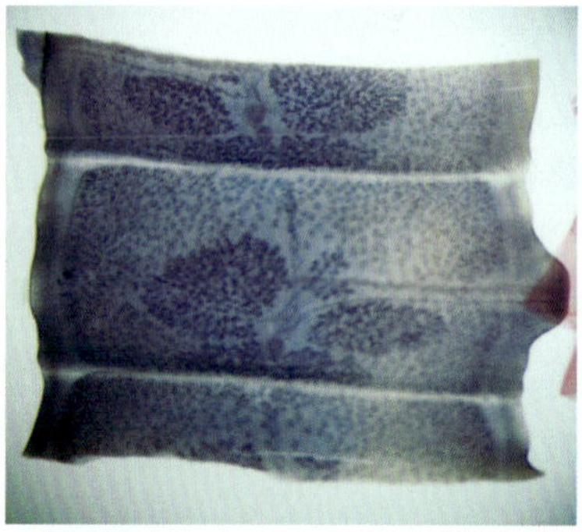

图30-29 链状带绦虫成节

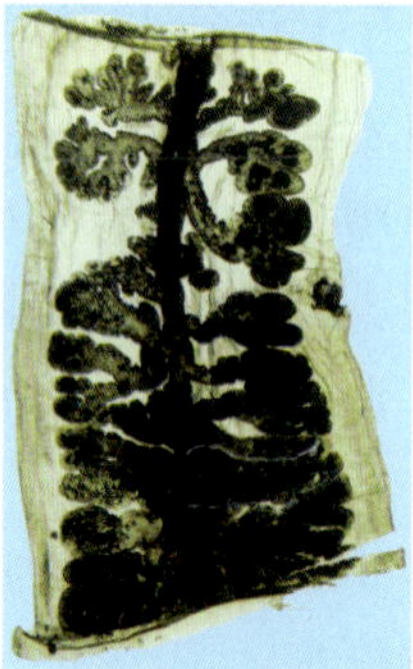

图30-30 链状带绦虫孕节

考点：链状带绦虫成虫的形态特征

2. 虫卵 卵壳薄而透明，极易脱落。卵壳内为胚膜，球形，直径31～43μm，胚膜棕黄色，其上有放射状条纹，内含一个球形的六钩蚴（图30-31）。

3. 囊尾蚴 亦称囊虫，大小似黄豆，为乳白色半透明的囊状物，囊内充满透明液体，头节凹入囊内呈白色点状，其构造与成虫头节相似（图30-32）。

（二）生活史

人是链状带绦虫的唯一终宿主，同时也可作为中间宿主，家猪和野猪是主要的中间宿主。成虫寄生于人体的小肠，以头节固着于肠壁。孕节常单独或5～6节相连地从链体上脱落，与释放的虫卵一起随粪便排出体外。当虫卵或孕节被猪等中间宿主吞食后，在小肠消化液的作用下，胚膜破裂，六钩蚴逸出并钻入肠壁，随血液或淋巴循环到达宿主全身各处，主要到达运动较多的肌肉组织，经60～70天发育为囊尾蚴。

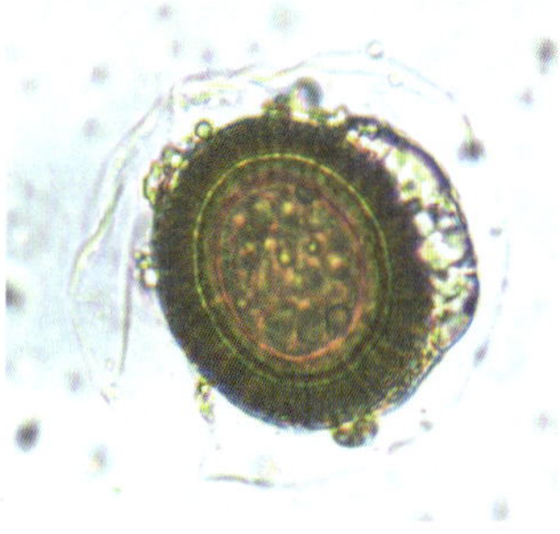

图30-31 链状带绦虫虫卵（400×）

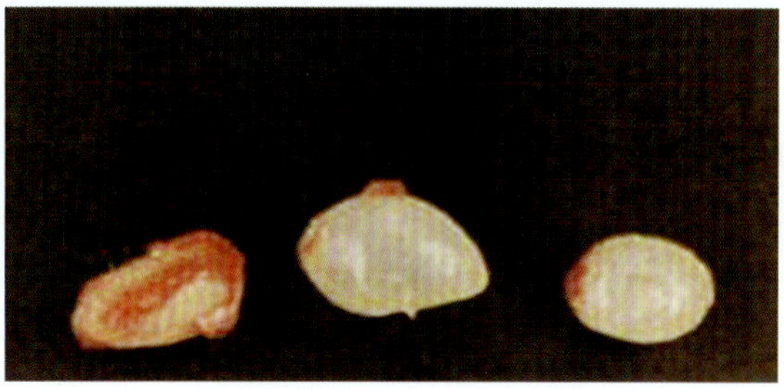

图30-32 猪囊尾蚴

有囊尾蚴寄生的猪肉俗称“米猪肉”（图30-33）或“豆猪肉”。当人误食生的或未煮熟的含囊尾蚴的猪肉后，囊尾蚴在人小肠内受胆汁刺激而翻出头节，附着于肠壁，经2～3个月发育为成虫并排出孕节和虫卵。成虫寿命可长达25年之久。人若误食虫卵，也可在人体内发育为囊尾蚴，引起猪囊尾蚴病。人感染虫卵的方式有异体感染、自体体外感染和自体体内感染三种（图30-34）。

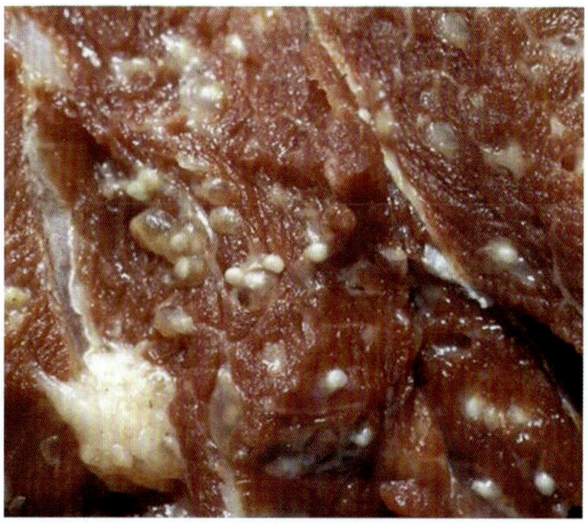

图30-33 米猪肉

考点：链状带绦虫病的中间宿主及虫卵感染人的方式

（三）致病性

1. 成虫的致病性 成虫寄生于人体的小肠，引起链状带绦虫病。临床症状一般较轻微，患者有上腹痛、腹泻、恶心、乏力、体重减轻等症状，少数可穿破肠壁或引起肠梗阻。

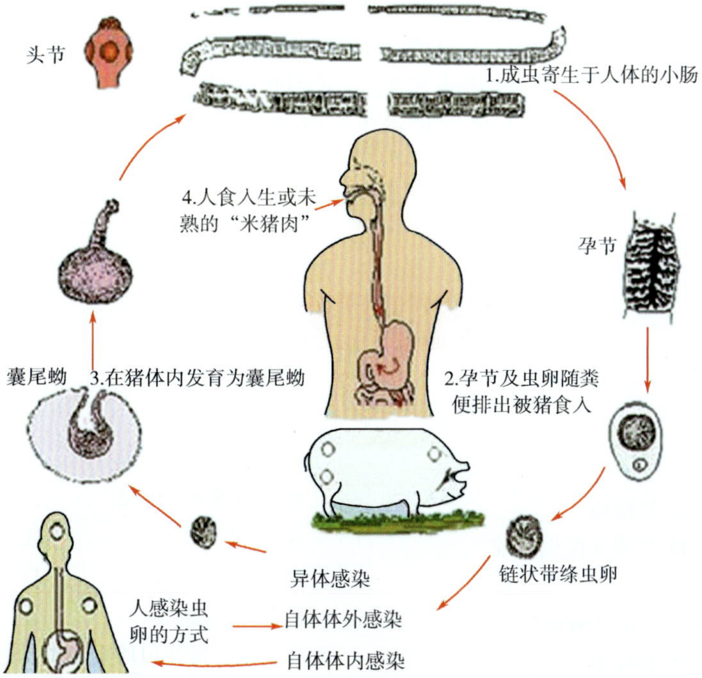

图30-34 链状带绦虫的生活史

2. 囊尾蚴的致病性 囊尾蚴的致病性较成虫强，囊尾蚴可寄生于人体的多种器官、组织，在寄生部位造成占位性病变，危害程度因囊尾蚴数量和寄生部位而不同。临床上依其主要寄生部位可分为以下三种类型。

（1）皮下及肌肉囊尾蚴病 在皮下寄生可形成结节，多见于头部及躯干，硬度如软骨，多可活动，无压痛。寄生在肌肉者，可出现肌肉酸痛、发胀、肌肉痉挛等症状。

（2）脑囊尾蚴病 虫体压迫脑组织，引起的症状与脑内寄生部位、感染程度及宿主对寄生虫的反应性有关，以癫痫发作最为多见，其次是颅内压增高和精神症状，表现为头痛、呕吐、失语、瘫痪等，严重者可致死。

（3）眼囊尾蚴病 囊尾蚴可寄生于眼的任何部位，轻者表现为视力障碍，囊尾蚴一旦死亡，可导致玻璃体混浊、视网膜脱离、白内障、青光眼等，甚至眼球萎缩而失明。

考点：链状带绦虫的致病性

（四）实验室诊断

1. 链状带绦虫病的诊断 询问患者有无吃生猪肉和排节片史有重要的诊断意义。可用直接涂片法、饱和盐水浮聚法查患者粪便中的虫卵，但不能确定虫种，只有检出孕节方可确定。对可疑患者应连续数天进行粪便检查，必要时还可试验性驱虫。收集患者的全部粪便，用水淘洗检查头节和孕节，可以确定虫种和明确疗效。

2. 囊尾蚴病的诊断 病原检测包括：压片检查法、囊尾蚴孵化试验、病理组织学检查。对囊尾蚴病的诊断，询问病史有一定的意义。皮下或浅表部位的囊尾蚴结节，可采用手术摘除活检。眼部的囊尾蚴可进行眼底镜检查。脑和深部组织的囊尾蚴可用X线、B超、CT、MRI等影像学检查，免疫学方法采用间接ELISA，以及囊尾蚴核酸检测方法。

（五）流行与防治

链状带绦虫病呈世界性分布，其流行因素主要包括：①猪的饲养不当，如散养、厕所和喂养场所相连造成猪的感染。②人有食生的或未熟透猪肉的不良饮食习惯。③不良的生活方式及卫生习惯，误食链状带绦虫卵而感染猪囊尾蚴。

链状带绦虫病的综合防治措施包括：①积极治疗患者，链状带绦虫病多采用槟榔和南瓜子合剂驱虫，也可用吡喹酮、阿苯达唑；治疗猪囊尾蚴病可用吡喹酮、阿苯达唑等药物或手术摘除囊尾蚴。②科学养猪，管理好厕所猪圈，控制人兽互相感染。③加强健康教育，注意个人卫生，不食生的或未熟透的猪肉。加强肉类检疫，不出售“米猪肉”。

考点：链状带绦虫病的防治措施

自 测 题

一、单选题

1. 蛔虫的感染方式为
   A. 经口　B. 经输血
   C. 经皮肤　D. 经媒介昆虫叮咬
   E. 接触感染
2. 蛔虫感染引起的并发症中，最常见的是
   A. 肠穿孔　B. 肠梗阻
   C. 胆道蛔虫症　D. 阑尾炎
   E. 胰腺炎
3. 蛲虫病的主要症状为
   A. 肠梗阻　B. 阑尾炎
   C. 胰腺炎　D. 肛门奇痒
   E. 阴道炎、尿道炎
4. 丝虫的感染方式是
   A. 经口　B. 经皮肤
   C. 经输血　D. 经媒介昆虫叮咬
   E. 经呼吸道
5. 能引起人兽共患的寄生虫病是
   A. 蛔虫病　B. 丝虫病　C. 蛲虫病
   D. 旋毛虫病　E. 鞭虫病
6. 幼虫经皮肤，成虫寄生于肠道的线虫是
   A. 蛲虫　B. 丝虫　C. 蛔虫

D. 钩虫 E. 旋毛虫

7. 丝虫的寄生部位是

A. 淋巴系统 B. 肝脏 C. 肠道

D. 脾脏 E. 皮肤

8. 人既可作为中间宿主，又可作为终宿主的线虫是

A. 蛲虫 B. 丝虫 C. 蛔虫

D. 钩虫 E. 旋毛虫

9. 下列哪项不是吸虫的形态特点

A. 背腹扁平 B. 叶片状

C. 多为雌雄同体 D. 有体腔

E. 有吸盘

10. 华支睾吸虫主要感染方式是

A. 喝生水 B. 喜食某些螺类

C. 生食某些水生植物 D. 生食淡水鱼虾

E. 生吃蔬菜

11. 卫氏并殖吸虫的第二中间宿主是

A. 淡水鱼、虾 B. 溪蟹和蝲蛄

C. 荸荠和菱角 D. 川卷螺

E. 猫、犬

12. 雌雄异体的吸虫是

A. 华支睾吸虫 B. 布氏姜片虫

C. 卫氏并殖吸虫 D. 日本血吸虫

E. 斯氏狸殖吸虫

13. 日本血吸虫的主要致病阶段是

A. 成虫 B. 虫卵 C. 毛蚴

D. 尾蚴 E. 童虫

14. 毛蚴孵化法可用于确诊

A. 肝吸虫病 B. 姜片虫病

C. 肺吸虫病 D. 血吸虫病

E. 丝虫病

15. 血吸虫成虫主要寄生在人体的哪个部位

A. 肠系膜上静脉 B. 肠系膜下静脉

C. 肺毛细血管 D. 小肠

E. 肝门静脉

16. 误食链状带绦虫卵可患下列哪种病

A. 链状带绦虫病 B. 猪囊虫病

C. 包虫病 D. 泡球蚴病

E. 裂头蚴病

17. 肥胖带绦虫的感染阶段是

A. 囊尾蚴 B. 似囊尾蚴 C. 虫卵

D. 棘球蚴 E. 成虫

18. 误食生的或半生不熟的“米猪肉”可患下列哪种病

A. 链状带绦虫病 B. 猪囊尾蚴病

C. 棘球蚴病 D. 牛带绦虫病

E. 细粒棘球绦虫病

19. 细粒棘球绦虫的感染期是

A. 囊尾蚴 B. 似囊尾蚴

C. 虫卵 D. 棘球蚴

E. 泡球蚴

20. 患儿，女，5岁。1周来，常感脐周阵发性疼痛，食欲不振，伴恶心、呕吐、腹泻，来院就诊，疑为蛔虫病。确诊最常用的方法是

A. 粪便直接涂片法 B. 免疫学方法

C. 饱和盐水漂浮法 D. 沉淀法

E. 幼虫孵化法

21. 患儿，女，3岁。这些天吃饭不香，没精神，常感肛门周围及会阴部奇痒，尤以夜间为重，家长肉眼下可见患儿肛门皮肤皱襞处有细小白线虫蠕动。考虑患何种寄生虫病

A. 丝虫病 B. 鞭虫病 C. 蛲虫病

D. 旋毛虫病 E. 蛔虫病

22. 患者，女，45岁，农民。因不明原因的腹痛、黑便、贫血久治不愈而入院。询问病史，患者住房周围有菜地，人粪栽培。有时会赤足下地干活。该患者可能感染的寄生虫是

A. 蛔虫 B. 旋毛虫 C. 鞭虫

D. 丝虫 E. 钩虫

23. 一例胆囊结石合并胆管扩张的患者，从T型引流管引流出成虫一条，虫体扁平，似葵花籽形，大小为（10～25）mm×（3～5）mm，应考虑是

A. 华支睾吸虫 B. 布氏姜片虫

C. 卫氏并殖吸虫 D. 日本血吸虫

E. 肝片形吸虫

24. 患者，男，45岁，农民。右眼视物不清来院就诊。眼底镜检查，发现囊尾蚴头节在活动，经检查肠道无成虫寄生。其女儿粪便中经常有节片排出，驱虫成功，经鉴定为链状带绦虫。该患者得病最可能的原因是

A. 误食虫卵 B. 自身体内感染

C. 自身体外感染 D. 误食米猪肉感染

E. 误食牛肉感染

二、名词解释

1. 囊尾蚴
2. 钩蚴性皮炎

三、简答题

1. 造成蛔虫病分布广泛、感染率高的原因是什么？
2. 感染钩虫后为什么会引起缺铁性贫血？
3. 简述蛲虫病的防治方法。
4. 简述丝虫的致病性。
5. 简述链状带绦虫的致病性。

（盛晓燕）

第31章 医学原虫

学习目标

1. 素质目标　树立“以人为本”理念，预防医学原虫损害百姓健康。

2. 知识目标　掌握医学原虫致病性；熟悉常见医学原虫的形态和生活史；了解医学原虫防治原则。

3. 能力目标　识别危害人体的医学原虫。

第1节　医学原虫概论

原虫是单细胞真核生物，个体微小，需借助光学显微镜才能看到。能完成营养、呼吸、排泄、运动和生殖等生命活动。寄生在人体管腔、体液、组织或细胞内的原虫，称为医学原虫。

一、形态与生理特点

原虫的形态多样，有球形、卵圆形、不规则形。大小介于2～3μm至100～200μm。基本结构有：胞膜、胞质和胞核。多数原虫借不同运动细胞器进行移位，运动方式有伪足运动，鞭毛运动和纤毛运动。无运动细胞器的原虫以扭动、滑行方式运动。寄生性原虫可通过表膜以渗透和多种扩散方式吸收小分子养料，也可以经胞饮摄取液体物质和经胞口吞噬固体大分子物质。食物摄取后，在胞质中形成食物泡，经水解酶作用后消化吸收。原虫一般是利用葡萄糖获取能量。无氧代谢是原虫能量代谢的主要途径。

二、生活史与致病特点

寄生性原虫有无性生殖和有性生殖两种繁殖方式。无性生殖有二分裂、多分裂和出芽生殖；有性生殖则可分为接合生殖或配子生殖。有的寄生虫是以无性生殖和有性生殖交替进行的方式进行繁殖。原虫所需蛋白质、氨基酸大多从宿主提供的寄生环境摄入，对宿主造成一定损害。

三、医学原虫的分类

根据医学原虫运动细胞器的有无和类型分为四大类：叶足纲、动鞭纲、孢子纲、动基裂纲。本章主要介绍几种常见的医学原虫。

第2节　溶组织内阿米巴

案例 31-1

患者，女，30岁。半年来间断性腹泻，每日5～6次，量中等，黏液血便腥臭味，查体生命体征平稳，心肺未见异常，肝脾未触及，腹软，右下腹压痛。

问题：1. 该患者可能患何种疾病？

2. 为确定诊断需做何种检查？

溶组织内阿米巴（*Entamoeba histolytica*）又称痢疾阿米巴，属于叶足纲，主要寄生于人体的结肠内，引起阿米巴痢疾，也可侵入其他器官组织，引起肠外阿米巴病。

一、形 态

溶组织内阿米巴形态包括滋养体和包囊。

（一）滋养体

滋养体分为大滋养体和小滋养体。

1. 大滋养体 体积较大，直径20～60μm，外形多不规则。虫体分为内质和外质，内、外质界限明显。外质均匀，无色透明，约占虫体的1/3。内质呈颗粒状，内含细胞核，食物泡及被吞噬的红细胞等。当温度适宜时，虫体常伸出伪足做定向运动，运动活泼。经铁苏木素染色后，滋养体结构清晰，外质不着色，内质呈蓝灰色颗粒状，可见一个圆形泡状核，染成蓝黑色。核膜较薄，内缘有一层排列整齐、大小均匀的染色质粒。核仁小而圆，位于核的中央，核膜与核仁间有网状的核纤维。内质中被吞噬的红细胞被染成蓝黑色，其大小与数目不等（图31-1）。

2. 小滋养体 虫体呈圆形或椭圆形，直径为12～30μm。外质少，内、外质界限不明显，内质含有被吞噬的细菌。寄生于肠腔中，无致病力。运动较慢。

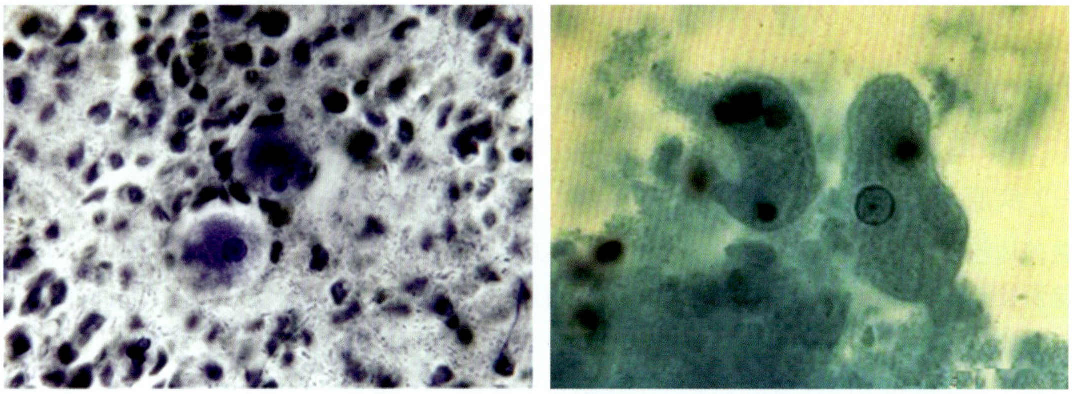

图31-1 溶组织内阿米巴滋养体（铁苏木素染色，1000×）

（二）包囊

包囊分为成熟包囊和未成熟包囊。

1. 未成熟包囊 圆形，直径10～16μm，有1～2个细胞核、糖原泡和棒状拟染色体。经铁苏木素染色后，包囊呈蓝灰色，拟染色体呈蓝黑色，糖原泡在染色过程中被溶解成空泡，核的结构同滋养体，清晰可见。经碘液染色后，包囊呈淡棕色或黄色，糖原泡呈棕红色，拟染色体为透明状。

2. 成熟包囊 有4个细胞核，又称四核包囊。包囊内拟染色体和糖原泡消失。四核包囊是其感染阶段（图31-2）。

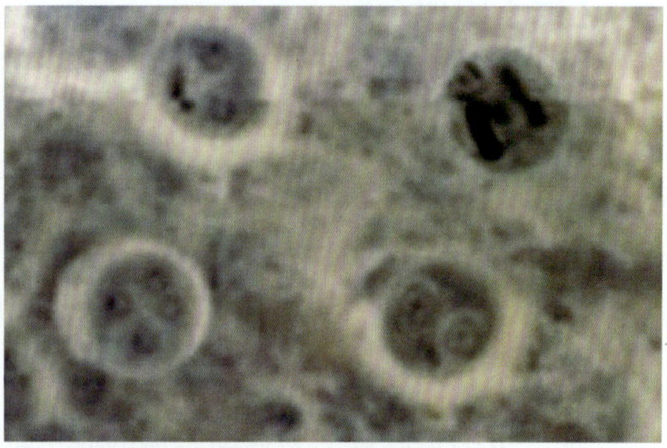

图31-2 溶组织内阿米巴（1000×）

二、生 活 史

溶组织内阿米巴生活史简单，包括滋养体和包囊两个阶段。生活史基本过程是：包囊→滋养体→包囊。四核包囊随人体粪便排出，污染水源和食物，人因误食而感染。四核包囊在消化液的作用下，囊壁变薄并出现微孔，囊内虫体脱囊而出，成为4核滋养体。小滋养体主要寄生在回盲部，以宿主的肠黏液、细菌及已消化的食物为营养，以二分裂方式繁殖。小滋养体可借其伪足的机械性运动，同时分泌溶组织酶，侵入肠壁组织，吞噬红细胞和组织细胞，形成大滋养体，使局部肠黏膜和组织坏死，引起炎症及溃疡。在炎症发生时，大滋养体可随坏死肠壁组织、炎性分泌物和血液一起进入肠腔，形成黏液脓血便，临床表现为阿米巴痢疾。在肠壁组织内的大滋养体有时还可进入血流，随血流到达全身，如肝、肺、脑等处，形成异位寄生，引起肠外阿米巴病。其中，最常见的是阿米巴肝脓肿。

考点：溶组织内阿米巴生活史

三、致 病 性

人体感染溶组织内阿米巴后是否发病，与宿主机体免疫力，虫株的毒力、数量及寄生环境等有密切关系，其中多数感染者为无症状带虫者。引起的疾病有以下两种。

（一）阿米巴性痢疾

大滋养体在盲肠和升结肠等肠壁组织内繁殖，使组织溶解破坏，形成口小底大“烧瓶状”的溃疡。患者表现有腹痛、腹泻、里急后重、厌食、呕吐等，粪便呈果酱色，带黏液，有腥臭味，称阿米巴痢疾。

（二）阿米巴病肠外脓肿

溶组织内阿米巴滋养体侵犯宿主肠黏膜后侵入肠壁的小血管，进而侵入门静脉系统，随血流播散至肝脏或其他肠外组织器官，滋养体溶解宿主细胞等所致的疾病。阿米巴病肠外脓肿主要包括阿米巴性肝脓肿、阿米巴性肺脓肿、阿米巴性脑脓肿等。以肝脓肿最常见。

四、实验室诊断

（一）病原学检查

1. 滋养体检查 挑取脓血黏液便或稀便，用生理盐水直接涂片镜检，找到大滋养体即可确诊。

2. 包囊检查 取成型粪便标本，以碘液直接涂片或生理盐水涂片后碘液染色，镜下查找包囊。

（二）免疫学检查

常用IHA、免疫荧光试验或ELISA等方法查相应抗体，有辅助诊断意义。

五、流行与防治

（一）流行

溶组织内阿米巴分布于全世界，以热带和亚热带地区常见。高危人群为同性恋者、旅游者和免疫力低下者等。据调查我国平均感染率为0.949%，呈地方性、散发性分布。阿米巴病传染源主要是粪便中带有包囊的带虫者和慢性患者。粪-口途径是人体感染的主要方式。

（二）防治

管理粪便，保护水源，防止粪便污染水源；加强卫生宣传教育，注意环境卫生和饮食饮水卫生，消灭苍蝇、蟑螂等传播媒介。

普查普治患者和带虫者，对从事饮食行业的人员应定期进行健康体检。常用的治疗药物有甲硝唑、氯喹、二氯尼特、大蒜素等。

第3节 鞭 毛 虫

鞭毛虫纲是以鞭毛为运动胞器的原生动物。如阴道毛滴鞭毛虫、蓝氏贾第鞭毛虫、利什曼原虫等。多数种类表膜坚韧，能维持一定体形。以鞭毛运动，鞭毛一到多根，一般自体前端发出。

一、杜氏利什曼原虫

利什曼原虫引起利什曼病。生活史有前鞭毛体和无鞭毛体两个阶段，前鞭毛体寄生于白蛉消化道内，无鞭毛体寄生于巨噬细胞内。利什曼原虫种类繁多，分类较复杂。在我国流行的主要是杜氏利什曼原虫，引起内脏利什曼病，患者皮肤常有暗的色素沉着并有发热，又称黑热病，本病是我国五大寄生虫病之一。

（一）形态

1. 无鞭毛体 又称利杜体，寄生于巨噬细胞内，虫体卵圆形，大小为（2.9～5.7）μm×（1.8～4.0）μm。经瑞氏染液染色后，细胞质呈淡蓝色或深蓝色，内有一个较大明显的圆形的细胞核，呈红色或淡紫色。在核旁有一细小杆状的动基体，着色较深。有时可见虫体前端从颗粒状的基体发出一条根丝体。基体和根丝体在光镜下难以区分。

2. 前鞭毛体 寄生于白蛉消化道内。成熟的虫体呈梭形或长梭形，大小为（14.3～20.0）μm×（1.5～1.8）μm，细胞核位于虫体中部，动基体在其前部。动基体之前有一基体，由基体发出一根鞭毛（图31-3）。活的前鞭毛体运动活泼，在培养基内虫体前端常聚集成团，排列成菊花状。

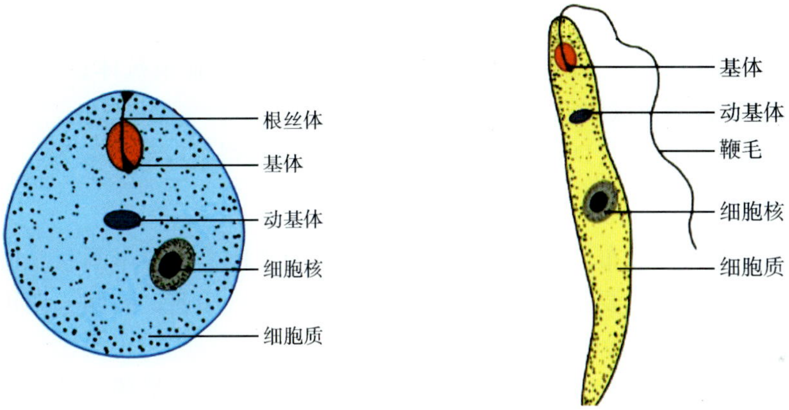

图31-3 杜氏利什曼原虫模式图

（二）生活史

杜氏利什曼原虫生活史中需要白蛉和人或哺乳动物两个宿主。

1. 在白蛉体内发育 当雌性白蛉叮刺患者或受感染的动物时，血液或皮肤内含有无鞭毛体的巨噬细胞被白蛉吸入胃内，逐渐发育为前鞭毛体，前鞭毛体以纵二分裂法繁殖，虫体向着白蛉前胃、食管和咽部移动。1周后大量前鞭毛体聚集在口腔及喙。当白蛉再次叮刺健康人时，前鞭毛体即随白蛉的唾液侵入人体。

2. 在人体内发育 前鞭毛体随白蛉的唾液进入人体后，一部分被多形核白细胞吞噬消灭，另一部分被巨噬细胞吞噬后而逐渐变圆，鞭毛消失向无鞭毛体期转化，在巨噬细胞内形成含虫空泡，在含虫空泡中存活的无鞭毛体分裂繁殖，最终导致巨噬细胞破裂。游离的无鞭毛体又可进入其他巨噬细胞，重复上述增殖过程（图31-4）。

考点：杜氏利什曼原虫的生活史

（三）致病性

1. 黑热病 三大症状是脾、肝、淋巴结肿大，全血细胞贫血和长期不规则发热、消瘦、营养不良等。此型是临床常见类型，其他两种类型少见。

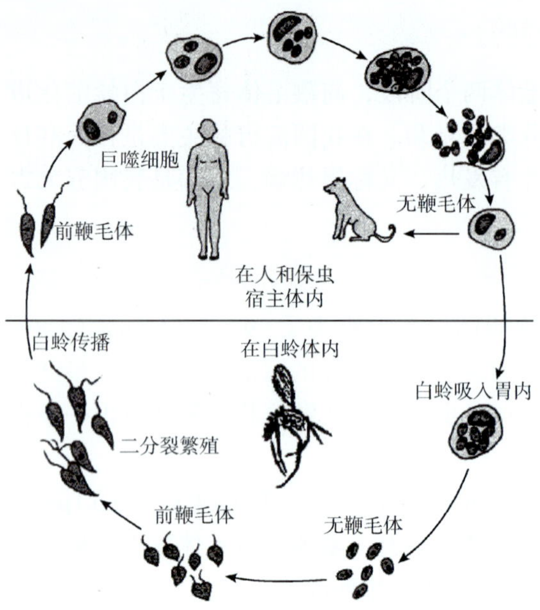

图31-4 杜氏利什曼原虫的生活史

2. 皮肤型黑热病 在患者的面部、四肢或躯干等部位出现许多含无鞭毛体的皮肤结节。结节呈大小不等的肉芽肿或呈暗色丘疹状，常见于面部和颈部，易与瘤型麻风混淆。

3. 淋巴结型黑热病 无黑热病病史，患者局部淋巴结肿大，其大小不一，无压痛或红肿，嗜酸性粒细胞常增多。淋巴结活检可查见无鞭毛体。

（四）实验室诊断

1. 病原检查 检出病原体即可确诊。进行骨髓、淋巴结或脾脏穿刺，用穿刺物涂片、染色、镜检；将穿刺物接种于NNN培养基中，若查见运动活泼的前鞭毛体，则为阳性；把穿刺物接种于易感动物（如地鼠、BALB/c小鼠等），1～2个月后，取肝、脾做印片或涂片，瑞氏染液染色镜检；在皮肤结节处取少许组织液或刮取少许组织做涂片，染色镜检。

2. 免疫诊断法 采用ELISA、IHA、免疫荧光试验等方法检测血清抗体；可采用单克隆抗体-抗原斑点试验（McAb-AST）检测血液内循环抗原。

3. 分子生物学方法 用PCR及DNA探针检测利什曼原虫取得了较好的效果。

（五）流行与防治

杜氏利什曼原虫呈世界性分布，主要流行于印度、中国及地中海沿岸国家。1958年，我国已全面有效地控制了黑热病，近年来主要发生在新疆、内蒙古、甘肃、山西、陕西、四川等地。黑热病的传染源主要是患者和病犬，通过白蛉叮刺传播。

在黑热病流行区采取查治患者、杀灭病犬和防蛉灭蛉的综合防治措施，效果较好。治疗首选药物为五价锑剂的葡萄糖酸锑钠。对于抗锑患者可用喷他脒或二脒替等。新开发的口服液灭特复星有较佳疗效。

二、蓝氏贾第鞭毛虫

蓝氏贾第鞭毛虫（*Giardia lamblia*）简称贾第虫，主要寄生于人体和某些哺乳动物的十二指肠、小肠和胆囊，引起贾第虫病（giardiasis），又称旅游者腹泻。

（一）形态

1. 滋养体 呈倒置梨形，长9～21μm，宽5～15μm，厚2～4μm。两侧对称，背面隆起，腹面扁平。腹面前部向内凹陷成吸盘，位于虫体前端1/2靠近吸盘的部位有一对细胞核。虫体有4对鞭毛，分别为前侧、后侧、腹和尾鞭毛各1对。有轴柱1对，在轴柱的中部可见1对呈爪锤状的中体。虫体以鞭毛摆动不断做活泼的翻滚运动（图31-5）。

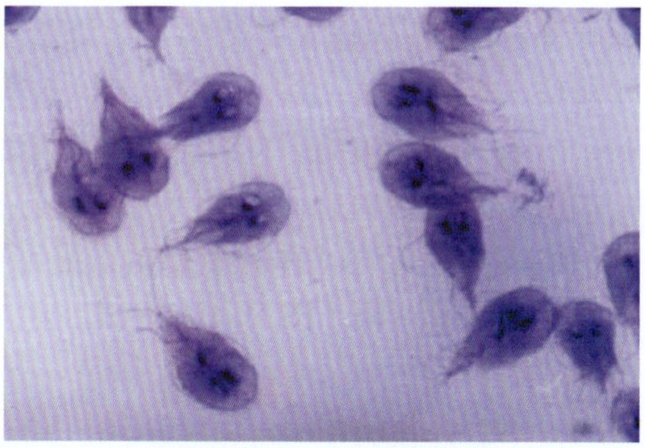

图31-5 蓝氏贾第鞭毛虫滋养体
瑞氏染色，1000×

2. 包囊 呈椭圆形，长8～14μm，宽7～10μm。囊壁较厚，与虫体之间有明显的空隙。未成熟包囊有2个细胞核，成熟包囊有4个核（图31-6）。

（二）生活史

本虫生活史包括滋养体和包囊两个阶段。成熟的4核包囊是感染期，包囊随污染的饮用水或食物进入人体或动物，在十二指肠内脱囊形成2个滋养体。滋养体主要寄生在人的十二指肠或小肠上段，以二分裂方式繁殖。当滋养体落入肠腔随肠内容物到达回肠下段或结肠时，分泌囊壁形成包囊，随粪便排出体外（图31-7）。

考点：蓝氏贾第鞭毛虫的感染阶段

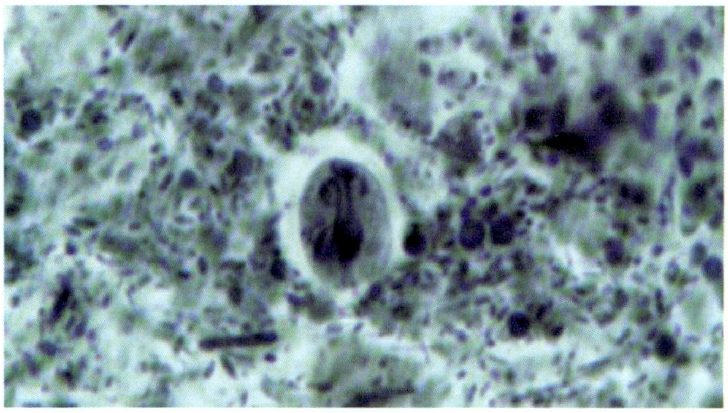

图31-6 蓝氏贾第鞭毛虫包囊

苏木素染色，1000×

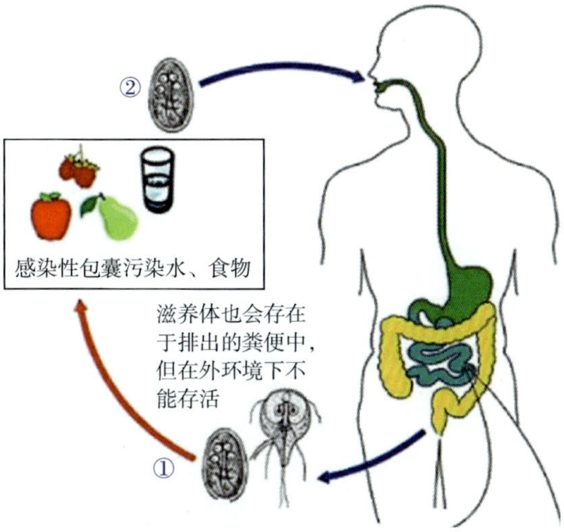

图31-7 蓝氏贾第鞭毛虫生活史

（三）致病性

人体感染贾第虫后，无临床症状者称带虫者。本病主要症状是腹痛、腹泻、腹胀、呕吐、发热和厌食等，典型患者表现为以腹泻为主的吸收不良综合征，腹泻呈水样粪便，量大、恶臭、无脓血。儿童患者可由于腹泻，引起贫血等营养不良，导致生长滞缓。若不及时治疗，多发展为慢性，表现为周期性稀便，反复发作，大便甚臭，病程可长达数年。当虫体偶尔侵入胆道系统时，可引起胆囊炎或胆管炎。

（四）实验室诊断

1. 病原学检查 急性期患者取新鲜粪便标本用生理盐水涂片镜检查滋养体，慢性期患者可用碘液染色法检查包囊。通常在水样稀便中查找滋养体，而在成形粪便中检查包囊。由于包囊排出有间歇的特点，故检查时隔日查一次并连续3次为宜。也可用十二指肠液查滋养体。

2. 免疫学检查 常用的有ELISA、免疫荧光试验和对流免疫电泳试验（CIE）等方法。

（五）流行与防治

1. 流行 贾第虫呈全球性分布，不仅流行于发展中国家，而且在发达国家（如美国、加拿大、澳大利亚等）也有流行。近年来研究显示，贾第虫合并HIV感染，并在同性恋者中流行的报道不断增多。贾第虫病的传染源为从粪便中排出包囊的人和动物。动物的保虫宿主有牛、羊、猫、犬、河狸、水獭等动物。一般人群对贾第虫都易感，免疫功能缺陷者、儿童和旅游者更容易受到感染。水源传播是感染的重要途径，人体通过食用被包囊污染的食物或水源而感染。

2. 防治 预防本虫感染应加强粪便和水源管理；搞好环境、饮食和个人卫生。积极治疗患者和无症状带虫者。常用的治疗药物有甲硝唑、呋喃唑酮、替硝唑、巴龙霉素等。

三、阴道毛滴虫

阴道毛滴虫（*Trichomonas vaginalis*）寄生于女性阴道、泌尿系统和男性泌尿生殖系统内，引起滴虫性阴道炎、尿道炎或前列腺炎。

（一）形态

阴道毛滴虫的发育仅有滋养体期。虫体（图31-8）无色透明，有折光性，形态多变，活动力强。

经固定染色后，呈椭圆形或倒置梨形，体长7～30μm，一个椭圆形的泡状细胞核位于虫体前1/3处，有4根前鞭毛和1根后鞭毛，体侧前的波动膜外缘与向后伸展的后鞭毛相连。

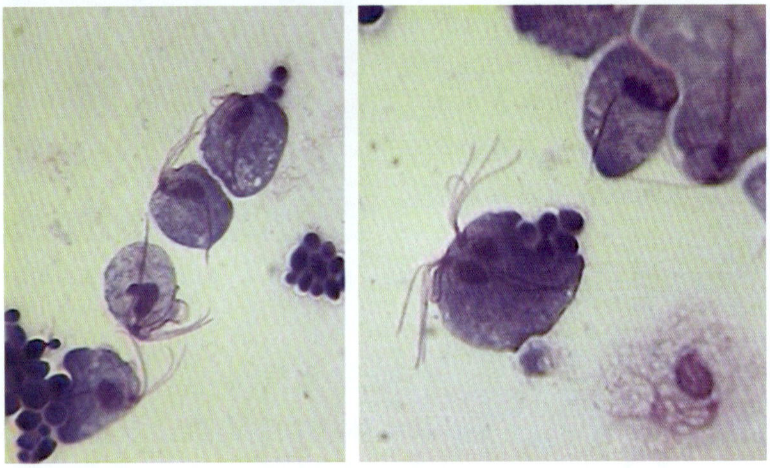

图31-8 阴道毛滴虫滋养体
瑞氏染色，1000×

（二）生活史

本虫生活史简单，仅有滋养体期，以二分裂法繁殖，主要寄生于女性阴道，尤以后穹隆多见，也可侵入尿道。男性感染者以尿道、前列腺多见。滋养体既是本虫的繁殖阶段，又是感染和致病阶段。

（三）致病性

人体通过直接或间接接触感染。多数女性感染后无明显的症状，成为带虫者。滴虫性阴道炎的常见症状为外阴瘙痒，阴道分泌物较多，呈灰黄色泡沫状，有异味；阴道黏膜赤红、肿胀等。多数有尿路感染，出现尿频、尿急、尿痛等症状。男性感染者虽多为无症状带虫者，但可导致配偶连续重复感染，有时还可引起男性尿道炎、前列腺炎等。

（四）实验室诊断

根据病情不同取阴道后穹隆分泌物、尿液沉淀物、前列腺分泌物标本，用生理盐水涂片观察活动的滋养体，或涂片染色后镜检滋养体。也可将分泌物培养后镜检滋养体。

（五）流行与防治

1. 流行 阴道毛滴虫分布于世界各地。传染源为患者和无症状带虫者，主要通过性交直接传播，也可通过公用浴池（盆）、浴具、游泳衣裤、马桶等间接传播方式感染。阴道毛滴虫在潮湿的毛巾和衣物上可存活23h，在40℃的水温中能活102h，普通的肥皂水中能活45～150min。

2. 防治 预防本虫感染需注意个人卫生和公共卫生，妇女尤其要注意经期卫生。提倡使用淋浴和蹲位厕所。积极治疗患者和无症状带虫者，夫妻即使一方感染，双方应同时进行治疗。首选药物为口服甲硝唑，治疗期间可用乙酰胂胺或1∶5000高锰酸钾溶液冲洗阴道。

考点：阴道毛滴虫的传播方式

第4节 孢 子 虫

孢子虫全部是营寄生生活的动物，它广泛地寄生于从低等的多细胞动物到脊椎动物各类动物体内。一些种类表现出很强的寄主专一性，即一种孢子虫只能在一种寄主体内生活。生殖方式及生活史相当复杂，都有一个孢子形成期，孢子是其传播阶段。孢子虫类具有很强的繁殖能力。

一、疟 原 虫

案例 31-2

患者，男，30 岁。2 周前（7 月 16 日）曾到南方偏远地区出差，2 天前突然寒战高热，体温最高达 39.5℃，4h 后大汗淋漓，热退。

问题：1. 该患者首先考虑的疾病是什么？

2. 为确定诊断应该做何种检查？

疟原虫（*Plasmodium*）寄生于人及哺乳类、鸟类和爬行类动物，引起疟疾。目前已知的疟原虫有130余种。寄生于人体的疟原虫有4种，即间日疟原虫、恶性疟原虫、三日疟原虫和卵性疟原虫。在我国主要是间日疟原虫和恶性疟原虫。

（一）形态

在外周血中的红细胞内发现疟原虫是确诊疟疾和鉴别虫种的依据。四种疟原虫的基本结构相同，但形态有所区别，现以间日疟原虫为例说明各期的形态特点。

1. 滋养体 为疟原虫侵入红细胞后开始摄食、生长和发育的阶段。

（1）早期滋养体 是疟原虫在红细胞内的早期阶段。胞核小，胞质少，中间有空泡，显微镜下虫体多呈环状，又称环状体。

（2）晚期滋养体 虫体变大，核增大，胞质增多，伸出伪足，胞质中出现疟色素。被寄生的红细胞开始胀大并出现红色的薛氏小点，称大滋养体。

2. 裂殖体 核开始分裂，胞质未分裂时为未成熟的裂殖体。每个核被分裂的胞质所包裹，形成12～24个裂殖子，疟色素集中成团，为成熟的裂殖体。

3. 配子体 侵入红细胞的裂殖子部分发育为雌、雄配子体。雌配子体较大，胞质深蓝色，疟色素粗大，核小致密偏向一侧。雄配子体较小，胞质浅蓝色，疟色素少而细小，核疏松常位于中央。

（二）生活史

疟原虫的生活史（图31-9）需要人和按蚊两个宿主。在人体内先后寄生肝细胞和红细胞内，进行裂体增殖。在红细胞内，除进行裂体增殖外，部分裂殖子形成了配子体。在雌性按蚊体内完成配子生殖和孢子增殖。四种疟原虫的生活史基本相似，现以间日疟原虫为例简述如下。

1. 在人体内发育 人体内发育分肝细胞内期（红外期）和红细胞内期（红内期）两个阶段。

（1）肝细胞内期 当唾液腺中含有成熟子孢子的雌性按蚊叮咬人吸血时，子孢子随蚊的唾液进入人体，约30min后部分子孢子随血流侵入肝细胞，进行裂体增殖，形成大量裂殖子。裂殖子胀破肝细胞散出，一部分被吞噬细胞吞噬，一部分侵入红细胞，进行红细胞内期的发育。

（2）红细胞内期 裂殖子从肝细胞释放出来侵入红细胞内，经环状体、晚期滋养体、未成熟裂殖体，最后发育为成熟裂殖体，红细胞破裂，释放的裂殖子一部分

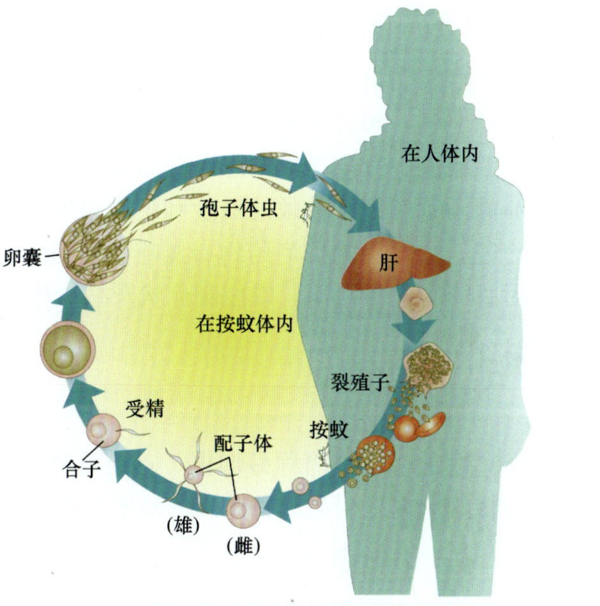

图31-9 疟原虫生活史

被吞噬消灭，一部分又侵入其他正常红细胞内重复红内期的裂体增殖。

2. 在蚊体内发育 当雌性按蚊刺吸患者或带虫者时，疟原虫随血液进入蚊胃，但只有雌、雄配子体能继续发育为雌、雄配子，受精后形成合子，合子变长，能动，成为动合子，动合子从蚊胃壁穿过，在蚊胃基底膜下形成球形的卵囊。卵囊内细胞质和核反复分裂进行孢子增殖，产生成千上万的子孢子，卵囊破裂子孢子释放，随血和淋巴液到蚊的唾液腺，当蚊再吸人血时，子孢子进入人体。

考点：疟疾的发作与生活史的关系

（三）致病性

红细胞内期是疟原虫的致病阶段。其致病强弱与虫株、侵入数量和宿主的免疫状况有关。

1. 疟疾发作 疟疾的典型发作表现为周期性的寒战、发热和出汗退热三个连续阶段。此周期性和疟原虫红细胞内期裂体增殖周期一致。疟疾发作与红细胞破裂时释放裂殖子、虫体代谢产物和红细胞碎片等，引发巨噬细胞和中性粒细胞产生内源性致热源有关。间日疟和卵形疟为隔日发作1次；三日疟隔2日发作一次；恶性疟隔36～48 h发作1次。若疟原虫增殖不同步时，发作间歇期不规则。

2. 再燃与复发 急性疟疾发作停止后，在无重复感染情况下，由残存在红细胞内的少量疟原虫大量繁殖，再次引起疟疾发作，称为再燃。疟疾初发停止后，若血液中红细胞内期疟原虫已被彻底清除，机体未再次经蚊传播，经数周或年余，又出现疟疾发作，称为复发。

3. 贫血 在疟疾多次发作后，导致大量红细胞被破坏，造成贫血发生。发作次数越多，病程越长，贫血越严重。

4. 脾大 开始于初发疟疾3～4天后，长期不愈或反复感染者，脾大可达脐下。肿大原因是脾充血和单核/巨噬细胞增生。经早期积极治疗，脾脏可恢复正常。

5. 凶险型疟疾 主要由恶性疟原虫引起，常见于儿童或无免疫力感染者。临床类型有脑型、超高热型等，表现有持续高热、惊厥、昏迷、呼吸窘迫、恶性贫血、肾衰竭等，若不及时诊治，死亡率很高。

（四）实验室诊断

1. 病原学检查 取外周血液制作厚、薄血片，用瑞氏或吉姆萨染色，镜检发现疟原虫即可确诊。

2. 免疫学检查 有循环抗原检测和循环抗体检测。检测抗体多用于疟疾的流行病学调查，献血员筛选等，常用的有免疫荧光试验、IHA、ELISA等方法。

3. 分子生物学检测 PCR技术和核酸探针用于疟疾的临床诊断。

（五）流行与防治

疟疾在全球分布广泛，危害严重，尤其是在热带和亚热带地区。全球疟疾病例有90%以上发生于非洲地区。2021年6月30日，WHO宣布中国通过消除疟疾认证。

血液中有配子体的患者和带虫者为疟疾的传染源，我国疟疾的传播媒介是按蚊。适宜的温度和丰沛的雨量有利于按蚊的滋生和疟原虫的发育。针对流行环节，进行综合防治：①防蚊灭蚊，切断传播途径。②常用的抗疟药物有氯喹、伯氨喹、甲氟喹、乙胺嘧啶、青蒿素、蒿甲醚等，选择相应的药物对感染者进行根治，以控制症状及减少传染源。③有计划地预防用药。

考点：疟疾的防治方法

二、刚地弓形虫

刚地弓形虫简称弓形虫。它是重要的专性细胞内寄生的机会致病性原虫，寄生于人和多种动物的有核细胞内，引起人兽共患的弓形虫病。

（一）形态

弓形虫在生活史中有5个阶段，即滋养体、包囊、裂殖体、配子体和卵囊。其中对人体致病和传播有重要意义的阶段为滋养体、包囊和卵囊。

1. 滋养体 指在中间宿主细胞内营分裂繁殖的虫体，包括速殖子和缓殖子。游离的速殖子呈香蕉形或半月形，大小为（4～7）μm×（2～4）μm，经吉姆萨或瑞氏染色后胞质呈蓝色，胞核位于中央呈紫红色。急性期滋养体在感染的细胞内增殖后，多个滋养体被宿主细胞的细胞膜包绕，形成假包囊，内含的虫体称速殖子。

2. 包囊 圆形或椭圆形，直径5～100μm，具有一层坚韧的囊壁，囊内含数个至数千个滋养体，囊内滋养体又称为缓殖子。缓殖子形态与速殖子相似，体积较小，增殖较慢。

3. 裂殖体 成熟裂殖体为椭圆形，内含4～29个呈扇形排列的裂殖子。

4. 配子体 包括雌、雄配子体。雌配子体圆形，直径10～20μm。雄配子体含12～32个雄配子。

5. 卵囊（囊合子） 圆形或卵圆形，大小为10～12μm。具有两层囊壁，成熟卵囊含2个孢子囊，每个孢子囊内含有4个新月形子孢子。

（二）生活史

弓形虫生活史比较复杂，包括在猫科动物体内进行无性生殖和有性生殖，猫是弓形虫的终宿主兼中间宿主。在人或其他动物体内进行无性生殖，为中间宿主。有性生殖只限于猫科动物小肠上皮细胞内，称肠内期发育；无性生殖阶段可在肠外其他组织的有核细胞内进行，称肠外期发育。卵囊、包囊和假包囊均是本虫的感染阶段。

1. 在终宿主体内的发育 当猫或猫科动物食入成熟卵囊或含有包囊或假包囊的动物内脏或肉类组织时被感染。子孢子、缓殖子和速殖子进入肠上皮细胞进行裂体增殖后，发育为雌雄配子体，再发育为雌雄配子，两者结合成为合子，合子发育成卵囊，肠上皮细胞破裂后卵囊随粪便排出。

2. 在中间宿主体内的发育 当人和其他动物（牛、羊、猪等）吞食了卵囊或动物肉类的包囊或假包囊后，子孢子、缓殖子、速殖子逸出侵入肠壁，随血液、淋巴液到全身有核细胞内增殖，速殖子被宿主细胞膜包裹为假包囊，破裂后释放的速殖子再进入细胞重复进行增殖，随着免疫力的产生，速殖子增殖变慢转为缓殖子，形成包囊。包囊在宿主体内可存活数月、数年，甚至终身不等。当机体免疫功能低下或长期使用免疫抑制剂时，组织内的包囊可破裂，释出缓殖子，进入血流和其他新的组织细胞继续发育繁殖成为速殖子。包囊是中间宿主之间或终宿主之间相互传播的主要形式（图31-10）。

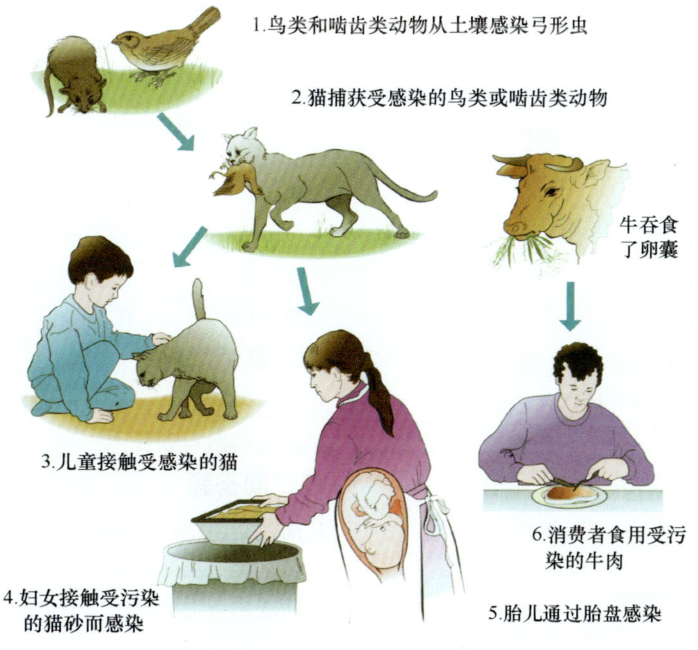

图31-10 刚地弓形虫生活史

（三）致病性

弓形虫寄生于人体各种有核细胞内，反复增殖破坏细胞，引起组织炎症、水肿、坏死或形成肉芽肿。弓形虫感染分先天性和获得性两种。先天性感染是孕妇感染弓形虫后经胎盘传给胎儿，妊娠期的前3个月内发生感染，可出现流产、早产、死胎，妊娠后期感染可引起先天性畸形如视网膜脉络膜炎、脑积水、小脑畸形、智力障碍等。获得性感染多数无症状，机体免疫力低下或缺陷时弓形虫增殖扩散，呈现多种不同的临床表现，如淋巴结肿大、视网膜脉络膜炎、脑膜炎、肝炎、肺炎、心肌炎等。弓形虫脑炎是艾滋病患者死亡的重要原因之一。

（四）实验室诊断

病原学检查取可疑患者的不同标本，如脑积液、血液、胸腔积液、羊水等体液涂片或离心取沉淀物涂片镜检，此法检出率低。免疫学检查是目前应用较广且效果较好的检验手段，包括检测可疑患者血清中的特异性抗体（IgG、IgM）及弓形虫循环抗原（CAg）检测。PCR 及DNA探针技术也广泛用于临床诊断。

（五）流行与防治

弓形虫为世界性分布，传染源主要为动物，虫体的抵抗力较强，经胎盘、食物和水源、破损的皮肤黏膜、输血等途径传播。

预防的主要方法是加强饮食卫生管理，强化肉类食品检疫，管好家猫，孕妇应避免与猫类动物接触并定期做弓形虫常规检查。

治疗的药物有乙胺嘧啶、磺胺嘧啶、螺旋霉素、阿奇霉素等。

考点：弓形虫的感染方式

自 测 题

一、单选题

1. 肠外阿米巴脓肿最常见于
   A. 脾　B. 肝　C. 肺
   D. 肾　E. 以上都是
2. 溶组织内阿米巴感染阶段为
   A. 单核包囊　B. 双核包囊　C. 四核包囊
   D. 大滋养体　E. 小滋养体
3. 溶组织内阿米巴致病阶段是
   A. 单核包囊　B. 双核包囊　C. 四核包囊
   D. 大滋养体　E. 小滋养体
4. 阴道滴虫感染及致病阶段是
   A. 包囊、滋养体　B. 滋养体、包囊
   C. 包囊、包囊　D. 滋养体、滋养体
   E. 以上都不是
5. 疟原虫主要寄生在人体
   A. 小肠　B. 脑　C. 肌肉
   D. 红细胞　E. 肝
6. 痢疾阿米巴的感染及致病阶段是
   A. 包囊、滋养体　B. 滋养体、包囊
   C. 包囊、包囊　D. 滋养体、滋养体
   E. 以上都是
7. 阴道滴虫的终宿主是
   A. 人　B. 猫　C. 猪
   D. 牛　E. 狗
8. 弓形虫传播媒介是
   A. 猫　B. 蝇　C. 虱
   D. 蚊　E. 蚤
9. 蓝氏贾第鞭毛虫寄生部位是
   A. 小肠　B. 淋巴系统　C. 血液
   D. 肌肉　E. 脑

二、名词解释

1. 疟疾发作
2. 疟疾再燃与复发

三、简答题

1. 简述溶组织内阿米巴的生活史及致病作用。
2. 简述疟原虫的生活史。
3. 简述阴道毛滴虫的生活史。

（钟伟华）

第32章 医学节肢动物

学习目标

1. 素质目标　树立“以人为本”理念，预防节肢动物损害百姓健康。

2. 知识目标　掌握医学节肢动物对人体的危害；熟悉常见医学节肢动物种类及传播的病原体和导致疾病；了解医学节肢动物的分类、医学节肢动物的防治原则。

3. 能力目标　识别危害人体的节肢动物。

案例 32-1

患者，女，54岁，农民。因嗅觉减退20～30年、鼻出血1周及咽痛4天，于2007年11月1日就诊。患者诉20多年前即开始鼻腔发干、嗅觉减退，逐年加重，出现鼻塞，有时涕中带血，且有恶臭味，1周前开始鼻腔经常流血，近4天出现咽痛，难以忍受，就诊前1天鼻腔擤出白色小虫数条。体检：神志清楚，痛苦面容。专科检查：鼻黏膜干燥，鼻甲萎缩，右侧鼻腔后底部可见小虫蠕动，周围黏膜充血并有脓血性分泌物；张口见软腭红肿，近硬腭处有3个脓腔，内有虫体蠕动，周围有脓血性分泌物。在脓腔中取出蛆虫5条。

问题： 1. 该患者最可能是什么病？

2. 如何治疗伤口？

第1节　医学节肢动物的特征与分类

节肢动物门是动物界中最大的门，种类繁多、分布广泛，占动物种类的2/3以上。其中一些可通过刺螯、寄生和传播病原生物等方式危害人类健康的，称为医学节肢动物。研究医学节肢动物的形态、分类、生活史、生态、与人类疾病的关系及其防治的科学称医学节肢动物学。由于与医学有关的节肢动物绝大多数属于昆虫纲，所以医学节肢动物学通常又称医学昆虫学。

一、医学节肢动物的主要特征

虫体左右对称，具有成对附肢（如足、触角、触须等），身体及附肢均分节；体表骨骼化，由几丁质及醌单宁蛋白组成的表皮亦称外骨骼；循环系统开放式，整个循环系统的主体称为血腔，内含血淋巴；发育史大多经历蜕皮和变态。

二、医学节肢动物的分类

与医学有关的节肢动物主要有5个纲，其中以昆虫纲和蛛形纲最为重要。

（一）昆虫纲

虫体分头、胸、腹三部分。头部有触角1对，胸部有足3对。与人类疾病有关的常见种类有蚊、蝇、白蛉、蠓、蚋、虻、蚤、虱、臭虫、蜚蠊、锥蝽、桑毛虫、松毛虫和毒隐翅虫等。

（二）蛛形纲

虫体分头胸和腹两部分或头胸腹愈合成一体，即躯体，成虫有足4对，无触角。常见种类有蜱、螨、蜘蛛和蝎等。

（三）甲壳纲

虫体分头胸和腹两部分，有触角2对，步足5对。多数水栖，以鳃呼吸。与医学有关的种类有石蟹、淡水虾、蝲蛄、剑水蚤等。

（四）唇足纲

虫体窄长，腹背扁平，由头及若干形状相似的体节组成，通常10节以上。头部有触角1对，体节除最后2节外，各具足1对，第1对足变形为毒爪，内连毒腺。螫人时，毒腺排出有毒物质伤害人体，如蜈蚣。

（五）倍足纲

虫体呈长管形，多节，由头及若干形状相似的体节组成，头节有1对触角。除第一体节外，每节均具足2对。其分泌物可引起皮肤过敏。常见有马陆、千足虫等。

第2节　医学节肢动物的发育与变态

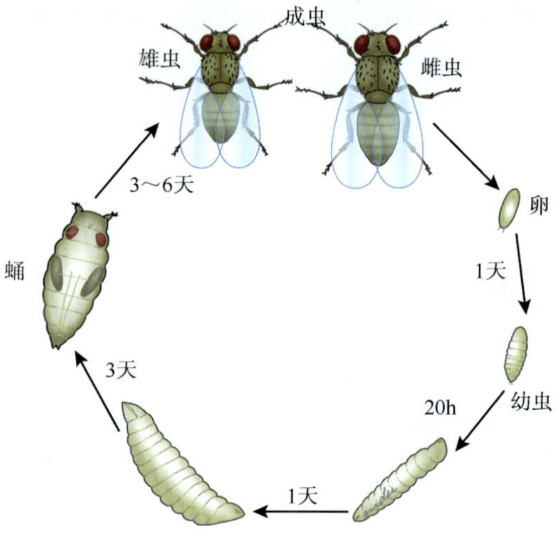

图32-1　蝇的生活史示意图

昆虫从卵发育到成虫的过程，其形态结构、生理功能、生态习性及行为上的一系列变化的称为变态（metamorphosis）。主要有完全变态和不完全变态两种。

一、完全变态

生活史过程分为卵、幼虫、蛹、成虫四个发育期，各期在外部形态、生活习性有显著差别，称全变态，如蚊、蝇、白蛉及蚤等（图32-1）。

二、不完全变态

生活史过程分为卵、若虫、成虫三个发育期，若虫形态特征及生活习性与成虫差别不显著，通常仅表现为虫体较小，性器官未发育或发育未成熟，称为不完全变态，如臭虫、虱、蜚蠊等。

第3节　医学节肢动物对人体的危害

医学节肢动物对人类的危害可分为直接危害和间接危害两大类。

一、直接危害

（一）骚扰和吸血

有些吸血昆虫在其孳生地及活动场所常能叮刺人体吸血，被叮刺处有痒感，出现丘疹样荨麻疹，影响工作和睡眠。如蚊、白蛉、虱、臭虫、蜱、螨等。蝇的活动影响人的生活或骚扰睡眠；疥螨，主要寄生在人体皮肤表层内，刺激损伤皮肤，引起散在性丘疹、水疱和奇痒感，夜间入睡尤甚（图32-2）。

（二）螫刺和毒害

有些节肢动物有毒腺、毒毛或体液有毒，经叮刺或接触时致病。

1. 含毒的唾液或毒腺液由口器叮刺而注入皮下，如蜱类、毒蜘蛛、蜈蚣等刺咬人体后，不仅局部产生红、肿、痛，还可引起全身症状；硬蜱的唾液可使宿主出现蜱瘫痪及莱姆病。

2. 由蛰器刺蛰人体，注入毒液，引起中毒，如黄蜂等。毒蜘蛛在受惊扰时出现防卫螫刺反应，毒液注入后，局部可出现烧灼、疼痛感或坏死，严重时可出现全身神经麻痹、心律不齐等，在有出血性溶血现象时，常发生多器官充血，血管内血栓形成，常可致死。

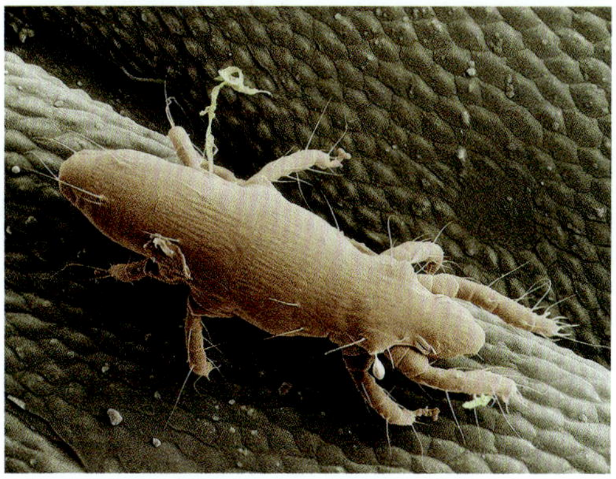

图32-2　疥螨成虫

3. 分泌毒质，松毛虫、刺蛾科、毒蛾科幼虫等的毒毛及毒液可通过接触引起皮肤和结膜发炎，严重者可导致骨关节病变，毒隐翅虫的毒液接触皮肤可引起隐翅虫皮炎等。

（三）超敏反应

节肢动物的唾液、分泌物、排泄物、脱落的表皮等异源性蛋白，接触过敏体质的人群，可引起超敏反应。如毒毛的残余颗粒等可引起速发型超敏反应，出现剧痒、湿疹、哮喘等。有时亦可呈慢性变态反应，如鼻炎、荨麻疹等。环境中许多昆虫和螨类通过与人体接触或经呼吸道而致病，如尘螨引起哮喘、鼻炎，革螨、恙螨引起螨性皮炎。

（四）寄生

有些节肢动物可以寄生于人兽体内或体表引起病变。如某些蝇类幼虫侵害宿主组织引起蝇蛆病；疥螨寄生于皮下引起疥疮；蠕形螨寄生于毛囊、皮质腺引起蠕形螨病，最常见的是酒糟鼻。

二、间接危害

医学节肢动物可以携带病原微生物或寄生虫，在人和（或）动物之间传播病原体，这种由节肢动物传播的疾病称为虫媒病。传播疾病的节肢动物称为媒介节肢动物或媒介昆虫。

按传播过程中病原体与媒介节肢动物的关系，传播方式可分为两种。

（一）机械性传播

媒介节肢动物机械性携带病原体而传播疾病。病原体在媒介节肢动物体内或体表不发生明显形态或生物学变化，如蝇通过接触患者的粪便、伤口分泌物、排泄物、脓血等腥臭的污物等，将病原体机械地从一个宿主传给另一个宿主，或通过污染食物、餐具等将病原体传送给另一个宿主。主要传播阿米巴包囊、痢疾杆菌、伤寒杆菌等。

（二）生物性传播

生物性传播是媒介节肢动物传播疾病的最重要方式。一些病原体严格选择在某些媒介节肢动物体内完成发育和（或）增殖过程后才具备感染性。在生物性传播中，节肢动物一方面为病原体提供营养和场所，成为病原体发育、繁殖不可缺少的宿主，另一方面起到长期储存的作用，扩大播散范围。在流行病学上有着十分重要的意义。

三、医学节肢动物的防治原则

医学节肢动物的防治总原则是综合防治，即从害虫及其环境，以及社会经济条件出发，合理运用各种标本兼治的防治手段，形成系统的防治措施，做到经济实用、简便、安全有效地把害虫种群控制在不足以危害人类的程度，并力争消除。防治方法大致可归为以下6个方面。

（一）环境防治

环境治理主要是结合当地媒介节肢动物的生态和生物学特点来改造和处理环境，通过改变其生存环境，使其不能孳生和生存，从而达到预防和控制虫媒病的目的。

（二）物理防治

利用各种机械、热、光、电、声等手段，捕杀、隔离或驱赶害虫的方法。如装纱窗纱门防止蚊、蝇等进入室内；挂蚊帐防止蚊虫叮咬；用捕蝇笼、捕蚊器等诱捕蝇、蚊等。

（三）化学防治

使用天然或合成的对节肢动物有毒的物质，诱杀、毒杀或驱避节肢动物。化学杀虫剂具有见效快、使用方便、适宜大规模应用等优点，是媒介种群密度高、虫媒病流行时的主要防治手段。

（四）生物防治

生物防治是指利用害虫天敌或致病生物或生物的代谢产物来防治害虫。其特点是不污染环境，对害虫有长期抑制作用，如养鱼以捕食蚊幼虫。我国科学家利用分子克隆方法获得杀虫蛋白基因，将其转基因进入蓝藻，用于防治水中的害虫幼虫。利用病毒和细菌、原虫、线虫及捕食性或寄生性生物等害虫的天敌，也可抑制害虫生长、繁殖，达到防治目的。

（五）遗传防治

遗传防治是通过放射线照射、化学杂交、化学药品处理、染色体易位、转基因等理化方法，改变或移换昆虫的遗传物质，以降低其繁殖能力或生存竞争力，从而达到控制或消灭有害种群的目的。这是目前媒介防治研究的热点。

（六）法规防治

制定法律、法规或条例，进行检疫、卫生监督和强制防治。包括海关进出口检疫，防止媒介节肢动物从境外传入本国；对某些重要媒介害虫实行卫生监督，如对农业、能源、水利开发项目可能造成的虫媒病流行接受卫生部门的监督；以法律、法规形式，强制全体居民执行媒介防治工作。

第4节　医学常见的节肢动物

常见医学节肢动物形态特点及致病性见表32-1。

表32-1　常见医学节肢动物形态特点及致病性

节肢动物	形态特点	致病性
蝇	体小，长1.6～12.6mm，呈灰褐、棕褐或黑褐色，分头、胸、腹3部分	骚扰、蝇蛆病；传播伤寒、痢疾、霍乱、肠道蠕虫病、结膜吸吮线虫病等
蚊	成虫体长3～14mm，体色呈暗灰、黑、黄褐等色	骚扰、叮刺和吸血；传播丝虫病、疟疾、流行性乙型脑炎、登革热等
虱	无翅小型昆虫，卵俗称虮子，白色，长圆形，大小约0.8mm×0.3mm，有黏性，常黏附在衣物或毛发上	叮刺吸血、骚扰；传播流行性斑疹伤寒、回归热、战壕热等
蚤	成虫虫体侧扁，长约3mm，呈棕黄色或棕黑色，体表有向后生长的鬃、毛、刺	叮刺吸血、骚扰、致敏引起皮肤瘙痒；传播鼠疫和地方性斑疹伤寒等
白蛉	成虫长1.5～4mm，全身有细毛，基本构造与蚊相同	叮咬、吸血；传播黑热病
臭虫	成虫背腹扁平、红褐色，比虱、蚤大	吸血、骚扰；可能传播Q热、乙型肝炎等

续表

节肢动物	形态特点	致病性
蜱	虫体椭圆形，背面稍隆起，成虫体长2～15mm，虫体分颚体和躯体两部分	叮咬、吸血；局部炎症或蜱瘫痪；传播森林脑炎、新疆出血热、Q热等
蠕形螨	成螨细长呈蠕虫状，长0.1～0.4mm，乳白色，半透明	可引起蠕形螨性酒渣鼻、外耳道瘙痒等；合并细菌感染可引起毛囊炎、痤疮等

考点：医学节肢动物对人体的危害

自 测 题

一、单选题

1. 医学节肢动物是指
   A. 与人兽关系密切的昆虫
   B. 叮咬吸血的昆虫
   C. 危害人兽健康的昆虫
   D. 营寄生生活的昆虫
   E. 以上都是
2. 节肢动物对人体最主要的危害是
   A. 叮咬吸血　　B. 传播疾病
   C. 毒素作用　　D. 骚扰
   E. 以上都是
3. 流行性乙型脑炎的传播媒介是
   A. 蜱　　B. 蚤
   C. 蚊　　D. 螨
   E. 虱
4. 蠕形螨所致的疾病是
   A. 酒渣鼻　　B. 疥疮
   C. 恙虫病　　D. 鼠疫
   E. 以上都不是
5. 蚊的发育阶段没有
   A. 成虫　　B. 虫卵
   C. 蛹　　D. 丝状蚴
   E. 幼虫
6. 蝇的发育阶段没有
   A. 成虫　　B. 虫卵
   C. 蛹　　D. 丝状蚴
   E. 幼虫
7. 蝇传播的寄生虫病是
   A. 痢疾　　B. 伤寒
   C. 霍乱　　D. 小儿麻痹
   E. 以上都是
8. 蚊传播的寄生虫病是
   A. 疟疾　　B. 登革热
   C. 丝虫病　　D. 乙型脑炎
   E. 以上都是
9. 完全变态生活史过程经历的发育期有
   A. 一个　　B. 两个
   C. 三个　　D. 四个
   E. 五个
10. 不完全变态生活史过程经历的发育期有
   A. 一个　　B. 两个
   C. 三个　　D. 四个
   E. 五个

二、名词解释

1. 变态
2. 完全变态

三、简答题

1. 完全变态和不完全变态的主要区别是什么?
2. 机械性传播和生物性传播的区别是什么?
3. 节肢动物传播的主要疾病有哪些?

（钟伟华）

自测题选择题参考答案

绪　论

1. D　2. C　3. A　4. B　5. C　6. D　7. D

第1章

1. A　2. B　3. D　4. E　5. E　6. A

第2章

1. E　2. A　3. C　4. E　5. C　6. E　7. D　8. E
9. D　10. B

第3章

1. C　2. D　3. C　4. D　5. A　6. A　7. C　8. C

第4章

1. E　2. E　3. B　4. C　5. E

第5章

1. A　2. D　3. A　4. C　5. B　6. C　7. A　8. C
9. B　10. D　11. D

第6章

1. D　2. C　3. D　4. E　5. C　6. D　7. D　8. A
9. A　10. E　11. E

第7章

1. A　2. A　3. C　4. E　5. B　6. E　7. A　8. C
9. E　10. D　11. D　12. D　13. E　14. C　15. E
16. D　17. B　18. C　19. B　20. E

第8章

1. E　2. C　3. D　4. C　5. A　6. D　7. A

第9章

1. E　2. C　3. A　4. D　5. C

第10章

1. E　2. A　3. C　4. A　5. D　6. C

第11章

1. B　2. B　3. E　4. A　5. A

第12章

1. B　2. E　3. B

第13章

1. E　2. B　3. E

第14章

1. D　2. A　3. E　4. D　5. B

第15章

1. A　2. C　3. B

第16章

1. A　2. B　3. C　4. B　5. C　6. C　7. A

第17章

1. A　2. D　3. C　4. A　5. C　6. A

第18章

1. B　2. B　3. E

第19章

1. D　2. C　3. A

第20章

1. B　2. A　3. C

第21章

1. B　2. C　3. C　4. B　5. A　6. B　7. C　8. E

第22章

1. B　2. C　3. E

第23章

1. D　2. D　3. A　4. C

第24章

1. D　2. C　3. C　4. B

第25章

1. B　2. A　3. A　4. E　5. A　6. D

第26章

1. A　2. C　3. E　4. E　5. C　6. D　7. D　8. C

第27章

1. E　2. E　3. B　4. E　5. C　6. B

第28章

1. E　2. D　3. C　4. D　5. A　6. E　7. B　8. A

第29章

1. D　2. A　3. C　4. C　5. D　6. D　7. C　8. B
9. A　10. A

第30章

1. A　2. C　3. D　4. D　5. D　6. D　7. A　8. E
9. D　10. D　11. B　12. D　13. B　14. D　15. B
16. B　17. A　18. A　19. C　20. A　21. C　22. E
23. A　24. A

第31章

1. B　2. C　3. D　4. D　5. D　6. A　7. A　8. A　9. A

第32章

1. C　2. E　3. C　4. A　5. D　6. D　7. E　8. E
9. D　10. C